协和医考

2024

全国口腔执业助理医师资格考试预测试卷与解析

主　编　赵继志

副主编　刘玥博　刘　琰　牛星鉴　吴　宣

编　者　（按姓氏笔画排序）

丁珊珊　尤鹏越　牛星鉴　甘　泠　朱智慧　刘　琰
刘玥博　刘寅冬　杨　熙　吴　宣　吴　楠　吴立萌
余丹华　张惠媛　陈羽飞　陈浩天　苟雅萍　郑嘉宝
赵继志　栗　智　夏钟毅　晏　桐　高　攀　郭　睿
郭春岚　曾曼曼　靖无迪　霍静怡

扫码赠送历年考题

中国协和医科大学出版社

北　京

图书在版编目（CIP）数据

2024全国口腔执业助理医师资格考试预测试卷与解析/赵继志主编．—北京：中国协和医科大学出版社，2024.1

（协和医考）

ISBN 978-7-5679-2255-6

Ⅰ.①2…　Ⅱ.①赵…　Ⅲ.①口腔科学-资格考试-题解　Ⅳ.①R78-44

中国国家版本馆CIP数据核字（2023）第169044号

协和医考

2024全国口腔执业助理医师资格考试预测试卷与解析

主　　编： 赵继志
策划编辑： 张秋艳
责任编辑： 曾小珍
封面设计： 邱晓俐
责任校对： 张　麓
责任印制： 张　岱

出版发行： 中国协和医科大学出版社
（北京市东城区东单三条9号　邮编100730　电话010-65260431）
网　　址： www.pumcp.com
经　　销： 新华书店总店北京发行所
印　　刷： 三河市龙大印装有限公司

开　　本： 850mm×1168mm　1/16
印　　张： 15.5
字　　数： 520千字
版　　次： 2024年1月第1版
印　　次： 2024年1月第1次印刷
定　　价： 48.00元

ISBN 978-7-5679-2255-6

出版说明

我国执业医师资格考试已经进入第25个年头，这项政策对于加强我国医师队伍建设，提高执业医师的综合素质，保护医师合法权益，规范医师管理制度，完善医师培养制度，发挥了积极的作用。

为帮助考生在繁忙的临床实践期间更有效地复习，更方便地了解与掌握执业医师资格考试的要求，提高考生分析问题、解决问题的能力，从而顺利通过考试，中国协和医科大学出版社推出了“协和医考”系列丛书。25年来，中国协和医科大学出版社在本套丛书的出版过程中，以及每年与广大考生读者反馈交流的工作中，摸索出了我国执业医师资格考试的基本规律，积累了丰富的出版应试丛书的经验，为考生提供了不同层次、不同阶段和不同需求的应试参考书。

本套丛书由中国协和医科大学出版社组织相关专业专家编写，并邀请了专职从事执业医师资格考试研究的培训专家进行审定。内容紧扣最新版《医师资格考试大纲》，以规划教材为基础，以临床能力为重点，侧重于理论与实践的综合运用。本套丛书品类齐全，从应试指导、核心考点精讲，到各类习题集和模拟试卷等，能够满足广大考生复习考试的需要。

“当医生就当好医生，当好医生就读协和医书”，拥有25年执业医师资格考试用书出版经验的中国协和医科大学出版社为全国争当好医生的读者，提供这套全面、准确、实用的应试丛书。我们期望能够对广大考生顺利通过执业医师资格考试有所助益，为我国医学教育及医学事业的发展作出积极的贡献。丛书内容如有不当之处，欢迎各位考生和同仁批评指正。如有关于丛书内容及考试的相关问题，请扫描下方二维码，有专属微信客服为你解答。

目　录

预测试卷一

第一单元

【A_1 型题】

答题说明

每一道考试题下面有A、B、C、D、E五个备选答案，请从中选择一个最佳答案。

1. 下列关于血常规检查临床意义的描述错误的是
A. 淋巴细胞增多见于传染病的急性期、放射病、细胞免疫缺陷病、长期应用肾上腺皮质激素或接触射线等
B. 白细胞计数增多见于急性化脓性感染、尿毒症、白血病、组织损伤、急性出血等
C. 血小板计数减少见于骨髓造血功能受损，如再生障碍性贫血、急性白血病等
D. 血红蛋白降低主要见于贫血
E. 嗜酸性粒细胞计数增多见于过敏性疾病、皮肤病、寄生虫病等

2. 修复前需做的牙槽骨的处理不包括
A. 消除有碍的骨突
B. 骨性隆突修整术
C. 前庭沟加深术
D. 牙槽嵴重建术
E. 取研究模型

3. 面部"危险三角区"指的是
A. 口角至两侧外眦的三角区
B. 鼻尖至两侧内眦的三角区
C. 鼻翼至两侧口角的三角区
D. 鼻根至两侧口角的三角区
E. 鼻根至两侧鼻翼的三角区

4. 20世纪，福斯曼（Forssman）用豚鼠的肝、脾、肾上腺制备的生理盐水悬液注射家兔，得到抗体，除与相应的抗原反应外，还可使绵羊红细胞发生凝集，出现这一现象是因为
A. 绵羊红细胞可能发生了自身凝集
B. 豚鼠与绵羊间有完全相同的血型抗原
C. 豚鼠脏器与绵羊红细胞间有共同抗原决定簇
D. 豚鼠脏器在制备过程中抗原结构发生了改变
E. 体外实验中，绵羊红细胞的抗原性发生了改变

5. 牙周病二级预防的内容不包括
A. 专业性洁治
B. 去除牙菌斑和牙石
C. 去除不良修复体
D. 义齿修复失牙
E. 治疗食物嵌塞

6. 世界卫生组织（WHO）口腔健康标准中，下面各项错误的是
A. 无龋洞
B. 无痛感
C. 无松动
D. 牙龈颜色正常
E. 无出血现象

7. 主要通过接触传播传染的疾病是
A. 结核
B. 疱疹
C. 麻疹
D. 水痘
E. 风疹

8. 原发性疱疹性龈口炎多见于
A. 学龄前儿童
B. 婴幼儿
C. 青少年
D. 中年人
E. 老年人

9. 机体受外部抗原刺激后，发生免疫应答的部

位是
A. 骨髓
B. 淋巴结
C. 胸腺
D. 腔上囊
E. 外周血
10. 颞下颌关节X线侧位片不能了解的是
A. 髁突的外形
B. 关节凹的外形
C. 髁突与关节凹的位置关系
D. 髁突骨折
E. 有无残根
11. 釉质牙本质界是
A. 一条直线
B. 一条曲线，形状不规则
C. 一条弧线，凹面向着牙本质
D. 许多小弧线相连，凹面向着牙本质
E. 许多小弧线相连，凹面向着牙釉质
12. 成熟树突状细胞最重要的功能是
A. 摄取抗原
B. 维持和诱导免疫耐受
C. 免疫调节作用
D. 抗原提呈与免疫激活作用
E. 加工抗原
13. 若在幼儿园开展为期两年的含氟牙膏防龋临床试验，关于龋病指数，课题组认为最佳指数是
A. dmft
B. dmfs
C. DMFT
D. DMFS
E. Deft
14. 恒牙最易发生龋的部位是
A. 邻面和牙颈部
B. 扭转和重叠的牙面
C. 釉质发育缺陷的牙面
D. 殆面点隙和裂沟
E. 不易被清洁的牙面
15. 关于牙釉质的生长线的说法不正确的是
A. 又称芮氏线
B. 牙釉质的横断面呈同心圆
C. 代表牙釉质周期性生长速率
D. 代表牙釉质每天形成的厚度
E. 代表牙釉质5~10天形成的厚度
16. 关于蛋白质二级结构的叙述正确的是
A. 氨基酸的排列顺序
B. 每一氨基酸侧链的空间构象
C. 局部主链的空间构象
D. 亚基间相对的空间位置
E. 每一原子的相对空间位置
17. 关于乳牙龋的好发牙面，以下说法正确的是
A. 下颌第一乳磨牙近中面
B. 下颌第二乳磨牙远中面
C. 上颌第一乳磨牙近中面
D. 下颌乳尖牙舌面
E. 上颌乳中切牙近中面
18. 青霉素抗菌作用的机制是
A. 干扰细菌细胞壁的合成
B. 干扰细菌细胞蛋白质的合成
C. 破坏细菌细胞膜通透性
D. 破坏细菌细胞核酸的代谢
E. 干扰细菌胞质颗粒的形成
19. 共同参与型的医患关系模式最适合
A. 急性患者
B. 绝症患者
C. 慢性患者
D. 精神病患者
E. 重症患者
20. 关于管周牙本质的描述不正确的是
A. 矿化度比管间牙本质低
B. 胶原纤维比管间牙本质少
C. 构成牙本质小管的壁
D. 横磨片中观察呈环形的透明带
E. 近表面的管周牙本质比近髓端的要厚
21. 社区牙周指数不包括的检查是
A. 牙龈出血
B. 牙结石
C. 牙槽骨吸收
D. 浅牙周袋
E. 深牙周袋
22. 下列关于牙髓的描述正确的是
A. 属于致密结缔组织
B. 没有营养功能
C. 没有防御和修复功能
D. 可以形成牙本质
E. 可以形成牙骨质
23. 关于MBL途径的叙述正确的是
A. 是最早被发现的补体激活途径
B. 活化过程需要B因子参与
C. 需要抗原抗体复合物的参与
D. 形成的膜攻击复合物同经典途径相同
E. 不形成经典途径的C5转化酶
24. 下列关于正常下颌牙槽骨影像特点的叙述错

误的是
A. 骨松质少
B. 骨密质薄
C. 骨小梁呈网状结构
D. 牙间骨小梁多呈水平方向排列，根尖有时见放射状排列
E. 骨髓腔呈三角形和大小不等的圆形低密度影
25. 下列哪项不是机会致病菌产生的因素
A. 寄生部位改变
B. 全身免疫功能低下
C. 局部免疫功能低下
D. 菌群失调
E. 药物治疗
26. 以下不属于下颌横断殆片检查适应证的是
A. 观察下颌骨体部颊舌侧骨质改变情况
B. 异物及阻生牙定位
C. 观察牙槽突高度的变化情况
D. 观察下颌骨骨折时颊舌向移位情况
E. 下颌下腺导管阳性涎石
27. 关于氯己定正确的论述是
A. 氯己定具有二价阴离子活性
B. 对细菌表面有亲和力
C. 对革兰阳性菌无抑制作用
D. 对放线菌作用不显著
E. 是一种生物学控制菌斑的方法
28. 不属于急性根尖周脓肿阶段的临床表现的是
A. 自发性、剧烈性跳痛
B. 出现颌面部蜂窝织炎
C. 不敢咀嚼牙，有伸长感
D. 患牙Ⅱ~Ⅲ度松动
E. 局部淋巴结可有肿痛
29. 关于牙骨质的组成，说法错误的是
A. 无机物主要以磷灰石晶体形式存在
B. 磷灰石晶体比牙釉质中的小
C. 有机物主要为Ⅲ型胶原
D. 含多种微量元素，包括氟
E. 与骨组织的组成类似
30. 开髓时，下列哪个牙容易发生髓室底穿通
A. 上颌第一磨牙
B. 下颌第一磨牙
C. 下颌第一前磨牙
D. 上颌第一前磨牙
E. 上颌第二磨牙
31. 关于外毒素的叙述，哪项错误
A. 化学成分是蛋白质
B. 毒性作用强，对组织有选择性
C. 用甲醛处理形成类毒素
D. 毒性部分是类脂 A
E. 多由革兰阳性菌产生，不耐热
32. 对牙周健康状况影响最大的不良习惯是
A. 吸烟
B. 喝酒
C. 磨牙症
D. 吐舌
E. 口呼吸
33. 牙的功能不包括
A. 保持口腔清洁
B. 捣碎和磨细食物
C. 发音和言语功能
D. 保持面部的协调美观
E. 切割食物
34. 牙冠形态的生理意义不包括
A. 中央窝具有容纳食物的作用
B. 邻面突度可起到扩展龈缘的作用
C. 良好的邻接关系可防止食物嵌塞
D. 颊舌侧突度正常有利于牙龈健康
E. 发育沟有利于食物的排溢
35. 中线的概念是
A. 平分颅面部为两等分的一条假想线
B. 穿过两眼中间的一条假想线
C. 将牙弓分成两等分的一条假想线
D. 矢状缝
E. 平分颅面部为左右两等分的一条假想线
36. 部位记录法中 D 代表患者的
A. 右下区
B. 左上区
C. 右上区
D. 左下区
E. 前牙区
37. 对牙尖的解释哪一项是正确的
A. 牙釉质三角形隆起
B. 牙釉质过分钙化所形成的小突起
C. 两个斜面相交而成
D. 牙冠上近似锥体形的显著隆起
E. 两个轴面相交而成
38. 戴全口义齿出现咬舌现象，需磨改
A. 上颌后牙舌尖舌斜面和下颌后牙舌尖颊斜面
B. 上颌后牙颊尖颊斜面和下颌后牙颊尖颊斜面
C. 上颌后牙舌尖颊斜面和下颌后牙颊尖舌斜面
D. 上颌后牙颊尖舌斜面和下颌后牙舌尖颊斜面
E. 上颌后牙颊尖舌斜面和下颌后牙颊尖颊斜面
39. 在下列寡肽和多肽中，生物活性肽是

A. 胰岛素
B. 谷胱甘肽
C. 短杆菌素S
D. 血红素
E. 促胃液素

40. 蛋白质分子中不存在的氨基酸是
A. 半胱氨酸
B. 赖氨酸
C. 鸟氨酸
D. 脯氨酸
E. 组氨酸

41. 下列关于沃森-克里克（Watson-Crick）的DNA结构模型的叙述正确的是
A. 是一个三链结构
B. 双股链的走向是反向平行的
C. 碱基之间共价结合
D. 嘌呤和嘌呤配对，嘧啶和嘧啶配对
E. 磷酸戊糖主链位于螺旋内侧

42. 对三角嵴的解释哪一项是正确的
A. 两斜面相交而成
B. 三个面相交而成
C. 位于𬌗面，由牙尖的两斜面相遇而成
D. 从牙尖顶伸向牙颈部的纵形隆起
E. 两轴面相交而成

43. 牙周膜中来源于上皮的细胞成分是
A. 成纤维细胞
B. 牙周上皮剩余
C. 成骨细胞
D. 成牙骨质细胞
E. 间充质细胞

44. 许多心理治疗方法中强调成功治疗的最为关键的因素是
A. 良好的医患关系
B. 保密性原则
C. 完善的治疗计划
D. 灵活性原则
E. 针对性原则

45. 阿托品用于麻醉前给药的目的是
A. 抑制呼吸道腺体分泌
B. 解除胃肠平滑肌痉挛
C. 加快心率
D. 抑制汗腺分泌
E. 松弛骨骼肌

46. 按照心身医学的观点，下列属于心身疾病的是
A. 精神分裂症
B. 抑郁症
C. 消化性溃疡
D. 新型冠状病毒肺炎
E. 精神发育迟滞

47. 预防医学是研究环境因素与
A. 人体内环境的关系
B. 人体外环境的关系
C. 人体健康的关系
D. 人体状况的关系
E. 人体功能的关系

48. 在患者常见的心理问题中，常表现为行为与年龄、社会角色不相符合，像回到婴儿时期，此患者的心理状态被称为
A. 焦虑
B. 愤怒
C. 猜疑
D. 回避
E. 退化

49. 心理评估的常用方法，不包括
A. 会谈法
B. 观察法
C. 前瞻法
D. 作品分析法
E. 心理测验法

50. 某患者就诊时有明显的巩膜和皮肤黄染，经检查诊断为溶血性黄疸，那么其血中胆红素变化情况是
A. 结合胆红素升高，游离胆红素改变不大
B. 游离胆红素升高，结合胆红素改变不大
C. 游离胆红素和结合胆红素两者都升高
D. 游离胆红素和结合胆红素两者都不升高
E. 不一定

51. 维生素K不用于治疗
A. 凝血因子Ⅱ、凝血因子Ⅶ、凝血因子Ⅸ、凝血因子Ⅹ缺乏所致的出血
B. 新生儿出血
C. 阻塞性黄疸引起的出血
D. 香豆素类药物过量所致的出血
E. 外伤出血

52. 在心理测验中，主试人要对所有被试者使用统一的指导语及方法指导其完成测验，这遵从的心理测验原则为
A. 统一原则
B. 标准化原则
C. 客观性原则
D. 保密原则

E. 指导原则

53. 牙周探诊通常每个牙要记录几个位点的探诊深度

A. 3 个位点

B. 4 个位点

C. 5 个位点

D. 6 个位点

E. 8 个位点

54. 关于牙槽骨生物学特性的叙述，不正确的是

A. 可由于不断新生而影响牙齿发育

B. 受到外界的压力，可表现为吸收

C. 具有高度的可塑性

D. 随牙齿的萌出而不断改建

E. 较牙骨质更容易吸收

55. 日常生活和工作中，对某些事物有“食之无味，弃之可惜”之感，这属于心理上的

A. 双避冲突

B. 双趋冲突

C. 趋避冲突

D. 双重趋避冲突

E. 多重趋避冲突

56. 医务人员的行为规范不包括

A. 尊重科学

B. 规范文书

C. 救死扶伤

D. 严格报告

E. 爱岗敬业

57. 根据求医的决定权，可将求医行为分成

A. 主动型、参与型、强制型

B. 主动型、指导型、合作型

C. 主动型、被动型、强制型

D. 参与型、被动型、强制型

E. 参与型、指导型、合作型

58. 下述上颌尖牙牙冠形态描述中，不正确的是

A. 近中缘长远中缘短

B. 远中牙尖嵴大于近中牙尖嵴

C. 邻面观远中面比近中面小

D. 两条牙尖嵴相交成锐角

E. 舌窝被舌轴嵴分成较小的近中舌窝和较大的远中舌窝

59. 描述疾病分布的最主要的目的是

A. 阐明疾病的流行规律，并探索影响因素

B. 发现新病种

C. 计算有关测量指标

D. 评价预防效果

E. 研究病因

60. 免疫球蛋白分成五类的依据是

A. VL 抗原特异性的不同

B. CH 抗原特异性的不同

C. VH 抗原特异性的不同

D. CL 抗原特异性的不同

E. CH 及 CL 抗原特异性的不同

61. 老年人口腔健康的目标不包括

A. 没有龋坏和牙周疾病

B. 保持 20 颗功能牙

C. 尽可能维持口腔功能

D. 保持老年人独立生活的能力

E. 提高老年人生活质量

62. 钙化成分中含许多强嗜碱性间歇线的肿瘤是

A. 成釉细胞瘤

B. 牙瘤

C. 牙源性钙化上皮瘤

D. 牙源性钙化囊肿

E. 良性成牙骨质细胞瘤

63. 人们以积极有效的心理活动、平稳正常的心理状态，对当前和发展着的自然与社会环境保持良好的适应。以上表述的是什么的定义

A. 心理健康

B. 健康促进

C. 身心和谐

D. 心理适应

E. 健康人格

64. 医疗纠纷鉴定费，预先向医患双方收取，最终承担费用的方式是

A. 由医院承担

B. 由医生承担

C. 由患者及家属承担

D. 按责任比例承担

E. 由科室负责人承担

65. 对医患之间信托关系的正确理解是

A. 陌生人关系

B. 不同于一般陌生人关系

C. 父子关系

D. 类似于陌生人关系

E. 主动-被动关系

66. 在医患双方的道德关系中，起主导作用的是

A. 患者的就医心理

B. 医生的道德修养

C. 医生的职称高低

D. 患者的文化水平

E. 患者的情绪

67. 标准误越大，表示此次抽样得到的样本均数

A. 系统误差越大
B. 可靠程度越大
C. 抽样误差越大
D. 可比性越差
E. 变量值的离散程度越大

68. 现况调查的目的是通过调查研究了解一个地区人群当前
A. 患病的情况
B. 发病的情况
C. 发病的状况
D. 发病的条件
E. 发病的症状

69. 左旋多巴体内过程特点为
A. 外周用药大部分可进入中枢
B. 口服后胃排空时间与胃内 pH 有关
C. 口服后小肠吸收缓慢
D. 外周多巴脱羧酶抑制剂不减少其用量
E. 血药浓度个体差异较小

70. 对正态分布曲线的描述有误的是
A. 正态分布曲线以均数为中心
B. 正态分布曲线上下完全对称
C. 正态分布曲线是左右完全对称的钟形曲线
D. 正态分布曲线由两个参数固定
E. 正态分布曲线在横轴均数上方所在处曲线为最高点

71. 百分条图可表示各组成部分的百分比，与之作用相同的统计图类型是
A. 直条图
B. 线图
C. 扇形图
D. 直方图
E. 散点图

72. 下列关于乳、恒牙区别的描述正确的是
A. 乳牙体积小，牙冠呈淡黄色
B. 乳牙颈嵴不突出，冠根不分明
C. 乳磨牙的形态与相应的恒磨牙形态相似
D. 下颌乳切牙舌面边缘嵴比下颌恒切牙明显
E. 乳磨牙根干短，根分叉小

73. 下列关于人乳头瘤病毒的描述错误的是
A. 有包膜
B. 核酸为双链 DNA
C. 人是其唯一宿主
D. 特异性感染皮肤和黏膜上皮细胞
E. 可致外生殖器尖锐湿疣、皮肤疣等

74. 下列关于下颌第一乳磨牙牙冠解剖形态的叙述中哪一点是错误的
A. 颊面好似一个以近中缘为底的三角形
B. 形态不似任何恒磨牙
C. 殆面近中边缘嵴极短
D. 远中舌尖长而尖，近中舌尖短而小
E. 牙根分为近远中

75. 放线菌素抗肿瘤作用机制是
A. 引起 DNA 链间交联，阻碍双链拆开
B. 插入 DNA 双链，破坏模板作用
C. 抑制细胞 DNA 聚合酶活性
D. 抑制细胞 RNA 聚合酶活性
E. 抑制蛋白质生物合成

76. 治疗各类型结核病的首选药是
A. 链霉素
B. 利福平
C. 异烟肼
D. 乙胺丁醇
E. 吡嗪酰胺

77. 有关耐药性质粒的描述，错误的是
A. 由耐药传递因子（RTF）和耐药决定因子组成
B. RTF 和 F 质粒的功能相似，可编码细菌性菌毛
C. R 质粒的转移是造成细菌间耐药性传播的主要原因
D. 细菌耐药性的产生是由于 R 质粒基因突变所致
E. 耐药决定因子可编码细菌多重耐药性

78. 上颌第一前磨牙形态中哪一点是错误的
A. 可见近中面沟
B. 颊面五边形
C. 颊侧宽于舌侧
D. 颊尖偏近中
E. 殆面六边形

79. 年轻恒牙深龋最常采用的治疗方法是
A. 直接盖髓术
B. 牙髓切断术
C. 根尖诱导成形术
D. 根管治疗术
E. 间接盖髓术

80. 检查继发龋的最佳方法是
A. 探诊
B. 叩诊
C. 咬诊
D. 去除充填物
E. 拍摄牙 X 线片

【A₂ 型题】

答题说明

每一道考题是以一个小案例出现的，其下面都有 A、B、C、D、E 五个备选答案，请从中选择一个最佳答案。

81. 患者，男，63 岁。$\underline{|6}$ 缺失，$\underline{|7}$ 向缺隙侧轻度倾斜，$\underline{|7}$ 远中面无倒凹，拟行活动义齿修复。为取得就位道，最佳的办法是

A. 拔除 $\underline{|7}$

B. $\underline{|7}$ 正畸治疗

C. 少量调磨 $\underline{|7}$ 近中倒凹

D. 设计 RPI 卡环

E. 组合式义齿修复

82. 患者，女，65 岁。全口义齿初戴后，咬合时上腭部痛。检查：上颌硬区黏膜红肿。首选的处理措施是

A. 调整咬合

B. 重新制作义齿

C. 基托组织面重衬

D. 硬腭区重衬

E. 基托组织面相应处缓冲

83. 患儿，男，2 岁。$\underline{DBA|ABD}$ 唇颊面浅凹状龋，探龋损较浅，疼痛（-）。患儿哭闹不合作。应选的处理方法为

A. 复合体充填

B. 玻璃离子充填

C. 氨硝酸银涂布

D. 氟化氨银涂布

E. 氟化钠涂布

84. 患者，男，58 岁。左上牙龈菜花样肿物发现 2 个月，约 2.0cm×1.4cm×0.7cm 大小，活检报告为高分化鳞状细胞癌。X 线片示局部牙槽突骨质未见破坏，颈部未触及肿大淋巴结。该患者最佳治疗方案为

A. 病变区上颌骨区域性切除+功能性颈淋巴清扫

B. 病变区上颌骨区域性切除+根治性颈淋巴清扫

C. 病变区上颌骨区域性切除，定期复查，密切注意颈部淋巴结情况

D. 病变侧上颌骨次全切除+功能性颈淋巴清扫

E. 病变侧上颌骨次全切除+根治性颈淋巴清扫

85. 患者，女，66 岁。因舌部肿物 2 年入院。检查：肿物位于左舌中段 1/3 侧靠近舌侧缘，肿物大小约 2.4cm×2.3cm，突出舌表面，呈菜花状，左颈部扪及肿大淋巴结。为明确诊断，需进一步检查，最有意义的是

A. 颈部 B 超

B. 活检

C. 头颈部 CT

D. 颌骨 X 线检查

E. 头颈部 MRI

86. 患者，女，32 岁。因智齿冠周炎引起颞间隙、颞下间隙及翼下颌间隙脓肿，切开引流的最佳位置是

A. 于发际内颞部切开

B. 于口内咽旁间隙切开

C. 于翼下颌韧带稍内侧切开

D. 于颧牙槽嵴后方沿前庭沟底切开

E. 于颞部及下颌角下方切开并行贯通切口引流

87. 患儿，男，8 岁。右下后牙吃饭时疼痛 1 周。$\overline{6|}$ 深龋洞，腐质黄软，大部分腐质去除，在去髓顶上方腐质时疼痛，冷水一过性敏感。此时处理方法是

A. 去净腐质露髓后牙髓摘除术

B. 局麻下去净腐质如果露髓行活髓切断术

C. 氢氧化钙间接盖髓充填 3 个月后再治疗

D. 氧化锌丁香油粘固粉充填窝洞安抚 2 周

E. 玻璃离子粘固粉充填，有症状后再行根管治疗

88. 某患儿，53 滞留但不松动，X 线片显示 13 横位阻生于 12、14 根尖之间。53 牙根完好无吸收。最佳的处理方法为

A. 拔除 53，活动义齿修复

B. 拔除 53，种植义齿修复

C. 拔除 53 及 13，将 13 移植于拔牙窝内

D. 拔除 53，待 13 自行萌出

E. 正畸科会诊，制订治疗计划

89. 患者，女，32 岁。自述胆小怕痛曾有晕针史。检查：15 残根，根尖瘘管，挤压无脓，治疗设计为局部麻醉下拔除，麻醉顺利，10 分钟后试麻醉效果良好，开始操作，术中患者觉疼痛但可耐受，其后自述头晕、胸闷、心悸、恶心。患者面色苍白，四肢冷而无力，脉搏快而弱。此时患者出现的症状是

A. 麻醉药中毒

B. 麻醉药过敏

C. 癔症发作

D. 晕厥

E. 肾上腺素反应

90. 某患者开口中度受限，被动开口度大于自然开口度，左侧关节区深部疼痛，相当于下关穴处，有压痛，开口型偏左。应考虑为

A. 左侧翼外肌痉挛

B. 右侧翼外肌功能亢进

C. 左侧不可复性关节盘前移位

D. 左侧关节盘后区损伤

E. 左侧可复性关节盘前移位

91. 某患者下颌骨前部有异物，如需观察其颊舌向定位情况，应投照

A. 殆翼片

B. 下颌横断殆片

C. 下颌体腔片

D. 下颌后前位片

E. 下颌骨侧位片

92. 患者，男，66岁。因右上后牙剧烈自发性疼痛2天就诊，疼痛呈放散性向头部放散。检查：右上第一磨牙远中邻面深龋洞，探及穿髓孔，探（+++），出血，冷测疼痛敏感，叩诊（±），松动（-），牙周检查（-）。可能的诊断为

A. 深龋

B. 慢性牙髓炎

C. 慢性牙髓炎急性发作

D. 可复性牙髓炎

E. 牙本质过敏

93. 患儿，女，13岁。左下牙进食轻微疼痛半年，最近1周发现有红色组织从牙洞中长出。检查见残冠，龋洞内可见一团红色肉芽组织，触之不敏感。应考虑为

A. 闭锁性牙髓炎

B. 溃疡性牙髓炎

C. 牙髓变性

D. 慢性增生性牙髓炎

E. 急性牙髓炎

94. 某患者在接受左腮腺浅叶切除+面神经解剖术后半年出现进食时左腮腺区皮肤出汗。其原因可能是

A. 该区域面神经与交感神经错位愈合

B. 该区域面神经与副交感神经错位愈合

C. 该区域交感神经与副交感神经错位愈合

D. 腮腺瘘

E. 耳大神经受损

95. 患者戴用下颌活动义齿半年，昨日咬物时折断。检查：$\overline{76542|24567}$塑料基托式可摘局部义齿，三处舌侧基托纵折，断端约厚1.5mm，咬合接触良好。造成基托折断的原因是

A. 基托过薄

B. 咬过硬食物

C. 习惯单侧咀嚼

D. 取戴义齿方法不正确

E. 牙槽嵴吸收，现基托与组织不密合

96. 患者，62岁。因牙周病拔除$\underline{43|678}$ 3月余，$\underline{|5}$无可利用倒凹，Ⅱ度松动，余牙不松。行可摘局部义齿修复，$\underline{|5}$固位体应采用

A. 倒钩卡环

B. 对半卡环

C. 延伸卡环

D. RPI卡环

E. RPA卡环

97. 下列不属于腭裂临床特点的是

A. 吸吮功能障碍，口、鼻腔卫生不良

B. 上颌发育障碍，牙列错乱

C. 口腔内黏膜感觉异常

D. 腭裂语音

E. 听力降低

98. 患者，46岁。$\underline{654|}$缺失，余留牙健康，如制作可摘局部义齿，基牙应选择

A. $\underline{73|}$

B. $\underline{73|3}$

C. $\underline{73|4}$

D. $\underline{73|37}$

E. $\underline{732|}$

99. 患者，男，56岁。近1年先后更换3副全口义齿，均因戴义齿后不适，咀嚼困难，义齿脱落。检查：上下唇前突，闭合困难，说话时面部表情不自然。上下牙槽嵴丰满，颌间距离短。造成患者不适的主要原因是

A. 要求过高

B. 垂直距离过高

C. 心理因素影响

D. 上下前牙排列偏向唇侧

E. 适应能力差

100. 患者，男，27岁。昨日与人打斗造成$\underline{1|}$冠折、残根位于龈下2mm，余留牙正常。最理想的修复设计为

A. 残根根管治疗后，行覆盖义齿修复

B. 残根拔除后，行固定桥修复

C. 残根根管治疗后，行桩核冠修复

D. 残根根管治疗后，将牙根牵引至合适位置

修复

E. 残根拔除后，行隐形义齿修复

101. 某患者，$\underline{|2}$ 锥形牙，与邻牙间有 1mm 间隙，可选择的修复方法中，应除外

A. 树脂贴面

B. 瓷贴面

C. 全瓷冠

D. 金属烤瓷冠

E. 3/4 冠

102. 患者，女，22 岁。$\underline{1|}$为一残冠，根面位于龈上，X 线片显示已行完善的根管治疗，处理残冠的方法正确的是

A. 预备颊舌斜面

B. 平龈缘去除

C. 尽量保留冠部健康的牙体组织

D. 保留残冠所有的牙体组织

E. 拔除残冠

103. 患者，女，40 岁。$\underline{|2}$ 近中邻面浅龋。该牙牙冠短小，切端较厚。如行 3/4 冠修复，为增加固位作用和阻挡舌向脱位，除邻轴沟外可考虑预备

A. 轴壁龈端的肩台

B. 舌侧制成两个斜面

C. 切端沟

D. 两邻面保持聚合 2°~5°

E. 轴壁保持平行

104. 患者$\underline{|7}$ 大面积银汞充填，要求修复治疗。检查：$\underline{|7}$ 近远中殆面大面积银汞充填体，牙冠剩余硬组织少，仅残留颊舌薄壁，无松动，无叩痛，已行完善根管治疗。最佳的治疗方案是

A. 嵌体

B. 高嵌体

C. 铸造金属全冠

D. 桩核冠

E. 烤瓷全冠

105. 某患者，$\underline{|6}$ 大面积银汞充填。检查：MOD 大面积银汞充填体，牙冠剩余牙体组织少，仅残留颊舌侧壁，无松动，无叩痛，已行完全根管治疗。设计行桩核冠修复，牙体预备首先要

A. 全部磨除牙冠

B. 先制备箱状洞形

C. 先制备固位沟

D. 先按照全冠预备体的要求进行磨除

E. 先去除颊舌侧壁

106. 戴用全口义齿患者在左侧方咬合时，平衡侧基托翘动、脱落，其可能原因是

A. 正中殆不平衡

B. 侧方殆不平衡

C. 义齿固位差

D. 前伸殆不平衡

E. 垂直距离过高

107. 患者，男，33 岁。$\overline{|4}$ 远中龋深近髓，无自发痛。冷测反应同对照牙，叩痛（-）。治疗方法是

A. 安抚治疗

B. 垫底充填

C. 活髓切断

D. 干髓治疗

E. 塑化治疗

108. 患者，女，56 岁。多颗龋齿，主治医生要计算其根龋指数，该指数是指

A. 患龋的牙根数除以总牙根数

B. 患龋、充填的牙根数之和除以总牙根数

C. 患龋、充填和丢失的牙根数之和除以总牙根数

D. 患根龋的牙面数除以牙龈退缩的牙面数

E. 患根龋及因根龋充填的牙面数之和除以牙龈退缩的牙面数

109. 患者，男，45 岁。自诉刷牙时易出血 1 年，下列用来评价牙龈炎活动状况的指数是

A. 牙龈指数

B. 菌斑指数

C. 牙石指数

D. 软垢指数

E. 龈沟出血指数

110. 某社区进行口腔龋病二级预防内容的卫生宣教，下列不属于龋病二级预防内容的是

A. 早期诊断

B. 定期检查

C. 窝沟封闭

D. X 线片辅助诊断

E. 早期充填

【A_3/A_4 型题】

答题说明

以下提供若干个病例，每个病例下设若干道考题。请根据答案所提供的信息，在每一道考题下面的A、B、C、D、E五个备选答案中选择一个最佳答案。

（111～112题共用题干）

患者，男，55岁。全口牙龈红肿数月。检查：全口牙龈中度红肿，质软。牙周探诊深度4～6mm，X线片显示全口牙槽骨吸收至根长的1/3～1/2，患者既往体健，无服药史。

111. 患者可能的诊断是
A. 药物性牙龈增生
B. 慢性龈炎
C. 侵袭性牙周炎
D. 慢性牙周炎
E. 坏死溃疡性龈炎

112. 该患者的治疗方法首选
A. 含漱液含漱
B. 局部使用抗生素
C. 牙周袋内冲洗
D. 全身使用抗生素
E. 牙周基础治疗

（113～114题共用题干）

对100名5岁的幼儿园儿童进行龋齿情况检测，发现25人有龋齿，未充填龋齿60颗，已充填龋齿40颗。因龋齿缺失的牙齿10颗。

113. 儿童患龋率为
A. 100%
B. 25%
C. 10%
D. 40%
E. 60%

114. 儿童的龋均为
A. 1.1
B. 0.1
C. 0.4
D. 0.6
E. 0.25

（115～116题共用题干）

患者，女，68岁。上下颌牙列缺失，曾多次行全口义齿修复，均不合适。检查：无牙颌，下颌牙槽嵴较低平，口腔黏膜正常，舌体增大，下颌呈习惯性前伸，殆关系不稳定。

115. 制取印模时应注意的是
A. 取解剖式印模
B. 取功能性印模
C. 用印模膏取一次印模
D. 用藻酸盐取一次印模
E. 舌侧托盘边缘加高

116. 确定殆关系时应注意的是
A. 利用旧义齿确定
B. 采用患者的习惯位
C. 帮助患者下颌后退
D. 加大息止殆间隙
E. 加高垂直距离

（117～118题共用题干）

患儿，男，5岁。因多数牙龋坏到口腔医院就诊。医生治疗龋损后建议使用含氟漱口液防龋。

117. 一次含漱的剂量是
A. 2ml
B. 3ml
C. 4ml
D. 5ml
E. 10ml

118. 含漱的时间是
A. 10秒
B. 30秒
C. 60秒
D. 120秒
E. 240秒

（119～120题共用题干）

患者，女，22岁。行拔牙术注射麻醉药时，出现头晕、恶心、胸闷、四肢无力等症状。检查：血压90/60mmHg，脉搏65次/分，面部及口唇苍白。

119. 该患者的诊断是
A. 中毒
B. 过敏
C. 晕厥
D. 白血病
E. 脑卒中

120. 对该患者上述情况的正确处理是
A. 立即送往急诊室
B. 注射麻醉药完成后抢救

C. 停止注药，立即抢救
D. 继续注射，完成拔牙
E. 观察，暂不处理

（121~123 题共用题干）

患者，男，58 岁。因 3 天来右上后牙肿痛就诊。2 年前曾反复肿痛多次。检查：$\underline{6^{D}|}$ 颈部龋深及牙髓，无探痛，Ⅲ度松动，叩痛（+++）。龈红肿，扪痛显著。右面颊部轻度水肿。

121. 该患者应考虑为
A. 慢性根尖周脓肿
B. 急性牙槽脓肿
C. 急性蜂窝织炎
D. 急性颌骨骨髓炎
E. 急性化脓性牙髓炎

122. 为确定该患牙的骨质破坏情况还需做的检查是
A. 扪诊
B. 测体温
C. 查血常规
D. X 线检查
E. 区域淋巴结检查

123. 检查结果：龈红肿，扪诊有波动感。体温 38℃。血常规 WBC 9×10^{9}/L。区域淋巴结小、轻压痛、可活动。X 线片见 $\underline{6^{D}|}$ 根尖周有一 5mm×6mm X 线透射区，边缘弥散不清。该患牙的确切诊断应为
A. 慢性根尖周脓肿
B. 急性牙槽脓肿
C. 急性蜂窝织炎
D. 急性颌骨骨髓炎
E. 慢性化脓性根尖周炎急性发作

（124~126 题共用题干）

患者，女，56 岁。可摘局部义齿戴用 2 年余，最初戴用功能良好，近来感咀嚼不碎食物，且咀嚼时疼痛。检查：$\underline{76|56}$；$\overline{876543|45678}$ 缺失，铸造支架式可摘局部义齿修复，上颌为混合支持式，下颌为黏膜支持式。$\overline{54|45}$ 对应之基托颊侧边缘处黏膜充血，双侧下颌舌骨嵴处黏膜溃疡。咬合时，咬合纸可从后牙间抽出。

124. 造成压痛的原因是
A. 人工牙磨损殆面变低
B. 牙槽嵴吸收，义齿下沉
C. 基托变形
D. 咀嚼过硬食物
E. 磨损致殆面溢出沟变浅

125. 咀嚼无力的原因是
A. 因疼痛不能咀嚼
B. 随年龄增加，黏膜支持力降低
C. 基托边缘过长
D. 义齿下沉致殆接触不良
E. 牙尖斜度过小

126. 解决咀嚼无力问题的方法是
A. 重新制作义齿
B. 基托重衬
C. 增加牙尖斜度
D. 修改殆面形态
E. 磨改压痛处

（127~129 题共用题干）

患者，男，64 岁。左侧舌缘 2.3cm×1.5cm×0.5cm 大小溃烂，边界不清，基底较硬，活检报告为鳞状细胞癌，36 残根，边缘锐利。

127. 舌癌的好发部位是
A. 舌尖
B. 舌缘
C. 舌腹
D. 舌背
E. 以上都不是

128. 关于舌癌下列说法错误的是
A. 男性多于女性
B. 舌癌是最常见的口腔癌
C. 近年来女性患者增多且有年轻化趋势
D. 常为外生型
E. 晚期可蔓延至口底或下颌角

129. 关于舌癌转移的特点，下列哪种说法是错误的
A. 发生于舌背或越过舌体中线的舌癌，可以向对侧颈淋巴结转移
B. 舌前部的癌多向下颌下及颈深淋巴结上、中群转移
C. 舌癌常发生早期颈淋巴结转移，且转移率较高
D. 舌癌的颈淋巴结转移常在一侧
E. 舌癌可发生远处转移，一般多为脑

（130~132 题共用题干）

患者，男，22 岁。全口多数牙龈均有不同程度的充血、水肿，以下前牙牙龈肿胀明显，牙龈呈暗红色，牙颈部可见堆积的软垢和牙石，舌侧较多，触之牙龈易出血，牙无松动，X 线片未见异常。

130. 该病最可能的诊断是
A. 牙周炎
B. 慢性龈炎
C. 青春期龈炎
D. 牙龈纤维增生
E. 药物性牙龈增生

131. 引起该疾病的主要病因是
A. 吸烟
B. 食物嵌塞
C. 软垢与牙石
D. 不良的修复体
E. 不良的刷牙方法
132. 对该病最适宜的治疗措施是
A. 洁治术
B. 牙龈切除术
C. 局部用抗生素
D. 全身用抗生素
E. 保持口腔清洁
(133~135 题共用题干)
患者，女，38 岁。1 周前因右上第一磨牙龋坏，进食甜食痛而就诊，接诊医生给予直接银汞充填。充填后觉冷热刺激痛，并逐渐加重，但无自发痛。检查：6|远中𬌗面银汞充填物完好，叩痛（-），冷测一过性痛。
133. 该患牙出现的问题是
A. 牙本质敏感症
B. 可复性牙髓炎
C. 急性牙髓炎
D. 慢性牙髓炎
E. 急性根尖周炎
134. 其原因最可能为
A. 备洞刺激牙髓
B. 腐质未去干净
C. 充填时未垫底
D. 术前诊断不合理
E. 电流刺激牙髓
135. 该患牙的处理首选
A. 脱敏治疗
B. 安抚治疗
C. 牙髓治疗
D. 垫底后充填
E. 改材料充填

【B 型题】

答 题 说 明

以下提供若干组考题，每组考题共用在考题前列出的 A、B、C、D、E 五个备选答案，请从中选择一个与问题关系最密切的答案。某个备选答案可能被选择一次、多次或不被选择。

(136~138 题共用备选答案)
A. 年轻恒牙晚期牙髓炎
B. 年轻恒牙早期急性牙髓炎
C. 年轻恒牙牙髓充血
D. 年轻恒牙根尖周病
E. 乳牙牙髓坏死
136. 糊剂根管充填术适用于
137. 间接盖髓术适用于
138. 活髓切断术适用于
(139~141 题共用备选答案)
A. 12、22
B. 11、16、21、26、31、32、36、41、42、46
C. 34、35、44、45
D. 11、13、16、21、23、26、31、32、33、36、41、42、43、46
E. 14、15、17、24、25、27、34、35、37、44、45、47
139. 致病因素在 1 岁以内导致的牙釉质发育不全的牙位是
140. 梅毒牙的好发牙位是
141. 畸形中央尖的好发牙位是
(142~144 题共用备选答案)
A. 根尖周囊肿
B. 含牙囊肿
C. 角化囊肿
D. 成釉细胞瘤
E. 始基囊肿
选出与上述病变相对应的 X 线片表现
142. 阴影内含一牙冠
143. 单房性透光阴影，局部有残根
144. 多房性透光阴影，房差大，牙根呈锯齿状吸收
(145~147 题共用备选答案)
A. 纤维结缔组织囊壁内见异位甲状腺滤泡
B. 多数囊壁内无上皮衬里
C. 囊腔内含有牙冠
D. 纤维结缔组织囊壁中有大量淋巴样组织
E. 内衬上皮基底细胞胞核远离基底膜呈栅栏状
145. 鳃裂囊肿的病理学特点是
146. 牙源性角化囊肿的病理学特点是

147. 黏液囊肿的病理学特点是

（148～150 题共用备选答案）

A. 尖探针

B. 牙周探针

C. 洁治器

D. 刮治器

E. 骨挫

148. 探测牙周袋深度时应使用

149. 探测牙石部位时应使用

150. 清除龈上牙石时应使用

参考答案与解析

第一单元

1. A【解析】淋巴细胞减少多见于传染病的急性期、放射病、细胞免疫缺陷病、长期应用肾上腺皮质激素或接触放射线等。

2. E【解析】修复前的外科手术修整工作，与全口义齿能否恢复外形和功能有密切的关系。修复前的外科处理包括唇、舌系带的矫正术，瘢痕或松动软组织的切除修整术，牙槽嵴修整术，骨性隆突修整术，前庭沟加深术和牙槽嵴重建术。

3. D【解析】颜面部血液循环丰富，鼻唇部静脉又常无瓣膜，导致在鼻根至两侧口角区域内发生的感染易向颅内扩散，而被称为面部的"危险三角区"。

4. C【解析】某些抗原分子中含多个抗原表位，而不同抗原间可能含有相同或相似的抗原表位，称为共同抗原表位。用豚鼠多器官混悬液注射家兔制备的抗体不仅与相应抗原发生反应，还能与绵羊红细胞发生凝集反应（交叉反应），表明豚鼠器官与绵羊红细胞间存在共同抗原表位（决定簇）。

5. D【解析】牙周病的三级预防如下。①一级预防：旨在减少人群牙周病新病例的发生，主要是对大众进行口腔健康教育和指导，最终达到清除牙菌斑和其他刺激因子的目的，帮助人们建立良好的口腔卫生习惯，掌握正确的刷牙方法，同时提高宿主的抗病能力。②二级预防：旨在早期发现、早期诊断、早期治疗，减轻已发生的牙周病的严重程度，控制其发展，其远期效果与患者是否长期坚持各种预防措施有关。③三级预防：旨在用各种药物或者牙周手术方法，最大限度治愈牙周组织病损，防止功能障碍，以义齿修复失牙，重建功能，维护疗效，预防复发。

6. C【解析】世界卫生组织1981年制定的牙齿健康标准包括：①牙齿清洁。②无龋洞。③无痛感。④牙龈颜色正常。⑤无出血现象。

7. B【解析】病毒性肝炎、疱疹、艾滋病、淋病、梅毒、铜绿假单胞菌和金黄色葡萄球菌所致化脓感染及破伤风是主要经接触传播传染的疾病。水痘、麻疹、风疹、流行性腮腺炎、流感、结核和化脓性链球菌所致化脓性感染是主要经空气传播传染的疾病。

8. B【解析】原发性疱疹性龈口炎多见于婴幼儿。因为多数婴儿出生后即有单纯疱疹病毒的抗体，4~6个月自行消失，2岁前不会出现明显的抗体效应。

9. B【解析】淋巴结是外周免疫器官，是淋巴细胞接受抗原刺激、发生适应性免疫应答的主要部位。

10. E【解析】颞下颌关节X线侧位片包括侧斜位片（许勒位片）和经咽侧位片，许勒位片可以显示关节窝、关节结节、髁突和关节间隙，经咽侧位片可以显示关节的骨质结构。

11. E【解析】釉质牙本质界代表来自上皮和外间充质两种不同矿化组织的交界面。其外形呈连续的贝壳状而不是一条直线。扫描电镜见釉质牙本质界处的牙釉质形成许多弧形外突，与其相对的是牙本质表面的小凹。故选E。凹面向着牙釉质，凸面向着牙本质，注意区分。

12. D【解析】成熟DC细胞高表达MHCⅡ类分子和共刺激分子，可有效地提呈抗原、激活初始T细胞、启动适应性免疫应答。

13. B【解析】该题要求熟悉各种龋病指数和氟化物的局部应用。幼儿园阶段为乳牙列期，因此用dmfs能较敏感地反映含氟牙膏的效果。考生需要区别其他混淆选项。DMFT和DMFS是针对成人的指标，dmft和dmfs是针对乳牙的指标。DMFT（S）即一个人口腔中发生龋病的牙（面）数、因龋病失去的牙（面）数与因龋病做填充治疗的牙（面）数的和，用来表示个体患龋的情况。应用在人群中称作龋均（T）或龋面均（S），即人群龋失补总数/人口数。D=decay"龋"，指口腔中发生龋病的牙数或者牙面数。M=miss"失"，指口腔中因为龋病而失去的牙齿数目，45岁以上人群不再区分失牙是因为龋病还是牙周病。F=fill"补"，指因龋病而做过充填治疗的牙数或者牙面数。乳牙龋失补指数（dmft index）是指乳牙的龋失补牙数（dmft）或龋失补牙面数（dmfs）。龋、失、补定义与恒牙龋相同。计算因龋丧失的牙数须与生理性脱落的乳牙区分，不应以患儿或家长的回忆为依据。WHO计算失牙的标准是9岁以下的儿童，丧失了不该脱落的乳牙，如乳磨牙或乳尖牙，即为龋失。若题干改为在小学开展，因为都是替牙期儿童，答案依然选择dmfs。关于dmft和dmfs，以及DMFT和DMFS的区别，两者敏感性不一样，相对来说，dmfs和DMFS敏感性高。

14. D【解析】殆面点隙和裂沟与其他部位相比，是牙体硬组织结构薄弱区，钙化程度最低，故最易患龋。

15. D【解析】牙釉质的生长线又名芮氏线，镜下观察横磨片时，此线呈深褐色同心圆状排列，类似树的年轮。牙釉质生长线是牙釉质周期性的生长速率改变所形成的间歇线，其宽度和间距因发育状况而不等，代表 5~10 天牙釉质沉积的厚度。

16. C【解析】蛋白质二级结构的定义是蛋白质分子中某一肽链的局部空间结构，也就是该段肽链主链骨架原子的相对空间位置，并不涉及氨基酸残基侧链的构象。

17. E【解析】乳牙龋好发牙面顺序：第二乳磨牙的𬌗面和近中面，第一乳磨牙的𬌗面和远中面，乳尖牙的近中面和唇面，乳切牙的近中面和唇面。

18. A【解析】青霉素的主要作用点是细胞壁合成过程中的转肽酶，从而干扰细胞壁的合成。

19. C【解析】共同参与型医患关系是一种以生物-心理-社会学模式为指导思想而建立的医患关系。这种医患关系的特点是医生帮助患者自我恢复，在医疗活动中，患者不仅是积极的合作者，而且能够主动地参与到疾病的治疗过程中。这种模式适用于慢性疾病且具有一定知识的患者。

20. A【解析】在镜下观察牙本质的横磨片时，管周牙本质呈环形透明带，它构成牙本质小管的壁，其矿化程度比管间牙本质高，含胶原纤维极少，其厚度在近髓端约 400nm，而在近釉质端则约为 750nm。故选 A。通俗的记忆方式：空心的水泥钢筋（管周牙本质）被高强度蜘蛛网（管间牙本质）悬吊着。

21. C【解析】社区牙周指数通过使用社区牙周指数（CPI）探针完成，包括：①检查牙龈出血情况。②探测龈下结石。③测龈沟或牙周袋深度。

22. D【解析】牙髓是来源于外间充质的疏松结缔组织。主要功能是形成牙本质、营养、感觉、防御及修复。

23. D【解析】MBL 又称凝集素途径，是指血浆中甘露醇结合凝集素或纤维胶原素等直接识别病原体表面糖结构，依次活化 MBL 相关丝氨酸蛋白酶、C4、C2、C3，形成与经典途径中相同的 C3 转化酶与 C5 转化酶的级联酶促反应过程。

24. B【解析】正常下颌牙槽骨影像特点：骨密质厚而骨松质少，骨小梁呈网状结构，牙间骨小梁多呈水平方向排列，根尖有时见放射状排列，骨髓腔呈三角形和大小不等的圆形低密度影。

25. E【解析】机会致病菌（条件致病菌）属于机体的正常菌群。在人体免疫力低下、细菌寄居部位改变、临床大量长期应用抗生素治疗导致正常菌群发生数量、种类、比例的变化，从而引起菌群失调。

26. C【解析】下颌横断𬌗片常用于检查下颌骨体部骨质有无颊、舌侧膨胀，也可用于辅助诊断下颌骨体骨折移位以及异物、阻生牙定位等。如要观察下颌下腺导管结石，则需以投照软组织条件曝光。

27. B【解析】氯己定又名洗必泰，化学名为双氯苯双胍己烷，系阳离子表面活性剂，具有相当强的广谱抑菌、杀菌作用，是一种较好的杀菌消毒药，对革兰阳性菌和革兰阴性菌的抗菌作用比苯扎溴铵强。其带阳电荷，口腔含漱时可吸附在带阴电荷的斑块和口腔黏膜表面，随后吸附的药物从这些部位弥散，逐渐析出产生持续的作用，直至 24 小时后在唾液中浓度降低，本品吸附在细菌细胞膜的渗透屏障上，使细胞内容物漏出，低浓度时呈抑菌作用，高浓度时呈杀菌作用。即使在有血清、血液等存在时仍有效。对芽孢、抗酸杆菌、真菌和病毒无效。

28. B【解析】颌面部蜂窝织炎不是急性根尖周脓肿阶段的临床表现。

29. C【解析】牙骨质中的有机物主要的胶原和非胶原蛋白，最主要的胶原为Ⅰ型胶原，其胶原纤维呈十字架样的交叉排列，诱导生物矿化、支撑矿物晶体，维持牙骨质结构的完整性。

30. B【解析】下颌第一磨牙最容易发生髓室底穿通，因为其髓室底厚度较薄。

31. D【解析】外毒素的本质是蛋白质，具有抗原性，经甲醛脱毒处理，可制备成类毒素，免疫动物后产生抗毒素。外毒素有明确的靶器官，分为神经毒性、肠毒性、细胞毒性 3 种。

32. A【解析】吸烟是牙周病的全身易感因素之一。吸烟影响局部的血液循环，影响体液免疫、细胞免疫和炎症过程，尤其是削弱口腔中性粒细胞的趋化和吞噬功能。

33. A【解析】牙的功能包括咀嚼、发音和言语，保持面部的协调美观。

34. B【解析】唇（颊）、舌面突度可以起到扩展龈缘的作用。

35. E【解析】中线是平分颅面部为左右两等分的一条假想线，故选 E。

36. D【解析】部位记录法中 D 代表患者的左下区。

37. D【解析】牙尖是指牙冠上近似锥体形，突出成尖的部分。

38. A【解析】全口义齿出现咬舌现象是由上颌后牙舌尖的覆盖过小所致，因此加大后牙覆盖即可。需调磨上颌后牙舌尖舌斜面或下颌后牙舌尖颊斜面。

39. B【解析】生物活性肽是蛋白质中 20 个天然氨基酸以不同组成和排列方式构成的从二肽到复杂的线性、环形结构的不同肽类的总称，是源于蛋白质的多功能化合物。包括谷胱甘肽、降压肽、促钙吸收钛、抗菌肽、神经活性肽、免疫活性肽等。谷胱甘肽是一种含γ-酰胺键和巯基的三肽，由谷氨酸、半胱氨酸及甘氨酸组成，能帮助保持正常的免疫系统功能，并具有抗氧化作用和整合解毒作用。

40. C【解析】鸟氨酸是精氨酸酶在催化精氨酸产生尿素时同时产生的。因此，鸟氨酸作为尿素循环的一部分与尿素生成相关。由于鸟氨酸不是 DNA 编码的氨基酸，所以不涉及蛋白质生物合成。它虽然不属于组成蛋白质的 20 种氨基酸，但存在于短杆菌酪肽、短杆菌肽 S 等的抗菌性肽中，另外还从深山紫堇根中发现了 δ-N-乙酰鸟氨酸。

41. B【解析】DNA 结构双链反向平行是其独有的特征。碱基之间氢键结合，而氢键属于非共价键。碱基配对的原则：①嘌呤碱基专与嘧啶碱基配对，而且腺嘌呤（A）专与胸腺嘧啶（T）配对［在 RNA 分子中，腺嘌呤专与尿嘧啶（U）配对］；鸟嘌呤（G）专与胞嘧啶（C）配对。②4 种可能的碱基对为 A—T、T—A、G—C 和 C—G。A 和 T 间构成两个氢键，G 和 C 间构成三个氢键，4 种碱基对的大小几乎相同。③配对的两个碱基之间是互补的，这样有利于氢键的形成，对双螺旋结构起稳定作用。碱基配对原则对 DNA 的半保留复制具有特别重要的意义。它为遗传信息的稳定传递提供了分子基础，保证亲代的遗传信息完整地传递给子代，使子代获得亲代的遗传性状。亲水的磷酸-戊糖骨架位于双螺旋外侧，B 正确。

42. C【解析】三角嵴为殆面牙尖两斜面汇合成的细长形的牙釉质隆起。

43. B【解析】牙周上皮剩余（Malassez 上皮剩余）位于牙周膜中邻近牙骨质的纤维间隙中，是牙根发育期上皮根鞘残留下的上皮细胞。故选 B。考生需要区别的是“马牙”（牙板上皮残留），釉小皮（缩余釉上皮来源），软组织囊肿等常见上皮来源的组织特征。

44. A【解析】良好的医患关系是心理治疗成功的关键因素。保密原则、针对性原则、灵活原则、完善的治疗计划都是心理治疗的原则，但不是治疗成功最关键的因素。

45. A【解析】阿托品为抗胆碱药，术前用药的目的有两个：第一，抑制麻醉过程中患者呼吸道分泌物增加。全麻手术过程中，患者呼吸道分泌物无法正常排出，过多的分泌物容易导致气道压力升高，不利于呼吸道的管理。注射阿托品后，气道的分泌物减少，有利于麻醉医生对呼吸道进行管理。第二，预防或减弱术中不良神经反射。在一些类似阑尾炎手术、眼科手术、胆囊手术过程中，由于手术的牵拉刺激，患者容易出现不良的神经反射、心搏减慢。通过预先注射阿托品可以减轻和缓解这种不良反应。

46. C【解析】心身疾病是一类精神躯体疾病，是心理因素起重要作用的躯体疾病。常见的心身疾病有原发性高血压、冠心病、阵发性心动过速、偏头痛、支气管哮喘、消化性溃疡、糖尿病、甲状腺功能亢进、肥胖症、月经失调、经前期紧张症、功能性出血、神经性皮炎、瘙痒症、斑秃、类风湿关节炎、痛觉过敏、恶性肿瘤等。

47. C【解析】预防医学以个体和确定的群体为对象，目的是保护、促进和维护健康，预防疾病、失能和早逝。强调人与环境相互依赖、相互作用和协调发展，研究的是各种环境因素对人群健康和疾病的作用规律。

48. E【解析】治疗疾病的过程对患者来说也是一个以恢复健康为目的的意志活动，患病后患者主要表现为意志行为的主动性降低，对他人的依赖性增加，例如有的患者意志力减退，不能按医生的要求完成治疗，使疗效受到影响。许多患者有行为退化的现象。行为退化指的是患者的行为表现与年龄、社会角色不相称，显得幼稚，退回到婴幼儿时期的模式。

49. C【解析】前瞻法一般不用于心理评估。

50. B【解析】溶血性黄疸（hemolytic jaundice）也称肝前性黄疸，由某些疾病（如恶性疟疾、过敏等）、药物或输血不当引起大量溶血，红细胞释放的大量血红素在单核-吞噬细胞系统中转变为胆红素，超过肝细胞的摄取转化和排泄能力，血清未结合胆红素浓度过高所致。某些药物如磺胺、氯丙嗪等，自身免疫反应如输血不当，疾病如恶性疟疾、药物过敏、镰刀型红细胞贫血、蚕豆病等均可引起红细胞大量破坏，导致溶血性黄疸。其特征为：①血清未结合胆红素（游离胆红素）增多，重氮试剂反应间接阳性。②血清结合胆红素浓度变化不大，尿胆红素呈阴性。③因肝对胆红素的摄取、结合和排泄增多，过多的胆红素随胆汁进入肠道，故尿、粪中尿胆素原、尿胆素、粪胆素原、粪胆素排出相应增多，粪便颜色加深。④伴有其他特征，如贫血、脾大及末梢血液网织红细胞增多等

51. E【解析】健康人对维生素 K 的需要量低而膳食中含量比较多，原发性维生素 K 缺乏不常见，临床上能见到的由于维生素 K 缺乏所致的疾病症状表现是继发性出血，如伤口出血、大片皮下出血和中枢神经系统出血等。胎盘转运维生素 K 量少，新生儿体内储存量低及体内肠道的无菌状态阻碍了利用维生素 K，母乳中维生素 K 含量低，新生儿吸乳量少，以及婴儿未成熟的肝脏还不能合成正常数量的凝血因子等

原因，使新生儿、小婴儿普遍存在低凝血酶原症。已知最常见的成人维生素K缺乏性出血多发生于摄入含维生素K低的膳食并服用抗生素的患者中，维生素K不足可见于吸收不良综合征和其他胃肠疾病，如囊性纤维化、口炎性腹泻、溃疡性结肠炎、节段性小肠炎、短肠综合征、胆道梗阻、胰腺功能不全等，以上情况均需常规补充维生素K制剂。缺乏维生素K会减少机体中凝血酶原的合成，从而导致出血时间延长，出血不止，即便是轻微的创伤或挫伤也可能引起血管破裂。出现皮下出血及肌肉、脑、胃肠道、腹腔、泌尿生殖系统等器官或组织的出血或尿血、贫血甚至死亡。如新生儿出血疾病；呕血，肠、脐带及包皮部位出血；成人不正常凝血，导致鼻出血、尿血、胃出血及瘀血等症状；低凝血酶原症，症状为血液凝固时间延长、皮下出血。对于外伤出血者，如果凝血功能正常，应以外伤止血为主，维生素K作用不大。

52. B【解析】统一原则、指导原则不能准确概括心理测验的上述方面。保密原则是对测验工具和测验结果的保密。客观性原则是指对实验结果的理解应当遵循客观性原则。

53. D【解析】为了能反映牙周袋在牙面的位置及形态，牙周探针应沿着牙齿长轴在各个面进行探查，通常分别在牙的颊（唇），舌面远中、中央、近中测量，每个牙要记录6个位点的探诊深度。

54. A【解析】牙槽骨为适应内、外环境的变化，在一生中不断发生改建。实际上牙槽骨的改建在牙冠发育完成、牙开始萌出时就开始了，D正确。牙槽骨在受压的情况下发生吸收，在受到牵拉时新生，B正确。牙槽骨是高度可塑性组织，也是人体骨最活跃的部分，C正确。牙骨质在使骨吸收的压力下不易吸收，因此可允许牙在正畸治疗中进行移动，E正确。一般情况下牙槽骨的吸收与新生保持动态平衡，A错误。

55. C【解析】日常生活和工作中，对某些事物有“食之无味，弃之可惜”之感，这属于心理上的趋避冲突，趋避冲突是对同一目标既向往又拒绝的心理冲突。

56. E【解析】医务人员的行为规范包括尊重科学、规范行医、重视人文、规范文书、严格报告、救死扶伤、严格权限和规范试验。

57. C【解析】求医行为是人类进行防病、治病和保持身体健康的一种重要行为，可分为主动型求医行为、被动型求医行为和强制型求医行为。

58. D【解析】上颌尖牙两条牙尖嵴相交近直角。

59. A【解析】描述疾病分布的主要目的是研究疾病的流行规律和探索疾病的影响因素。通过对疾病分布的描述，认识疾病流行的基本特征，是进行临床诊断的重要信息。对疾病分布规律和决定因素的分析有助于为合理地制订疾病的防治、保健对策及措施提供科学依据。

60. B【解析】免疫球蛋白是由二硫键连接的四肽链对称结构，其中相对分子质量较大的一对称为重链（H链）。不同的免疫球蛋白分子由于重链的氨基酸组成及序列差异，其免疫原性也不同。根据重链的免疫原性不同，将免疫球蛋白分为5类，即IgM、IgG、IgA、IgD和IgE，其相应的重链分别为μ、γ、α、δ和ε链。

61. A【解析】老年人口腔健康的目标：至少应保持20颗功能牙，维持最基本的口腔功能状态，或者通过最低限度的修复，尽可能恢复口腔功能。保证老年人能独立生活，并提高其生活质量。

62. E【解析】钙化成分中含许多强嗜碱性间歇线的肿瘤是良性成牙骨质细胞瘤。

63. A【解析】现代医学模式强调健康包括身体健康与心理健康两方面。心理健康与身体健康具有同等重要的地位。也就是说，人们不仅要注意饮食卫生、环境卫生及生理卫生以确保身体健康，也必须注重心理卫生以确保心理健康。这样才能使人们有效地从事工作、学习和健康地生活。心理健康可以定义为以积极有效的心理活动、平稳正常的心理状态，对当前和发展着的社会环境保持良好的适应。

64. D【解析】根据《医疗机构纠纷预防和处理条例》第三十四条，鉴定费预先向医患双方收取，最终按照责任比例承担。

65. B【解析】医患交往中，双方关系更接近于无隐私的陌生人关系。

66. B【解析】医患双方的道德关系中起主导作用的是医生的道德修养。

67. C【解析】标准误用于衡量样本均值和总体均值的差距有多大。标准误越大，样本均值和总体均值差距越大。标准误越小，样本均值和总体均值差距越小，样本数据越能代表总体数据。也就是衡量抽样误差的大小。

68. A【解析】现况调查（existing circumstances research）是研究特定时点或时期与特定范围内人群中的有关变量（因素）与疾病或健康状况的关系，即调查这个特定群体中的个体是否患病和是否具有某些变量或特征的情况，从而探索具有不同特征的暴露与非暴露组的患病情况。

69. B【解析】左旋多巴体内过程特点：本药口服后主要在小肠经主动转运系统迅速吸收，0.5~2.0小时达血浆高峰浓度，$t_{1/2}$为1~3小时。本药的吸收与胃排空时间和胃液的pH有关，如胃排空延缓和胃内酸度增加，均可降低其生物利用度。由于95%以上的左旋多巴在外周被氨基酸脱羧酶脱羧生成多巴胺（DA），只有1%的原形药物到达脑循环。DA不易通过血脑屏障，不能发挥治疗作用，而又引起外周副作用。外周脱羧酶抑制药可显著增加原形药物通过血脑屏障进入脑内，减少副作用。左旋多巴在体内代谢后，大部分转变为DA，其主要代谢物为3,4-二羟基苯乙酸和高香草酸，并迅速经尿排泄。

70. B【解析】集中性：正态分布曲线的高峰位于正中央，即均数所在的位置。对称性：正态分布曲线以均数为中心，左右对称，曲线两端永远不与横轴相交。均匀变动性：正态分布曲线由均数所在处开始，分别向左右两侧逐渐均匀下降。曲线与横轴间的面积总等于1，相当于概率密度函数的函数从正无穷到负无穷积分的概率为1。即频率的总和为100%。

71. C【解析】统计图基本类型：条形统计图，又称直条图，表示独立指标在不同阶段的情况，有两维或多维，图例位于右上方；扇形统计图描述百分比（构成比）的大小，用颜色或各种图形将不同比例表达出来；直方图和条形图大致相同；散点图主要表示分布情况。

72. D【解析】乳牙外形特点：①体积小，牙冠短小，乳白色。②颈嵴突出，冠根分明。③上颌乳尖牙的牙尖偏远中。④下颌乳前牙舌面边缘嵴与颈嵴都比恒牙明显。⑤下颌第一乳磨牙牙冠不同于任何恒牙。⑥下颌第二乳磨牙的近中颊尖、远中颊尖及远中尖的大小基本相等。⑦乳磨牙根干短，根分叉大。

73. A【解析】人乳头瘤病毒无包膜。

74. D【解析】下颌第一乳磨牙牙冠近中舌尖长而尖，远中舌尖小而圆。

75. B【解析】放线菌属属于干扰转录过程和阻止RNA合成的药物。它嵌入DNA双螺旋中鸟嘌呤和胞嘧啶之间，与DNA结合成复合体，阻碍RNA多聚酶的功能，阻止mRNA的合成（破坏模板）。

76. C【解析】链霉素在体内仅有抑菌作用，疗效不及异烟肼和利福平。穿透力弱，不易渗入细胞、纤维化及干酪化病灶，不易透过血脑屏障和细胞膜，易产生耐药性，不良反应多，一般与其他抗结核药联合使用。不是首选药。A错误。利福平对静止期和繁殖期的结核分枝杆菌均有作用，还对麻风菌、多种革兰阳性菌和阴性菌有效。单独使用易产生耐药性，但可增加链霉素和异烟肼的抗菌活性。也不是首选。B错误。异烟肼对结核分枝杆菌有高度选择性，对活动前结核有强大杀菌作用，是各种结核病的首选药。C正确。乙胺丁醇干扰细菌RNA合成，抑制结核分枝杆菌生长，对其他细菌无效。单独使用易产生耐药性。用于与异烟肼和利福平联合治疗结核或对链霉素和异烟肼无效的患者。不是首选。D错误。吡嗪酰胺单独使用易产生耐药性，与异烟肼和利福平有协同作用。非首选。E错误。

77. D【解析】质粒（plasmid）是细菌染色体外具有遗传功能的双链脱氧核糖核酸，携带有耐药性基因的质粒称为耐药性质粒，耐药质粒可通过细菌之间的接合作用进行传递，故称为传递性耐药质粒，简称R质粒。细菌的耐药性与基因突变及R质粒的接合转移等有关。R质粒由耐药传递因子（RTF）和耐药决定因子（R因子）两部分组成，RTF功能与F质粒相似；R因子能编码对抗抗菌药物耐药性的基因。细菌的遗传物质是染色体和质粒。细菌有显著的适应性和惊人的多变性，遗传基因可以发生突变，形成耐药性。还有一些细菌含有耐药性质粒RTF，质粒可以从一个细菌转移到另一个细菌，而获得耐药性。不同种属的细菌可以通过转化、转导、接合、溶原性转化等多种方式获得耐药性基因，而获得耐药性。R质粒的转移是接合性R质粒通过性菌毛接合在细菌间传递，非接合性R质粒通过噬菌体转导在细菌间传递，多个R质粒还可在细菌间重新组合，这是细菌耐药性迅速增长和获得多耐药性的重要原因。R质粒携带的耐药基因通常是转座子，多个转座子相邻连接可造成细菌多重耐药性。R因子亦可包含几个基因决定子，分别携带对各种抗菌药物的耐药信息，传递多重耐药性。

78. D【解析】上颌第一前磨牙的颊尖偏远中。

79. E【解析】除间接盖髓术外，其他四个选项均为牙髓病的治疗方法。

80. E【解析】继发龋是充填治疗后，发生在邻近充填体的洞壁牙体组织的龋损。继发龋最常发生在邻面窝洞的龈壁，其次是洞底部位。因此，检查继发龋的最佳方法是拍摄牙X线片。探诊也可以检查洞缘病损，但其他部位的继发龋则检查不到；咬诊和叩诊不能检查继发龋；去除充填体是最后证实有继发龋的方法，但这只是诊断了继发龋后的处理，而不是最佳的诊断方法。

81. C【解析】$\overline{7|}$轻度近中倾斜，题目考查获得就位道的方法，考虑到患者年龄，只需轻度调磨近中倒凹获取就位道即可。如果考查卡环设计，远中孤立的倾斜磨牙可利用近中颊舌侧倒凹设计圈形卡环。

82. E【解析】全口义齿修复时上颌硬区是缓冲区，应该充分缓冲。

83. E【解析】乳牙浅龋不易制备洞形时可用药物治疗。氨硝酸银刺激性大，氟化氨银对黏膜有刺激，哭闹儿童和恒牙禁用。氟化钠刺激性小，不合作患儿可用。

84. C【解析】高分化鳞癌，X 线片示局部牙槽突骨质未见破坏，颌面颈部未触及肿大淋巴结，最佳治疗方案为病变区上颌骨区域性切除，应定期复查，密切注意颈部淋巴结情况。

85. B【解析】舌部肿物切取活检是目前比较准确可靠的，也是结论性的诊断方法。

86. E【解析】多间隙感染切开引流时，一般根据肿胀范围或脓肿部位，从口外进行切开。选择皮肤发红、有波动感的部位进行切开较为容易。如局部肿胀呈弥漫性或有副性水肿，而且脓肿在深层组织内很难确定脓肿形成的部位时，也可先行穿刺，确定脓肿部位，再行切开。如肿胀范围广泛，或已有呼吸困难表现时，则应行广泛性切开，其切口可在双侧下颌下、颏下做与下颌骨相平行的衣领形或倒 T 形切口。该患者是颞间隙、颞下间隙及翼下颌间隙脓肿，故切开引流的最佳位置是颞部及下颌角下方。本题部分考生易误选 A 项，颞间隙感染浅部脓肿可在颞部发际内做单个皮肤切口，本题中患者是多间隙感染，故不选 A。

87. C【解析】年轻恒牙修复能力强，必要时考虑间接牙髓治疗术，可在最易露髓处留少许腐质，之后表面用生物相容性材料覆盖，进行过渡性充填。6~8 周后，因相应的修复性牙本质形成，可进行永久充填。

88. E【解析】本病例患者年龄小，且现口内 53 牙无龋坏、无根尖周炎、无牙根吸收，因而 53 牙无拔牙指征。对于 53 牙是否拔除，则需根据正畸医生进行资料分析，审核正畸方案后方可确定是否需要拔除。因此选 E。

89. D【解析】如果对于局部麻醉的并发症记得不是很清楚，该题可采用排除法，C、E 选项很容易排除，因为癔症发作时心率常常无变化或变化不明显，而肾上腺素反应脉搏应是快而强的。A、B 选项可根据题干中麻醉药注射已经 10 分钟来判断，发生即刻变态反应的可能性不大，迟发型变态反应时间又太短，如果是中毒，病情进展也会很迅速。切记，晕厥的表现类似于空腹运动出现的低血糖。因此应选 D。

90. A【解析】由患者开口受限、关节区深部疼痛等症状可初步判断为翼外肌痉挛。翼外肌痉挛患者由于单侧肌肉痉挛而使开口型偏向患侧，且患侧翼外肌区即下关穴和上颌结节后上方多有压痛。注意，痉挛是无法收缩，亢进是过度收缩。

91. B【解析】下颌横断㿵片常用于检查下颌骨体部骨质有无颊、舌侧膨胀，也可用于辅助诊断下颌骨体骨折移位及异物、阻生牙定位等。亦可用于下颌下腺导管结石的检查。㿵翼片用于检查邻面龋、髓石、牙髓腔的大小等。

92. C【解析】患牙自发性剧痛且为放射性疼痛是牙髓炎急性发作时的疼痛特征；检查探及穿髓孔、出血，探痛明显且叩诊不适说明患牙为慢性牙髓炎。

93. D【解析】慢性增生性牙髓炎多见于儿童及青少年，常发生于乳磨牙和第一恒磨牙。患牙有较大的穿髓孔，患者多无明显疼痛，增生的牙龈呈暗红或粉红色，呈肉粒大小充满整个龋洞，进食易出血，对温度刺激表现为钝痛，由于增生的牙髓组织中神经纤维少，对刺激不敏感，探痛不明显。注意，闭锁性牙髓炎牙髓没有暴露，溃疡性牙髓炎牙髓没有从牙洞中长出。

94. C【解析】手术后可能会出现味觉出汗综合征，系交感神经与副交感神经错位愈合所致。

95. A【解析】造成基托折断的原因是基托过薄，厚度应该是 2mm。1.5mm 的基托过薄，所以多处断裂。

96. C【解析】本题考查常见卡环的典型适应证。延伸卡环进入$\lfloor 4$可利用$\lfloor 4$的倒凹，同时对松动的$\lfloor 5$有夹板固定作用。

97. C【解析】腭裂临床表现和特点为腭部解剖形态的异常、吸吮功能障碍、口鼻腔自洁作用的改变、腭裂语音、听力功能的影响、颌骨发育障碍、牙列错乱。因此选 C。

98. C【解析】尽量使支点呈面支承式，间接固位体离支点线尽量远。

99. B【解析】据表现可以判断造成患者不适的主要原因是垂直距离过高，咀嚼困难、疲劳并且容易出现义齿脱落。

100. D【解析】患者为年轻人，应尽量选择固定修复。$1\rfloor$残根位于龈下 2mm，直接桩核冠修复无法形成足够的牙本质肩领，修复远期效果不理想。如根长理想，将残根根管治疗后，用正畸方法将残根牵引至平齐龈缘或者龈缘以上，可以获得更稳定的冠根比，同时可以提供更美观的正常牙冠长度。

101. E【解析】前牙对美观的要求较高，但是 3/4 冠为没有覆盖前牙唇面的部分修复体，因此无法达到恢复前牙美观的效果。

102. C【解析】牙体预备原则为在符合牙体预备生物力学及美学要求的前提下，尽可能保存牙体组织，以减少各种操作和材料对牙髓的损害。

103. C【解析】沟固位形是一种常用的辅助固位形，可用于部分冠的邻轴沟，还可用于全冠或嵌体的轴面用来增加固位。沟固位形可以增加修复体与预备体的接触面积，从而增加摩擦力和粘结力，但更重要的原理是增加了预备体对修复体的约束力，减少了修复体移位的自由度。

104. D【解析】桩核冠适应证为临床牙冠中度以上缺损（2~4壁缺损），剩余牙体无足够的固位条件，直接充填后无法提供冠修复体固位力。患牙应具备完善的根管治疗，根管充填满意，根尖封闭良好，原有根尖周炎症得到控制等，方可行桩核冠修复。

105. D【解析】桩核冠牙体预备首先做初始全冠预备，不论保留多少牙体组织，都应按全冠预备要求与方法进行牙体预备，但此时不必做龈沟内边缘，也不必修整。

106. B【解析】侧方平衡殆不协调，工作侧接触而非工作侧无接触，导致义齿翘动、脱落。

107. B【解析】该深龋患牙无任何牙髓症状，应垫底后充填，不需安抚治疗，更不应做牙髓治疗。

108. E【解析】根龋指数（RCI）包括发生在牙根面的龋和因牙根面龋坏而做的充填。根龋指数=（根面龋数/牙龈退缩牙面数）×100%。

109. E【解析】牙龈指数（gingival index，GI）和龈沟出血指数易混淆。牙龈指数：只检查牙龈情况，观察牙龈颜色和质地改变，有无出血倾向，不考虑牙周袋的深度及牙槽骨丧失的程度。龈沟出血指数：牙龈炎时，一般都有红肿现象，但龈沟出血则是牙龈炎活动期的表现，因此有学者认为根据龈沟出血情况对牙龈进行评价更能反映牙龈炎的活动状况。

110. C【解析】龋病的预防分为以下三级。一级预防：①进行口腔健康教育。普及口腔健康知识，了解龋病发生的知识，树立自我保健意识，养成良好口腔卫生习惯。②控制及消除危险因素。对口腔内存在的危险因素，应采取可行的防治措施。在口腔医生的指导下，合理使用各种氟化物的防龋方法，如窝沟封闭、防龋涂料等。二级预防：早期诊断早期处理。定期进行临床检查及X线辅助检查，发现早期龋及时充填。三级预防：①防止龋病的并发症。对龋病引起的牙髓炎、根尖周炎应进行恰当治疗，防止炎症继续发展。对不能保留的牙应及时拔除。②恢复功能。对牙体缺损及牙列缺失，及时修复，恢复口腔正常功能，保持身体健康。

111. D【解析】患者牙龈红肿数月，牙龈质软，探诊深度4~6mm，牙槽骨吸收，可诊断为慢性牙周炎。

112. E【解析】牙周基础治疗是治疗慢性牙周炎的首选方法。

113. B【解析】患龋率=患龋病人数/受检人数×100%

114. A【解析】龋均指受检人群中每人口腔中平均龋、失、补牙数。龋面均指受检人群中每人口腔中平均龋、失、补牙面数。龋均和龋面均反映了受检人群龋病的严重程度。计算公式如下：龋均=龋、失、补牙之和/受检人数。

115. B【解析】取无牙颌印模时应取得无牙颌功能状态时的组织形态，以保证全口义齿的固位与支持，符合无牙颌的功能分区要求。一次印模法无法取得准确的功能性印模。印模托盘的边缘长度应伸展适当，过长会导致印模和义齿的边缘过度伸展。

116. C【解析】该无牙颌患者有下颌习惯性前伸，将颌位关系确定在患者的习惯位，或利用旧义齿确定颌位关系都会导致新义齿颌位关系错误和修复失败。由于下颌习惯性前伸，确定殆关系时，下颌较难退回至正中关系位，所以医生必须辅助患者下颌后退。确定颌位关系时垂直距离应适当，不能随意加大或减小。

117. D【解析】临床推荐5~6岁儿童每次使用漱口液5ml，6岁以上每次用10ml。

118. C【解析】漱口液含漱1分钟后吐出，半小时内不进食或漱口。

119. C【解析】根据病历提供的情况，考虑患者发生了晕厥。晕厥症状可表现为头晕、恶心、胸闷、四肢无力、血压偏低、脉搏较慢、面部及口唇苍白，因此该晕厥诊断明确。若发生麻醉药速发型变态反应则表现为面部潮红、血压极度低下，呈过敏性休克的表现。

120. C【解析】这两题主要考查局部麻醉常见并发症晕厥的诊断和应急处理程序。临床发生晕厥时应立即停止操作，积极抢救。

121. B【解析】患牙表现为牙龈肿胀，面颊部肿胀，叩痛，扪痛明显，Ⅲ度松动，提示急性牙槽脓肿。此时脓肿仍局限，面颊部轻度水肿，急性蜂窝织炎诊断证据不足。

122. D【解析】5项检查对急性化脓性根尖周炎的患者都是必要的，但为确定该患牙的骨质破坏情况还需做的检查是X线检查。

123. E【解析】提示内容表明该患牙的确切诊断应为慢性化脓性根尖周炎急性发作，而且到了急性骨膜下脓肿阶段。

124~125 B、D【解析】义齿最初戴用功能良好，最近出现咀嚼功能不良；咬合时咬合纸可抽出。人工牙磨损殆面变低变平，或牙槽嵴吸收，均有可能是原因。咀嚼时疼痛，下颌基托颊侧边缘处黏膜充血，舌侧下颌舌骨嵴处黏膜溃疡等提示殆力作用下出现了义齿下沉。

126. B【解析】基托组织面重衬，纠正因牙槽嵴吸收导致的基托下沉，恢复后牙咬合接触，即可解决咀嚼无力的问题。患者义齿刚戴用2年，且题目未提供患者习惯咀嚼硬食物的信息，推测义齿磨损量尚可接受，不需要重新制作义齿。

127. B【解析】舌癌的好发部位为舌缘，其次为舌尖、舌背。

128. D【解析】舌癌常为溃疡型或浸润型。

129. E【解析】舌癌可发生远处转移，一般多转移至肺部。

130. B【解析】题干病例中牙无松动、X线片未见异常（即无骨吸收），表示病变局限于牙龈，因此可排除牙周炎。患者22岁，牙龈的表现以炎症为主，故可排除青春期龈炎及牙龈纤维增生。牙龈主要表现为充血、水肿、颜色变化及出血，符合慢性龈炎表现特点。

131. C【解析】慢性龈炎的主要病因是软垢与牙石。

132. A【解析】慢性龈炎最适宜的治疗措施是洁治术。

133. B【解析】该患牙行银汞充填后，出现遇冷刺激一过性痛，无自发痛，故应诊断为可复性牙髓炎。

134. C【解析】该患者进食甜食时痛，无自发痛，应为中龋或深龋。直接用银汞合金充填而没做垫底，导致银汞合金将温度刺激传导至深层，从而直接刺激牙髓组织。

135. B【解析】由于已诊断为可复性牙髓炎，应该首选安抚治疗，其他治疗均不对症。

136. E【解析】糊剂根管充填适用于乳牙牙髓坏死。

137. C【解析】间接盖髓术的适应证：深龋、外伤等造成近穿髓的患牙；深龋引起的可复性牙髓炎；无自发痛、去腐净后未穿髓，但龋损接近髓腔难以排除慢性牙髓炎时，作为诊断性治疗。

138. B【解析】活髓切断术适用于年轻恒牙早期急性牙髓炎。

139. D【解析】11、13、16、21、23、26、31、32、33、36、41、42、43、46的切缘或牙尖出现牙釉质发育不全，致病因素发生在1岁以内。

140. B【解析】先天性梅毒牙包括半月形切牙和桑葚状磨牙，多见于11、16、21、26、31、32、36、41、42、46。

141. C【解析】畸形中央尖多见于下颌前磨牙，尤以第二前磨牙最多见，偶见于上颌前磨牙。

142. B【解析】含牙囊肿的X线片表现是颌骨中边缘光滑的类圆形透射影，内含不同发育阶段的未萌出牙，牙冠一般朝向囊腔，囊壁常包绕此牙的冠根交界处。

143. A【解析】根尖周囊肿的X线片表现是以病源牙根为中心形成的单个类圆形骨质破坏低密度区，边缘清晰锐利。

144. D【解析】成釉细胞瘤的X线片表现以多房性最多见，房差大，多发生在磨牙和升支区；受侵犯的颌骨有不同程度的膨胀，多向唇颊侧；牙根可因肿瘤侵蚀成锯齿状或截断状吸收。角化囊肿的X线片表现多为单房，常沿颌骨长轴生长发展，颌骨膨胀多向舌侧，牙根吸收少见。

145. D【解析】鳃裂囊肿的病理学特点是纤维结缔组织囊壁中有大量淋巴样组织。

146. E【解析】牙源性角化囊肿的病理学特点是内衬上皮基底细胞胞核远离基底膜，呈栅栏状。

147. B【解析】黏液囊肿的病理学特点是多数囊壁内无上皮衬里。

148. B【解析】考查临床常见器械的使用。探诊牙周袋深度使用牙周探针。

149. A【解析】尖探针用于探测牙石，是临床常见器械。

150. C【解析】清除龈上牙石应使用洁治器。

第二单元

【A_1 型题】

答题说明

每一道考试题下面有A、B、C、D、E五个备选答案，请从中选择一个最佳答案。

1. 关于急性化脓性腮腺炎病因的说法不正确的是
A. 主要致病菌是链球菌
B. 常见于高热或禁食的患者
C. 常见于急性传染病或脓毒血症的患者
D. 常见于体质虚弱、长期卧床的患者
E. 大多数是慢性腮腺炎基础上的急性发作

2. 与固有层相邻具有增殖能力的细胞是
A. 角化层细胞
B. 颗粒层细胞
C. 棘层细胞
D. 基底层细胞
E. 黑色素细胞

3. 固有层的基本细胞成分不包括
A. 成纤维细胞
B. 基底细胞
C. 巨噬细胞
D. 肥大细胞
E. 炎症细胞

4. Ⅰ型观测线的特点是
A. 近缺隙侧倒凹区小，远离缺隙侧倒凹区大
B. 近缺隙侧倒凹区小，远离缺隙侧倒区也小
C. 近缺隙侧倒凹区大，远离缺隙侧倒凹区也大
D. 近缺隙侧倒凹区大，远离缺隙侧倒凹区小
E. 近缺隙侧与远离缺隙侧均无倒凹区

5. 边缘性龈炎的表现有
A. 龈沟探诊无出血
B. 牙槽骨吸收
C. 牙龈质韧
D. 龈缘色红
E. 龈缘菲薄

6. 楔状隙是指
A. 两牙接触区向颊侧展开的空隙
B. 两牙接触区周围向四周展开的空隙
C. 两牙接触区向咬殆面展开的空隙
D. 两牙接触区向舌侧展开的空隙
E. 两牙接触区龈方的空隙

7. 下列哪项是最常用的血管瘤硬化剂
A. 无水乙醇
B. 甲醛
C. 碘化油
D. 3%鱼肝油酸钠
E. 泛影葡胺

8. 不用于含氟牙膏的氟化物是
A. 氟化钠
B. 氟化钾
C. 氟化亚锡
D. 氟化钙
E. 单氟磷酸钠

9. 乳牙是从何时开始发生的
A. 胚胎第4周
B. 胚胎第5周
C. 胚胎第6周
D. 胚胎第7周
E. 胚胎第8周

10. 乳牙龋病最好发的牙为
A. 下颌乳磨牙
B. 上颌乳前牙
C. 下颌乳前牙
D. 上颌乳磨牙
E. 下颌乳尖牙

11. 牙周洁治术的目的是
A. 漂白牙齿
B. 清除根面牙骨质
C. 清除袋壁肉芽组织
D. 对根面进行生物预备
E. 清除龈上牙石和菌斑

12. 根尖周脓肿的脓液自然引流的主要途径
A. 根尖孔—根管内—龋洞
B. 骨髓腔—面部间隙—皮下
C. 根尖周—骨膜下—黏膜下
D. 根尖周—骨髓腔—鼻腔

E. 根尖周—骨髓腔—上颌窦

13. 欠填指根管内充填物距根尖端距离为

A. 0.5~1.0mm

B. 1~2mm

C. 超出根尖孔

D. >3mm

E. >2mm

14. 婴幼儿鹅口疮局部治疗最常选用

A. 2%四环素溶液

B. 3%硼酸溶液

C. 1.5%双氧水溶液

D. 2%碳酸氢钠溶液

E. 0.02%呋喃西林溶液

15. 成人牙周炎的临床症状如下，除外

A. 牙龈红肿出血

B. 真性牙周袋形成

C. 无附着丧失

D. 牙周脓肿

E. 牙槽骨吸收

16. 唇疱疹是

A. 结缔组织病

B. 黏膜的特异性慢性炎症

C. 变态反应性疾病

D. 感染性疾病

E. 免疫缺陷病

17. 早期牙周炎区别于牙龈炎的重要指标是

A. 袋深度大于 3mm

B. 牙龈水肿、增生

C. 牙槽骨嵴顶无吸收

D. 牙龈易出血

E. 附着丧失

18. 牙周脓肿的特点是

A. 脓肿弥散

B. 牙髓无活力

C. 牙齿不敢咬合

D. 脓肿局限于牙周袋壁区

E. X 线片示上根尖区有阴影

19. 可以恢复咬合高度和咀嚼功能的保持器是

A. 丝圈保持器

B. 可摘式功能保持器

C. 下颌舌弓保持器

D. 远中导板保持器

E. 充填式保持器

20. 用于牙周袋深度检查的工具是

A. Nabers 探针

B. 有刻度的尖探针

C. 有刻度的钝头探针

D. 无刻度的钝头探针

E. 普通的弯探针

21. 乳牙在口内最长可存留

A. 6 年

B. 8 年

C. 10 年

D. 12 年

E. 15 年

22. 我国进行第二次全国口腔流行病学抽样调查，该调查属于

A. 横断面研究

B. 纵向研究

C. 常规资料分析

D. 病例对照研究

E. 群组研究

23. 判断有无牙周炎的重要指征是

A. 龈袋超过 3mm

B. 附着丧失

C. 龈出血

D. 龈红肿

E. 龈乳头增生

24. 临床上对深龋近髓的乳牙的治疗，最好采用

A. 间接盖髓术

B. 直接盖髓术

C. 冠髓切除术

D. 干髓术

E. 根管治疗术

25. 不属于使用菌斑染色剂目的的是

A. 作为显示牙面不洁程度的手段

B. 作为评价刷牙效果的手段

C. 作为确定残留菌斑的手段

D. 作为检查牙面龋坏范围的手段

E. 作为提高口腔清洁技术的手段

26. 创伤性溃疡与其他溃疡在临床上鉴别的主要依据是

A. 溃疡的疼痛程度

B. 溃疡的疼痛时间长短

C. 溃疡的形状、部位、深浅与局部刺激物相适应

D. 溃疡的基底硬结

E. 溃疡的周围炎症明显

27. 引起牙齿松动的原因，不包括

A. 咬合创伤

B. 牙周袋深部刮治

C. 牙周膜急性炎症

D. 牙周翻瓣术后
E. 牙槽骨吸收

28. 下列肿瘤中对放射线敏感的是
A. 恶性黑色素瘤
B. 颌骨骨肉瘤
C. 恶性淋巴瘤
D. 脂肪肉瘤
E. 纤维肉瘤

29. 下列有关恶性肿瘤的诊断方法中，准确性最高的是
A. 肿瘤生物标志物检查
B. 病理切片
C. CT、MRI 检查
D. 症状与体征
E. 细针吸取活组织检查

30. 下列关于良性肿瘤特点的叙述，错误的是
A. 多呈膨胀性生长
B. 均不会危及生命
C. 有包膜，界限清，少数可恶变
D. 细胞分化程度高
E. 肿瘤细胞与来源组织细胞相似

31. 下列哪项听诊有吹风样杂音
A. 静脉畸形
B. 动静脉畸形
C. 淋巴管畸形微囊型
D. 淋巴管畸形大囊型
E. 牙源性角化囊性瘤

32. 下列哪项是口腔颌面部常见的临界瘤
A. 骨肉瘤
B. 牙龈瘤
C. 始基囊肿
D. 成釉细胞瘤
E. 血管瘤

33. 环甲膜切开术后插管时间最长为
A. 8 小时
B. 10 小时
C. 12 小时
D. 24 小时
E. 48 小时

34. 选择纵式或横式外翻缝合的根据是
A. 创缘血供的方向
B. 创口区域皮纹方向
C. 创口周围是否存在重要的解剖结构
D. 创口的部位
E. 使更多的创缘组织面外翻，利于愈合

35. 临床创口分类中包括
A. 无菌创口、污染创口、感染创口
B. 污染创口、感染创口、化脓创口
C. 感染创口、无菌创口、化脓创口
D. 化脓创口、无菌创口、污染创口
E. 无菌创口、可疑创口、污染创口

36. 可再分为 3 种组织学亚型的成釉细胞瘤是
A. 单囊型
B. 丛状型
C. 滤泡型
D. 骨外/外周型
E. 促结缔组织增生型

37. 不属于颞下颌关节紊乱综合征特点的是
A. 关节弹响、杂音
B. 病因明确
C. 临床症状相同或类似
D. 下颌运动异常、功能障碍
E. 颞下颌关节区、咀嚼肌疼痛

38. 单纯性高血压患者血压高于多少时则应先控制血压后拔牙
A. 150/95mmHg
B. 160/95mmHg
C. 170/95mmHg
D. 180/95mmHg
E. 180/100mmHg

39. 贝尔面瘫的可能病因不包括
A. 病毒感染
B. 化脓性感染
C. 风湿性疾病
D. 遗传疾病
E. 面部、耳部遭受风寒侵袭

40. 周围性面神经麻痹多见于
A. 20~40 岁男性
B. 20~40 岁女性
C. 50~60 岁男性
D. 50~60 岁女性
E. 70 岁以上老年人

41. 下列关于肿瘤的治疗不正确的是
A. 颌骨肿瘤一般以手术治疗为主
B. 细胞分化程度较好的恶性肿瘤常采用手术治疗
C. 位于颌面深部或近颅底的肿瘤，首先考虑放疗或化疗
D. 唇癌或面部皮肤癌首选放疗或化疗
E. 良性肿瘤一般以外科治疗为主

42. 口腔颌面部感染的主要途径是
A. 牙源性感染

B. 腺源性感染
C. 损伤性感染
D. 血源性感染
E. 医源性感染
43. 下列咬肌间隙感染的临床表现不包括
A. 常因下颌智齿冠周炎引起
B. 常伴明显开口受限
C. 脓肿形成后有明显的压痛点
D. 脓肿形成后，常在咬肌前缘触及波动感
E. 可向相邻间隙扩散
44. 皱纸状白斑好发于
A. 口底及舌腹
B. 下唇
C. 上唇
D. 口角区
E. 颊黏膜
45. 关于菌斑中的氟，正确的是
A. 菌斑中的氟浓度低于唾液中的氟浓度
B. 菌斑中的氟大部分以离子形式存在
C. 菌斑中的氟与外源性氟化物使用频率无关
D. 在非氟化地区，菌斑中的氟主要来源于饮水
E. 菌斑中的氟与唾液中的氟有关
46. 涎腺炎症最多见于哪项
A. 腮腺
B. 舌腺
C. 舌下腺
D. 下颌下腺
E. 唇腺
47. 萌出过早的乳牙多见于
A. 下乳前牙
B. 上乳前牙
C. 上乳尖牙
D. 下乳尖牙
E. 第一乳磨牙
48. 对恒牙胚影响较大的乳牙外伤为
A. 牙齿震荡
B. 全脱出
C. 冠折
D. 挫入
E. 根折
49. 附着水平丧失的距离是指
A. 釉质牙骨质界至袋底
B. 龈缘至釉质牙骨质界
C. 龈缘至袋底
D. 牙周袋的深度
E. 牙槽骨嵴顶至龈缘
50. 下列为白斑的临床分型，除外
A. 增殖型
B. 颗粒型
C. 均质型
D. 溃疡型
E. 疣状型
51. 全冠试戴时出现翘动，原因有多个，除了
A. 未完全就位
B. 邻接过紧
C. 预备体轴壁聚合度大
D. 全冠组织面有金属瘤
E. 石膏代型磨损
52. 局部刺激和咽部炎症引起的舌乳头炎是
A. 丝状乳头炎
B. 叶状乳头炎
C. 菌状乳头炎
D. 轮廓乳头炎
E. 以上都是
53. 下列对上颌全口义齿的后缘位置描述正确的是
A. 腭小凹稍前
B. 腭小凹处
C. 腭小凹后 3mm
D. 腭小凹后 2mm
E. 腭小凹后 4mm
54. 正常龈沟探诊深度为
A. ≤0.5m
B. ≤1mm
C. ≤2mm
D. 2~3mm
E. ≤3mm
55. 患者后牙非游离端缺失，模型殆平面水平放置时，缺隙远中基牙颊侧为Ⅱ型观测线。为将观测线调整为Ⅰ型，模型倾斜方向是
A. 向前
B. 向后
C. 向左
D. 向右
E. 向下
56. 金属嵌体洞缘斜面的角度为
A. 25°
B. 35°
C. 45°
D. 55°
E. 60°
57. 复发性口腔溃疡治疗中，长期疗效较好的措

施是

A. 口腔局部消炎、镇痛、促愈合

B. 手术切除

C. 注射转移因子或口服左旋咪唑

D. 补充营养

E. 找到发病有关因素并加以治疗

58. 下列哪项不是修复前准备与处理的内容

A. 修复前口腔的一般处理

B. X 线检查

C. 口腔软组织及牙槽骨的处理

D. 余留牙的保留与拔除

E. 修复前正畸治疗

59. 属于双面嵌体的是

A. 殆面嵌体

B. 高嵌体

C. 颈部嵌体

D. 舌殆嵌体

E. 邻殆邻嵌体

60. X 线检查的内容包括

A. X 线牙片

B. 头颅定位片

C. 颞下颌关节 X 线侧位片

D. X 线曲面断层片

E. 以上都对

61. 属于口腔黏膜自身免疫性疾病的是

A. 口腔白斑

B. 口腔扁平苔藓

C. 复发性坏死性黏膜腺周围炎

D. 慢性盘状红斑狼疮

E. 肉芽肿性唇炎

62. 近中基牙向缺隙侧倾斜所画出的观测线有何特点

A. 基牙颊舌、近远中倒凹都大

B. 基牙近中倒凹大

C. 基牙远中倒凹大

D. 基牙颊侧倒凹大

E. 基牙舌侧倒凹大

63. 上颌全口义齿后堤区后缘的位置是

A. 后颤动线以前

B. 前颤动线以前

C. 前后颤动线以前

D. 腭小凹之前

E. 软硬腭交界处稍后的软腭上

64. 关于 RPI 卡环组的优点，以下叙述错误的是

A. 游离端基托下组织受力减小，作用力较垂直于牙槽嵴

B. 殆力作用下，游离端邻缺隙基牙受力小，作用力方向接近牙长轴

C. Ⅰ杆与基牙接触面积小，美观作用好

D. 邻面板起舌侧对抗卡环臂的作用

E. 近中殆支托小连接体可防止游离端义齿远中移动

65. 上颌磨牙桩冠修复时最可能利用的根管是

A. 近中颊侧根管

B. 近中舌侧根管

C. 腭侧根管

D. 远中根管

E. 以上都不是

66. 下列关于嵌体洞斜面的描述，错误的是

A. 可以选择性地避开咬合接触 1mm

B. 去除洞缘无基釉

C. 防止粘结剂被唾液溶解

D. 位于牙釉质内

E. 位于釉质牙本质界内

67. 与固定桥基牙牙周潜力有关的因素，除了

A. 牙周膜

B. 牙龈

C. 牙槽骨

D. 咀嚼肌

E. 结合上皮

68. 在动物性食品中含氟量最高的部分是

A. 表皮

B. 脂肪

C. 内脏

D. 肌腱

E. 肌肉

69. 医务人员在确定辅助检查项目后，必须做到

A. 只要检查目的明确，无须说明解释

B. 取得患者知情同意，要告知患者（或家属），尊重被检者

C. 向患者解析清楚检查的危险性

D. 只要有益于治疗，医生可以作出决定

E. 因治病需要，无须向患者说明检查项目的经济负担

70. Knutson 使用局部涂氟所用氟化钠溶液的浓度为

A. 2%

B. 1. 23%

C. 5%

D. 8%

E. 0. 5%

71. 行为主义治疗常用的方法是

A. 宣泄
B. 系统脱敏
C. 移情
D. 自由联想
E. 患者中心疗法
72. 不宜添加到含氟牙膏中的氟化物是
A. 氟化亚锡
B. 氟化铵
C. 氟化钠
D. 氟硅酸钠
E. 单氟磷酸钠
73. 可能引起氟中毒的剂量是
A. 3mg/kg
B. 4mg/kg
C. 5mg/kg
D. 6mg/kg
E. 8mg/kg
74. 取得执业助理医师执业证书后，具有高等学校相关医学专业专科学历，在医疗卫生机构中工作满一定时间，可以参加执业医师资格考试。该时间是
A. 半年
B. 1 年
C. 2 年
D. 3 年
E. 4 年
75. 预防牙周疾病不包括
A. 养成良好的口腔卫生习惯
B. 提高维护牙周健康的主观能动性
C. 提高宿主的防御能力
D. 维护牙周治疗效果
E. 去除先天性危险因素
76. 不影响患者行为的因素是
A. 对疾病的认识水平
B. 季节因素
C. 年龄
D. 经济状况
E. 文化教育程度
77. 目前控制牙菌斑最常用的方法是
A. 刷牙
B. 牙线
C. 药物含漱
D. 洁治
E. 牙签
78. 表达一组分类数据的内部构成比应选用
A. 直条图
B. 圆图
C. 线图
D. 直方图
E. 散点图
79. 下面关于牙线的描述正确的是
A. 含蜡牙线比不含蜡牙线更容易去除邻面菌斑
B. 使用牙线前应去除邻面充填体的悬突
C. 如两牙间接触点较紧可向下加力进入牙间隙
D. 使用牙线时可将其两端绕在左右手的示指上
E. 牙周病患者不必进行洁治就可使用牙线
80. 当恶性肿瘤化疗患者的白细胞和血小板减少到什么程度时，考虑停用化疗药物
A. 白细胞 $4.0\times10^9/L$，血小板 $100\times10^9/L$
B. 白细胞 $3.0\times10^9/L$，血小板 $80\times10^9/L$
C. 白细胞 $4.0\times10^9/L$，血小板 $80\times10^9/L$
D. 白细胞 $3.0\times10^9/L$，血小板 $100\times10^9/L$
E. 白细胞 $3.0\times10^9/L$，血小板 $60\times10^9/L$

【A_2 型题】

答题说明

每一道考题是以一个小案例出现的，其下面都有 A、B、C、D、E 五个备选答案，请从中选择一个最佳答案。

81. 患者，男，30 岁。右侧咬肌间隙脓肿切开引流术后，创口内脓液虽逐渐减少，但仍有脓性分泌物。进一步处理的原则是
A. 对创面内炎症组织做较广泛的清创处理
B. 注意排除下颌骨边缘性骨髓炎
C. 创面宜较长时间暴露
D. 创口用碘酊或乙醇消毒
E. 严格遵守无菌原则
82. 患者，女，18 岁。牙釉质半透明度有轻度改变，可见少量白色斑纹。按照 Dean 氟牙症分类标准，可诊断为
A. 正常
B. 可疑
C. 很轻度

D. 轻度

E. 中度

83. 某患者 $\underline{5|}$缺失，间隙约4mm，$\underline{6|}$银汞充填体，已做牙髓治疗，$\underline{4|}$位置正常，与下颌对颌牙的覆𬌗覆盖关系正常。以下修复设计中最合理的是

A. 直接做可摘局部义齿

B. 半固定桥

C. $\underline{6|}$双端固定桥

D. $\underline{64|}$双端固定桥

E. $\underline{6|}$全冠修复后制作可摘局部义齿修复

84. 患者，女，32 岁。因牙龈出血就诊。检查：口腔卫生较差，有少量龈上牙石，边缘龈红肿明显，触之易出血。对该患者正确的处理原则是口腔卫生指导和

A. 龈上洁治术

B. 口服药物控制炎症

C. 局部用药控制炎症

D. 通过局部用药和控制炎症后行龈上洁治术

E. 通过口服用药和控制炎症后行龈上洁治术

85. 患者，男，40 岁。右下颌下区肿大，无明显疼痛。检查：右下颌下区可触及一 2.0cm×1.5cm 肿块，质中，边界清，活动度较好，疑为下颌下腺囊肿。术中发现囊肿深入舌下区，其进入舌下区的途径是

A. 舌骨舌肌与咽上缩肌之间

B. 舌骨舌肌与颏舌骨肌之间

C. 舌骨舌肌与下颌舌骨肌之间

D. 下颌舌骨肌与颏舌骨肌之间

E. 下颌舌骨肌与腺导管、舌神经之间

86. 患者，男，68 岁。患舌根部恶性肿瘤。手术时需要清除的淋巴结应该是

A. 颈深上淋巴结

B. 下颌下淋巴结

C. 咽淋巴结

D. 颈深下淋巴结

E. 颏下淋巴结

87. 某患儿脱落的乳牙上患有龋病。在病理切片上，观察到部分牙本质中出现裂隙及串珠样结构。这些表现应见于牙本质龋的

A. 坏死崩解层

B. 细菌侵入层

C. 脱矿层

D. 透明层

E. 脂肪变性层

88. 患者，女，16 岁。要求治疗右上前牙。3 个月前，右上中切牙外伤未及时就诊。检查：$\underline{1|}$近中切角缺损，牙冠呈暗灰色，叩痛（-），电测验无活力。X 线片未见根折线。该患牙的诊断应是

A. 外伤冠折

B. 急性牙髓炎

C. 牙髓坏死

D. 慢性牙髓炎

E. 急性根尖周炎

89. 患者，男性，27 岁。因右下颌无痛性膨隆 1 年就诊。专科检查：面部两侧不对称。右侧下颌体后部及面部下颌骨下缘膨隆，质较硬，无压痛，表面肤色正常，下唇无麻木感。口内检查见右下颌骨体部颊侧隆起，压迫有乒乓球样感觉，表面黏膜正常。下颌骨 CT：右下颌骨体部膨大，局部骨皮质变薄，可见一大小为 4cm×2cm 骨质破坏区，内可见气体及液体密度，破坏区边缘尚规则，周围未见骨质增生硬化带。该患者的诊断最可能是

A. 成釉细胞瘤

B. 牙源性腺样瘤

C. 牙源性鳞状细胞瘤

D. 牙源性钙化上皮瘤

E. 牙源性角化囊性瘤

90. 患儿，女，2 岁。口内检查发现，上下颌乳中切牙、乳侧切牙和第一乳磨牙萌出。按照一般乳牙萌出顺序，在其口内萌出的下一颗牙为

A. 上颌乳尖牙

B. 下颌乳尖牙

C. 下颌第二乳磨牙

D. 上颌第二乳磨牙

E. 下颌第一磨牙

91. 患者，女，46 岁。$\overline{6|}$牙周反复肿痛来诊，初诊为慢性牙周炎。X 线片显示环绕$\overline{6|}$牙根的白色阻射线消失。这表明有破坏的组织是

A. 牙本质

B. 牙骨质

C. 牙周膜

D. 牙槽骨

E. 牙龈组织

92. 患者，男，22 岁。右下后牙食物嵌塞。检查：$\overline{6|}$低𬌗，近远中与邻牙均无接触，有食物嵌塞，龈乳头充血。对该患牙采用的最佳修复体是

A. 高嵌体

B. 铸造全冠

C. 塑料全冠

D. 部分冠

E. 开面冠

93. 患儿，男，13 岁。上前牙先天性畸形，要求

矫治。检查：上中切牙切缘中央可见半月形缺陷，切缘比牙颈部狭窄，切牙之间有较大空隙。第一恒磨牙的牙尖皱缩，牙尖向中央偏斜，釉质发育不全，呈多个不规则的小结节和坑窝凹陷，散在于殆面处。应诊断为

A. 一期梅毒
B. 二期梅毒
C. 获得性梅毒
D. 晚期胎传梅毒
E. 淋病

94. 患者，男，28 岁。右上第一前磨牙白垩色斑块，质硬，边界清晰，其纹线与釉质生长发育线吻合。医生对该牙的诊断是

A. 氟牙症
B. 浅龋
C. 色素沉着
D. 釉质发育不全
E. 四环素牙

95. 患者，男，48 岁。教师。进食时牙酸痛。检查 61|26 63|46 牙龈萎缩，无龋，牙颈部楔状缺损，牙清洁，每日刷牙 2 次。造成楔状缺损的原因，不必考虑

A. 刷牙方法不合理
B. 牙刷毛太硬
C. 刷牙用力过大
D. 喜进甜食
E. 牙膏中摩擦剂粗糙

96. 某患者因右侧舌下腺囊肿接受右舌下腺及囊肿摘除术，术后出现右颌下区胀痛，进食时症状加重，最可能的原因是

A. 右侧急性下颌下腺炎
B. 术后血清肿形成
C. 右侧下颌下间隙感染
D. 舌下腺切除术中误结扎、缝扎右下颌下腺导管
E. 变态反应

97. 患者，女，33 岁。要求前牙美观治疗。自述牙齿从小就有花斑，而且同村居民也有类似表现。检查见全口牙釉面均可见不同程度的散在黄褐色及白垩状斑，探硬，无实质性缺损。该患者的牙病诊断是

A. 猖獗龋
B. 氟牙症
C. 静止性龋
D. 四环素牙
E. 釉质发育不全症

98. 患者，男，55 岁。吸烟 25 年，每日至少 1 包，近来舌背左侧发现一处白色斑块，大小约 1.5cm×2.0cm，界限清楚，无明显自觉症状，口腔内其余黏膜未见类似病损。首先应该做的是

A. 根治手术
B. 维 A 酸乳膏局部涂擦
C. 口服肾上腺皮质激素
D. 戒烟
E. 口服绞股蓝

99. 患者，男，28 岁。前牙牙龈肿大 1 年。检查：上下前牙牙龈肿大，龈乳头呈球状，质硬，有弹性，牙不松，袋深 3~4mm，附着无丧失，有慢性鼻炎，有口呼吸习惯。该病最可能的诊断为

A. 青春期龈炎
B. 单纯性肥大性龈炎
C. 慢性龈炎
D. 药物性龈炎
E. 成人牙周炎

100. 患者，男，18 岁。上中切牙唇面各出现明显的白垩色改变，经医生询问病史后发现该患者曾经居住高氟区，医生诊断为氟牙症、按照 TF 分类原则记分为

A. 2
B. 3
C. 4
D. 5
E. 6

101. 患者，男，27 岁。1 年来牙床肿胀，影响上下唇活动。检查：13、12、11、21、22、23、33、32、31、41、42、43 唇侧龈增长，乳头明显突出，部分前牙被覆盖，袋深 5~6mm，探诊无出血。X 线片未见牙槽骨吸收。既往有颧痛史。该患者经多次牙周治疗无效，应选择的治疗方法是

A. 龈翻瓣术
B. 龈上洁治
C. 龈下刮治
D. 龈切除术
E. 局部用药

102. 某同学准备去幼儿园对儿童进行口腔健康教育，在准备口腔健康教育材料时教授提醒他应特别注意以下内容，除外

A. 准确性
B. 知识性
C. 创新性
D. 趣味性
E. 艺术性

103. 患者，男，68 岁，可摘局部义齿戴用 2 周，

主诉义齿撬动明显、疼痛。查：$\underline{765|567}$ 缺失，$\underline{4|4}$ 分别设计三臂卡环，马蹄形塑料基托，与黏膜贴合良好，远中牙槽嵴黏膜上可见黏膜红肿。造成义齿撬动、疼痛的原因是

A. 人工牙排在牙槽嵴顶腭侧
B. 人工牙牙尖斜度过大
C. 未设计间接固位体
D. 卡环缺乏环抱作用
E. 基托面积小

104. 患儿，男，10 岁。2 岁前生活在农村，该地区饮用水氟浓度为 1.8mg/L，2 岁后迁入城市，社区饮用水氟浓度为 0.3mg/L。不可能出现氟牙症的恒牙是

A. 尖牙
B. 中切牙
C. 侧切牙
D. 第一磨牙
E. 第二前磨牙

105. 患者，女，52 岁。左侧上后牙诊断为牙隐裂引起的急性根尖周炎，其隐裂为近远中走向。现已做完根管治疗，下一步必须做的治疗是

A. 银汞充填
B. 树脂充填
C. 嵌体修复
D. 桩冠修复
E. 全冠修复

106. 患者，男，54 岁。右上后牙咬物酸痛近 1 个月。自述咬硬物敏感点明确，无其他不适。检查：䶩面磨损中度。$\underline{5|}$ 缺失，有固定桥修复。最合适的诊断方法是

A. 探诊
B. 叩诊
C. 咬诊
D. 温度测
E. 电活力测

107. 患者，男，29 岁。右下后牙胀跳痛，不敢触碰 3 天，近日工作劳累，身体不适。检查：体温 37.8℃，面部对称，$\overline{4^{0}|}$ 中央见一牙本质轴，叩痛（+++），Ⅰ度松动，对温度测验和电活力测验均无反应，颊侧牙龈充血，尚无局限性膨隆，扪痛较重，深部有波动感。该患牙急性根尖周炎的阶段是

A. 浆液期
B. 根尖脓肿期
C. 骨膜下脓肿期
D. 骨髓腔脓肿期
E. 黏膜下脓肿期

108. 患者，女，75 岁。上下颌牙列缺失，下颌牙槽嵴低平。全口义齿修复时基托利用其颊棚区作为主承托区是因为此处

A. 可形成良好边缘封闭
B. 骨质致密，骨面与咬合力平行
C. 骨质致密，骨面与咬合力垂直
D. 正好位于人工牙下方
E. 黏膜厚韧

109. 患者，女，40 岁。因腮腺区外伤后就诊，临床检查发现同侧眼睑闭合不全。考虑为面神经哪一个分支受损

A. 颧支
B. 眼支
C. 上颊支
D. 颞支
E. 下颌缘支

110. 患者，男，55 岁。上颌全口义齿修复，近来发现腭黏膜水肿发亮，覆有黄白色假膜，疼痛不能配戴，涂片检查有假菌丝。下列治疗措施应选择

A. 0.2%氯己定和制霉菌素溶液清洗基托组织面
B. 1.5%过氧化氢溶液清洗基托组织面
C. 0.075%地塞米松溶液清洗基托组织面
D. 0.5%达克罗宁溶液清洗基托组织面
E. 0.1%醋酸液清洗基托组织面

【A_3/A_4 型题】

答 题 说 明

以下提供若干个病例，每个病例下设若干道考题。请根据答案所提供的信息，在每一道考题下面的 A、B、C、D、E 五个备选答案中选择一个最佳答案。

（111~112 题共用题干）

患者，男，25 岁。口腔卫生情况不佳，左下第一恒磨牙有牙周-牙髓联合病变，疼痛剧烈，但患牙无松动。

111. 为了消除病痛，恢复健康，首先采取的措施是

A. 早期充填
B. 开髓引流，阻止炎症扩展
C. 消炎镇痛
D. 促进牙周软组织健康
E. 使用氟化物

112. 为了清除病痛恢复健康所采取的治疗措施属于
A. 口腔健康教育
B. 特殊防护措施
C. 一级预防
D. 二级预防
E. 三级预防

（113～114 题共用题干）

患儿，女，3 岁。左颈上部无痛性肿块半年。检查：左颈上部胸锁乳突肌前及表面有一肿块，2cm×3cm 大小，质地软，有波动，边界不清，表面皮肤色泽正常。

113. 最可能的临床诊断为
A. 血管瘤
B. 囊性水瘤
C. 甲状舌管囊肿
D. 口外型舌下腺囊肿
E. 海绵状淋巴管瘤

114. 该病例穿刺液最可能的性状为
A. 淡黄色、微混、含胆固醇结晶
B. 乳白色
C. 血性液体
D. 淡黄色、清亮
E. 棕色

（115～117 题共用题干）

患者，男，62 岁。因多颗牙缺失要求修复。检查：$\overline{8765|567}$ 缺失，牙槽嵴平整、丰满，$\overline{|8}$ 近中舌向倾斜，不松动，余牙健康。拟行铸造支架式可摘局部义齿修复。

115. $\overline{4|}$卡环的最佳选择是
A. 延伸卡环
B. 对半卡环
C. RPI 卡环
D. 联合卡环
E. 圈形卡环

116. 如果$\overline{|8}$ 设计圈形卡环，卡环臂尖应位于
A. 颊面远中
B. 颊面近中
C. 舌面远中
D. 舌面近中
E. 远中邻面

117. 如果$\overline{|8}$ 设计圈形卡环，𬌗支托应位于
A. 𬌗面颊沟
B. 𬌗面舌沟
C. 𬌗面近中边缘嵴
D. 𬌗面远中边缘嵴
E. 𬌗面近、远中边缘嵴

（118～120 题共用题干）

患者，女，45 岁。$\overline{7|}$缺失，$\overline{6|}$为基牙修复$\overline{76|}$，戴用 2 年有余，近期自觉基牙松动，冷热疼痛不适，检查：$\overline{6|}$松动Ⅰ度，固位体𬌗面穿孔，深龋洞，边缘不密合，牙龈充血，红肿。

118. 应如何处理
A. 服用消炎药
B. 拆除固定桥
C. 牙周上药
D. 调𬌗
E. 牙周刮治

119. 基牙松动的原因可能是
A. 固位体与基牙不密合
B. 急性牙髓炎
C. 固位体材料强度较差
D. 基牙冠周炎
E. 设计不当，基牙受力过大

120. $\overline{6|}$牙龈发炎的原因是
A. 基牙受力过大
B. 基牙松动
C. 固位体𬌗面形态欠佳
D. 固位体边缘与基牙不密合
E. 固位体过小

（121～123 题共用题干）

患者，男，27 岁。口腔卫生情况不佳，左下第一磨牙有牙髓-牙周联合病变，疼痛剧烈，但患牙无松动。

121. 为了消除病痛，恢复健康，首先采取的措施是
A. 早期充填
B. 消炎镇痛
C. 开髓引流，阻止炎症扩展
D. 促进牙周软组织健康
E. 使用氟化物

122. 上述治疗措施属于
A. 特殊防护措施
B. 口腔健康教育
C. 一级预防
D. 二级预防
E. 三级预防

123. 引起牙髓-牙周联合病变最常见的解剖途

径是

A. 根尖孔

B. 牙本质小管

C. 畸形中央尖

D. 牙根纵裂

E. 畸形舌侧沟

（124～126题共用题干）

患者，男，19岁。左下颌角隆起，38未萌出，37、38舌侧膨隆明显肿物，X线片显示35～37根尖下方5.0cm×3.0cm椭圆形低密度影，边界清楚，沿颌骨长轴发展，38被推压向后上方移位。

124. 该病最可能的诊断是

A. 牙源性角化囊性瘤

B. 含牙囊肿

C. 根尖周囊肿

D. 孤立性骨囊肿

E. 牙源性钙化囊肿

125. 术前对诊断最有帮助的检查是

A. 全口曲面断层片

B. 穿刺

C. 活检

D. 根尖片

E. CT检查

126. 如穿刺可抽出下列哪种液体

A. 淡黄色清亮囊液

B. 褐色囊液

C. 血性囊液

D. 黄白色皮脂样囊液

E. 翠绿色囊液

（127～129题共用题干）

患者，男，69岁。左下后牙自发痛，夜间痛，喝冷水可缓解2天，来诊。检查：左下第一磨牙Ⅱ度松动，远中牙周袋5mm，叩痛（+）。

127. 为了进一步确诊，还需进行哪项检查

A. 拍X线片

B. 冷测验

C. 热测验

D. 咬诊

E. 叩诊

128. 左下第一磨牙应该诊断为

A. 慢性根尖周炎

B. 急性牙周脓肿

C. 牙髓-牙周联合病变

D. 急性浆液性牙髓炎

E. 急性根尖周炎

129. 该患牙宜采取的治疗方案为

A. 牙髓治疗

B. 牙周治疗

C. 牙髓治疗+牙周治疗

D. 根尖外科手术

E. 消炎后拔除

（130～132题共用题干）

患者，女，16岁。因儿童期颏部外伤致单侧颞下颌关节强直。

130. 在可能伴有的严重面下部发育障碍中，错误的是

A. 患侧下颌体及升支短小

B. 患侧面部扁平

C. 患侧角前切迹加深

D. 健侧下颌相对较长

E. 颏点偏向患侧

131. 若X线片证实其患侧乙状切迹尚存在，最适宜的手术方法是

A. 在相当于髁突顶处，截除0.5cm宽骨质

B. 在相当于髁突颈以上平面，截除1.0～1.5cm宽骨质

C. 在下颌孔平面以上截除1.0～1.5cm骨质

D. 在下颌孔平面以下截除1.0～1.5cm骨质

E. 在下颌角处截除1.0～1.5cm骨质

132. 若双侧颞下颌关节都已受累，患者又无法耐受双侧同期手术，两次手术之间的间隔不应超过

A. 3天

B. 1周

C. 2周

D. 1个月

E. 3个月

（133～135题共用题干）

患者，男，65岁。无牙颌多年，要求修复。

133. 若患者对基托材料过敏，应首先推荐的修复方法是

A. 种植全口义齿

B. 活动全口义齿

C. 种植体支持的覆盖义齿

D. 金属基托的全口义齿

E. 暂不修复

134. 若患者上颌牙槽嵴低平，多次修复义齿固位差。但患者身体和经济状况良好，应选用的修复方法是

A. 采用全口义齿修复，通过形成良好的磨光面外形增加固位

B. 采用金属基托的全口义齿修复

C. 全口义齿内加增力丝

D. 行唇颊沟加深术和牙槽嵴重建术后进行全口义齿修复

E. 调整义齿边缘

135. 若发现患者牙槽嵴上有明显的骨尖，应怎么处理

A. 不处理，待其自然吸收

B. 在义齿基托组织面进行缓冲

C. 手术去除

D. 增大基托面积，分散殆力

E. 减少义齿与对邻牙的接触面积

【B 型题】

答题说明

以下提供若干组考题，每组考题共用在考题前列出的 A、B、C、D、E 五个备选答案，请从中选择一个与问题关系最密切的答案。某个备选答案可能被选择一次、多次或不被选择。

（136~139 题共用题干）

A. 偏向患侧

B. 偏向健侧

C. 先偏向患侧后恢复正常

D. 不偏

E. 开口型歪曲

136. 双侧关节盘附着松弛

137. 单侧可复性盘前移位

138. 单侧翼外肌亢进

139. 单侧翼外肌痉挛

（140~141 题共用题干）

A. 残余囊肿

B. 含牙囊肿

C. 鼻腭管囊肿

D. 正中囊肿

E. 球上颌囊肿

140. 位于上颌侧切牙与尖牙之间、呈倒梨形囊状透射区，与该影像学表现一致的是

141. 位于上颌中切牙牙根之间或后方、呈心形或圆形低密度改变，牙根移位，但牙周膜和骨硬板连续。与该影像学表现一致的是

（142~144 题共用备选答案）

A. 无应答偏倚

B. 回忆偏倚

C. 选择偏倚

D. 检查者偏倚

E. 信息偏倚

142. 因漏查所造成的误差是

143. 因检查器械不规范所造成的误差是

144. 因诊断标准不一致所造成的误差是

（145~148 题共用题干）

A. 基托边缘过长或过锐

B. 基托变形

C. 基托与黏膜不贴合

D. 殆支托凹预备过深

E. 基托过厚过大

145. 会导致食物嵌塞的是

146. 会导致基牙敏感的是

147. 会导致义齿初戴后发音不清的是

148. 会导致前庭沟处小溃疡的是

（149~150 题共用题干）

A. 息止颌位

B. 正中关系位

C. 牙尖交错位

D. 下颌姿势位

E. 最大后退位

149. 无牙颌颌位关系记录是确定患者的

150. 哥特式弓形描记轨迹图形顶点对应的颌位是

参考答案与解析

第二单元

1. A【解析】急性化脓性腮腺炎致病菌主要是金黄色葡萄球菌，少数是链球菌。见于严重全身性疾病患者，如脓毒血症、急性传染病等，高热或禁食的患者，体质虚弱、长期卧床的患者，但最多见的病因是慢性腮腺炎基础上的急性发作。

2. D【解析】基底层位于上皮的最内层，借基底膜与固有层结缔组织相连。基底细胞和邻近的棘层细胞有增殖能力，称为生发层。

3. B【解析】固有层的基本细胞成分有成纤维细胞、巨噬细胞、肥大细胞和炎症细胞。基底细胞属于上皮层。

4. A【解析】Ⅰ型观测线基牙向远缺隙侧倾斜，在基牙的近缺隙侧的倒凹区小，远缺隙侧的倒凹区大。Ⅱ型观测线基牙向近缺隙侧倾斜，缺隙侧的倒凹大，远缺隙侧的倒凹小。Ⅲ型观测线在近缺隙侧和远缺隙侧距殆面都近，倒凹区都较大，非倒凹区小。

5. D【解析】边缘性龈炎的病理变化：①龈沟上皮表面糜烂、溃疡。②龈沟上皮钉突向结缔组织内增生呈网眼状；上皮下结缔组织内血管充血扩张，大量中性粒细胞浸润；再下方为淋巴细胞浸润，主要为T淋巴细胞；在淋巴细胞浸润区胶原丧失。③在炎症浸润区下方纤维结缔组织反应性增生。④炎症未侵犯牙周膜及牙槽骨。

6. B【解析】在两牙正常接触区的周围有向四周展开的呈V字形的空隙，称为楔状隙。

7. D【解析】常用的血管瘤硬化剂为3%鱼肝油酸钠。

8. D【解析】氟化钙不溶于水，入口后不能释放氟元素。

9. E【解析】成釉器的蕾状期在胚胎第8周，牙板的20个定点上牙板末端膨大，上皮细胞增生突入外胚间充质中，形成圆形或卵圆形的上皮芽，形状如花蕾，这是乳牙早期的成釉器。

10. A【解析】乳牙患龋以下颌乳磨牙最多，其次是上颌乳磨牙和上颌乳前牙，下颌乳前牙最少。

11. E【解析】洁治术的目的是清除龈上牙石和菌斑。

12. C【解析】根尖周脓肿的脓液自然引流的主要途径是根尖周-骨膜下-黏膜下。

13. E【解析】恰填：根管内充填物恰好严密填满根尖狭窄部以上的空间，充填物距根尖端0.5~2.0mm，根尖部根管内无任何X线透射影像。欠填：根管内充填物距根尖端2mm以上，或根尖部根管内仍遗留有X线透射影像。超填：有两种情况，一是根管内充填致密，根充物超出根尖孔；二是根管内充填不致密，根充物超出根尖孔。

14. D【解析】婴幼儿鹅口疮局部治疗最常选用2%碳酸氢钠溶液。

15. C【解析】有无附着丧失是区别牙周炎与龈炎的鉴别点。

16. D【解析】唇疱疹是单纯疱疹病毒引起的急性感染性疾病。

17. E【解析】中度以上的牙周炎诊断并不困难，但早期牙周炎与牙龈炎的区别不明显，须仔细检查。早期牙周炎能探到釉质牙骨质界，形成真性牙周袋，且牙槽骨嵴顶吸收或硬骨板消失。

18. D【解析】牙周脓肿的特点是脓肿局限于牙周袋壁区。

19. B【解析】可摘式功能保持器由于可以摘下，要求儿童配合治疗。保持器分类如下。①半固定式保持器：包括丝圈保持器、远中导板保持器、充填式保持器。②固定式保持器：包括下颌舌弓保持器、上颌Nance弓保持器。③可摘式保持器：唯有此种保持器可以恢复咬合高度，维持近远中距离和恢复咀嚼功能。

20. C【解析】牙周探针的尖端为钝头，顶端直径为0.5mm，探针上有刻度，以提插方式移动探针，探查每个牙的各个牙面的龋沟或牙周袋情况，以了解牙周袋的位置、范围、深度及形状。

21. C【解析】乳牙在口内最多存留约10年。

22. A【解析】调查疾病的流行情况，使用抽样的方式，为横断面研究，含义是某一个时间点，疾病流行情况。纵向研究：在比较长的时间内，对人的心理发展进行系统、定性的研究。常规资料分析：表示的是增长率、比例等以百分数表示的指标的变化情况。病例对照研究亦称回顾性研究，是比较患某病者与未患病的对照者暴露于某可能危险因素的百分比差异，分析这些因素是否与该病存在联系。群组研究：又称定群研究，为研究病因的一种流行病学方法。

23. B【解析】龈袋超过3mm可形成假性牙周袋，不是诊断牙周炎的决定性指标。有无附着丧失是判断有无牙周炎的主要指征。

24. A【解析】临床上对乳牙近髓深龋的治疗最好应用间接盖髓术。

25. D【解析】菌斑染色剂在临床上主要用于刷牙前后显示菌斑以评价刷牙效果。龋坏范围不需要用菌斑染色剂显示。答案E有一定的迷惑性，其实通过评价刷牙效果可以改进刷牙技术，间接提高刷牙效果。

26. C【解析】创伤性溃疡与其他溃疡在临床上鉴别的主要依据是溃疡的形状、部位、深浅与局部刺激物相适应。

27. B【解析】引起牙齿松动的原因包括牙槽骨吸收、咬合创伤、牙周膜急性炎症、牙周翻瓣术后及女性激素水平变化。牙周翻瓣术后，由于手术创伤及部分骨质的去除、组织水肿，会有牙暂时性动度增加。而刮治不会像手术治疗那样引起创伤，故选B。

28. C【解析】对放射线敏感的肿瘤有：恶性淋巴瘤、浆细胞肉瘤、未分化癌、淋巴上皮癌、尤因(Ewing)肉瘤。对放射线中度敏感的肿瘤有：鳞状细胞癌、基底细胞癌。对放射线不敏感的肿瘤有：骨肉瘤、纤维肉瘤、肌肉瘤、腺癌、脂肪肉瘤、恶性黑色素瘤等（速记：四个“骨肉”“肥瘦”+腺癌+恶黑，除了鳞癌和基底细胞癌，其他都对放射线敏感）。

29. B【解析】准确性最高的为病理切片。

30. B【解析】良性肿瘤生长在一些重要部位，如舌根、软腭等，如不及时治疗，也可发生呼吸吞咽困难，威胁人类生命。

31. B【解析】动静脉畸形听诊有吹风样杂音。

32. D【解析】成釉细胞瘤由于其生长浸润性的特点，称为临界瘤。

33. E【解析】环甲膜切开术后的插管时间，一般不应超过48小时。

34. A【解析】选择纵式或横式外翻缝合的根据主要是创缘血供的方向。

35. A【解析】临床上无可疑创口之说，化脓创口是感染创口的一个阶段。

36. A【解析】单囊型成釉细胞瘤分为3种组织学亚型：Ⅰ型为单纯囊性型；Ⅱ型伴囊腔内瘤结节增殖；Ⅲ型纤维囊内有肿瘤浸润岛，伴或不伴囊腔内瘤结节增殖。

37. B【解析】颞下颌关节紊乱综合征的发病原因目前尚未完全阐明，病因学说很多。一般认为是多因素发病。

38. E【解析】单纯性高血压患者血压应控制在180/100mmHg以下，再行拔牙手术。

39. B【解析】贝尔面瘫的可能病因不包括化脓性感染。贝尔面瘫的病因不明确，而化脓性感染导致的面瘫有确切的病因，多数情况下神经对感染的抵抗力是比较强的，较少发生面瘫。

40. A【解析】周围性面神经麻痹好发于20~40岁，男性多于女性，一般为单侧，偶为双侧，面瘫往往突如其来，起病前常有受凉、受潮、吹冷风史或有情绪激动，或有上呼吸道感染史，少数患者可有耳后疼痛，其程度和持续时间因人而异，常和面瘫发展的程度成正比。有些患者因面瘫而讲话障碍、流泪、视物模糊、舌前2/3味觉障碍、听觉过敏、流口水等。

41. D【解析】唇癌或面部皮肤癌首选手术切除。

42. A【解析】病原菌通过病变牙或牙周组织进入体内发生感染者，称牙源性感染。牙齿与颌骨直接相连，牙体及牙周感染可向根尖、牙槽骨、颌骨及颌面部蜂窝组织间隙扩散。由于龋病、牙周病、智齿冠周炎均为临床口腔颌面部感染的常见病，故牙源性途径是口腔颌面部感染的主要途径。

43. D【解析】由于咬肌肥厚坚实，脓肿难以自行溃破，也不易触及波动感。

44. A【解析】皱纸状白斑好发于口底及舌腹。

45. D【解析】菌斑中氟含量为5~10mg/L（湿重），是全唾液的100~200倍，其含量取决于外源性氟化物的使用频率和氟浓度的高低。在非氟化地区，菌斑中的氟主要来源于食物、水、唾液和龈沟液。

46. A【解析】根据感染性质，唾液腺炎症分为化脓性、病毒性和特异性感染三类，腮腺最常见，其次为下颌下腺，舌下腺和小唾液腺极少见。

47. A【解析】萌出过早的乳牙多见于下乳前牙，约占85%。

48. D【解析】乳牙外伤的治疗一定要考虑外伤对恒牙发育的影响，其中挫入即牙齿嵌入牙槽骨中，乳牙牙根下方就是恒牙胚，恒牙胚周围骨板受到创伤，嵌入的牙根如果朝向恒牙胚有可能影响恒牙发育，造成釉质发育不全、牙根弯曲、埋伏阻生等。

49. A【解析】指釉质牙骨质界至袋底的距离，是反映牙周组织破坏程度的重要指标之一。

50. A【解析】口腔白斑临床分型分为均质型和非均质型，前者包括斑块状和皱纹纸状，后者包括颗粒状、疣状及溃疡状。

51. C【解析】全冠组织面有金属瘤会形成支点，邻接过紧及石膏代型磨损均会导致全冠无法完全就位，使全冠出现翘动。而轴壁聚合度大会影响全冠的固位力。

52. B【解析】叶状乳头位于舌缘后部，靠近咽部，为5~8条上下并列皱襞，炎症时乳头红肿，乳头见皱褶更显凹陷，患者常有明显的刺激感或不适感。丝状乳头炎主要表现为萎缩性舌炎，上皮变薄，舌背部火红色。菌状乳头炎以舌前部和舌尖部为主。轮廓乳头位于舌后1/3处，呈“人”字形，炎症时乳头肿大、突起。

53. D【解析】无牙颌模型应充分反映细微纹路，模型边缘上显露出肌功能整塑的痕迹，边缘厚度3~5mm。上颌后缘在腭小凹后不小于2mm，下颌磨牙后垫自前缘起不少于10mm。

54. D【解析】正常龈沟探诊深度为2~3mm。

55. B【解析】本题考查基牙模型观测线的基本概念。Ⅰ型观测线基牙向远缺隙侧倾斜，在基牙的近缺隙侧的倒凹区小，远缺隙侧的倒凹区大。Ⅱ型观测线基牙向近缺隙侧倾斜，缺隙侧的倒凹大，远缺隙侧的倒凹小。如需调整观测线类型需将模型做相应方向的倾斜。

56. C【解析】嵌体洞形要求在洞缘处做45°洞缘斜面。

57. E【解析】复发性口腔溃疡的病因复杂，存在明显个体差异，找到发病有关因素并加以治疗是最佳的措施。

58. B【解析】修复前准备与处理包括口腔的一般处理、余留牙的保留与拔除、口腔软组织处理、牙槽骨的处理、修复前正畸治疗。

59. D【解析】双面嵌体指累及两个牙面的嵌体，如近中𬌗嵌体、远中𬌗嵌体、舌𬌗嵌体、颊𬌗嵌体等。

60. E【解析】X线检查是诊断口腔颌面部疾病的一种重要的常规检查方法，能为临床检查提供十分有用的补充信息。包括常规X线牙片、X线曲面体层片、颞下颌关节X线侧位片、颞下颌关节系列断层摄影、CT扫描等技术。故选E。

61. D【解析】答案中的疾病只有慢性盘状红斑狼疮为明确的自身免疫性疾病。

62. C【解析】近中基牙向缺隙侧倾斜，画出的是Ⅱ型观测线，基牙的主要倒凹区在近缺隙侧，也就是近中基牙的远中。本题注意基牙近、远、中和近、远缺隙侧的区别，不要混淆。

63. E【解析】前颤动线在软硬腭交界处，后颤动线在软腭腱膜和软腭肌的交界处。上颌义齿基托的后堤区应位于前后颤动线之间的区域，基托后缘止于软硬腭交界处稍后的软腭上，覆盖后堤区。

64. A【解析】RPI卡环组设计近中𬌗支托，主要作用是减小基牙所受扭力。同时可以改善受力方向，使作用力方向更接近末端基牙牙长轴。相应地，会增加缺牙区牙槽嵴受力。

65. C【解析】上颌磨牙的根管中，腭侧根管最长最粗，形态较规则，易于获得桩核冠所需要的固位形和抗力形，并且易于获得共同就位道。

66. E【解析】嵌体洞斜面一般在洞缘牙釉质内，成45°斜面，宽约1.5mm。目的是去除洞缘无基釉，增加密合度，防止粘结剂被唾液溶解。

67. D【解析】牙周储备力又被称为牙周潜力，是指在正常咀嚼运动中，固定桥所承受的𬌗力几乎全部由基牙承担，即基牙要承担自身的𬌗力和分担桥体的𬌗力。基牙的这种承担额外𬌗力的能力是固定桥修复的生理基础。咀嚼食物𬌗力大约只为牙周组织所能支持的力量的一半，而在牙周组织中尚储存有另一半的支持能力，即牙周储备力，它与咀嚼肌无关。

68. D【解析】食品中的氟是人体内氟的来源之一，人体每天摄入的氟约25%来自于食品，所有食品都含氟，但含量差异很大。动物性食品中肌腱的氟含量最高。

69. B【解析】医务人员在确定辅助检查项目后，必须向患者解释清楚检查的目的和费用，使患者知情同意，要告知患者（或家属），尊重被检者的决定。

70. A【解析】Knutson使用局部涂氟所用的氟化钠溶液浓度为2%。

71. B【解析】行为主义治疗是根据学习理论和条件反射的原理，对患者行为进行训练，以矫正适应不良行为的一类心理治疗方法。最常用的有暴露疗法、系统脱敏法、厌恶疗法、自我控制疗法等。

72. D【解析】氟硅酸钠是一种无机化合物，对人的呼吸道和眼睛有刺激作用，严重时可引起支气管炎、肺炎、肺水肿，发生呕吐、腹痛、腹泻等胃肠道疾患或中枢神经系统中毒症状。

73. C【解析】5mg/kg的摄入剂量为氟化物（氟离子）的可能中毒剂量。这个剂量是很可能引起中毒症状和体征（包括致死），且应立即进行治疗性干预和住院治疗的最低剂量。

74. C【解析】取得执业助理医师执业证书后，具有高等学校相关医学专业专科学历，在医疗卫生机构中工作满2年，可以参加执业医师资格考试。

75. E【解析】牙周疾病预防要做到养成良好的口腔卫生习惯、提高维护牙周健康的主观能动性、提高宿主的防御能力、去除先天性危险因素等。先天性危险因素无法完全去除。

76. B【解析】影响患者行为的因素：①年龄。②对疾病的认识水平。③个性因素。④文化教育程度。⑤社会经济状况。

77. A【解析】目前控制牙菌斑最常用的方法是刷牙。

78. B【解析】表达一组分类数据的内部构成比

应选用圆图。

79. B【解析】使用牙线前应去除邻面充填体的悬突，以便于邻面的清洁。使用牙线时可将其两端绕在左右手的中指上。

80. B【解析】白细胞 3.0×10^9/L，血小板 80×10^9/L 是恶性肿瘤化疗患者停用化疗药物的标准。

81. B【解析】对于脓肿切开后，脓腔大、范围广、脓液黏稠的患者，在更换敷料时应同时选用1%~3%过氧化氢溶液、生理盐水或抗生素冲洗，还应注意排除下颌骨边缘性骨髓炎，从而制订下一步的治疗计划。此题易错选A，创面炎性组织广泛清创处理也不能排除边缘性骨髓炎的可能，本病一旦发生边缘性骨髓炎，一般的清创术是不能取得良好疗效的。

82. B【解析】据 Dean 氟牙症分类系统标准，釉质半透明有轻度改变（从可见少数白纹斑到偶见白色斑点），可诊断为“可疑”。

83. D【解析】在固定桥的设计中，双端固定桥是一种最理想的结构形式，也是临床应用最广泛的设计形式。题干中表明缺失牙前后都有基牙，$\underline{6|}$银汞充填体，已做牙髓治疗。

84. D【解析】通过局部用药和控制炎症后行龈上洁治术是最佳途径。

85. C【解析】舌下区的底为下颌舌骨肌和舌骨舌肌，而下颌下三角的底为下颌舌骨肌、舌骨舌肌及咽上缩肌，两个区借下颌舌骨肌和舌骨舌肌的裂隙交通。

86. A【解析】舌的淋巴管极为丰富：①舌尖淋巴管大部分至颏下淋巴结，另一部分至肩胛舌骨肌淋巴结。②舌前2/3的边缘或外侧淋巴结回流至下颌下淋巴结或颈深上淋巴结。③舌中央淋巴管回流至颈深上淋巴结，或注入下颌下淋巴结。④舌后1/3淋巴管引流至颈深上淋巴结。

87. B【解析】典型牙本质龋有5层结构：主要的病理变化出现在细菌侵入层，如牙本质小管扩展，内含细菌，牙本质因脱矿即有机成分破坏形成裂隙及串珠样结构等；坏崩解层在制片过程中大部分消失；脱矿层内无细菌存在，因此无串珠样变化和裂隙；透明层为牙本质小管矿化；脂肪变性层为牙本质小管内的成牙本质细胞突起，内有脂肪存在。

88. C【解析】任何类型的牙外伤都可能损伤牙髓，而牙髓坏死的明确诊断常在一段时间之后才可作出。病例中“牙冠呈暗灰色，叩痛（-），电测验无活力。X线片未见根折线”。表明患牙外伤后已经引起牙髓坏死，无其他疾病的临床表现。

89. E【解析】右下颌无痛性膨隆一年，压迫有乒乓球样感，结合CT影像学特征，其诊断可考虑为牙源性角化囊性瘤。

90. B【解析】根据乳牙萌出的特点与顺序，乳牙的萌出顺序为Ⅰ、Ⅱ、Ⅳ、Ⅲ、Ⅴ，通常下颌同名牙比上颌同名牙萌出早，因此，在乳中切牙、乳侧切牙及第一乳磨牙萌出后，应该是下颌乳尖牙萌出。

91. D【解析】根据题干可知此病是牙周组织病变，而最主要的提示点是环绕右下第一磨牙牙根的白色阻射线消失。在牙周组织中与X线片白色阻射线相对应的是固有牙槽骨，由致密的骨板组成，所以选D。

92. B【解析】$\overline{6|}$低船，近远中与邻牙均无接触，有食物嵌塞，龈乳头充血。对该患牙采用的最佳修复体是铸造全冠。为了恢复咬合，不能选择3/4冠和开面冠，塑料冠一般不作为永久修复，而高嵌体不适于活髓牙。

93. D【解析】梅毒根据传染途径的不同可分为获得性（后天）梅毒和胎传（先天）梅毒，又可根据病程的长短分为早期梅毒和晚期梅毒，获得性梅毒还可以分为一期梅毒、二期梅毒和三期梅毒（晚期获得性梅毒）。早期胎传梅毒经过与获得性梅毒相似，但不发生硬下疳；晚期胎传梅毒多在2岁以后发病，到13~14岁才有多种症状相继出现，标志性损害有哈钦森牙和桑葚牙。哈钦森牙表现在切牙，这种切牙的切缘比牙颈部狭窄，切缘中央有半月形缺陷，切牙之间有较大空隙；桑葚牙表现在第一磨牙，第一磨牙的牙尖皱缩，牙尖向中央偏斜，釉质呈多个不规则的小结节和坑窝凹陷，散在于船面处。

94. D【解析】釉质发育不全白垩色斑的边界比较明确，且其纹线与釉质的生长发育线平行吻合；氟牙症的斑块是散在的云雾状，边界不明确；四环素牙釉质表面有光泽，由于釉质和牙本质着色，使整个牙变暗，呈黄褐色，有四环素接触史。

95. D【解析】造成楔状缺损的原因，不必考虑喜进甜食。楔状缺损的发生发展与下列因素有关：不恰当的刷牙方法、酸的作用、牙颈部结构的特点及应力疲劳。

96. D【解析】右侧舌下腺及囊肿摘除术，术中如将下颌下腺导管结扎或缝扎，唾液排出受阻，术后数小时即可发生急性下颌下腺肿胀。

97. B【解析】患者全口牙从小就有散在的黄褐色及白垩状斑，而且同村居民也有类似表现，因此牙病的诊断是氟牙症。病损探硬，无实质性缺损，表明不是龋病。题中未提供四环素牙和釉质发育不全症的诊断依据。

98. D【解析】根据本例中的临床表现以及长期吸烟史，最可能的诊断为斑块状白斑，口腔白斑病属于癌前病变，一部分可转化为癌，但是对于该病首先应该做的是卫生宣教及去除刺激因素，如戒烟、禁酒，少吃过烫及辛辣食物，去除残根、残冠、不良修复体等；对于有癌变倾向的病损类型、部位，应定期严密复查，如有增生、硬结、溃疡等改变时才应手术切除活检。

99. B【解析】该病最可能的诊断为单纯性肥大性龈炎。

100. C【解析】TF分类法根据组织学观察结合临床表现将氟牙症分为10度。本法主要用于流行病学调查，或者临床诊断中典型描述氟牙症的严重程度。分类诊断标准如下。0：牙面在完全吹干后，釉质的透明度正常。1：与釉质横线相应处有窄的白垩线。2：光滑面沿釉质横线的白垩线条更明显，相近的白垩线偶有融合。𬌗面白垩弥散面直径<2mm，牙尖嵴白垩明显。3：光滑面有融合的不规则云雾状白垩区，白垩区之间常见加重的釉面横线。𬌗面融合区可见白垩，磨耗区几乎正常，但通常为不透明釉质堤所界定。4：光滑面全牙面呈现明显的白垩釉质。𬌗面全牙面展现明显白垩，萌出后不久磨耗常明显。5：光滑面全牙面呈现明显的白垩釉质，釉质表面有直径<2mm的窝状缺损。6：光滑面数个窝状缺损水平连线排列，缺损的切颈间宽度<2mm。𬌗面融合区直径<3mm，显示釉质缺失，明显磨耗。7：光滑面与𬌗面釉质不规则，缺损<牙面的1/2。𬌗面沟消失明显磨耗，使形态改变。8：光滑面釉质外形缺损>牙面的1/2。9：釉质大部缺损，牙外形改变。

101. D【解析】该患者经多次牙周治疗无效，选择的治疗方法应为龈切除术。牙龈切除术的适应证：牙龈肥大增生性疾病，中等深度的骨上袋，牙龈瘤及妨碍进食的妊娠瘤覆盖在正常的阻生牙面。

102. C【解析】创新性是口腔健康教育中相对次要的内容。

103. C【解析】本题考查可摘局部义齿的设计。游离端缺失，应放置间接固位体，支点线呈面式，放置游离端受力时下沉及摆动。

104. E【解析】2岁以前生活在高氟地区，2岁以后迁出，恒牙氟牙症可出现在前牙和第一磨牙。

105. E【解析】该患者裂纹近远中走向的隐裂牙极易发生完全劈裂，根管治疗后应尽快做全冠修复，防止牙齿劈裂。其他治疗均不可能达此目的。

106. A【解析】因其自诉咬硬物敏感点明确，可通过探诊找到敏感点进行脱敏。

107. C【解析】对温度测验和电活力测验均无反应，颊侧牙龈充血，尚无局限性膨隆，扪痛较重，深部有波动感。该患牙急性根尖周炎的阶段是骨膜下脓肿期。

108. C【解析】颊棚区位于下颌后部牙槽嵴的颊侧，此处骨皮质厚，骨质致密。当牙槽嵴骨吸收较多，变低平时，此时颊棚区骨面趋向水平，能承受较大的垂直向咬合压力。因此，对于牙槽嵴低平患者，为了增强支持能力，可将颊棚区作为主承托区。

109. A【解析】面神经为混合性神经，含有运动纤维、副交感纤维、味觉纤维及一般躯体感觉纤维。其中运动纤维为主要组成部分，支配面部表情肌等。在腮腺内分支有5支：①颞支，分布于额肌等，受损后同侧额纹消失。②颧支，分布于上下眼轮匝肌等，受损后眼睑不能闭合。③颊支，分布于上唇肌、鼻翼肌等，受损后出现鼻唇沟变浅、鼓腮无力等。④下颌缘支，分布于降口角肌等，受损后患侧口角下垂和流口水。⑤颈支，分布于颈阔肌，受损后影响颈阔肌运动。

110. A【解析】根据题干叙述的临床表现及辅助检查结果，应考虑义齿性口炎，即慢性红斑型念珠菌性口炎，可以选用2%～4%碳酸氢钠溶液、0.05%甲紫溶液、0.2%氯已定溶液、5万～10万U/ml制霉菌素溶液含漱及清洗义齿基托组织面。

111. B【解析】由于牙髓根尖病引起牙周病变的患牙，应尽早根管治疗。较合理的顺序为：清除作为感染源的牙髓-清除牙周袋内的感染-完善根管充填。因为疼痛剧烈，所以首先开髓引流。

112. D【解析】牙周病二级预防旨在早期发现、早期诊断、早期治疗，减轻已发生的牙周病的严重程度，控制其发展。对局限于牙龈的病变，及时采取专业性洁治，去除菌斑和牙石，控制其进一步发展。采用X线检查法定期追踪观察牙槽骨情况，根据情况采取适当的治疗，如洁治、根面平整或手术治疗等。去除促进牙周病发展的刺激因素，如去除不良修复体、治疗食物嵌塞、充填邻面龋损等，牙周组织的健康状况可得到显著改善。二级预防的效果是在一级预防基础上取得的，其长期效果与患者是否能长期坚持各种预防措施有关。因此选D。

113. B【解析】根据临床表现，最可能的诊断为囊性水瘤。

114. D【解析】穿刺液最可能为淡黄色、清亮。穿刺是囊肿常用的诊断方法，考生需要掌握其他常见囊肿的穿刺液性状。

115. C【解析】RPI卡环适用于游离缺失的末端基牙，可减小对基牙产生的扭力。

116. D【解析】圈形卡环适用于倾斜的孤立远中磨牙。⌈8 向近中舌侧倾斜，卡环臂尖进入舌面近中，从而利用倒凹区固位。

117. E【解析】注意，铸造圈形卡环除在近中𬌗边缘嵴放置支托外，还需在远中边缘嵴放置𬌗支托，以增加卡环臂的支持。

118. B【解析】$\overline{7|}$缺失，$\overline{6|}$为基牙，单端固定桥桥体受力时会以基牙为旋转中心产生杠杆作用，对基牙造成创伤。因此应拆除固定桥。

119. E【解析】基牙牙周膜储备力不足，设计不当。

120. D【解析】固位体边缘不密合，题干已给相关信息。𬌗面穿孔深龋洞是干扰项。

121. C【解析】牙髓-牙周联合病变首先应开放髓腔，缓解疼痛。

122. D【解析】二级预防的目标是早期发现、早期诊断和早期治疗，以争取良好的预后并防止复发。

123. A【解析】引起牙周-牙髓联合病变的常见途径是根尖孔。

124. A【解析】一般囊肿大多向颊侧膨胀，但角化囊肿可向舌侧膨胀，据临床表现及 X 线片示 38 被推压向后上方移位，初步诊断为牙源性角化囊性瘤。

125. B【解析】穿刺是一种比较可靠的诊断方法。

126. D【解析】牙源性角化囊性瘤大多是黄白色皮脂样囊液。

127. C【解析】热测验可判断患牙的牙髓状态。

128. C【解析】主诉左下第一磨牙自发痛，夜间痛，是牙髓炎表现，检查Ⅱ度松动，远中牙周袋 5mm，叩痛（+），可诊断为逆行性牙髓炎导致的牙髓-牙周联合病变。

129. C【解析】牙髓-牙周联合病变应行牙髓治疗+牙周治疗。

130. B【解析】若儿童期发生单侧颞下颌关节强直，使面部发育中心髁突受累，以及缺乏咀嚼功能刺激，可发生严重的面下部畸形，表现为患侧下颌体及升支短小、面部丰满、角前切迹加深；健侧下颌相对较长、颏点偏向患侧。

131. B【解析】治疗颞下颌关节强直，重建关节功能的手术比较复杂，种类繁多，都是针对不同的病变类型设计的。根据病历提供的情形，比较适合的截骨部位应该是在髁突颈以上平面截除 1.0~1.5cm 宽骨质。

132. C【解析】两次手术间隔不应超过 2 周。

133. A【解析】种植全口义齿上部修复桥架结构多为瓷材料，而非传统基托材料。

134. D【解析】若患者上颌牙槽嵴低平，多次修复义齿固位差，行唇颊沟加深术和牙槽嵴重建术后可加高牙槽嵴以及义齿固位面积，增强固位效果。

135. C【解析】牙槽嵴上有明显的骨尖应手术去除后再行修复。

136. D【解析】因关节结构松弛，开口度过大，均有半脱位，双侧均松弛，开口时下颌不会偏斜。

137. C【解析】可复性关节盘移位，在开口运动时，髁突横嵴撞击关节盘后带的后缘并迅速向前下，此时下颌偏向患侧，继而髁突横嵴向前上，关节盘向后反跳，恢复正常的髁突-关节盘结构，此时开口时下颌也恢复正常位置。

138. B【解析】其主要机制是翼外肌功能亢进下颌运动过度，在最大开口位时，翼外肌下头继续收缩，把髁突连同关节盘过度地强拉过关节结节，因此单侧翼外肌功能亢进时，患侧动度大于健侧，开口时下颌偏向健侧。

139. A【解析】翼外肌痉挛时，髁突动度减弱。单侧翼外肌痉挛时，患侧髁状突运动小于健侧，开口时下颌偏向患侧。

140. E【解析】该表现符合球上颌囊肿的影像学表现。

141. C【解析】鼻腭管囊肿的影像学表现与其一致。

142. A【解析】选择偏倚指被选入的研究对象和未被选入者之间特征上存在差异，从而使研究产生系统误差。可产生于研究对象的选择过程中，也可产生于资料的收集阶段（失访和无应答）。多见于病例对照研究和现况研究。

143. E【解析】在信息收集、整理过程中出现的系统误差，称为信息偏倚。信息偏倚可以来自被调查者，如回忆偏倚和报告偏倚，也可以来自调查者，如诊断怀疑偏倚、暴露怀疑偏倚和测量偏倚等。回忆偏倚是一种常见的信息偏倚。

144. D【解析】因诊断标准掌握不一致所造成的误差是检查者偏倚。

145. C【解析】食物嵌塞主要是基托与组织不密合，卡环与基牙不贴合，基托与自然牙之间有间隙等原因造成的。

146. D【解析】𬌗支托凹预备过深，牙本质暴露，可致基牙敏感。

147. E【解析】基托过厚过大会影响发音。

148. A【解析】基托边缘过长、过锐，压迫唇、颊舌沟或进入倒凹区擦伤黏膜，而当石膏表面有小气泡时，基托组织面可出现粒状突起，造成黏膜充血红肿，甚至引起黏膜溃疡。

149. B【解析】牙尖交错位是上下颌牙的咬合位。无牙颌患者原真牙列的牙尖交错位已经不存在，颌位关系记录确定的是正中关系位，并在此颌位建立全口义齿的牙尖交错位。息止颌位是咀嚼肌处于松弛状态时的颌位，又称下颌姿势位。在确定颌位关系时，经常利用息止颌位确定无牙颌的垂直距离，无牙颌颌位关系记录的是在适宜垂直距离下的下颌生理后位（正中关系位），但并不是息止颌位。

150. B【**解析**】哥特式弓形运动轨迹描记是确定水平颌位关系的方法。其图形顶点代表下颌向后运动的最后位置，即下颌生理后位，也就是正中关系位。而息止颌位和下颌姿势位不是下颌的最后位置，无牙颌本身也不存在牙尖交错位。

预测试卷二

第一单元

【A_1 型题】

答题说明

每一道考试题下面有 A、B、C、D、E 五个备选答案，请从中选择一个最佳答案。

1. 上颌骨骨折线自鼻额缝向两侧扩展，横过鼻根、泪骨、眶内侧壁、眶底至颧上颌缝，再沿上颌骨侧壁到达蝶骨翼突的骨折，属上颌骨

A. 不对称骨折

B. Le Fort Ⅰ型骨折

C. Le Fort Ⅱ型骨折

D. Le Fort Ⅲ型骨折

E. 纵形骨折

2. 金瓷结合中最重要的结合力是

A. 机械结合力

B. 范德华力

C. 压力结合力

D. 化学结合力

E. 倒凹固位力

3. 最常见的颌骨上皮性牙源性肿瘤为

A. 成釉细胞瘤

B. 多形性腺瘤

C. 血管瘤

D. 角化囊肿

E. 淋巴管瘤

4. 有关抗体分子，错误的是

A. 由重链和轻链组成

B. 含可变区和恒定区

C. 可中和病原微生物

D. 均有 J 链

E. 存在形式分为膜结合型和分泌型

5. 对口腔流行病学指数的要求，不包括

A. 以最少的器材，快速完成检查程序

B. 准确反映疾病状态

C. 检查者需经多次培训方可达成一致参与调查

D. 测量标准客观

E. 能进行统计学处理

6. 关于氯己定的副作用，不正确的说法是

A. 使牙、修复体或舌背上发生染色

B. 不能用于口内手术后

C. 味苦

D. 需加入调味剂

E. 对口腔黏膜有刺激作用

7. 下列疾病中，不属于口腔感染性疾病的是

A. 带状疱疹

B. 复发性疱疹性口炎

C. 口腔结核

D. 复发性阿弗他溃疡

E. 鹅口疮

8. 根尖片分角线投照技术，要求 X 线中心线

A. 垂直于牙体长轴与胶片的分角线

B. 与地面平行

C. 平行于咬合平面与听口线的分角线

D. 与听眶线平行

E. 与咬合平面垂直

9. 介导 ADCC 的是

A. CD3

B. IgG

C. IFN-γ

D. IL-4

E. CD4

10. 根尖片上牙齿邻面影像相互重叠的主要原因是

A. X 线与被检查牙齿的长轴不平行

B. X 线与被检查牙齿的邻面不垂直

C. X线与被检查牙齿的长轴不垂直
D. X线与被检查牙齿的邻面不平行
E. 正常现象

11. 种植义齿成功标准中，要求种植牙的成功率应达到
A. 5年为75%以上，10年为70%以上
B. 5年为85%以上，10年为80%以上
C. 5年为85%以上，10年为70%以上
D. 5年为80%以上，10年为70%以上
E. 5年为90%以上，10年为85%以上

12. 免疫球蛋白主要分类依据是
A. 相对分子质量大小
B. 单体数
C. 二硫键数目
D. H链
E. L链

13. 关于学校饮水氟化，不正确的说法是
A. 适用于不能实施公共自来水氟化的低氟区
B. 不会产生恒前牙氟牙症
C. 水氟浓度与自来水水氟适宜浓度相同
D. 需要单独的供水设备
E. 对邻面龋预防效果明显

14. 成牙本质细胞突起逐渐变性、分解，小管内充满空气时的显微镜下表现为
A. 修复性牙本质
B. 死区
C. 反应性牙本质
D. 透明牙本质
E. 不规则

15. 因色素沉着而呈淡黄色的改变见于牙本质龋的
A. 再矿化层
B. 透明层
C. 脱矿层
D. 细菌侵入层
E. 坏死崩解层

16. 氟摄入过少时可能会引起下列哪种疾病
A. 龋齿
B. 氟骨症
C. 氟牙症
D. 牙髓炎
E. 四环素牙

17. 乳牙根管充填所用材料为
A. 牙胶尖碘仿糊剂
B. 氧化锌丁香油糊剂
C. 热牙胶
D. 酚醛树脂
E. 甲醛甲酚氧化锌糊剂

18. 梅毒病原体的传播方式是
A. 消化道传播
B. 输血传播
C. 虫媒传播
D. 呼吸道传播
E. 直接接触传播

19. 下列关于劣药的说法不正确的是
A. 更改生产批号的药品按照劣药论处
B. 药品所含成分与国家药品标准规定的成分不符的为劣药
C. 不注明生产批号的药品按照劣药论处
D. 药品成分的含量不符合国家药品标准的为劣药
E. 直接接触药品的包装材料和容器未经批准的药品按照劣药论处

20. 牙骨质龋细菌入侵的主要通道是
A. 牙骨质层板
B. 穿通纤维
C. 生长线
D. 成牙骨质细胞突起
E. 牙骨质细胞陷窝

21. 窝沟封闭的适应证是
A. 深的窝沟，特别是能卡住探针者，包括可疑龋
B. 患较多邻面龋损者
C. 牙萌出4年以上未患龋者
D. 患者越不合作，越要封闭
E. 做充填的牙齿

22. 下列不属于慢性闭锁性牙髓炎病理变化的是
A. 血管扩张充血
B. 淋巴细胞、浆细胞、巨噬细胞浸润
C. 肉芽组织形成
D. 上皮增生
E. 脓肿形成

23. 正确描述肿瘤免疫逃逸机制的是
A. 肿瘤细胞MHCⅡ类分子表达下降或缺失
B. 肿瘤细胞可产生杀伤性物质
C. 肿瘤细胞表面共刺激分子表达水平降低
D. 肿瘤细胞在遗传上稳定，不易产生变异
E. 肿瘤细胞表达大量Fas

24. 下列哪个选项不是唾液腺造影的适应证
A. 涎瘘
B. 唾液腺慢性炎症
C. 唾液腺急性炎症

D. 舍格伦综合征

E. 唾液腺导管阴性结石

25. 最易引起输血后肝炎的病毒是

A. HAV

B. HBV

C. HCV

D. HDV

E. HEV

26. 上颌根尖片可显示的下颌骨解剖结构是

A. 喙突

B. 髁突

C. 外斜线

D. 下颌切迹

E. 下颌小舌

27. 在诊室中为龋病敏感者涂氟防龋时，使用的溶液是

A. 0.2%NaF，8%~10%SnF_2或 APF

B. 2%NaF，8%~10%SnF_2或 APF

C. 2%NaF，2%~5%SnF_2或 APF

D. 2%NaF，2%~8%SnF_2及 APF

E. 2%NaF，10%~15%SnF_2及 APF

28. 一般能力指完成各种活动都需要的共同能力，即智力，其不包括

A. 记忆力

B. 注意力

C. 观察力

D. 思维力

E. 色彩分辨力

29. 急性根尖周炎的病理变化不包括

A. 根尖牙周膜血管扩张充血

B. 根尖牙周膜形成脓肿

C. 根尖牙槽骨死骨形成

D. 根尖牙槽脓肿

E. 根尖牙周膜坏死

30. 慢性龈炎的病理变化主要有

A. 牙龈上皮出血

B. 牙龈上皮增生

C. 牙龈上皮脓肿

D. 龈沟壁处有炎症细胞浸润

E. 沟内上皮向根方增殖

31. 可导致硬性下疳的病原体是

A. 淋病奈瑟球菌

B. 解脲支原体

C. 梅毒螺旋体

D. 沙眼衣原体

E. 人乳头状瘤病毒

32. 无致龋性的甜味剂是

A. 蔗糖

B. 果糖

C. 半乳糖

D. 双糖

E. 甜菊糖

33. 上颌磨牙与下颌磨牙的区别点不包括

A. 上颌磨牙的牙冠呈斜方形

B. 上磨牙体积大于下磨牙

C. 下颌磨牙的牙冠倾向舌侧

D. 上颌磨牙颊尖锐而舌尖钝

E. 下颌磨牙一般为双根

34. 根尖孔的位置多位于

A. 根尖唇侧

B. 根尖顶

C. 根尖舌侧

D. 根尖近中侧

E. 根尖远中侧

35. 第三磨牙的形态特点不包括

A. 牙尖和边缘嵴明显

B. 其标准形态一般与第一、第二磨牙相似

C. 殆面副沟多

D. 根多合并成一锥形根

E. 牙的形态、大小、位置变异很多

36. 上颌第一磨牙卡式尖位于

A. 近中颊尖舌侧

B. 远中舌尖舌侧

C. 近中舌尖舌侧

D. 远中颊尖颊侧

E. 远中尖颊侧

37. 上颌尖牙唇面的外形高点位于

A. 切 1/3 处

B. 唇面轴嵴处

C. 颈 1/3 处

D. 颈 1/3 与中 1/3 交界处

E. 颈缘处

38. 为使基牙牙周应力分布均匀，可摘局部义齿殆支托凹底与基牙长轴的垂线夹角应为

A. 20°

B. 40°

C. 60°

D. 80°

E. 90°

39. 关于真核生物 mRNA 结构描述错误的是

A. 3′端有特殊的“尾”结构

B. 5′端有特殊的“帽子”结构

C. 5′端保留有特殊的内含子
D. 含有开放阅读框架区
E. 3′端存在非翻译序列
40. DNA 碱基组成的规律是
A. [A] = [C]; [T] = [G]
B. [A] + [T] = [C] + [G]
C. [A] = [T]; [C] = [G]
D. ([A] + [T]) / ([C] + [G]) = 1
E. [A] = [G]; [T] = [C]
41. 生物转化过程中最重要的作用是
A. 使毒物的毒性降低
B. 使药物失效
C. 使生物活性物质灭活
D. 使某些物质毒性增强
E. 增强某些物质极性，利于排泄
42. 牙周组织和牙髓组织间最重要的解剖通道是
A. 根管侧支
B. 暴露的牙本质小管
C. 髓室底副根管
D. 根尖孔
E. 畸形舌侧沟
43. 活动期牙周炎的病理变化不包括
A. 沟内上皮糜烂或溃疡
B. 牙周袋形成
C. 牙槽骨吸收
D. 牙周袋内有大量炎性渗出物
E. 牙周膜间隙变窄
44. 生物-心理-社会医学模式建立在 20 世纪的
A. 50 年代
B. 60 年代
C. 70 年代
D. 80 年代
E. 90 年代
45. 对生物利用度概念错误的叙述是
A. 可作为确定给药间隔时间的依据
B. 可间接判断药物的临床疗效
C. 是指药物制剂被机体利用的程度和速度
D. 可评价药物制剂的质量
E. 能反映机体对药物吸收的程度
46. 在医学伦理学任务的提法中，错误的是
A. 制定与预防、诊断、治疗相对应的伦理准则
B. 反映社会对医学的需求
C. 为符合医学道德的行为辩护
D. 是医学的发展导向
E. 在医患关系中，只是竭力维护患者的权益
47. 两个县的结核病死亡率做比较时，标准化处理可以
A. 消除两县总人数不同的影响
B. 消除各年龄组死亡率不同的影响
C. 消除两组人口年龄构成不同的影响
D. 消除两组比较时的抽样误差
E. 消除两组比较时的系统误差
48. 医学伦理学原则中的最高层次是
A. 不伤害患者
B. 有利于患者
C. 全心全意为人民身心健康服务
D. 公正地对待患者
E. 尊重患者的自主性
49. 下列不属于行为疗法的是
A. 系统脱敏法
B. 冲击疗法
C. 厌恶疗法
D. 自由联想法
E. 前提控制法
50. 下列哪种情况尿中胆素原排泄量减少
A. 肝功能轻度损伤
B. 肠道梗阻
C. 溶血
D. 碱中毒
E. 胆道梗阻
51. 糖皮质激素类药物可明显减少
A. 中性粒细胞
B. 淋巴细胞
C. 血小板
D. 红细胞
E. 纤维蛋白原
52. 下列不属于马斯洛需要层次论的层次内容是
A. 自我实现的需要
B. 安全的需要
C. 生理的需要
D. 精神的需要
E. 尊重的需要
53. 牙周袋形成的机制主要是
A. 牙槽骨吸收
B. 牙周膜破坏
C. 牙骨质暴露
D. 结合上皮向根方增生
E. 胶原纤维增生
54. 口腔黏膜上皮中的透明细胞是
A. 棘细胞
B. 基底细胞
C. 角化细胞

D. 朗格汉斯细胞
E. 粒细胞
55. 现代意义上的临终关怀的目的不包括
A. 使临终患者的生存质量得到提高
B. 为医护人员提供心理咨询
C. 使家属得到慰藉
D. 帮助患者舒适、安宁地走完人生的最后旅程
E. 为家属提供居丧照护
56. 在高科技时代强调医学伦理教育的必要性，最主要的原因在于医学高新技术
A. 在西方被严重滥用的教训
B. 促进了医学发展
C. 应用中的双重效应提出了新的医德要求
D. 给患者带来了福音
E. 应用中出现了许多医德两难选择问题
57. 受理医师执业注册申请的卫生健康主管部门对不符合条件不予注册的，书面通知申请人并说明理由的期限是自收到申请之日起
A. 10 个工作日内
B. 20 个工作日内
C. 30 个工作日内
D. 60 个工作日内
E. 90 个工作日内
58. 上颌中切牙牙根特点不包括
A. 牙根粗壮较直
B. 根尖向唇侧弯曲
C. 根尖略偏远中
D. 冠根长度相近
E. 颈部横切面呈圆三角形
59. 在抽样调查中，确定样本量的大小依据公式 $N=k\times Q/P$，以下说法正确的是
A. 男性多时，需要样本量大
B. 女性多时，需要样本量大
C. 允许误差越大，需要样本量越大
D. 允许误差越小，需要样本量越大
E. 允许误差越小，需要样本量越小
60. 自身免疫病是由于哪一项免疫功能损害所致
A. 免疫调节
B. 免疫监视
C. 免疫防御
D. 免疫自稳
E. 抗原提呈
61. 窝沟封闭酸蚀牙面的面积为
A. 牙尖斜度的 2/5
B. 牙尖斜度的 1/3
C. 牙尖斜度的 3/4
D. 牙尖斜度的 1/5
E. 牙尖斜度的 2/3
62. 公正不仅指形式上的类似，更强调公正的
A. 本质
B. 内容
C. 基础
D. 意义
E. 内涵
63. 医生在询问病史时应遵循的道德要求是
A. 举止端庄、态度亲如兄弟
B. 全神贯注、语言得当
C. 主导谈话，引导患者说出自己想听的内容
D. 医生在询问病史过程中，能发出惊叹、惋惜等语言
E. 反复提问，尽量使用专业性术语
64. 在医疗实践中，医务人员应具备的最起码的医德情感是
A. 克己
B. 正直
C. 同情
D. 公正
E. 有利
65. 在心理咨询过程中，咨询师嗓子不舒服而咳嗽了一下，来访者认为这是咨询师对自己不满，来访者的这种心理活动属于
A. 反移情
B. 移情
C. 负性自动思维
D. 自由联想
E. 心理防御
66. 首先提出脑死亡标准的国家是
A. 美国
B. 法国
C. 英国
D. 日本
E. 中国
67. 如果要证明一种中药牙膏对牙周疾病的预防效果，试验设计的内容不包括
A. 人群选择
B. 样本含量
C. 试验分组
D. 空白剂选择
E. 历史常规资料分析
68. 下列为龋病资料整理时的一般分组依据，除外
A. 年龄

B. 文化程度
C. 性别
D. 城乡
E. 民族

69. 胺碘酮延长心肌不应期作用是通过阻滞
A. 0相 Na^+内流
B. 0相 Ca^{2+}内流
C. Ⅲ相 K^+外流
D. Ⅳ相 Na^+内流
E. Ⅳ相 Ca^{2+}内流

70. 随机抽取的样本未接受检查导致的偏倚是
A. 无应答偏倚
B. 信息偏倚
C. 选择偏倚
D. 回忆偏倚
E. 测量偏倚

71. 下列关于牙膏摩擦剂的描述不正确的是
A. 摩擦剂是洁牙剂中含量最多的成分（占20%~60%）
B. 用以加强洁牙剂的摩擦作用、去污及磨光牙面
C. 摩擦剂要有一定摩擦作用，但又不损伤牙组织
D. 常用的摩擦剂有碳酸钙、磷酸氢钙、氢氧化铝等
E. 摩擦剂内含酸性物质，有利于去污和磨光

72. 下列上颌侧切牙与上颌中切牙的区别中哪一点是错误的
A. 上颌侧切牙根长与冠长相近
B. 上颌侧切牙舌窝窄而深
C. 上颌侧切牙切缘向远中舌侧的倾斜度较中切牙大
D. 上颌侧切牙近中切角似锐角
E. 上颌侧切牙唇面较窄小、圆突

73. 内毒素的主要成分是
A. 肽聚糖
B. 蛋白质
C. 脂蛋白
D. 核酸
E. 脂多糖

74. 构成横𬌗曲线的连线是
A. 左右两侧磨牙舌尖的连线
B. 左右两侧前磨牙的颊舌尖的连线
C. 左右两侧磨牙颊尖的连线
D. 左右两侧磨牙颊舌尖的连线
E. 左右两侧前磨牙舌尖的连线

75. 环丙沙星的抗菌作用不针对
A. 铜绿假单胞菌
B. 伤寒沙门菌
C. 放线菌属
D. 沙眼衣原体
F. 金黄色葡萄球菌

76. 治疗三叉神经痛首选
A. 卡马西平
B. 地西泮
C. 苯妥英钠
D. 氯丙嗪
E. 吗啡

77. AIDS的临床表现不包括
A. 隐性感染
B. 原发急性感染
C. 无症状潜伏感染
D. AIDS相关综合征
E. 典型AIDS

78. 根管最狭窄的部位是哪里
A. 距根尖2.0~2.5mm处
B. 距根尖孔0.5~1.0mm处
C. 约在根中1/3与根尖1/3交界处
D. 约在根尖孔处
E. 约在根管口处

79. 下列有关年轻恒牙牙髓修复特点的描述中，错误的是
A. 比成熟恒牙牙髓组织疏松
B. 血管丰富，抗病能力和修复功能强
C. 牙乳头对感染的抵抗力强
D. 根尖孔大、血运丰富，牙髓感染不易向根尖周扩散
E. 髓室内有感染坏死时，部分牙髓或根髓仍有活性

80. 侧支根管的形成原因是
A. 上皮根鞘过度增生
B. 上皮根鞘连续性受到破坏
C. 上皮隔过度增生
D. 成牙本质细胞过度增生
E. 成牙釉质细胞过度增生

【A_2 型题】

答题说明

每一道考题是以一个小案例出现的，其下面都有 A、B、C、D、E 五个备选答案，请从中选择一个最佳答案。

81. 患者，女，72 岁。初戴全口义齿 3 周，疼痛，无法定位。检查：全口义齿固位良好，口腔黏膜未见明显压痛点。最有可能造成疼痛的原因是
A. 模型组织面磨损
B. 基托边缘过长
C. 咬合不平衡
D. 垂直距离偏低
E. 牙槽嵴骨尖

82. 患者，男，63 岁。$\overline{86521|125678}$ 缺失，$\overline{7|}$近中舌侧倾斜，无龋，不松，牙周健康，与对殆有咬合接触，$\overline{7|}$最宜用哪种卡环
A. 回力卡环
B. 杆形卡环
C. 对半卡环
D. 联合卡环
E. 圈形卡环

83. 患儿，男，12 岁。左下第一磨牙曾做根尖诱导成形术，今来复查，行 X 线检查。下列哪一项不是根尖诱导进步的评价标准
A. 牙根延长
B. 根端闭合
C. 根尖周病变消失
D. 根尖未完全形成
E. 根尖形成极不规则

84. 患者，女，53 岁。曾患乙型病毒性肝炎，来医院复诊。以下哪项不是肝功能的检查指标
A. 谷丙转氨酶
B. 谷草转氨酶
C. γ-转肽酶
D. 胆红素
E. T3、T4

85. 患儿，男，2 岁。行唇裂修复术时，需用眶下神经阻滞麻醉，进针点为
A. 眶下缘中点下 1.5cm，鼻翼至耳屏连线的中点
B. 眶下缘中点下 0.5cm，鼻尖至耳屏连线的中点
C. 眶下缘中点下 1.5cm，鼻翼至睑外侧连线的中点
D. 眶下缘中点下 0.5cm，鼻尖至睑外侧连线的中点
E. 眶下缘中点下 0.5cm，鼻翼至睑外侧连线的中点

86. 患者，男，37 岁。右下颌角及升支处无痛性、渐进性颌骨膨大 8 年，X 线见多囊性骨损害。病理检查见病变由孤立的上皮岛组成，上皮岛的中心部细胞呈星形，排列疏松，其周边部围绕一层柱状细胞，其细胞核远离基底膜呈栅栏状排列。最可能的病理诊断是
A. 滤泡型成釉细胞瘤
B. 丛状型成釉细胞瘤
C. 牙源性钙化上皮瘤
D. 牙源性腺样瘤
E. 牙源性鳞状细胞瘤

87. 患儿，男，10 岁。上颌前牙碰伤 2 小时。检查：$\underline{|1}$近中切角切断，牙本质暴露，未见穿髓点，有探痛，叩痛（±），不松，牙齿无移位，牙龈和牙槽骨未见异常。临床治疗应采用
A. 间接盖髓术
B. 直接盖髓术
C. 光固化修复
D. 根管治疗
E. 活髓切断术

88. 患者，男，45 岁。因右侧关节痛、开口受限就诊。否认外伤史。临床检查发现开口度 28mm，开口型偏右侧，右侧髁突动度明显低于左侧，颌面部其他部位触诊无压痛。右侧关节造影显示为右侧关节盘不可复性前移位。患者的下颌之所以右偏，其原因是
A. 右侧关节盘妨碍右侧髁突运动，导致下颌在开口过程中右偏
B. 由于右侧关节疼痛，而使左侧关节的功能发挥过度，出现下颌开口时右偏
C. 由于右侧关节疼痛，导致右侧咀嚼肌比左侧咀嚼肌力量小
D. 可能是牙齿咬合关系不良
E. 以上都不是

89. 下列关于唇裂的特点不包括
A. 最常见的面裂

B. 多见于下唇

C. 双侧多见

D. 常伴颌裂、腭裂

E. 由球状突，上颌突联合异常所致

90. 下列关于成釉细胞瘤的临床特征，叙述错误的是

A. 以下颌骨体及下颌角部为常见

B. 可使牙齿松动、移位或脱落

C. 多呈多房性，并有一定程度的局部浸润性

D. 不会造成下唇及颊部麻木

E. 术后容易复发

91. 患者，女，45岁。|6牙周反复肿痛来诊，初诊为慢性牙周炎。X线片显示环绕|6牙根的白色阻射线消失。这表明组织有破坏的是

A. 牙本质

B. 牙骨质

C. 牙周膜

D. 牙龈组织

E. 牙槽骨

92. 患者，男，30岁。右上第一前磨牙有白垩色斑块，质硬，边界清晰，其纹线与釉质生长发育线吻合。医生对该牙的诊断是

A. 氟牙症

B. 浅龋

C. 色素沉着

D. 釉质发育不全

E. 四环素牙

93. 患者，女，45岁。2年来下前牙牙龈肿胀，时有脓血溢出，自觉牙齿活动。检查见牙龈红肿，下中切牙及侧切牙Ⅱ度松动，根面有较多牙石，探诊牙周袋深度为5mm，袋内有少量脓液。应首先考虑

A. 慢性牙龈炎

B. 牙周炎

C. 牙龈增生

D. 牙周萎缩

E. 牙周创伤

94. 患儿，男，11岁。主因出现双侧耳下疼痛伴发热3天，双侧耳垂为中心肿胀1天就诊。血常规检查：白细胞4.9×10^9/L，淋巴分类占62%。右腮腺导管口无红肿，唾液分泌清亮。最可能的诊断是下列哪项

A. 慢性阻塞性腮腺炎

B. 急性腮腺区淋巴结炎

C. 急性化脓性腮腺炎

D. 流行性腮腺炎

E. 慢性复发性腮腺炎

95. 某患者，5|活髓，金属烤瓷全冠修复，水门汀粘结后第2天出现自发痛，夜间加剧，最可能的原因为

A. 牙周炎

B. 急性牙髓炎

C. 根尖周炎

D. 牙髓充血

E. 牙周炎

96. 一年轻患者缺失一颗前牙，其他牙有散在间隙，最好的处理方法为

A. 仅修复缺失牙

B. 拔除有间隙的牙

C. 做烤瓷冠

D. 修复缺失牙并用光敏修复间隙

E. 先正畸关闭间隙或集中间隙后再修复

97. 患者，女，25岁。经检查全口无龋齿，不适合该患者的龋病预防措施是

A. 使用氟化物

B. 营养摄取计划

C. 口腔健康教育

D. 定期口腔健康检查

E. 预防性充填

98. 患者，男，60岁。有牙周病史10年，全口牙拔除3周后全口义齿修复，半年后自觉义齿固位差，张口说话易脱落。下列原因最可能的是

A. 基托边缘过度伸展

B. 人工牙排列偏唇颊侧

C. 颌位关系错误

D. 垂直距离过高

E. 牙槽嵴骨吸收

99. 患者，男，52岁。8765|678缺失，拟行可摘局部义齿修复。基牙条件良好。为防止义齿前后翘动，以下措施有利的是

A. 扩大基托面积

B. 末端基牙近中𬌗支托

C. 设计间接固位体

D. 减小牙尖斜度

E. 采用舌杆大连接体

100. 某患者，右上中切牙金属烤瓷冠修复后。检查：金属烤瓷冠颜色形态良好，不松动，颈部边缘探诊可以探入冠内，邻接点牙线可以勉强通过，正中𬌗时右下1咬在金属烤瓷冠的瓷面上。此冠

A. 邻接过紧

B. 合格修复体

C. 邻接过松

D. 金瓷结合区设计不当

E. 边缘不密合

101. 患者，男，19 岁。昨日与人打斗造成左上 1 冠折，残根位于龈下 2mm，余留牙正常。最佳修复设计为

A. 残根根管治疗后，将牙根牵引至合适位置后再行桩核冠修复

B. 残根根管治疗后，行可摘局部义齿修复

C. 残根根管治疗，桩核冠修复

D. 残根拔除后，固定桥修复

E. 残根拔除后，行隐形义齿修复

102. 患者，男，72 岁。初戴全口义齿，主诉咀嚼费力，黏膜压痛且位置不确定，每天戴用时间越长症状越明显，且面部肌肉疲劳。心情烦躁、表情僵硬。以下原因最可能的是

A. 咬合有干扰

B. 初戴不适应

C. 基托压迫骨突黏膜

D. 义齿垂直距离过高

E. 义齿固位差

103. 患者，男，76 岁。需戴用全口义齿，下列关于全口义齿模型的描述不恰当的是

A. 显露出肌功能修整的痕迹

B. 模型边缘宽度以 3~5mm 为宜

C. 模型最薄处不能少于 5mm

D. 下颌模型在磨牙后垫自前缘起不少于 10mm

E. 模型后缘应在腭小凹后不少于 2mm

104. 患者，男，38 岁。左上颌第一磨牙金属全冠修复 1 年余，昨日脱落，来我院就诊。检查发现金属全冠𬌗面存在 1mm 左右孔洞，冠内基牙继发龋、无松动。分析修复体脱落的原因最可能是

A. 𬌗关系不正常

B. 金属选择不当

C. 粘固剂使用不当

D. 咀嚼过硬食物

E. 基牙预备间隙不足

105. 患者上颌前牙因外伤折断就医。检查：右上颌中切牙横向折断，唇侧断面位于龈下 2mm，腭侧齐龈。牙根较长，X 线片显示根管治疗完善。不松动。在修复前最理想的处理方案是

A. 牙龈切除

B. 根管再治疗

C. 正畸牵引

D. 照𬌗片

E. 牙周刮治

106. 患者，女，60 岁。上颌全口义齿修复 6 个月发生义齿纵裂，下列处理措施不正确的是

A. 上前牙区基托区加金属加强物

B. 调整正中及侧方𬌗平衡

C. 调整前伸𬌗平衡

D. 加厚义齿基托

E. 使基托与黏膜密合

107. 患者，女，33 岁。近 3 个月来自觉两侧咬肌、颞肌酸痛，上下颌牙找不到合适的咬合位置。3 个月前因右下第一磨牙慢性牙髓炎做根管治疗及充填治疗。临床检查：两侧咬肌、颞肌有触压痛，两侧颞下颌关节无弹响、无压痛，右下第一磨牙叩痛（±）。其原因最可能是

A. 根尖周炎

B. 牙周炎

C. 充填物造成的早接触点

D. 磨牙症

E. 精神紧张

108. 患儿，男，13 岁。2 岁前生活在高氟区，2 岁后迁移至非高氟区，可能会出现氟牙症的牙是

A. 第一前磨牙

B. 第二前磨牙

C. 第一磨牙

D. 第二磨牙

E. 第三磨牙

109. 某老年患者口腔中有多颗因重度牙周病而造成的Ⅲ度松动牙，此时首先对该患者要做的治疗属于牙周病

A. 一级预防的促进健康

B. 二级预防的早期诊断

C. 二级预防的控制病损发展

D. 三级预防的重建功能

E. 三级预防的康复

110. 患牙釉质上出现不规则的凹陷，呈黄色改变。镜下见牙釉质发育不良，但牙釉质表层过度矿化，釉柱方向不规则，釉质牙本质界的弧形结构较正常牙更加明显。该疾病是

A. 氟牙症

B. 四环素牙

C. Turner 牙

D. 先天性梅毒牙

E. 牙釉质浑浊症

【A_3/A_4 型题】

答题说明

以下提供若干个病例，每个病例下设若干道考题。请根据答案所提供的信息，在每一道考题下面的A、B、C、D、E五个备选答案中选择一个最佳答案。

（111～112题共用题干）

患者，男，32岁。大量吸烟史。患猩红热后3天，低热、乏力，颌下淋巴结肿大，牙龈疼痛、出血，口腔奇臭，不敢刷牙。检查可见上下前牙唇侧牙龈出血，龈缘溃疡。

111. 该患者可拟诊为
A. 慢性牙周炎
B. 疱疹性龈口炎
C. 雪口病
D. 急性坏死溃疡性龈炎
E. 带状疱疹

112. 通常该病的病因是
A. 真菌感染
B. 病毒感染
C. 抵抗力低下+细菌感染
D. 单纯疱疹病毒感染
E. 确切病因不清，多种因素

（113～114题共用题干）

一牧区青年，19岁。饮食以肉类为主，平日反复牙龈出血、鼻出血、皮下出血。

113. 从营养学角度考虑，缺乏下列哪种营养素
A. 维生素C
B. 蛋白质
C. 叶酸
D. 维生素B_2
E. 铁

114. 如果考虑药物治疗，首选哪一种
A. 维生素C制剂，200～400mg/d
B. 硫酸亚铁制剂，口服
C. 硫酸亚铁制剂，口服
D. 维生素B_{12}，肌内注射
E. 维生素K，肌内注射
E. 柠檬酸铁与叶酸同时补充

（115～116题共用题干）

患者，女，31岁。右上前牙变黑1年余，无肿痛，未治疗，5年前打球时曾受撞击。现要求恢复美观。检查：$\underline{1|}$牙冠灰暗，远中切角缺损，牙本质暴露。未达髓腔，牙髓活力测验无反应，叩诊（－），牙龈无异常。X线片示根尖周膜影像略宽，$\underline{2|}$牙冠完整，色黑，牙髓电活力测试无反应，叩诊（±），唇侧牙龈有一绿豆大突起，能探入，X片示根尖周4mm×3mm不规则透射影，边缘不清。

115. 正确的诊断是
A. $\underline{1|}$牙髓坏死，$\underline{2|}$根尖周脓肿
B. $\underline{1|}$牙冠变色，$\underline{2|}$根尖周囊肿
C. $\underline{1|}$牙体缺损，$\underline{2|}$根尖周肉芽肿
D. $\underline{1|}$根尖瘢痕，$\underline{2|}$牙冠变色
E. $\underline{1|}$慢性根尖周炎，$\underline{2|}$牙髓坏死

116. 正确的治疗设计是
A. $\underline{21|}$复合树脂贴面修复
B. $\underline{21|}$烤瓷贴面修复
C. $\underline{21|}$烤瓷冠修复
D. $\underline{21|}$根管治疗，$\underline{1|}$复合树脂直接粘结修复缺损
E. $\underline{21|}$根管治疗，复合树脂贴面或烤瓷冠修复

（117～118题共用题干）

研究者收集了某地300名铅作业工人的尿铅含量数据，经分析发现数据为偏态分布。

117. 若要对该数据的集中趋势进行描述，应选择的指标为
A. 算术平均数
B. 几何均数
C. 中位数
D. 众数
E. 调和均数

118. 若要对该数据的离散程度进行描述，应选择的指标为
A. 中位数
B. 极差
C. 标准差
D. 变异系数
E. 四分位数间距

（119～120题共用题干）

患者，男，36岁，进食时左侧下颌区肿胀疼痛，进食后数小时方可消退，颌下腺导管开口处红肿，轻压腺体溢脓。

119. 以下哪项有助于确诊
A. 下颌横断殆片

B. 下颌前部殆片
C. 曲面断层片
D. 下颌骨后前位片
E. 唾液腺造影
120. 进行触诊检查时应该
A. 从导管后部向前单手触诊
B. 从导管前部向后单手单指触诊
C. 从导管后部向前双手触诊
D. 从导管前部向后双手触诊
(121~123 题共用题干)
患者，男，28 岁。右上后牙刷牙时冷水刺激疼痛，刺激去除后症状数秒即可缓解，检查：$\underline{6|}$咬殆面龋，探诊（++），冷测敏感，叩诊（-），牙周检查（-）。
121. 最可能的诊断为
A. 牙本质过敏症
B. 可复性牙髓炎
C. 深龋
D. 急性牙髓炎
E. 慢性溃疡性牙髓炎
122. 最佳的治疗方法是
A. 直接盖髓
B. 间接盖髓
C. 干髓术
D. 活髓切断术
E. 根管治疗
123. 若最佳治疗方法为盖髓，最佳的盖髓剂应为
A. 氧化锌丁香油糊剂
B. 碘仿糊剂
C. 聚羧酸锌粘固剂
D. 氢氧化钙制剂
E. 玻璃离子
(124~126 题共用题干)
患者，男，55 岁。$\overline{|6}$大面积银汞合金充填，近中食物嵌塞，余牙正常，要求治疗。
124. 如果此牙为死髓牙，牙冠缺损 3/4，牙根长、大，根管治疗完善。牙槽骨高度基本正常。则最佳的治疗方案为
A. 银汞充填+全冠修复
B. 铸造桩核+全冠修复
C. 全冠修复
D. 嵌体修复
E. 3/4 冠修复
125. 如果此牙牙髓健康，颊舌侧剩余牙体硬组织较薄弱，则最佳的治疗设计为
A. 全冠修复
B. 金瓷冠修复
C. 去髓后桩冠修复
D. 3/4 冠修复
E. 嵌体冠修复
126. 如此牙已完成根管治疗，需做桩冠修复，首先考虑利用的根管是
A. 近中颊根
B. 远中颊根
C. 腭根
D. MB2
E. 以上均可
(127~129 题共用题干)
患者，男，36 岁。患下颌区渐进性膨胀 8 月余，无痛及麻木。检查：面部不对称，颊侧膨隆，皮肤色正常，前庭沟丰满，触之有乒乓球感，X 线示多房低密度影像，局部蜂窝状改变，骨质菲薄。
127. 最可能的诊断是
A. 牙源性颌骨囊肿
B. 成釉细胞瘤
C. 中央型颌骨血管瘤
D. 中央型颌骨骨髓炎
E. 牙源性角化囊肿
128. 行局部穿刺，穿刺液可能是
A. 蛋清样液体
B. 褐色液体
C. 淡黄色液体
D. 白色角化物
E. 草绿色液体
129. 首选的治疗方法是
A. 下颌骨介入栓塞术
B. 下颌骨局部扩大切除术
C. 下颌骨节段性切除术
D. 开窗减压术
E. 局部刮除术
(130~132 题共用题干)
患者，男，57 岁。2 个月前因有右侧部溃疡伴疼痛就诊，口服维生素和漱口液含漱无效。检查：右舌腹与舌缘交界处可见一约 1.0cm×1.5cm 溃疡面。表面有坏死组织，边缘突起呈火山口状。边界不清，触痛明显。溃疡正对边缘锐利残根。右侧下颌下可触及约 2cm×1cm 大小淋巴结，活动度差，无压痛。
130. 最可能的诊断是
A. 右舌缘黏膜创伤性溃疡
B. 右舌根黏膜创伤性溃疡
C. 右舌体黏膜鳞状细胞癌

D. 右舌根黏膜鳞状细胞癌
E. 右舌缘黏膜鳞状细胞癌
131. 下颌下肿大淋巴结应考虑为
A. 正常淋巴结
B. 淋巴结转移
C. 急性淋巴结炎
D. 结核性淋巴炎
E. 反应性淋巴结增生
132. 下一步进行的诊疗措施是
A. 查血常规，行病变切取活检术，磨除 $\overline{6|}$ 的锐利边缘
B. 查血常规，无手术禁忌后，行病变局灶切除活检术
C. 查血常规及肿瘤标志物、胸部 X 线及 B 超
D. 查血常规，$\overline{6|}$ X 线牙片、B 超，肿瘤标志物筛查
E. 立即拔除 $\overline{6|}$ 溃疡不做特殊处理，待其自愈
（133~135 题共用题干）
王老师给学生示范窝沟封闭防龋措施。在临床操作过程中，每个技术环节，王老师都予以讲解。
133. 下面不需要封闭的是
A. 萌出 3 年无龋的牙
B. 窝沟浅，自洁作用好的牙
C. 对侧同名牙患龋的牙
D. 对侧同名牙有患龋倾向的牙
E. 窝沟深，可以卡住探针的牙
134. 封闭成功的关键是
A. 冲洗牙面 10~15 秒
B. 边冲洗边用排唾器吸干
C. 压缩空气吹 15 秒
D. 干棉卷隔湿
E. 封闭前不被唾液污染
135. 对窝沟封闭描述合理的是
A. 清洁牙面建议使用含氟牙膏
B. 酸蚀干燥后牙面呈白色雾状外观，否则要重新酸蚀
C. 酸蚀牙面被唾液污染后要反复冲洗牙面 3 次
D. 封闭剂太厚，咬合有高点也不必调𬌗
E. 窝沟封闭的保存时间优于银汞合金充填的寿命

【B 型题】

答 题 说 明

以下提供若干组考题，每组考题共用在考题前列出的 A、B、C、D、E 五个备选答案，请从中选择一个与问题关系最密切的答案。某个备选答案可能被选择一次、多次或不被选择。

（136~138 题共用备选答案）
患者，女，40 岁。右上后牙自发痛、放射痛 3 天。半年来右上后牙冷、热刺激痛伴食物嵌塞，1 个月前拔除右下智齿。检查：𬌗面大面积充填体部分脱落，颊尖高陡，继发龋深，未及穿髓孔，叩诊不适，冷测引起剧烈疼痛。
136. 主诉牙的诊断是
A. 可复性牙髓炎
B. 急性牙髓炎
C. 慢性牙髓炎
D. 慢性牙髓炎急性发作
E. 慢性根尖周炎
137. 需要鉴别诊断的疾病不包括
A. 急性龈乳头炎
B. 干槽症
C. 慢性根尖周炎
D. 三叉神经痛
E. 急性上颌窦炎
138. 主诉牙的治疗方案是
A. 根管治疗
B. 根管治疗，充填修复
C. 根管治疗，调整咬合
D. 根管治疗，桩核冠修复
E. 根管治疗，改正咬硬物习惯
（139~141 题共用备选答案）
A. 去除洞底近髓处腐质
B. 修整洞壁
C. 磨平洞底
D. 修整洞斜面
E. 制备圆弧形倒凹
139. 球钻适用于
140. 挖匙适用于
141. 裂钻适用于
（142~147 题共用备选答案）
A. 膝状神经节
B. 鼓索与镫骨肌神经节之间

C. 脑桥与膝状神经节之间

D. 镫骨肌与膝状神经节

E. 茎乳孔以外

142. 出现口角下垂，上下睑不能闭合等面瘫症状，面神经的损伤部位位于

143. 出现面瘫，舌前 2/3 味觉减退，唾液腺分泌障碍、面神经的损伤部位位于

144. 出现面瘫，舌前 2/3 味觉减退，唾液腺分泌障碍，听觉障碍，面神经的损伤部位位于

145. 出现面瘫，舌前 2/3 味觉减退，唾液腺、泪腺分泌障碍、听觉障碍，面神经的损伤部位位于

146. 患者除面瘫外，感觉与分泌功能障碍较轻，伴有耳鸣、眩晕。面神经的损伤部位位于

147. 患者仅出现面瘫，面神经的损伤部位位于

（148~150 题共用备选答案）

A. 牙龈成形术

B. 牙冠延长术

C. 根向复位瓣术

D. 引导性组织再生术+植骨术

E. 截根术

下列情况最可能采取的术式是

148. 慢性龈炎经牙周基础治疗后炎症消退，牙龈形态仍未恢复正常

149. 牙折裂达龈下，影响修复治疗

150. 角化龈过窄，牙周袋底超过膜龈联合

参考答案与解析

第一单元

1. C【解析】Le Fort Ⅱ型骨折是指自鼻额缝向两侧扩展，横过鼻根、泪骨、眶内侧壁、眶底至颧上颌缝，再沿上颌骨侧壁到达蝶骨翼突的骨折。

2. D【解析】金瓷结合机制包括化学结合、范德华力、机械固位和压力结合，其中最重要的结合力是基底冠表面金属氧化膜与不透明层之间的化学结合力。

3. A【解析】最常见的颌骨上皮性牙源性肿瘤是成釉细胞瘤。

4. D【解析】抗体是脊椎动物为应对外来入侵蛋白（抗原），保护机体不被伤害而分泌的、在体内进行循环的蛋白质分子，是机体体液免疫的主要参与者。抗体分子结构是由两条重链及两条轻链组成，其中又分为可变区、恒定区及铰链区，各区功能不同。可中和病原微生物。在机体内抗体只能通过B细胞系的相关细胞产生，其存在形式包括两种：分泌型和膜结合型。虽然所有免疫球蛋白分子都是由两条重链和两条轻链组成，但是某些类型的还含有其他辅助成分，分别是J链和分泌片。

5. C【解析】口腔流行病学指数要求快速并且简洁，检查者无须经多次培训。其他选项均正确。

6. B【解析】

7. D【解析】带状疱疹是水痘-带状疱疹病毒引起的，复发性疱疹性口炎是单纯疱疹病毒所致的疾病，口腔结核的病原微生物是结核分枝杆菌，鹅口疮是念珠菌感染引起的口腔黏膜疾病，复发性阿弗他溃疡病因不明。

8. A【解析】使用分角线技术投照时，X线中心线垂直于被检查牙长轴和胶片之间的分角线。

9. B【解析】抗体依赖细胞介导的细胞毒作用（ADCC，antibody-dependent cell-mediated cytotoxicity）是指抗体的Fab段结合病毒感染的细胞或肿瘤细胞的抗原表位，其Fc段与杀伤细胞（NK细胞、巨噬细胞等）表面的FcR结合，介导杀伤细胞直接杀伤靶细胞。IgG抗体可介导这些细胞发挥ADCC作用，其中NK细胞是发挥ADCC作用的主要细胞。

10. C【解析】根尖片上牙齿邻面影像相互重叠的主要原因是X线与被检查牙齿的长轴不垂直。

11. B【解析】种植义齿成功率5年85%以上，10年为80%以上。

12. D【解析】免疫球蛋白是由两条相同的轻链和两条相同的重链（H链）连接而成的四肽链结构。根据其H链恒定区抗原特异性的差异，免疫球蛋白可分为IgE、IgD、IgG、IgA及IgM。

13. C【解析】学校饮水氟化（school water fluoridation）适用于不能实施公共自来水氟化的低氟区，如没有自来水的乡村。由于学生只有部分时间在学校饮水（20%~25%），而且年龄已在6岁以上，恒前牙牙冠已矿化，不会产生氟牙症问题，所以在校内的饮水氟浓度可以是社区自来水氟适宜浓度的4.5倍。防龋效果相似于自来水氟化。

14. B【解析】牙齿因磨损、酸蚀或龋导致的牙本质小管暴露，小管内的成牙本质细胞突起逐渐变性、分解，小管内充满空气，在显微镜透射光下观察时，这部分牙本质呈黑色，称死区。其他的备选答案中的牙本质主要为修复性牙本质及其同义词（反应性牙本质、不规则牙本质），或者是由于牙本质小管钙化而呈透明状（透明牙本质）。

15. C【解析】因色素沉着而呈淡黄色的改变见于牙本质龋的脱矿层。

16. A【解析】氟含量过多或过少都可引起疾病。氟摄入过少时可引起龋齿、牙釉质形成和骨矿化减少。相比之下，氟摄入过多则有毒性作用，造成氟牙症和氟骨症。

17. B【解析】乳牙根管充填材料一定是可以被机体吸收的材料。

18. B【解析】梅毒的传播途径主要有以下几种方式。①性接触传染：通过与梅毒患者的性接触传染，占90%以上。生殖器部位的皮肤黏膜菲薄，血管丰富，性生活时处于极度充血状态，性生活摩擦可造成细微的损伤，为梅毒螺旋体的入侵创造了条件。②血源性传染：也可能是梅毒的传播途径，梅毒病程较长，尤其是潜伏期梅毒患者，体内虽有病原体但可以无临床表现，健康者或其他疾病患者输入了由他们提供的血液或血液制品，就可以使受血者感染梅毒。③产道：也是梅毒的传播途径之一。当胎儿通过感染梅毒螺旋体的产道时，产道部位的梅毒螺旋体可感染胎儿，导致新生儿发病。④胎盘：孕妇患梅毒，未经及时发现和治疗，或治疗不彻底，梅毒螺旋体可通过胎盘的血液循环传染给胎儿，使胎儿感染梅毒。胎盘传染主要在孕妇早期梅毒时发生。⑤间接接触传染：凡是梅毒患者使用过的衣服、被褥、物品、用品、用具、便器、马桶和浴巾等均可能被患者的分泌物污染而沾染梅毒螺旋体，与梅毒患者密切生活的健康人，当轻微的伤口接触到这些沾有病原菌的物品时，也容易感染。

19. B【解析】药品成分的含量不符合国家药品标准的，为劣药。有下列情形之一的药品，按劣药论处：未标明有效期或者更改有效期的；不注明或者更改生产批号的；超过有效期的；直接接触药品的包装材料和容器未经批准的；擅自添加着色剂、防腐剂、香料、矫味剂及辅料的。

20. B【解析】埋在牙骨质和牙槽骨中的纤维称穿通纤维。牙骨质龋时，细菌产生的酸及代谢产物沿穿通纤维向深层进展。

21. A【解析】窝沟封闭的主要适应证：①窝沟深，特别是可以插入或卡住探针。②患者其他牙，特别是对侧同名牙患龋或有患龋倾向。窝沟封闭的非适应证主要有：①牙面无深的沟裂点隙、自洁作用好。②患较多邻面龋损者。③患者不合作，不能配合正常操作。④牙齿尚未完全萌出，被牙龈覆盖。

22. D【解析】慢性闭锁性牙髓炎表现为慢性的炎症过程，血管扩张充血，有淋巴细胞、浆细胞、巨噬细胞浸润，或有毛细血管增生，成纤维细胞增生活跃，肉芽组织形成，渗出不明显。若机体抵抗力弱而刺激较强时，可形成慢性脓肿。故选D。

23. C【解析】肿瘤细胞通过自身改变适应机体内环境，不仅不能诱导机体产生有效免疫应答反应而且能够抵抗免疫系统的清除。其机制有肿瘤细胞抗原缺失和抗原调变；MHC Ⅰ类分子表达低下；共刺激信号异常；表达或分泌免疫抑制分子；抗凋亡作用；表达FasL和抑制性分子；主动诱导机体产生Treg和髓源性抑制细胞抑制机体免疫应答。

24. C【解析】唾液腺造影的适应证：唾液腺慢性炎症、舍格伦综合征、唾液腺良性肥大、肿瘤、涎瘘、导管阴性结石，以及需要确定唾液腺周围组织病变是否已侵及腺体及导管。唾液腺急性炎症时禁用唾液腺造影。

25. C【解析】血液传播曾是丙型肝炎病毒（HCV）最常见的传播方式。随着对血液制品检测方法的改善，目前HCV最主要的传播方式为经破损的皮肤和黏膜传播，包括使用非一次性注射器和针头、未经严格消毒的器械、纹身等。此外，性传播和母婴传播也是HCV的传播方式。

26. A【解析】上颌根尖片可以见到的有关颌骨正常解剖结构有切牙孔、腭中缝、鼻腔及鼻中隔影像，上颌磨牙位根尖片上可见上颌窦底部、颧骨、喙突、上颌结节及翼钩等。

27. B【解析】APF是酸性磷酸氟。

28. E【解析】音色分辨力、色彩分辨力、绘画能力等均不属于一般能力。

29. C【解析】急性根尖周炎的病理变化为根尖周组织血管扩张充血、组织水肿、中性粒细胞浸润、脓肿形成进而坏死。

30. D【解析】慢性龈炎是牙龈的慢性炎症，故炎症细胞浸润是其主要病理变化。

31. C【解析】硬下疳是梅毒一期的典型临床表现，由梅毒螺旋体感染造成。典型的硬下疳为类圆形或圆形的碟形溃疡，直径常为1~2cm，与周边的分界清楚，边缘整齐，呈堤状隆起，触之有软骨样硬度，无疼痛或触痛，溃疡基底光滑、平坦，肉红色表面上有少许浆液渗出物。

32. E【解析】甜菊糖，又称甜菊苷，化学式为$C_{38}H_{60}O_{18}$，是从菊科植物甜叶菊的叶子中提取出来的一种糖苷。甜叶菊原产于巴拉圭和巴西，它具有高甜度、低热能的特点，其甜度是蔗糖的200~300倍，热值仅为蔗糖的1/300。

33. B【解析】磨牙牙体由第一磨牙到第三磨牙依次减小。

34. B【解析】根管在牙根表面的开口称为根尖孔，根尖孔以位居根尖顶者较多（57%），位于根尖旁侧者较少（43%），其中以舌侧者最多，其余依次为远中、近中和唇、颊侧。

35. A【解析】第三磨牙咬䶬面牙尖、边缘嵴、窝不清晰。

36. C【解析】卡式尖位于上颌第一磨牙近中舌尖的舌侧。

37. D【解析】上颌尖牙唇面的外形高点位于中1/3与颈1/3交界处的唇面轴嵴上。

38. A【解析】䶬支托的长度约为磨牙的1/4或前磨牙的1/3近远中径。宽度为磨牙的1/3或前磨牙的1/2颊舌径。厚度为1.0~1.5mm。生物力学研究表明，按照上述形态制作的䶬支托，䶬支托凹底与基牙长轴的垂线成20°（前磨牙）或10°（前磨牙）夹角时，基牙牙周应力分布最均匀，即䶬支托所承受的作用力顺基牙长轴方向传导，不致引起基牙倾斜移位。

39. C【解析】真核生物mRNA有5′端帽子结构、5′端不翻译区、翻译区（开放阅读框）、3′端不翻译区和3′端的尾巴。

40. C【解析】根据Chargaff规则：A和T的摩尔数相等，C和G的摩尔数相等。

41. E【解析】机体在排出对人体有一定生物学效应或潜在毒性的物质之前，需要对它们进行代谢转变，使其水溶性提高，极性增强，易于通过胆汁或尿液排出体外，这一过程称为生物转化作用。

42. D【解析】根管在根尖部的开口称根尖孔，牙髓内的血管、淋巴管和神经均通过根尖孔与牙周组织相连。

43. E【解析】牙周炎活动期时，牙槽骨吸收、破坏导致牙周膜间隙增宽。

44. C【解析】1977年，美国的医学教授恩格尔提出生物-心理-社会医学模式。他认为导致疾病的原因是生物、心理、社会诸方面的，因此也应该从这几个方面来寻找对抗和治疗疾病的方法。生物医学逐渐演变为生物-心理-社会医学模式是医学发展的必然。

45. A【解析】生物利用度是指制剂中药物被吸收进入人体循环的速度与程度。生物利用度是反映所给药物进入人体循环的药量比例，它描述口服药物由胃肠道吸收，以及经过肝脏而到达体循环血液中的药量占口服剂量的百分比。包括生物利用程度（EBA）与生物利用速度（RBA）。①生物利用程度是指试验制剂与参比制剂吸收药物总量的比值，用以衡量药物吸收程度的大小。可用两者的血药浓度-时间曲线下的面积（AUC）之比来求算。②生物利用速度反映了口服后血药浓度峰值的出现时间及幅度。

46. E【解析】反映社会对医学的需求，是医学的发展导向，为符合道德的医学行为辩护是医学伦理学的任务。

47. C【解析】标准化处理可以消除两组之间混杂因素的作用。

48. C【解析】为人民健康是分层次的。为人民身心健康服务是基本要求、基本境界。全心全意为人民身心健康服务是最高要求、最高境界。

49. D【解析】行为疗法主要包括系统脱敏疗法、厌恶疗法、满灌或冲击疗法、阳性强化疗法、发泄疗法、逆转意图疗法、阴性强化疗法、模仿疗法、生物反馈疗法等。前提控制法也是一种行为疗法。该技术是指通过对某些物理或社会环境等前提刺激的调节、控制，以促使期望行为的发生，并使对抗行为不易出现。故选D。

50. E【解析】当胆红素来源增加时，如溶血，随胆汁排入肠腔的胆红素增加，肠道中形成的胆素原增多，重吸收进入体循环，从尿排出的胆素原增多；肝细胞功能损伤时，从肠道重吸收的胆素原不能有效地进行肠肝循环随胆汁再排出，则逸入体循环的量增加，尿中胆素原的排出量也会增多；胆道梗阻排入肠道胆红素减少，粪胆原形成减少，再吸收入血的尿胆素原减少。所以导致尿胆素原排泄减少的主要是胆道梗阻。

51. B【解析】糖皮质激素可以抑制对抗原的吞噬和处理，同时可促进淋巴细胞的破坏和解体，促使淋巴细胞移出血管，让血液循环中的淋巴细胞数量减少。在临床中小剂量使用时主要抑制细胞免疫，大剂量使用时可以抑制浆细胞和抗体生成，从而抑制体液免疫功能。

52. D【解析】人本主义心理学家马斯洛将人类的主要需要依其发展顺序及层次高低分为5个层次，即生理的需要、安全的需要、归属与爱的需要、尊重的需要和自我实现的需要。

53. D【解析】结合上皮向根方增生形成牙周袋。

54. D【解析】非角质形成细胞在普通切片下，胞质不着色，称之为透明细胞。这些细胞包括朗格汉斯细胞、黑色素细胞及梅克尔细胞。

55. B【解析】现代意义上的临终关怀是指一种新兴的医疗保健服务项目。它是由多学科、多方面人员组成的团队，对临终患者及其家属提供全面照护，以便临终患者得以舒适、安宁地度过人生最后的旅程。其针对的对象不是医护人员。故选B。

56. C【解析】高新技术应用中的双重作用提出了新的道德要求。一方面，医学目的及其道德本质得到越来越充分的体现；另一方面，医学呈物化趋势，技术造成医患隔阂，并带来许多医学难题。

57. B【解析】医师执业注册管理办法内容。

58. B【解析】上颌中切牙牙根为粗壮较直的单根，唇侧宽于舌侧，牙根颈部横切面为圆三角形，牙根向根尖逐渐缩小，根尖较直或略偏向远中。根长稍大于冠长或冠根长度相等，亦有根长短于冠长者。

59. D【解析】现况调查对率做抽样调查时的样本含量估计公式：$N=k\times Q/P$。k根据研究项目的容许误差大小而定。容许误差为10%，$k=400$，容许误差为15%，$k=178$，容许误差为20%，$k=100$。N为调查人数，P为某病的预期患病率，$Q=1-P$。

60. D【解析】在免疫耐受状态下，一定量的自身反应性T细胞和自身抗体普遍存在于个体的外周免疫系统中，有利于协助清除衰老变性的自身成分，对维持免疫系统的自身免疫稳定具有重要意义。当免疫自稳功能损害后，就会出现自身免疫病。

61. E【解析】清洁牙面后即用棉卷隔湿，将牙面吹干并保持干燥。用小毛刷或小棉球蘸适量酸蚀剂涂在要封闭的牙面窝沟部位，不要反复涂擦，酸蚀面积一般为牙尖斜面的2/3。

62. B【解析】亚里士多德认为，所谓公正即有关方面相同的情况相同对待，不同的情况不同对待，也就是“给人应得”。这被看作形式上的公正。但确定谁该应得就涉及了内容公正。

63. B【解析】询问病史的伦理要求有举止端庄、态度热情；全神贯注、语言得当；耐心倾听，正确引导。医生在询问病史过程中，不能发出惊叹、惋惜等语言，会增加患者的心理负担。谈话过程中，医生可以引导患者说出相关的资料，但不是主导谈话。

64. C【解析】同情是医务人员在医疗实践中应具备的最起码医德情感。

65. C【解析】习惯性地把事情往坏处向，是负性自动思维。

66. A【解析】美国最先提出脑死亡标准。

67. E【解析】历史常规资料分析不属于本研究的内容。

68. B【解析】文化程度不属于龋病的混杂因素。

69. C【解析】胺碘酮具有抗心律失常作用，能够延长心脏纤维动作电位Ⅲ相时程减少钾的内流，这种作用与心率无关。

70. A【解析】无应答者是指无应答者超过一定比例使研究结果产生的偏倚。无应答者指调查对象中那些因各种原因不能回答调查所提出的问题的人。一项研究工作的无应答者可能在某些重要特征或暴露上与应答者有所不同。

71. E【解析】牙膏不能利用酸性物质来增加摩擦剂的作用，因为这会使牙齿受到损害。

72. A【解析】上颌侧切牙的根长大于冠长。

73. E【解析】内毒素的主要成分为磷脂-多糖-蛋白质复合物，而外毒素的主要成分为蛋白质。

74. D【解析】左右两侧磨牙颊舌尖的连线构成横殆曲线。

75. C【解析】环丙沙星属氟喹诺酮类，抗菌谱同诺氟沙星，其抗菌活性是目前广泛应用的氟喹诺酮类中最强者。除对革兰阴性杆菌有高度抗菌活性外，尚对葡萄球菌属具有良好抗菌作用，对肺炎链球菌、链球菌属的作用略差于葡萄球菌属。该品对部分分枝杆菌、沙眼衣原体、解脲支原体、人型支原体等亦有抑制作用。该药的作用机制及细菌耐药情况参见诺氟沙星。现一般认为喹诺酮类作用于细菌细胞 DNA 螺旋酶的 A 亚单位，抑制 DNA 的合成和复制而导致细菌死亡。

76. A【解析】治疗三叉神经痛首选卡马西平。

77. A【解析】一旦发展为艾滋病（AIDS），患者就会出现各种临床表现。一般初期的症状如同普通感冒、流感样，可有全身疲劳无力、食欲缺乏、发热等，随着病情加重，症状日见增多，如皮肤、黏膜出现白念珠菌感染，出现单纯疱疹、带状疱疹、紫斑、血疱、淤血斑等；以后渐渐侵犯内脏器官，出现原因不明的持续性发热，可长达 3~4 个月；还可出现咳嗽、气促、呼吸困难、持续性腹泻、便血、肝脾大、并发恶性肿瘤等。临床症状复杂多变，但每个患者并非上述所有症状全都出现。侵犯肺部时常出现呼吸困难、胸痛、咳嗽等；侵犯胃肠道可引起持续性腹泻、腹痛、消瘦无力等；还可侵犯神经系统和心血管系统。持续发热、虚弱、盗汗，持续广泛性全身淋巴结肿大。特别是颈部、腋窝和腹股沟淋巴结肿大更明显。但没有隐性感染的说法。

78. B【解析】根管最狭窄的部位又称为生理性狭窄，位于距根尖孔 0.5~1.0mm 处。

79. D【解析】年轻恒牙牙髓和根尖周组织疏松；牙髓血液丰富，生命力旺盛，因此其抗病能力和修复功能都较强，有利于控制感染和消除炎症，这也是临床上保存活髓疗法的有利条件；又因其牙髓组织疏松、根尖孔大、血运丰富，一旦发生炎症感染易于扩散。

80. B【解析】牙根发育也和冠部牙体组织发育一样，是外胚层和外胚间叶相互作用的结果，上皮根鞘（外胚层成分）的形成是根部牙本质形成的必要条件。上皮根鞘能诱导牙乳头分化出成牙本质细胞并形成根部牙本质。如果上皮根鞘断裂使其失去完整性，则断裂处不会分化出成牙本质细胞，也不会形成牙本质，留下自牙髓至牙周膜的通道即侧支根管。牙本质发育障碍可能包括多种牙本质的发育异常，并不是侧支根管形成的原因。

81. C【解析】因为垂直距离过低通常不会导致黏膜压痛。其他选项导致的黏膜压痛定位明确、局限，局部表现明显，均与本病例的情况不符。当存在咬合不平衡时，由于承托组织受力不均衡而导致压痛，而且由于基托松动或翘动，使得压痛不定位或弥散。

82. E【解析】本题考查常用卡环的典型适应证。圈形卡环多用于最后孤立的磨牙上，尤其基牙倾斜的病例，可利用近中及颊舌侧倒凹区。

83. B【解析】根尖诱导进步的评价标准：根尖周病变消失，牙根延长，根尖未完全形成或形成极不规则。根端闭合不属于根尖诱导成功的评价标准之一。

84. E【解析】肝功能检查项目通常包括肝脏的蛋白质代谢功能、胆红素和胆汁酸代谢功能、酶学指标、脂质代谢功能、肝脏排泄和解毒功能的检测。其中，反映肝实质损害的指标主要包括谷丙转氨酶（GPT）、谷草转氨酶（GOT）等。反映胆红素代谢及胆汁淤积的指标主要包括总胆红素（TBil）、直/间接胆红素、尿胆红素、尿胆原、血胆汁酸（TBA）、γ-谷氨酰转肽酶（γ-GT）及碱性磷酸酶（ALP）等。

85. D【解析】眶下神经阻滞麻醉进针点是在眶下缘中点下0.5cm，鼻尖至睑外侧连线的中点。

86. A【解析】根据该患者临床、病理表现可以诊断为成釉细胞瘤，又因为病理检查见病变是由孤立上皮岛组成，所以是滤泡型。

87. C【解析】治疗应采用光固化修复。

88. A【解析】该患者为右侧不可复性关节盘移位，开口型偏向患侧。

89. B【解析】唇裂多见于上唇。因此选B。

90. D【解析】成釉细胞瘤的生长具有局部浸润性，当其压迫下牙槽神经时，患侧下唇及颊部可出现麻木不适。

91. E【解析】题干给的条件说明此病是牙周组织病变，而最主要的提示点是环绕右下第一磨牙牙根的白色阻射线消失。在牙周组织中与X线片中白色阻射线相对应的是固有牙槽骨，由致密的骨板组成，所以应选E。

92. D【解析】釉质发育不全白垩色斑的边界比较明确，且其纹线与釉质的生长发育线相吻合；氟牙症的斑块是散在的云雾状，边界不明确；四环素牙釉质表面有光泽，由于釉质和牙本质着色，使整个牙变暗，呈黄褐色，有四环素接触史。

93. B【解析】慢性龈炎主要见于口腔卫生不良者，主要分为两种类型，炎性水肿型表现为龈缘红肿、光亮、松软、易出血；纤维增生型一般病程漫长，龈缘肿胀、坚实，呈炎性增生。牙周炎在发展过程中可逐渐出现咀嚼无力、牙龈肿胀、出血、牙周袋溢脓、口臭、牙松动以及牙伸长、倾斜、移位等，严重者可发生牙脱落。该患者已有伴发症状，牙周溢脓，牙齿松动。

94. D【解析】白细胞正常值为（4.0～10.0）×10^9/L，淋巴细胞百分比为20%～40%，患儿白细胞在正常值范围内，淋巴细胞比例升高，考虑为病毒性感染即流行性腮腺炎。

95. B【解析】活髓牙出现自发痛并且夜间加剧是急性牙髓炎的表现。

96. E【解析】牙间缝隙最理想的治疗方法是正畸矫治关闭缝隙，或者正畸矫治集中缝隙后再做修复治疗。

97. E【解析】预防性充填适应证：①深的点隙窝沟有患龋倾向。②沟裂有早期龋迹象，釉质混浊或白垩色。③窝沟有龋损能卡住探针。④无邻面龋损。

98. E【解析】患者有牙周病史，且拔牙后很短时间就进行修复，经过一段时间，在拔牙窝愈合过程中，牙槽骨吸收，形态改变明显，使义齿基托与牙槽嵴黏膜不密合，固位力差。其他选项的情况也可能导致义齿不稳定、易松动，但应在义齿修复后就存在，不会经过半年后才发生。

99. C【解析】增加间接固位体，可防止义齿翘动。A选项有助于分散𬌗力，减轻牙槽嵴的负担；B选项有助于减小近缺隙侧基牙所受的扭力；D选项有助于减小基牙和支持组织受到的侧向力；舌板或前牙连续卡环有间接固位作用，一般不考虑舌杆的间接固位作用。

100. E【解析】冠边缘与颈缘之间的间隙大于50μm的状态通常被认为是间隙过大，这个间隙意味着探针的尖可以探入冠边缘与颈缘之间。

101. A【解析】患者为年轻人，应尽量选择固定修复。残根位于龈下2mm，直接桩核冠修复将无法形成足够的牙本质肩领，修复远期效果不理想。因此将残根根管治疗后，用正畸方法将残根牵引至平齐龈缘或者龈缘以上，可以获得更稳定的冠根比。

102. D【解析】初戴不适应常表现为恶心、不适、咀嚼效率低等，但表现较轻微，且逐渐好转。咬合不平衡可表现为义齿易松动、咀嚼效率低、定位不明确、黏膜压痛等。基托压迫骨突时疼痛明显，定位明确。该患者的临床表现符合垂直距离恢复过高的症状。

103. C【解析】模型边缘围堤厚度为3～5mm为宜，模型最薄处也不能少于10mm，模型后缘应在腭小凹后不少于2mm，下颌模型在磨牙后垫自起前缘起不少于10mm。模型边缘形态应清晰显示肌功能修整后的精细形态和宽度。

104. E【解析】因为基牙预备间隙不足导致全冠磨损，从而出现继发龋，修复体脱落。

105. C【解析】患者牙横向折断后根管治疗完善，牙根长，可考虑正畸牵引后桩冠修复。

106. D【解析】上颌全口义齿修复6个月发生义齿纵裂，不正确的处理措施是加厚义齿基托。有支点不密合要注意使基托与黏膜密合，如果因为咬合不平衡，则要调整前伸侧方平衡。

107. C【解析】咬合高点可以导致正中咬合不适等情况，结合病史和临床检查，可以判定为充填物造成的早接触点。

108. C【解析】患氟牙症牙数目的多少取决于牙发育矿化时期在高氟区生活时间的长短，出生至出生后在高氟区居住多年，可使全口牙受侵害；如2岁前生活在高氟区，以后迁移至非高氟区，氟牙症可仅累及前牙和第一磨牙。

109. C【解析】拔除不能保留的患牙不属于一级预防范畴，因为一级预防的工作在疾病发生前进行。而三级预防的内容为治愈病损、重建功能和康复，该患者的情况也不属于这类治疗。拔除患牙不属于二级预防的早期诊断，但能够控制疾病进一步发展。

110. A【解析】氟牙症的临床特点是在同一时期萌出牙的牙釉质上有白垩色到褐色的斑块，严重者还并发牙釉质的实质缺损。临床上常按其程度分为白垩型、着色型和缺损型3种类型。

111. D【解析】该患者为青壮年男性，近期工作压力过大，且有长期大量吸烟史，根据临床表现可考虑急性坏死溃疡性龈炎。

112. C【解析】该病病变区的细菌学涂片检查可见大量梭形杆菌和螺旋体与坏死组织及其他细菌混杂，这有助于本病的诊断。

113. A【解析】牧区营养结构缺乏蔬菜、水果，患者可能缺乏维生素C。

114. A【解析】维生素C制剂可治疗缺乏维生素C的相关症状。

115. A【解析】患牙外伤史，缺损未穿髓，牙冠灰暗，牙髓活力测验无反应。不难作出1|牙髓坏死的诊断。2|牙冠完整，变黑，牙龈有瘘道，X线片示根尖周透射影，可以作出根尖周炎诊断。根据透射区大小和边缘特征判断是根尖周脓肿。

116. E【解析】根据作出的诊断，两颗患牙都需要根管治疗。

117. C【解析】中位数（Median）又称中值，统计学中的专有名词，是按顺序排列的一组数据中居于中间位置的数，代表一个样本、种群或概率分布中的一个数值，其可将数值集合划分为相等的上下两部分。可反应样本的集中趋势。标准差适用于正态分布。算术平均数、调和平均数、几何平均数是三种不同形式的平均数，分别有各自的应用条件。进行统计研究时，适宜采用算术平均数时就不用调和平均数或几何平均数，适宜用调和平均数时，同样也不能采用其他两种平均数。

118. E【解析】四分位数间距是一个结果变异性的量度，是统计学中分位数的一种，即把所有数值由小到大排列并分成四等份，处于3个分割点位置的数值。注意题干提示的是偏态分布的数据。变异系数（Coefficient of Variation）是指当需要比较两组数据离散程度大小的时候，如果两组数据的测量尺度相差太大，或者数据量纲不同，直接使用标准差来进行比较不合适，此时就应当消除测量尺度和量纲的影响，而变异系数可以做到这一点，它是原始数据标准差与原始数据平均数的比且没有量纲，可以进行客观比较。

119. A【解析】唾液腺结石好发于下颌下腺，疼痛与进食有关，导管开口处红肿，挤压腺体溢脓，常用下颌横断殆片及下颌下腺侧位片诊断，前者适用于下颌下腺导管较前部的唾液腺结石，后者适用于后部及腺体内的唾液腺结石；下颌前部殆片常用于观察下颌颏部骨折及其他颏部骨质变化；曲面断层片常用于观察上下颌骨肿瘤、外伤、炎症、畸形等病变及其与周围组织的关系；下颌骨后前位片常用于双侧对比观察下颌升支各部位病变；唾液腺造影常用于诊断唾液腺阴性结石。

120. C【解析】下颌下腺一般采用双手合诊法，从后向前进行触诊检查，以免将结石推向深部。

121. B【解析】可复性牙髓炎患牙有深度龋洞，探诊敏感，冷诊时有一过性敏感，刺激去除后疼痛瞬间消失，叩诊无疼痛。深龋患牙冷测时不引起疼痛，只有冷水进入窝洞才引起疼痛，而慢性牙髓炎刺激去除后疼痛要持续一段时间。

122. B【解析】对可复性牙髓炎的治疗方法是去除病原刺激物腐质，同时间接盖髓治疗，患牙牙髓可以恢复原有的状态，不需要做牙髓的治疗。

123. D【解析】在盖髓治疗中首选的盖髓剂是氢氧化钙制剂。

124. B【解析】缺损面积大的根管治疗后的患牙，需桩核修复后全冠修复。

125. A【解析】牙髓健康，无去髓指征，应尽可能保留健康的牙体和牙周组织，行全冠修复。

126. C【解析】为增强固位和抗力，上颌磨牙首选腭根根管进行桩道预备。

127. B【解析】多房低密度影像，局部蜂窝状改变是成釉细胞瘤典型的影像学变化。

128. B【解析】成釉细胞瘤穿刺时可抽出黄色、黄褐色液体，可含胆固醇结晶。

129. C【解析】下颌骨节段性切除术是下颌骨肿瘤常见的手术方法。成釉细胞瘤首选的手术方法是下颌骨节段性切除术。

130. E【解析】表面坏死，边缘隆起，火山口状，边界不清，触痛（+），残根刺激，淋巴结可触及，活动度差。这些特征是鳞状细胞癌的表现。

131. B【解析】病损考虑为鳞状细胞癌，在对应之下颌下区触及活动度差的淋巴结。考虑淋巴结转移。

132. A【解析】活检术明确诊断；同时去除刺激因素，调磨6|的锐利边缘。

133. B【解析】本题考查窝沟封闭的适应证和非适应证。适应证：窝沟深，可以插入或卡住探针的牙，以及患者其他牙特别是对侧同名牙患龋或有患龋倾向。窝沟不深、自洁作用好的牙不属于窝沟封闭的适应证。

134. E【解析】上述选项都合理，在临床操作中都必须严格遵守。但封闭前保持牙面干燥，不被唾液污染是封闭成功的关键。

135. B【解析】窝沟封闭前要对牙面彻底清洁，清洁剂可用浮石粉或不含氟牙膏。酸蚀干燥后牙面呈白色雾状外观，如果酸蚀后的牙釉质没有这种现象，应重新酸蚀。操作中要确保酸蚀牙面不被唾液污染，如果发生唾液污染，则应再冲洗牙面，彻底干燥后反复酸蚀60秒。如果封闭剂没有填料可不调𬌗，如果使用含有填料的封闭剂，又咬合过高，则必须调𬌗。研究证明窝沟封闭的保存时间与汞合金充填的寿命相似。

136. D【解析】半年来右上后牙冷、热刺激痛，3天以来自发痛、放射痛，可诊断为慢性牙髓炎急性发作。

137. B【解析】干槽症主要发生在拔牙后3~5天。

138. D【解析】根管治疗，桩核冠修复为牙髓及根尖周疾病的首选治疗方案。

139. E【解析】圆钻（球钻）用于去除龋坏牙本质，揭髓顶和制备圆弧形倒凹。

140. A【解析】挖匙用于去除腐质、炎症组织及暂时性充填物，切断牙髓。

141. B【解析】裂钻可用于开髓及修整洞壁。

142~147. E、B、D、A、C、E【解析】面神经损伤的临床表现与病变所发生的部位不同有关，可分为以下几种。

位置	表现
茎乳孔以外	面瘫
鼓索与镫骨肌神经节之间	面瘫+味觉丧失+唾液腺分泌障碍
镫骨肌与膝状神经节之间	面瘫+味觉丧失+唾液腺分泌障碍+听觉改变
膝状神经节	面瘫+味觉丧失+唾液腺泪腺分泌障碍+听觉改变
脑桥与膝状神经节之间	除面瘫外，感觉与分泌功能障碍一般较轻。若损害影响听神经时，还可发生耳鸣、眩晕
核性损害	面瘫+轻度感觉与分泌障碍，但往往影响展神经核而发生该神经的麻痹，若损害累及皮质延髓束时可发生对侧偏瘫

148. A【解析】注意题干的诊断是慢性龈炎，选项A正确。

149. B【解析】牙折裂过深，牙根长度较好者修复前可行牙冠延长术。

150. C【解析】角化龈过窄，牙周袋底超过膜龈联合是根向复位瓣的适应证。

第二单元

【A_1 型题】

答题说明

每一道考试题下面有 A、B、C、D、E 五个备选答案，请从中选择一个最佳答案。

1. 缝合面颈部皮肤时，进针点和皮肤的关系为
A. 进针点与皮肤成 30°角
B. 进针点与皮肤成 60°角
C. 皮肤切口两侧进针间距小于皮下间距
D. 皮肤切口两侧进针间距大于皮下间距
E. 以上说法都不对

2. 下列病变中可形成死骨的是
A. 慢性骨髓炎伴增生性骨膜炎
B. 慢性局灶性硬化性骨髓炎
C. 放射性骨髓炎
D. 纤维结构不良
E. 致密性骨炎

3. 基底部有纵纹，能主动吸收 Na^+的唾液腺上皮细胞是
A. 闰管细胞
B. 分泌管细胞
C. 浆液性腺泡细胞
D. 黏液性腺泡细胞
E. 肌上皮细胞

4. 关于殆支托的功能，以下描述不正确的是
A. 防止食物嵌塞
B. 防止义齿龈向移位
C. 恢复咬合关系
D. 防止义齿侧向及殆向移位
E. 保持卡环在基牙上的位置

5. 牙槽骨水平吸收时形成的牙周袋通常为
A. 骨上袋
B. 骨内袋
C. 复杂袋
D. 四壁骨袋
E. 一壁骨袋

6. 下列关于髓腔形态的生理和病理变化的叙述哪一点是错误的
A. 髓腔的大小随着年龄的增长而不断地缩小
B. 青少年的恒牙髓腔比年老者大
C. 乳牙髓腔比恒牙大
D. 髓室顶、髓角随着牙的不断磨损而降低
E. 外伤、龋病对牙体的侵袭使髓腔缩小

7. 拔除上颌第二磨牙的最佳麻醉方法是
A. 颊、腭侧局部阻滞
B. 颊侧近中局部浸润加上颌结节麻醉，腭侧行腭大孔麻醉
C. 颊侧行上颌结节阻滞麻醉，腭侧行切牙孔麻醉
D. 颊侧行上颌结节阻滞麻醉，腭侧行腭大孔麻醉
E. 颊侧行眶下孔阻滞麻醉，腭侧行腭大孔麻醉

8. 牙体缺损修复时，有关牙体预备保护牙髓的说法错误的是
A. 用高速切割器械做牙体预备时，应用水雾冷却
B. 局麻下操作应注意保护牙髓
C. 牙体预备一次性完成
D. 活髓牙牙体预备后使用磷酸锌粘固
E. 活髓牙牙体预备后应做临时冠

9. 萌出囊肿的囊壁中含有
A. 缩余釉上皮
B. 柱状上皮
C. 较大的神经和血管
D. 皮肤附属器
E. 甲状腺滤泡

10. 完全脱位牙如不能即刻复位，患牙保存方法不包括
A. 浸牛奶内
B. 置自来水中
C. 清洁纸包藏
D. 生理盐水浸泡
E. 置患者舌下或口腔前庭处

11. 牙周病的最基本治疗应包括
A. 松牙固定术
B. 牙龈切除术
C. 牙周翻瓣术

D. 调磨接触面
E. 清除菌斑和牙石

12. 侵袭性牙周炎（青少年牙周炎）的特点之一是
A. 牙石量多
B. 男性多于女性
C. 好发于第一磨牙
D. 牙龈炎症状严重
E. 病程进展慢

13. 根面龋最易检测到的细菌是
A. 乳杆菌
B. 放线菌
C. 拟杆菌
D. 变形链球菌
E. 螺旋体

14. 下颌第二乳磨牙和下颌第一恒磨牙形态近似，位置彼此相邻，容易混淆。下列不属于第二乳磨牙特点的是
A. 牙冠短小，色白
B. 近中颊尖、远中颊尖大小相等，远中尖最小
C. 近中颊尖、远中颊尖及远中尖的大小约相等
D. 第二乳磨牙的根干短，牙根向外张开
E. 牙冠颈部明显缩小，颈嵴较突，牙冠由向𬌗方缩小

15. 慢性牙周炎的早期主要症状中没有
A. 牙菌斑
B. 牙周袋的形成
C. 牙槽骨的吸收
D. 牙齿松动
E. 牙龈炎症

16. 人类口腔念珠菌病的主要致病菌是
A. 白念珠菌、热带念珠菌、克柔念珠菌
B. 白念珠菌、热带念珠菌、高里念珠菌
C. 白念珠菌、克柔念珠菌、近平滑念珠菌
D. 白念珠菌、热带念珠菌、乳酒念珠菌
E. 白念珠菌、近平滑念珠菌、乳酒念珠菌

17. 牙周炎除四大症状外的晚期伴发症状是
A. 牙周袋形成
B. 牙槽骨吸收
C. 牙龈炎症
D. 牙齿移位
E. 牙齿松动

18. 甲硝唑辅助治疗重度牙周炎有效，因其能有效杀灭牙周部位的
A. 需氧菌
B. 厌氧微生物
C. 兼性厌氧菌
D. 白细胞
E. 念珠菌

19. 乳牙外伤的最大影响是
A. 影响美观
B. 影响咀嚼
C. 影响发音
D. 影响颌骨发育
E. 影响继承恒牙

20. 关于牙菌斑组成和结构的描述正确的是
A. 光滑面牙菌斑的结构不规则
B. 牙菌斑由细菌和矿物质组成
C. 牙菌斑内乳杆菌的致龋力最强
D. 点隙窝沟内的牙菌斑结构较规则
E. 牙菌斑内的细菌有20多种

21. 下列哪项不是乳牙牙髓腔的特点
A. 髓腔大
B. 髓角高
C. 根尖孔大
D. 根管细
E. 髓壁薄

22. 流行病学调查资料在分析时一般不用
A. 标准差
B. 中位数
C. 标准误
D. 平均数
E. 可信区间

23. 患者牙石覆盖牙面2/3以上，标记为
A. (±)
B. (+++)
C. 4
D. 3
E. 2

24. 年轻恒牙露髓应尽量采用
A. 根充术
B. 干髓治疗
C. 保髓治疗
D. 根尖诱导成形术
E. 变异干髓术

25. 釉质牙骨质界的最常见的相接方式是
A. 少量牙釉质覆盖在牙骨质表面
B. 大量牙骨质覆盖在牙釉质表面
C. 少量牙骨质覆盖在牙釉质表面
D. 大量牙釉质覆盖在牙骨质表面
E. 牙釉质与牙骨质端端相接

26. 复发性口腔溃疡的确切病因是

A. 细菌感染
B. 病毒感染
C. 营养障碍
D. 遗传因素
E. 尚不清楚
27. 牙周炎病损确立期
A. 浆细胞和中性粒细胞少见
B. 大部分病损处于活动状态
C. 可见牙周袋形成
D. 骨吸收明显
E. T淋巴细胞减少，B淋巴细胞增多
28. 钳取根适用于
A. 根尖处断根
B. 高位残根、牙颈部断根
C. 所有残根或断根
D. 牙根折断1/2
E. 牙根折断2/3
29. 可复性关节盘前移位时弹响杂音的特点
A. 开口初期或开口初、闭口末清脆、单声弹响
B. 一般无弹响
C. 开口末、闭口初清脆、单声弹响
D. 连续摩擦音
E. 多声破碎音
30. 对于贝尔面瘫急性期的患者不恰当的治疗是
A. 给予阿司匹林
B. 大剂量激素
C. 强电刺激，促进肌运动
D. 给予维生素 B_1、维生素 B_{12}
E. 保护患眼，给予眼药水
31. 为避免先天性双侧唇腭裂患儿前颌突过度生长，出生后应尽早行
A. 咽成形术
B. 正畸治疗
C. 唇裂整复术
D. 牙槽突裂植骨术
E. 腭裂整复术
32. 口腔颌面部挫伤形成较大血肿时，应进行以下哪一项处理
A. 尽早进行热敷，促进血肿吸收或消散
B. 尽早进行理疗，促进血肿吸收或消散
C. 早期切开，建立引流，应用抗生素药物控制感染
D. 无菌条件下，用粗针头将血液抽出，然后加压包扎，应用抗生素药物控制感染
E. 直接加压包扎，然后应用抗生素药物控制感染
33. 颌骨骨折伴发脑脊液鼻漏时不应
A. 应用抗生素
B. 局部保持清洁
C. 进行鼻腔冲洗，协助引流
D. 观察脑脊液量及色泽
E. 脑脊液停止一定时间后处理颅骨骨折
34. 容易发生呼吸困难的间隙感染是
A. 颞间隙感染
B. 口底多间隙感染
C. 下颌下间隙感染
D. 翼下颌间隙感染
E. 颏下间隙感染
35. 下列关于牙源性角化囊肿X线表现的叙述，不正确的是
A. 病变沿颌骨长轴扩展
B. 呈单房或多房圆形低密度影
C. 骨质膨胀明显、房差悬殊
D. 可含牙
E. 邻牙被推移位或脱落
36. 切取活检组织的部位是
A. 肿瘤边缘处
B. 肿瘤边缘与正常组织交界处
C. 肿瘤组织内
D. 切取肿瘤深层组织
E. 切取肿瘤表面组织
37. 哪一解剖结构将腮腺分为深叶和浅叶
A. 腮腺导管
B. 面后静脉
C. 面神经
D. 面横动脉
E. 颈外动脉
38. 乳牙深龋近髓、软化牙本质多，最合适的治疗方法是
A. 间接盖髓
B. 干髓术
C. 安抚后充填
D. 根管治疗
E. 活髓切断术
39. 涎石病好发于哪一腺体
A. 下颌下腺
B. 腮腺
C. 舌下腺
D. 腭腺
E. 磨牙后腺
40. 麻醉上牙槽中神经应选择
A. 上颌结节注射法

B. 眶下孔注射法
C. 腭大孔麻醉
D. 腭前孔注射法
E. 翼下颌注射法

41. 拔除下颌第二磨牙应麻醉的神经是
A. 下牙槽神经
B. 下牙槽神经、舌神经
C. 下牙槽神经、颏神经、颊长神经
D. 下牙槽神经、舌神经、颏神经
E. 下牙槽神经、舌神经、颊长神经

42. 单侧颞下颌关节急性前脱位的临床表现是颏部中线
A. 不偏，下颌前伸
B. 偏向患侧，前牙对刃
C. 偏向患侧，前牙反𬌗
D. 偏向健侧，健患侧后牙反𬌗
E. 偏向健侧，健侧后牙反𬌗

43. 根据我国资料统计，新生儿唇腭裂发病率约为
A. 1/200
B. 1/1000
C. 1/200
D. 1/1000
E. 1/100 000

44. 窝沟封闭预防龋齿的非适应证是
A. 𬌗面无深的窝沟点隙、自洁作用好
B. 深窝沟可疑龋
C. 对侧同名牙有龋
D. 牙釉质早期龋
E. 窝沟有可疑龋

45. 关于牙周膜错误的叙述是
A. 在根中1/3处最厚
B. 牙周膜的厚度为0.15~0.38mm
C. 由致密的结缔组织构成
D. 纤维丰富，常排列成纤维束
E. 细胞以成纤维细胞为主

46. 符合颌面部闭合性损伤特点的是
A. 出血量较多
B. 深层组织易发生感染
C. 常有瘀斑和血肿形成
D. 可能有较多的异物存留
E. 因组织缺损导致面部畸形

47. 舌下间隙脓肿口内切开引流时，应在
A. 脓肿表面最高点做切口
B. 舌下皱襞外侧做切口
C. 舌下皱襞上做切口
D. 舌下皱襞内侧做切口
E. 与下颌骨体垂直的方向做切口，但不损伤舌体

48. 乳牙的解剖特点如下，除外
A. 乳牙体积小
B. 釉质较薄
C. 髓角尖粗而低
D. 牙本质较薄
E. 髓腔大

49. 主要表现为上皮增生的病变是
A. 口腔扁平苔藓
B. 盘状红斑狼疮
C. 口腔红斑
D. 口腔白斑
E. 阿弗它溃疡

50. 临床怀疑口腔念珠菌感染时，首先选用的诊断技术为
A. 唾液培养
B. 唾液及血清念珠菌抗体测定
C. 直接在病损区涂片镜检
D. 血清铁及维生素 B_{12} 测定
E. 活体组织检查

51. 深覆𬌗牙感者右上中切牙根管治疗后变色影响美观，最好采用的修复设计是
A. 开面冠
B. 烤瓷冠
C. 嵌体
D. 桩冠
E. 金属全冠

52. 口腔单纯疱疹病毒感染常用的辅助诊断方法不包括
A. 基因诊断
B. 涂片查找包涵体
C. 电镜检查受损细胞
D. 组织活检
E. 免疫学检查

53. 可摘局部义齿的组成不包括
A. 人工牙
B. 基托
C. 连接体
D. 固位体
E. 桥体

54. 对创伤性溃疡和复发性溃疡进行鉴别诊断时，一般不考虑
A. 有无疼痛及疼痛程度
B. 复发史

C. 自限性
D. 好发部位
E. 全身因素
55. 下列不属于适度扩大全口义齿基托面积的目的是
A. 增加义齿吸附力
B. 增加义齿强度
C. 减小单位面积受力
D. 利于组织保健
E. 增加大气压力的作用
56. 对牙周健康状况影响最大的不良习惯是
A. 吸烟
B. 喝酒
C. 吐舌
D. 磨牙症
E. 口呼吸
57. 关于复发性口腔溃疡特征描述正确的是
A. 具有特异性、复发性和自限性
B. 具有传染性、周期性和自限性
C. 具有特异性、传染性和复发性
D. 具有周期性、复发性和自限性
E. 具有聚集性、特异性和周期性
58. 修复前口腔的一般处理不包括
A. 龈上洁治
B. 正畸正颌治疗
C. 牙周脓肿引流
D. 治疗龋病和牙周病
E. 拆除不良修复体
59. 选择固定桥基牙时，最不重要的因素是
A. 基牙的固位能力
B. 各基牙的共同就位道
C. 基牙必须是活髓牙
D. 基牙的牙周组织健康
E. 基牙的支持能力
60. 可摘局部义齿出现翘动、摆动、上下动的现象的解决方案是
A. 修改卡环臂
B. 基托重衬
C. 基托缓冲
D. 重新排列人工牙
E. 修改卡环与支托，或重新制作卡环与支托
61. 不能用于口腔念珠菌病局部治疗的药物是
A. 西地碘
B. 2%~4%碳酸氢钠
C. 制霉菌素、咪康唑
D. 肤轻松软膏
E. 氯己定漱口液
62. 属于双面嵌体的是
A. 舌邻殆面嵌体
B. 邻殆面嵌体
C. 颈部嵌体
D. 高嵌体
E. 多面嵌体
63. 患牙临床冠完全缺损，断面达龈下，但根长较长。欲行桩冠修复时，必须保证经冠延长术或牵引术后暴露出断面以下的根面高
A. 1.0mm
B. 0.25mm
C. 0.5~1.0mm
D. 1.5~2.0mm
E. 3.0mm
64. 修复前不需做牙槽骨的处理的是
A. 消除有碍的骨突
B. 再植术
C. 前庭沟加深术
D. 牙槽嵴重建术
E. 骨性隆突修整术
65. 做桩冠修复，最佳的根充方法是使用
A. 牙胶尖+丁香油糊剂
B. 牙胶尖+碘仿糊剂
C. 干尸剂
D. 丁香油糊剂
E. 牙胶尖+氢氧化钙糊剂
66. 以下适用于Ⅱ型观测线基牙的卡环是
A. 间隙卡环
B. 倒钩卡环
C. 回力卡环
D. 三臂卡环
E. 联合卡环
67. 下列关于主承托区的描述哪项是错误的
A. 能承受较大的咀嚼压力
B. 有疏松的黏膜下组织
C. 上下颌牙槽嵴顶区
D. 人工牙应排列在此区基托上
E. 表面有高度角化的复层鳞状上皮
68. 不能与氟化亚锡同时使用的药物是
A. 四环素
B. 甲硝唑
C. 氯己定
D. 螺旋霉素
E. 多西环素
69. 在医患关系中，强调维护患者权益取决于

A. 患者在信托关系中居于弱势地位
B. 患者在信托关系中有明确要求
C. 医生对患者的承诺患者
D. 在信托关系中居于强者地位
E. 医生对患者的关心

70. 为了比较各国家、各地区龋齿的患病情况，WHO规定的龋齿患病水平的衡量标准是
A. 12岁儿童的患龋率
B. 15岁儿童的患龋率
C. 12岁儿童的龋均
D. 15岁儿童的龋均
E. 儿童的龋病发病率

71.《中华人民共和国基本医疗卫生与健康促进法》的施行日期是
A. 2019年12月1日
B. 2019年12月1日
C. 2020年1月1日
D. 2020年3月1日
E. 2020年6月1日

72. 由于根面龋的增加，而引起患龋率出现再度快速上升的年龄是
A. 30岁
B. 40岁
C. 50岁
D. 60岁
E. 70岁

73. 关于对牙刷的保护，下列错误的做法是
A. 使用后用清水冲洗干净并甩干刷毛上的水分
B. 清洁甩干后将牙刷头向上放入漱口杯中
C. 将牙刷清洗甩干后放入密闭的牙刷盒内
D. 定期用专用清洁剂对牙刷进行消毒
E. 将牙刷插入过氧化氢液浸泡数分钟后再用清水洗净甩干

74. 下列关于医疗机构未设立临床用血管理委员会或者工作组的法律责任的说法，错误的是
A. 逾期不改的，进行通报批评，并予以警告
B. 由县级以上人民政府卫生行政部门责令限期改正
C. 对负有责任的主管人员和其他直接责任人员依法给予处分
D. 由县级以上地方人民政府卫生行政部门给予警告，并处3万元以下罚款
E. 情节严重或者造成严重后果的，可处3万元以下的罚款

75. 关于氟安全性的说法错误的是
A. 6~7岁后才进入高氟区生活，不会出现氟牙症
B. 氟牙症多发生在恒牙，乳牙很少见
C. 患氟牙症牙数多少取决于牙发育矿化期在高氟区生活的长短
D. 氟牙症是由氟的急性中毒造成的
E. 氟牙症属于地方性慢性氟中毒

76.《医疗机构管理条例》规定，医疗机构必须将有关文件悬挂于明显处，除外
A. 医疗机构批准书
B. 诊疗时间
C. 诊疗科目
D. 医疗机构执业许可证
E. 收费标准

77. 乳磨牙最适宜做窝沟封闭的时间是
A. 1~2岁
B. 3~4岁
C. 5~6岁
D. 7~8岁
E. 9~10岁

78. 高科技应用在医学中所带来的医学难题是
A. 布局不合理
B. 植物人的治疗决策
C. 其使用背离医学目的
D. 卫生资源浪费严重
E. 影响医学人才全面发展

79. 下列哪项不是临床口腔医师在整个三级口腔预防中的主要职责
A. 提高口腔医疗服务质量，预防病残，恢复口腔功能
B. 做好口腔健康教育工作，传播口腔卫生保健知识
C. 进行自我口腔保健指导
D. 发展口腔疾病预防技术
E. 预测口腔保健的需要

80. 囊壁内衬2~5层扁平上皮的是
A. 含牙囊肿
B. 皮样囊肿
C. 根尖周囊肿
D. 牙源性角化囊性瘤
E. 牙瘤

【A_2 型题】

答题说明

每一道考题是以一个小案例出现的，其下面都有 A、B、C、D、E 五个备选答案，请从中选择一个最佳答案。

81. 患者，女，60 岁。27 残根，有冠心病病史，近 2 年来未发作，测血压 160/90mmHg。在拔除 27 时麻醉首选药物是

A. 2%肾上腺素普鲁卡因
B. 1%肾上腺素普鲁卡因
C. 2%利多卡因
D. 2%丁卡因
E. 1%丁卡因

82. 患者，男，47 岁。27 龋坏尚未充填，25 因龋丧失，26 因龋已充填，31、41 因牙周病失牙。计算 DMFT 时，按照 WFO 记录方法，其 M 为

A. 1
D. 2
C. 3
D. 4
E. 5

83. 患者，女，43 岁。固定义齿修复，取印模时最好采用

A. 藻酸盐印模材料
B. 印模石膏
C. 琼脂印模材料
D. 印模膏
E. 硅橡胶印模材料

84. 患者，女，25 岁。经检查全口无龋齿，如果向她推荐龋病预防措施，不适合的是

A. 使用氟化物
B. 营养摄取计划
C. 口腔健康教育
D. 定期口腔健康检查
E. 预防性充填

85. 患者，男，25 岁。左上侧切牙残根，周围牙根无炎症，建议拔除后行义齿修复。需要麻醉的神经是

A. 鼻腭神经和腭前神经
B. 腭前神经和上牙槽前神经
C. 腭前神经和眶下神经
D. 鼻腭神经和上牙槽前神经
E. 眶下神经和上牙槽前神经

86. 患儿，男，9 岁。1 小时前外伤，自觉上前牙变短。检查：左上中切牙较邻牙短 2mm，牙冠完整，叩诊（+），牙龈轻度红肿。行 X 线检查，根尖周膜间隙消失。该牙的正确处理为

A. 复位后固定
B. 待其自然萌出，定期观察
C. 根管治疗后复位固定
D. 复位固定 2 周后根管治疗
E. 拔除

87. 患者，女，18 岁。右上颌骨长肿物 1 年。手术切除标本为囊性，剖开见囊壁附着于牙颈部的牙冠，发育不完整的牙根位于囊壁外。囊壁上皮薄，含 2~3 层细胞。病理诊断是

A. 腺牙源性囊肿
B. 含牙囊肿
C. 成人龈囊肿
D. 牙源性角化囊肿
E. 根尖周囊肿

88. 患儿，男，9 岁。右下后牙冷热痛。检查见右下第一磨牙殆面深龋，探略敏感，未见穿髓点，温度测试敏感，刺激去除后症状即消失。临床治疗应选择

A. 开髓镇痛
B. 直接盖髓术
C. 间接盖髓术
D. 活髓切断术
E. 干髓术

89. 患者，男，48 岁。右上后牙咬物酸痛近 1 个月。诉咬硬物敏感点明确，无其他不适。检查：$\underline{6|}$咬殆面中度磨损。$\underline{5|}$缺失，$\underline{74|}$正常。最合适的诊断方法是

A. 探诊
B. 叩诊
C. 咬诊
D. 温度测定
E. 电活力测定

90. 患者，女，45 岁。诊断为急性根尖周炎骨膜下脓肿阶段，该阶段的临床表现应除外

A. 患牙Ⅲ度松动，叩痛（+++）
B. 根尖区黏膜下肿胀局限，呈半球形隆起

C. 体温可在38℃以上
D. 白细胞计数增多
E. 可出现颌面部蜂窝织炎

91. 患者，男，17岁。主诉刷牙出血数月。检查：牙不松动，牙龈红肿，牙周探诊深度≤3mm，牙石（++），探诊出血。最佳处理方案应是
A. 服用阿莫西林和甲硝唑
B. 口腔卫生宣教+龈上洁治术
C. 口腔卫生宣教+龈上洁治术+根面平整术
D. 服用牙周宁片+使用含漱剂
E. 进行牙龈切除术

92. 患者，女，70岁。戴用全口义齿1周，主诉咬合疼痛，定位不明确。检查：黏膜未见红肿或溃疡部位，基托边缘伸展合适，做正中咬合时，上颌义齿有明显扭转。原因是
A. 基托翘动
B. 基托不密合
C. 侧方早接触
D. 前伸𬌗干扰
E. 正中关系有误

93. 患儿，男，14岁。左腮腺肿大3年。观察切除标本的病理切片见除较多的淋巴细胞浸润外，腺体内纤维组织增生明显，特别是在腺导管周围。最可能的病理诊断是
A. 慢性涎腺炎
B. 坏死性涎腺化生
C. 涎腺症
D. 舍格伦综合征
E. 涎腺结核

94. 患者，女，45岁。2周前因龋坏去医院做后牙复面洞银汞合金充填。术后一直有咬物酸痛。查见患牙充填体上有一亮点，叩诊轻度不适。医生首选的治疗是
A. 去充填物做检查
B. 去充填体再充填
C. 调磨充填体高点
D. 去充填体做安抚
E. 麻醉下牙髓治疗

95. 患者，女，24岁。1天来右后牙夜间痛影响睡眠，疼痛放射到右侧头面部。检查见右下第一前磨牙𬌗面畸形，中央尖折断痕迹，冷测验引起剧痛，叩痛（-）。可诊断为
A. 畸形中央尖
B. 可复性牙髓炎
C. 急性牙髓炎
D. 慢性牙髓炎
E. 急性根尖周炎

96. 患儿，男，5岁。先天Ⅲ度腭裂，于全麻下接受腭裂修复术。为使发音和讲话接近正常，术后应
A. 长期戴腭护板
B. 进行语音训练
C. 调整饮食习惯
D. 正畸矫治错𬌗牙
E. 局部理疗

97. 患者，女，15岁。半年前上前牙外伤冠折露髓未治，现因唇侧龈肿胀就诊。医生应做的最重要的检查项目是
A. 牙周袋探诊
B. 叩诊
C. 松动度检查
D. X线检查
E. 温度测验

98. 患儿，女，12岁。口腔内反复出现雪片状的白色斑片并发生口角炎，伴有头面部和四肢红斑性脱屑皮疹，甲板增厚，最可能的诊断是
A. 白斑
B. 扁平苔藓
C. 盘状红斑狼疮
D. 慢性皮肤黏膜念珠菌病
E. 白色海绵状痣

99. 患者，男，54岁。左下后牙床肿痛3天。检查：左下第一磨牙颊侧牙龈处有局限性肿胀、隆起，扪及波动感，该牙未见龋损，温度测验有感觉，反应与对照牙相同，颊侧近中及中央处探诊深度7mm。最可能的诊断为
A. 急性坏死性龈炎
B. 急性牙龈脓肿
C. 急性牙周脓肿
D. 急性根尖周脓肿
E. 急性龈乳头炎

100. 患儿，女，6岁。第一恒磨牙已经完整萌出，窝沟较深。医生决定对该牙进行窝沟封闭。在清洁牙面，采用含磷酸的凝胶酸蚀后，至少需要用水枪加压冲洗牙面多长时间
A. 5秒内
B. 5~10秒
C. 10~15秒
D. 20~30秒
E. 40~60秒

101. 患者，女，27岁。牙龈触出血、肿胀。检查：上前牙龈肿胀充血明显，鲜红，触出血，质软，探无附着丧失，有牙垢，妊娠3个月。可诊断为

A. 青春期龈炎
B. 青少年牙周炎
C. 慢性龈炎
D. 成人牙周炎
E. 妊娠期龈炎

102. 为了解 5 岁儿童的乳牙患龋状况。调查人员对某市目标人群进行口腔检查，从以往资料可知该地区 5 岁儿童乳牙患龋率为 50%。若允许误差为 10%，则此次需要检查的儿童人数为

A. 50
B. 100
C. 400
D. 600
E. 700

103. 患者，男，48 岁。$\overline{7652|12567}$ 缺失，余留牙正常，前庭沟较浅。采用可摘局部义齿修复时，正确的做法是

A. 模型观测应该采用平均倒凹法
B. $\overline{4|4}$ 基牙上应采取 RPI 卡环
C. 基牙可以选择全部余留牙
D. 印模边缘应尽量扩展
E. 应该采用闭口式印模

104. 某山区人群氟牙症流行，经调查饮水氟浓度为 0.1~0.3mg/L，造成该地区氟牙症流行的最可能的原因是

A. 饮酒和吸烟
B. 个体易感
C. 水氟浓度过高
D. 燃煤污染
E. 口腔卫生行为不良

105. 患者，女，28 岁。牙釉质半透明度有轻度改变，可见少量白色斑纹。按照 Dean 氟牙症分类标准，诊断氟牙症为

A. 正常
B. 可疑
C. 很轻度
D. 轻度
E. 中度

106. 患者，男，32 岁。1 个月前出现右上后牙遇冷热酸痛，咀嚼不适，咬到牙齿某一点时引起剧痛，近 1 周出现阵发、自发性痛。检查：$\underline{6|}$ 无龋坏，不松动，冷热测试有疼痛，咬诊出现定点疼痛。根据患者的症状和临床检查，引起患牙疼痛的最可能原因是

A. 牙周炎
B. 牙隐裂
C. 牙震荡
D. 重度磨损
E. 咬合创伤

107. 患者，女，15 岁。左下颌第二前磨牙肿痛，无龋损，但𬌗面中央可见一圆形磨损面，叩痛（+++），松动Ⅱ度。应急处理不合理的是

A. 开髓引流
B. 切开排脓
C. 抗菌药物全身治疗
D. 封砷失活牙髓
E. 消除根管内感染组织

108. 患者，男，28 岁。$\underline{2|}$ 外伤后冠折露髓，断面均在龈上 2mm 左右，牙龈红肿，探诊易出血，修复开始前要做的准备工作不包括

A. 牙周洁治
B. 拍根尖片
C. 牙冠延长术
D. 根管治疗
E. 咬合检查

109. 患儿，男，12 岁。半年前上前牙外伤，冠折露髓未治疗，现因唇侧牙龈红肿就诊。医生必须做的检查项目是

A. 叩诊
B. 松动度检查
C. 温度测验
D. 牙周袋探诊
E. X 线检查

110. 患者，男，60 岁。$\overline{8765|678}$ 缺失。余留牙无松动，牙槽嵴宽大。在 $\overline{4|5}$ 上放置 RPI 卡环组，其作用特点不包括

A. 减小对基牙的扭力
B. 减轻牙槽嵴负荷
C. 不需要舌侧对抗卡环臂
D. 防止义齿向远中移位
E. 卡环与基牙接触面小

【A_3/A_4 型题】

答题说明

以下提供若干个病例，每个病例下设若干道考题。请根据答案所提供的信息，在每一道考题下面的 A、B、C、D、E 五个备选答案中选择一个最佳答案。

（111~112 题共用题干）

患者，女，21 岁。$\underline{1|}$近中扭转近 90°，且伴有唇侧倾斜，牙髓正常，牙龈无退缩，牙龈无红肿，全牙列轻度拥挤，覆𬌗、覆盖正常。要求改善美观。

111. 以下最合理的方案是
A. 拔除后可摘局部义齿修复
B. 正畸治疗
C. 根管治疗后桩核冠修复
D. 拔除后固定桥修复
E. 拔除后种植义齿修复

112. 若能选择桩核冠修复，则此牙根充后开始桩核修复的最早时间是
A. 根充 1 天后
B. 根充 3 天后
C. 根充 1 周后
D. 根充 2 周后
E. 根充 1 月后

（113~114 题共用题干）

患者，男，26 岁。右颌下区肿块 2 年，肿块时大时小，进食时局部明显胀痛感。

113. 临床诊治过程中，应着重于
A. 询问颌下肿块发病时间
B. 询问肿块与进食关系
C. 检查肿块大小与活动度
D. 进行切取活检
E. 检查体位试验时肿块的变化

114. 可能的诊断是下列哪项
A. 急性化脓性下颌下腺炎
B. 下颌下腺囊肿
C. 涎石症致慢性下颌下腺炎
D. 淋巴管瘤
E. 海绵状血管瘤

（115~118 题共用题干）

患者，女，55 岁。可摘局部义齿戴用 2 周后，主诉咬合时压痛，左下牙疼痛。口内检查：$\overline{876|5678}$缺失，牙槽嵴丰满。$\overline{5|4}$三臂卡环，大连接体为舌杆。舌系带根部小溃疡，口底浅。左侧下颌隆突处黏膜红肿，$\overline{|4}$叩痛（+），义齿各部分密合，咬合不高。

115. 舌系带根部有小溃疡最可能的原因是
A. 义齿下沉
B. 舌杆未缓冲
C. 舌杆位置过低
D. 义齿摘戴困难
E. 义齿前后翘动

116. 下颌隆突处压痛的处理方法是
A. 义齿基托组织面相应处缓冲
B. 人工牙调𬌗
C. 调磨义齿基托边缘
D. 义齿基托组织面重衬
E. 调整$\overline{|4}$卡环的固位力

117. 基牙疼痛的原因是
A. 咬合干扰
B. 牙周病
C. 根尖周病
D. 受力过大
E. 牙本质敏感

118. 缓解疼痛的措施除了
A. $\overline{|4}$三臂卡环改为 RPI 卡环组
B. $\overline{43|}$间增加间隙卡环
C. 重新制作义齿
D. 舌杆组织面缓冲
E. 改用舌板大连接体

（119~120 题共用题干）

患者，男，52 岁。牙列缺失 6 个月，要求全口义齿修复。检查：两侧上颌结节较大，颊侧倒凹明显，上下颌牙槽嵴丰满，否认有全身疾病史。

119. 下列治疗措施中合理的是
A. 嘱患者自行按摩上颌结节至倒凹消失后再开始修复
B. 外科手术修整双侧上颌结节
C. 外科手术修整一侧上颌结节
D. 义齿基托避开两侧结节区
E. 印模时两侧上颌结节区缓冲

120. 如果该患者只有左侧上颌结节颊侧有少量倒凹，则不需要外科手术修整的理由是
A. 上颌义齿可斜向就位
B. 上颌义齿可垂直向上就位

C. 上颌义齿基托边缘可适当磨短
D. 上颌义齿基托边缘可适当磨短
E. 上颌义齿基托组织面可适当缓冲

（121～123 题共用题干）

患者，男，32 岁。大量吸烟史。患猩红热后 3 天，低热、乏力，颌下淋巴结肿大，牙龈疼痛、出血，口腔奇臭，不敢刷牙。检查可见上下前牙唇侧牙龈出血，龈缘溃疡。

121. 该患者可拟诊为
A. 慢性牙周炎
B. 疱疹性龈口炎
C. 雪口病
D. 急性坏死溃疡性龈炎
E. 带状疱疹

122. 通常该病的病因是
A. 真菌感染
B. 病毒感染
C. 抵抗力低下+细菌感染
D. 单纯疱疹病毒感染
E. 确切病因不清，多种因素

123. 最佳治疗方案应首选
A. 立即全口洁治，口服或肌内注射青霉素
B. 局部用 1%～2%过氧化氢溶液冲洗+含漱，口服维生素 C 和甲硝唑
C. 2%～4% $NaHCO_3$ 溶液含漱，补充铁剂、维生素 A，并输血
D. 口服激素+阿司匹林镇痛
E. 该病有自限性，无须特殊处理，7～10 天可自愈

（124～126 题共用题干）

一患者主诉左下后牙食物嵌塞。检查：左下 7、8 间食物嵌塞，龈乳头退缩，左下 8 正位且无对𬌗牙，过长。

124. 请分析引起食物嵌塞最可能的原因是
A. 上颌牙下垂
B. 对牙尖过于高陡
C. 两牙边缘嵴高度不一致
D. 外溢道消失
E. 龈乳头退缩

125. 除龈乳头退缩外，患者还可出现哪些症状
A. 牙龈发炎出血，局部有臭味
B. 牙周袋形成和牙槽骨吸收，严重者可发生牙周脓肿
C. 牙周膜可有轻度炎症，导致牙齿咬合不适或叩诊不适
D. 根面龋
E. 以上均可

126. 此患者解决食物嵌塞的最佳办法是
A. 调磨相邻两牙边缘嵴
B. 调磨对𬌗牙尖
C. 调磨磨耗小平面
D. 拔除左下 8
E. 扩展外展隙

（127～129 题共用题干）

患者，男，45 岁。主诉右下后牙自发性胀痛、咬合痛 1 周。检查：$\overline{76|}$间有嵌塞食物，牙龈触痛，$\overline{6|}$远中面龋深达牙本质浅层，冷诊敏感，叩诊（+），牙周检查（-）。

127. 可能的主诉诊断为
A. 急性牙髓炎
B. 中龋
C. 慢性牙髓炎
D. 慢性根尖炎
E. 龈乳头炎

128. 非主诉诊断为
A. 急性牙髓炎
B. 中龋
C. 龈乳头炎
D. 慢性根尖炎
E. 龈乳头炎

129. 该患者的治疗方法为
A. 去除嵌塞食物冲洗上药
B. 充填龋洞
C. 调磨牙尖
D. 去除嵌塞食物冲洗上药后充填窝洞
E. 牙髓治疗

（130～132 题共用题干）

患儿，男，5 岁。进食时不慎跌倒，筷子戳破腭部 2 小时。急诊检查见软腭有一约 15mm 长创口，为贯穿伤。患儿清醒，检查合作。

130. 该患儿的处理应是
A. 不需特殊处理
B. 患儿合作时应予清创缝合
C. 局部麻醉下清创缝合
D. 表面麻醉下清创缝合
E. 全麻下清创缝合

131. 如同时存在硬腭组织缺损，创口较大，此时的局部处理为
A. 应拉拢缝合，尽量缩小创面
B. 在硬腭两侧做松弛切口，然后缝合创面
C. 因患儿年龄小，组织再生能力强，可任其自行愈合

D. 由患儿家属决定是否手术缝合
E. 堵塞碘仿纱条保护创面即可
132. 如进行缝合，应
A. 鼻侧黏膜、肌层、口腔侧黏膜缝合
B. 肌层、口腔侧黏膜缝合
C. 口腔侧黏膜缝合
D. 鼻侧黏膜、口腔侧黏膜缝合
E. 全层贯穿缝合
（133~132 题共用题干）
患者，女，57 岁。876|567 缺失。余留牙均不松。54|间有约 1.5mm 的间隙。|8 近中舌向倾斜，稳固。拟行可摘局部义齿修复。
133. 为防止食物嵌塞，可摘局部义齿 54|上卡环的最佳设计是
A. 4|三臂卡环、5|间隙卡环
B. 联合卡环
C. RPI 卡环
D. 延伸卡环
E. 回力卡环
134. |8 最适合的卡环设计是
A. 三臂卡环
B. 回力卡环
C. RPI 卡环
D. 对半卡环
E. 圈形卡环
135. 所取印模应为
A. 弹性印模
B. 开口式印模
C. 解剖印模
D. 压力式印模
E. 一次性印模

【B 型题】

答 题 说 明

以下提供若干组考题，每组考题共用在考题前列出的 A、B、C、D、E 五个备选答案，请从中选择一个与问题关系最密切的答案。某个备选答案可能被选择一次、多次或不被选择。

（136~139 题共用备选答案）
A. 舌下腺囊肿
B. 皮样囊肿
C. 皮脂腺囊肿
D. 角化囊肿
E. 含牙囊肿
136. 穿刺抽出后的囊液呈蛋清样黏稠拉丝状的囊肿是
137. 缩余釉上皮与牙冠面之间出现液体渗出而形成的囊肿是
138. 囊肿壁与皮肤紧密粘连，中央有一小色素点的囊肿是
139. 可表现为多发囊肿的是哪项
（140~141 题共用备选答案）
A. 血管瘤、毛细血管瘤
B. 静脉畸形、海绵状血管瘤
C. 动静脉畸形、蔓状血管瘤
D. 淋巴管畸形大囊型、囊性水瘤
E. 淋巴管畸形微囊型、海绵型淋巴管瘤
140. 主要采用手术治疗，也可行动脉介入栓塞治疗的脉管畸形是
141. 体位移动试验阳性的脉管畸形是
（142~144 题共用备选答案）
A. 检查者偏倚
B. 回忆偏倚
C. 报告偏倚
D. 选择偏倚
E. 无应答偏倚
142. 调查对象因时间久远，难以准确回忆使回答不准确而造成的是
143. 在调查过程中，在随意选择样本人群而造成的是
144. 由于某些原因受检查者未接受检查而造成的偏倚是
（145~148 题共用备选答案）
患者，女，47 岁。|567 缺失，|8 近中倾斜 10°，牙槽骨无明显吸收。铸造支架式可摘局部义齿修复，4|4 为基牙，4|间隙卡环，|4 单臂卡环。2 周后复诊，诉义齿压痛，缺牙区黏膜弥漫性红肿，余留牙正常。
145. 造成义齿压痛最可能的原因是
A. 基托边缘伸展不足
B. 基托边缘伸展过长
C. 基托材料过敏

D. 义齿下沉

E. 咬合力大

146. 初戴时发现义齿游离端翘动，金属支架部分可完全就位，$\overline{4|4}$ 𬌗支托成为支点。最可能导致义齿翘动的原因是

A. 支架变形

B. 卡环过紧

C. 牙槽嵴黏膜薄

D. 未取功能印模

E. 模型上基牙移位

147. 旧义齿的设计缺陷主要是

A. 人工牙未减数

B. 基牙支持不够

C. 卡环固位力不足

D. 基托材料选择不当

E. 卡环稳定作用不足

148. 如果$\overline{|8}$有根管治疗史，不松动，叩痛(-)。重新义齿修复前首先应进行的是

A. 拔除$\overline{|8}$

B. $\overline{|8}$桩核冠修复

C. 拍摄$\overline{|8}$ X线片

D. $\overline{|8}$重新根管治疗

E. $\overline{|8}$调𬌗

(149~150题共用备选答案)

A. 息止颌位法

B. 卷舌后舔法

C. 哥特弓描记法

D. 吞咽咬合法

E. 前伸颌位记录

149. 确定髁道斜度采用

150. 确定垂直距离采用

参考答案与解析

第二单元

1. E【解析】缝合面颈部皮肤时，针尖与皮肤垂直，并使皮肤切口两侧进针间距等于或略小于皮下间距。

2. C【解析】放射性骨髓炎的主要病理变化是骨的变性和坏死。

3. B【解析】分泌管细胞光镜下可见基底都有纵纹，有吸钠排钾功能。

4. D【解析】殆支托的作用包括：支承传递殆力，稳定义齿，防止食物嵌塞和恢复殆关系。防止义齿侧向及殆向移位的作用主要依靠卡环实现。殆支托呈匙形，与支托凹呈球凹接触关系，其本身不具备防止义齿侧向及殆向移位的功能。

5. A【解析】牙槽骨不平吸收时形成的牙周袋通常为骨上袋。

6. C【解析】髓腔形态随年龄的增长不断变化。乳牙的髓腔从相对比例看较恒牙大，青少年恒牙髓腔比年老者大。

7. D【解析】上7受上牙槽后神经（上颌结节麻醉可阻止）和腭大神经支配（腭大孔麻醉可阻止）。

8. D【解析】牙体预备过程中，应特别注意防止对牙髓的损伤。高温、化学刺激或微生物的侵犯都会引起牙髓不可逆性的炎性反应。①防止温度过高。牙体制备时，金刚车针切割牙体组织会产热，产热的多少与车针的种类、形状、磨耗情况、旋转速度、术者施压的大小等因素有关。高速手机预备牙体时，必须喷水冷却，防止过热，仅用喷气冷却不足以消除高热对牙髓的危害。高速车针预备时对牙切割面轻轻的施力既能防止温度的升高，又能有效地磨除牙体组织。在对固位沟和针道预备时，应降低手机转速，因为水的冷却作用很难达到沟和针道的深在部位。如果喷雾水妨碍视线影响对边缘处精修，可降低手机转速。②避免化学性损害。有些修复材料在新鲜牙本质表面对牙髓的刺激性较大，对这种情况应采取护髓措施。③防止细菌感染。去除感染牙本质时力求彻底，但也没有必要常规使用抗生素来预防牙髓炎，因为活髓的牙本质有一定的抗菌能力，且许多牙用材料，包括磷酸锌粘固剂本身具有抗菌作用。因此选D。

9. A【解析】萌出囊肿是发生于覆盖在正在萌出的乳牙或恒牙牙冠表面的黏膜软组织内，是生于骨外软组织内的含牙囊肿，即萌出牙的缩余釉上皮与釉质之间液体潴留而形成的囊肿。

10. C【解析】脱位牙不能干燥保存（清洁纸包藏）。

11. E【解析】牙周病的最基本治疗应包括清除菌斑和牙石。

12. C【解析】侵袭性牙周炎（青少年牙周炎）的特点之一是好发于第一磨牙。

13. B【解析】放线菌是人口腔正常菌丛中最常见的革兰阳性丝状菌，黏性放线菌促进变形链球菌定植于根面，对根面菌斑形成根面龋的发生有重要的协同作用；乳杆菌是口腔的正常菌群，它可能不是龋病发生的初始致病菌，但参与龋病的发展，可能是导致牙本质龋、根面龋发展的致龋菌之一；变形链球菌有强的致龋性，它不仅是冠部龋病的主要致病龋，也是根部的主要致病龋。

14. B【解析】第二乳磨牙牙冠短小，色白，近中颊尖、远中颊尖及远中尖的大小约相等，第二乳磨牙的根干短，牙根向外张开，牙冠颈部明显缩小，颈嵴较突，牙冠由向殆方缩小。

15. D【解析】慢性牙周炎早期牙槽骨吸收量少，而牙齿松动往往由于牙槽骨吸收至一定程度后才发生，因此，慢性牙周炎早期症状中没有牙齿松动。

16. B【解析】人类口腔念珠菌病的主要致病菌是白念珠菌、热带念珠菌、高里念珠菌，占60%～80%。

17. D【解析】牙齿移位是四大症状外的晚期伴发症状，因此选D。牙周袋形成、牙龈炎症、牙槽骨吸收、牙齿松动是牙周炎的四大症状。

18. B【解析】甲硝唑对厌氧微生物具有杀菌作用。

19. E【解析】乳牙外伤的最大影响是影响继承恒牙。如发现影响恒牙的表现，应及时拔除。

20. E【解析】牙菌斑内的细菌有20多种。

21. D【解析】乳牙髓腔的特点是髓室大、髓壁薄、髓角高、根管粗、根管方向斜度较大、根尖孔亦大。

22. B【解析】除了中位数，其余各项均为资料分析的常用指标。

23. D【解析】CLS：0＝龈上、龈下无牙石；1＝龈上牙石覆盖面积占牙面1/3以下；2＝龈上牙石覆盖面积在牙面1/3～2/3，或牙颈部有散在龈下牙石（E错）；3＝龈上牙石覆盖面积占牙面2/3以上，或牙颈部有连续而厚的龈下牙石（D 对）。

24. C【解析】年轻恒牙牙髓病治疗原则：尽量保存活髓组织，尤其是保存活的牙乳头以保证牙根能继续发育和生理性牙本质形成。如不能保存全部活髓，也应保存根部活髓。如不能保存根部活髓，也应保存牙齿。

25. C【解析】牙釉质与牙骨质的交界有 3 种方式：①少量牙骨质覆盖在牙釉质表面，此种情况占 60%。②牙釉质与牙骨质端端相接，此种情况占 30%。③牙釉质与牙骨质没有接触而是彼此分开小段距离，此种情况占 10%。

26. E【解析】复发性口腔溃疡的确切病因尚不清楚，有人提出发病与细菌感染、病毒感染、营养障碍、遗传因素等因素有关，学界的趋同看法是其发病机制是由多种因素综合作用的结果。

27. C【解析】牙周炎病损确立期上皮下结缔组织内出现大量的淋巴细胞，除了 T 淋巴细胞以外，B 淋巴细胞不断增多，可见较多浆细胞。结合上皮继续向根方增殖，形成较浅的牙周袋。此时炎症仅限于软组织中，尚未见明显的牙槽骨吸收。此期大部分病损还处于静止状态。

28. B【解析】钳取根适用于高位残根、牙颈部断根。

29. A【解析】可复性关节盘前移位出现的弹响是在开口运动初期时，由髁状突横嵴撞击前移的关节盘后带的边缘所引起，一般弹响声音清脆，继续开口，髁状突前移，同时关节盘向后反跳，恢复正常的髁状突-关节盘关系。闭口末期，关节盘又恢复至前移位时，产生闭口末弹响。

30. C【解析】贝尔面瘫急性期强电刺激，可导致继发性面肌痉挛。

31. B【解析】为避免先天性双侧唇腭裂患儿前颌突过度生长，出生后应尽早行正畸治疗。

32. D【解析】挫伤是皮下及深部组织遭受力的挤压损伤而无开放创口。伤处的小血管和淋巴管破裂，常有组织内渗血而形成瘀斑，甚至发生血肿。主要特点是局部皮肤变色、肿、胀和疼痛。挫伤的治疗主要是止血、镇痛、预防感染、促进血肿吸收和恢复功能。早期可用冷敷和加压包扎止血。如血肿较大，可在无菌条件下，用粗针头将淤血抽出，然后加压包扎。已形成血肿者，2 天后可用热敷。理疗或中药外敷，促进血肿吸收及消散。血肿如有感染，应予切开，清除脓液及腐败血凝块，建立引流，并应用抗生素控制感染。

33. C【解析】上颌骨水平高位骨折时常常伴发脑脊液漏，这时的处理原则应是尽量避免感染由漏口向颅内扩散，故应用抗生素，保持漏口局部的清洁，同时观察脑脊液量及色泽，判断病情的严重程度，在脑脊液漏停止一定时间后才处理颅骨骨折。进行鼻腔冲洗，有可能导致感染扩散。

34. B【解析】口底多间隙感染，口底黏膜出现水肿，如肿胀向舌根发展，则可出现呼吸困难，使患者不能平卧，严重者烦躁不安，呼吸短促，口唇青紫、发绀，甚至出现三凹征。

35. C【解析】牙源性角化囊肿在 X 线片上可表现为单房性或多房性、沿颌骨长轴生长、邻牙被推移位或脱落。成釉细胞瘤最典型的表现是呈多房性、房差悬殊、边缘呈切迹状、根呈锯齿状吸收。

36. B【解析】为明确肿瘤的诊断，当肿瘤位置表浅或有溃疡时，最好在肿瘤的边缘与正常组织交处切除一块楔形组织送病理检查，因此正确答案应为 B。

37. C【解析】面神经解剖将腮腺分为深叶和浅叶。

38. E【解析】乳牙深龋近髓、软化牙本质多，最合适的治疗方法是活髓切断术。

39. A【解析】85%左右的涎石病发生于下颌下腺，其次是腮腺。

40. B【解析】眶下神经阻滞麻醉又称眶下孔或眶下管注射法。可麻醉上牙槽前、中神经。

41. E【解析】下颌第二磨牙拔除术应行下牙槽神经阻滞麻醉、舌神经阻滞麻醉和颊神经阻滞麻醉。

42. E【解析】单侧颞下颌关节急性前脱位的临床表现是颏部中线偏向健侧，健侧后牙反𬌗。

43. B【解析】流行病学数据。根据以前的调查，新生儿唇腭裂的患病率大约为 1∶1000，但各地的资料并不完全一样。根据我国出生缺陷检测中心 1996—2000 年所获得的结果显示，在全国 31 个省（市、自治区）的一百多万围产儿中，检出唇腭裂患者2265例，其患病率为 1.625∶1000。上述资料表明，我国唇腭裂的患病率有上升趋势，与近期国外的报道相近似。据统计，唇腭裂患者男女性别之比为 1.5∶1，男性多于女性。

44. A【解析】窝沟封闭的非适应证：①已经患龋或是已经充填的牙齿。②牙齿尚未完全萌出，部分咬𬌗面被牙龈覆盖。③咬𬌗面无深的窝沟点隙、自洁作用好。④儿童不合作，不能配合正常操作。故选 A。

45. A【解析】牙周膜是连接牙骨质与牙槽骨之间的致密结缔组织，其厚度范围是 0.15～0.38mm，在根中 1/3 最薄。

46. C【解析】只有选项 C 符合颌面部闭合性损

伤的特点。

47. B【解析】舌下皱襞外侧做切口是舌下间隙脓肿口内切开引流的首选切口。

48. C【解析】与恒牙相比，乳牙髓腔髓室大，髓角高。

49. D【解析】口腔白斑主要表现为上皮增生，有过度角化。

50. C【解析】口腔念珠菌感染的首选诊断技术为病损区涂片镜检。

51. B【解析】与金属材料相比，烤瓷材料美观效果好。

52. D【解析】口腔单纯疱疹病毒感染不需要做活检。

53. E【解析】可摘局部义齿组成包括人工牙、基托、连接体和固位体，桥体是固定局部义齿的组成部分。

54. E【解析】对创伤性溃疡和复发性溃疡进行鉴别诊断时需要考虑有无复发史、有无自限性、好发部位和有无疼痛及疼痛程度等方面。

55. B【解析】扩大全口义齿基托面积可以增加基托与黏膜的吸附力和大气压力，增大义齿固位力，而且可以分散咬合压力，但不会增加义齿的强度。

56. A【解析】吸烟是牙周病的重要危险因素之一。吸烟影响局部的血液循环，影响体液免疫、细胞免疫和炎症过程，尤其是削弱口腔中性粒细胞的趋化和吞噬功能。吸烟是牙周病的全身易感因素之一。

57. D【解析】复发性口腔溃疡具有周期性、复发性和自限性。

58. B【解析】修复前口腔的一般处理不需要正畸正颌治疗。

59. C【解析】选择固定桥基牙时，基牙不一定要是活髓。

60. E【解析】翘动、摆动、上下动的原因：卡环体与基牙不贴合，间接固位体放置的位置不当，支托、卡环在牙面形成支点，卡环无固位力。处理方法：修改卡环与支托，或重新制作卡环与支托。

61. D【解析】治疗口腔念珠菌病应用抗真菌药物治疗，肤轻松软膏是激素类药物，不能使用，故选D。

62. B【解析】舌邻殆面嵌体属于多面嵌体，颈部嵌体属于单面嵌体。

63. D【解析】为保证修复效果，应尽量保证1.5~2.0mm的牙本质肩领。

64. B【解析】修复前需做的牙槽骨处理目的是消除不良骨形态对修复效果的影响，改善修复效果，应除外再植术。

65. E【解析】氢氧化钙糊剂不易吸收，牙胶尖+氢氧化钙糊剂可以获得最佳的根尖封闭。

66. B【解析】倒钩卡环，卡环臂呈倒钩形，适用于Ⅱ型观测线基牙。

67. B【解析】主承托区指垂直于殆力受力方向的区域。包括牙槽嵴顶区、腭部穹隆区、颊棚区等区域。该区的骨组织上覆盖着高度角化的复层鳞状上皮，其下有致密的黏膜下层附着，因此能承受咀嚼压力，抵抗义齿基托的碰撞而不造成组织的创伤。

68. C【解析】氟化亚锡与氯己定的作用会相互抵消。

69. A【解析】医疗消费的本质决定了患者与医生的服务关系中总是处于劣势的地位，故应强调维护患者权益。

70. C【解析】记忆题。

71. E【解析】《中华人民共和国基本医疗卫生与健康促进法》的施行日期是2020年6月1日。

72. C【解析】根面龋易出现于50岁以上的患者。

73. C【解析】使用中的牙刷应放在通风环境保存。

74. D【解析】由县级以上人民政府卫生行政部门责令限期改正；逾期不改的，进行通报批评，并予以警告；情节严重或者造成严重后果的，可处3万元以下的罚款，对负有责任的主管人员和其他直接责任人员依法给予处分。

75. D【解析】氟牙症属于慢性病变。

76. A【解析】其余各项均为医疗机构应悬挂于明显处的文件。

77. B【解析】乳磨牙一般在2.5~3.0岁完全萌出。3~4岁是最适宜做窝沟封闭的时间。

78. B【解析】高科技的出现可以维持植物人的心搏呼吸，但是在这样生存状态下的人失去了他的社会意义，现代生物-心理-社会医学模式要求不仅重视人的生物生存状态，而且更加重视人的社会生存状态。人区别于狭义动物，就在于能够以社会的方式生存，只有具有社会价值的生命才是真正的人的生命。所以对植物人的治疗决策就成了一个难题。

79. E【解析】一级预防为病因预防，包括口腔健康教育和预防措施；二级预防是三早预防，即早发现、早诊断和早治疗；三级预防主要指对症治疗，恢复口腔功能。针对上述要点对照备选答案中所列临床口腔医师的职责，用排除法可以比较容易地找出正确答案应该是E。本题重点考查口腔三级预防的概念和每一级预防的内容要点。

80. A【解析】镜下见含牙囊肿上皮衬里为复层扁平上皮，由2~5层扁平或矮立方状细胞组成，无角化、无上皮钉突。

81. C【解析】该患者有心血管疾病，在上述3种局麻药中只有利多卡因对心血管疾病的患者最为安全。

82. C【解析】M指因龋失牙。而超过45岁的患者无论因龋还是因牙周病失牙均记M。

83. E【解析】硅橡胶印模材料具有精准、稳定、变形小等特点。

84. E【解析】该患者25岁，全口无龋齿，无预防性充填的指征。其余各项均是可实行的龋病预防措施。

85. D【解析】根据三叉神经在口腔内的分布，鼻腭神经支配上颌1~3的腭侧牙龈及黏骨膜，上牙槽前神经支配上颌1~3及其唇侧牙龈。因此拔除上颌侧切牙需要麻醉鼻腭神经和上牙槽前神经。

86. B【解析】根据题干，患者恒中切牙嵌入性脱位，对嵌入脱位的年轻恒牙，不可强行拉出复位，以免造成更大的创伤，诱发牙根和边缘牙槽突的吸收。因此，应对症治疗，继续观察，任其自然萌出是最可取的处理方法，一般在半年后换牙能萌出到原来的位置。

87. B【解析】含牙囊肿的病理特点是囊肿内含牙，囊壁附着于牙颈部。镜下的特点是上皮较薄，有2~3层细胞，类似于缩余釉上皮。其他的备选答案中个别囊肿内也可含牙，但不附着于牙颈部。

88. C【解析】间接盖髓术适应证：深龋、外伤等造成近髓的患牙；深龋引起的可复性牙髓炎；无自发痛、去腐净后未穿髓，但龋损接近髓。难排除慢性牙髓炎时，做诊断性治疗。

89. A【解析】因其自述咬硬物敏感点明确，可通过探诊找到敏感点进行脱敏。

90. B【解析】炎症细胞自根尖附近的牙槽骨骨髓腔在牙槽骨内蔓延，脓液穿过骨松质到达骨外板，再通过骨皮质上的营养孔到达骨膜下。骨膜坚韧致密，不易穿破，脓液在此积聚，造成局部压力增高。此阶段称骨膜下脓肿阶段。

91. B【解析】根据题干可看出该患者为慢性龈炎的表现，对慢性龈炎的治疗主要是局部治疗，局部清除菌斑微生物和牙石等局部刺激因素，故选B；不需要全身药物治疗，因此可排除A和D；因无牙周袋，也无牙龈增生，因此也不需要根面平整和牙龈切除术，可排除C和E。

92. E【解析】做正中咬合时，上颌义齿有明显扭转，是因为未取得正确的正中关系。

93. A【解析】慢性涎腺炎的主要病理变化是淋巴细胞或浆细胞浸润，部分腺泡破坏，纤维组织修复性增生。这种增生在腺管周围更明显。舍格伦综合征、坏死性涎腺化生和涎腺症中一般无纤维性修复变化。涎腺结核以肉芽肿样病变为主要表现。

94. C【解析】后牙复面洞银汞合金充填后充填体上有亮点并有咬物酸痛和叩诊轻度不适，表明患牙有轻度的创伤性根周膜炎，医生首选的治疗应是调磨充填体高点，让轻度的创伤性根周膜炎恢复。其他治疗均不对症。

95. C【解析】该患牙咬殆面畸形，中央尖折断后，暴露了髓角引起牙髓感染和牙髓炎症。患者出现了典型的急性牙髓炎的症状，炎症尚未涉及根尖周组织。

96. B【解析】腭裂术后出现语音障碍的发生率因报道者、年代及地区等的不同，其发生率难以一致。但至今还未见有腭裂术后患者无异常语音发声的报道。因此，国内外长期从事该临床工作和学术领域的人员认为语音治疗在腭裂序列治疗中是一项既重要，又不可缺少的重要措施之一。

97. D【解析】患者上前牙外伤冠折露髓已半年，现唇侧龈肿胀，考虑最大的可能性是患慢性根尖周炎，最重要的可以确诊的检查项目是X线检查。

98. D【解析】慢性皮肤黏膜念珠菌病是皮肤、黏膜、毛发和指甲持续性念珠菌感染的细菌免疫缺陷病。多发生于女性，可在任何年龄发病。婴儿常有持续性鹅口疮。病变症状轻，仅累及指甲，重者全身皮肤、黏膜和毛发受累。

99. C【解析】患者的临床表现中没有坏死性龈炎的特征性表现，可排除A。患牙有附着丧失，可排除B。患牙无龋损，温度测验反应正常，说明牙髓活力正常，可排除D。患者主要表现为颊侧有脓肿，且有波动感、有牙周袋，为急性牙周脓肿的表现，而不是龈乳头炎的表现，因此，正确答案选C。

100. C【解析】窝沟封闭时冲洗酸蚀后用水加压冲洗牙面10~15秒，如用含磷酸的凝胶酸蚀，冲洗时间应加倍。

101. E【解析】牙龈触之出血、肿胀。检查示上前牙龈肿胀充血明显，鲜红，触之出血，质软，探无附着丧失，有牙垢，妊娠3个月，诊断为妊娠期龈炎。

102. C【解析】现况调查对率做抽样调查时的样本含量估计公式：$N=k\times Q/P$。k是根据研究项目的容许误差大小而定。容许误差为10%，$k=400$；容许误差为15%，$k=178$；容许误差为20%，$k=100$。N为调查人数，P为某病的预期患病率，$Q=1-P$。

103. D【解析】B选项是混淆项，前庭沟较浅，应设计RPA卡环组。

104. D【解析】饮水氟是人体的主要摄氟途径，人体中60%以上的氟来自饮水。但该山区饮水氟浓度不高，所以C选项不对。A、B、E选项均不会是高氟的来源。而空气中的氟不是人体氟的主要来源，只有在某些特殊的情况下才能引起空气氟污染。故选D。考点知识补充，人体氟的来源：①饮水，人体氟的主要来源是饮水，水中氟很容易被吸收。机体从饮水中摄入氟量的多少直接受到饮水氟浓度和饮水量的调控。饮水摄入量又与个体的年龄、生活习惯及当地的气温等因素有关。热带地区饮水量显著大于严寒地区。习惯饮茶可增加人体氟的摄入量，茶叶干品中含的氟可被浸泡出来，在淡茶水中也含有1mg/L，以上的氟。嗜好饮茶的人，每日从茶叶中可摄入1~3mg的氟。②食物，人体每天摄入的氟约有25%来自食品。所有食品，包括植物或动物食品中都含有一定量的氟，但差异很大。故从食品中摄取的氟量不是恒定的。③空气，虽然空气中的氟不是人体氟的主要来源，但在某些特殊环境条件下引起空气氟污染，可给人体带来危害，造成机体氟中毒。④其他可能的氟来源。虽然人体摄入氟的主要来源是饮水和食物，但如果不在医生指导下适量应用口腔局部用氟产品，可导致机体氟摄入量增高。年幼儿童使用含氟牙膏后由于吞咽反射尚不能有效得到控制，也可使机体的氟摄人量增高。⑤氟的总摄入量为每日空气、水、膳食等摄氟量的总和（mg/d）。每个国家，每个地区的人都不一样。每千克体重的总摄氟量在0.05~0.07mg为适宜，习惯上不应超过上限。

105. B【解析】据Dean氟牙症分类系统标准，釉质半透明有轻度改变（从可见少数白纹斑到偶见白色斑点），可诊断为可疑。

106. B【解析】表浅的隐裂常无明显症状，较深时则遇冷热刺激敏感，或有咬合时不适感。深的隐裂因已达牙本质深层，多有慢性牙髓炎症状，有时也可急性发作，并出现定点性咀嚼剧痛。凡出现上述症状而未能发现患牙有深的龋洞或深的牙周袋，牙面上探不到敏感点时，应考虑牙隐裂的存在。

107. D【解析】急性根尖周炎的应急处理如下：建立髓腔引流（开髓，清除髓室和根管内感染坏死组织）；切开排脓；全身应用抗菌药物。

108. C【解析】断面在龈上2mm，且无牙冠短的信息，无须牙冠延长。

109. E【解析】X线检查可明确牙根是否有根折。

110. B【解析】RPI卡环组减小对基牙的扭力，同时相应地增加了牙槽嵴负担。

111. C【解析】1|近中扭转近90°，且伴有唇侧倾斜，改善美观需行根管治疗后利用桩核冠修复调整患牙牙冠角度。

112. C【解析】对于牙髓正常的患牙，根充后观察1周可以行桩核修复。

113. B【解析】患者肿物时大时小，进食时局部胀痛，根据患者病情描述，可初步怀疑是涎石病，因而问诊时应注重与进食的关系。

114. C【解析】涎石病的临床表现；进食时短时间内（几分钟）腺体肿大，局部胀感及疼痛，疼痛有时剧烈，呈针刺样，即所谓的涎绞痛。可放射到舌及耳颞部，进食停止后，半小时左右腺体肿胀消退，症状消失，可反复发作。当结石阻塞严重，或完全阻塞时，腺体肿胀持续存在，腺体变硬。最终导致腺体萎缩，失去分泌唾液的功能。根据此患者的临床表现可知其为涎石症致慢性下颌下腺炎。

115. C【解析】口底浅，大连接体为舌杆，发现舌系带根部小溃疡。最可能的原因是舌杆位置过低。

116. A【解析】下颌隆突处容易产生压痛，可在组织面适当缓冲。

117. D【解析】双侧后牙游离缺失，可摘局部义齿支点应设计面支承式。本例患者未设置间接固位体，因此基牙受力过大，产生疼痛。

118. D【解析】缓解疼痛的措施是减小基牙所受扭力，增加间接固位体，压痛处缓冲，修改大连接体设计。需要重新制作义齿。

119. C【解析】双侧上颌结节有大的倒凹，自行按摩没有作用，需要手术修整一侧上颌结节，另一侧可旋转就位。

120. A【解析】只有左侧上颌结节颊侧有少量倒凹，不需要外科手术修整的理由是上颌义齿可斜向就位。

121. D【解析】该患者为青壮年男性，近期工作压力过大，且有长期大量吸烟史，根据临床表现可考虑急性坏死溃疡性龈炎。

122. C【解析】该病可由抵抗力低下和细菌感染引起。

123. B【解析】急性坏死溃疡性龈炎应局部用1%~2%过氧化氢溶液冲洗+含漱，口服维生素C和甲硝唑。

124. E【解析】龈乳头退缩是引起食物嵌塞的常见因素。

125. E【解析】食物嵌塞作为牙周炎的局部因素，可引起牙龈出血，牙周袋形成和牙槽骨吸收，严重者可发生牙周脓肿。炎症侵犯牙周膜时可导致牙齿咬合不适或叩诊不适，并可造成根面龋。

126. D【解析】该病病因为左下8伸长，两牙边缘嵴高度不一致，且无对殆牙。为解决食物嵌塞可考虑拔除左下 8。

127. E【解析】龈乳头炎疼痛性质为持续性胀痛，疼痛多可定位。检查时可发现患者所指示的部位龈乳头有充血水肿现象，触痛明显。患处两邻牙间可见食物嵌塞的痕迹或有食物嵌塞史。一般未查及可引起牙髓炎的牙体硬组织损害及其他疾患。患者主诉右下后牙自发性胀痛、咬合痛 1 周，牙周诊断（-），故可能的主诉诊断为龈乳头炎。

128. B【解析】患者检查见 $\overline{6|}$ 远中面龋深达牙本质浅层，冷诊敏感。故非主诉诊断为中龋。

129. D【解析】$\overline{6|}$ 远中面中龋，$\overline{76|}$ 间食物嵌塞，引起龈乳头炎，故应去除嵌塞食物冲洗上药，使牙龈炎症缓解后充填窝洞。

130. C【解析】患儿清醒，检查合作，软腭贯通伤，应在局部麻醉下清创缝合。

131. B【解析】硬腭损伤者，如无组织缺损，经清创后在创口两侧做黏膜下潜行分离直接缝合。组织缺损不多，可在硬腭两侧做松弛切口，贴骨面进行分离，然后直接缝合。双侧松弛切口可填塞碘仿纱条。组织缺损多者，用双侧松弛切口不能达到缝合的目的，可用局部黏膜瓣转移修补创面。

132. A【解析】软腭损伤无论是部分或全层均可在清创后按层次直接缝合。

133. B【解析】联合卡环有防止食物嵌塞的作用。

134. E【解析】圈形卡环适用于孤立的末端基牙，尤其是倾斜的孤立磨牙。

135. D【解析】一侧后牙游离缺失，应取压力式印模。

136. A【解析】舌下腺分泌唾液为黏液，阻塞后分泌物也浓缩呈蛋清样黏稠拉丝状。为皮脂腺排泄阻塞所致，与皮肤关系密切，常发生感染，故与皮肤粘连。

137. E【解析】含牙囊肿发生于牙冠或牙根形成后，由缩余釉上皮与牙冠之间的渗出形成的。

138. C【解析】色素点即毛孔处，为皮脂腺囊肿。

139. D【解析】痣样基底细胞癌综合征即有多发角化囊肿。可表现为多发囊肿。

140. C【解析】动静脉畸形和蔓状血管瘤主要采取手术治疗，也可行动脉介入栓塞治疗。

141. B【解析】体位移动试验阳性是静脉畸形、海绵状血管瘤的特征性表现。

142. B【解析】回忆偏倚是指研究对象在回忆以往研究因素的暴露情况等信息时，由于准确性或完整性的差异而导致的系统误差。属于信息偏倚的一种。

143. D【解析】选择偏倚是选择研究对象时，被选入者特征上的差异所产生的系统误差。

144. E【解析】无应答偏倚是指由于种种原因对没有调查信息予以应答的研究对象造成的偏倚。属于信息偏倚的一种。

145. D【解析】本体考查可摘局部义齿支持形式的设计。本病例是 Kennedy 第三类缺损，属于非游离缺失，基牙条件好时应采用牙支持式义齿设计。邻近缺隙的基牙条件好时应尽量放置直接固位体。该病例的义齿没有利用 $\overline{|8}$ 获得支持，且由于 $\overline{|8}$ 的限制，义齿鞍基后部伸展范围有限，牙槽嵴负担重，导致黏膜压痛。

146. D【解析】因为金属支架部分能够完全就位，所以排除 A、B、E。牙槽嵴黏膜薄易导致黏膜压痛，但不会使义齿容易下沉。翘动的原因最可能是未取得游离缺失端的功能形态，而取的是解剖式印模，义齿游离端受力时因黏膜的受压变形，导致义齿翘动。

147. B【解析】$\overline{4|4}$ 为基牙，$\overline{|567}$ 缺失，黏膜压痛，说明基牙数量和支持不够。

148. C【解析】为了确定 $\overline{|8}$ 的诊疗计划，必须先拍 X 线片，检查其牙周健康和牙髓治疗情况。

149. E【解析】下颌前伸时出现 Christensen 现象，记录楔形间隙，得到前伸髁导斜度。

150. A【解析】息止颌位测量面下高度后，减去息止殆间隙的数值，得到垂直距离。

预测试卷三

第 一 单 元

【A_1 型题】

答 题 说 明

每一道考试题下面有 A、B、C、D、E 五个备选答案，请从中选择一个最佳答案。

1. 以下关于一般伤口缝合的叙述中，哪项是错误的
A. 缝线包括的切口两侧组织应等量、对称
B. 缝针应垂直进入组织，避免创缘过度外翻或内卷
C. 缝合顺序应是先固定侧，后游离侧
D. 缝合应在无张力或最小张力下进行
E. 在口角、眼睑等功能部位应避免过长的直线缝合

2. 根管治疗时扩锉的要点不包含
A. 器械使用应由小到大
B. 一般捻转不超过 360°
C. 边扩大边冲洗
D. 扩大针和锉交替使用
E. 根管扩大的程度应根据充填根管的方法而定

3. 单纯性高血压患者血压高于多少时则应先控制血压后拔牙
A. 150/95mmHg
B. 160/95mmHg
C. 170/95mmHg
D. 180/95mmHg
E. 180/100mmHg

4. 在经典途径、替代途径中均起作用的补体成分是
A. C3
B. C2
C. C1q
D. C1r
E. C1s

5. 在社区口腔保健人员培训课程中，开展老年人口腔保健的主要措施是
A. 提高自身抗病能力
B. 戒除生活不良嗜好
C. 定期口腔健康检查
D. 恢复机体基本功能
E. 养成良好的生活方式

6. 妇女妊娠期口腔保健内容不包括
A. 口腔健康教育
B. 口腔卫生指导
C. 口腔健康检查
D. 定期产前检查
E. 产前口腔咨询

7. 口腔黏膜血疱最常见的原因是
A. 天疱疮
B. 血小板减少性紫癜
C. 血友病
D. 理化及机械刺激
E. 大疱性类天疱疮

8. 必须用 X 线检查诊断的疾病是
A. 殆面龋
B. 急性牙髓炎
C. 慢性牙髓炎
D. 慢性根尖周炎
E. 急性根尖周炎

9. 肿瘤治疗不包括
A. 主动免疫治疗
B. 非特异性免疫治疗
C. 抗肿瘤导向治疗
D. 血浆置换
E. 过继免疫治疗

10. 下列哪种组织器官对放射线高度敏感
A. 角膜
B. 腮腺
C. 下颌下腺
D. 软骨和骨组织
E. 心脏
11. 牙釉质的基本结构是釉柱，釉柱自釉质牙本质界至牙表面的行程并不是完全呈直线，哪部分较直
A. 近表面1/2
B. 近表面1/3
C. 内1/2
D. 内1/3
E. 内2/3
12. 特异性杀伤肿瘤的细胞是
A. 细胞毒性T淋巴细胞（CTL）
B. 自然杀伤细胞（NK细胞）
C. 巨噬细胞（MΦ）
D. 淋巴因子激活的杀伤细胞（LAK细胞）
E. 中性粒细胞
13. 窝沟封闭脱落最主要的原因是
A. 牙面清洁不彻底
B. 酸蚀面积太小
C. 酸蚀时间不够
D. 光固时间短
E. 酸蚀后唾液污染
14. 哪种釉质牙骨质界结构最易引起牙本质敏感症
A. 少量牙骨质覆盖在牙釉质表面
B. 多量牙骨质覆盖在牙釉质表面
C. 牙釉质与牙骨质分离
D. 牙釉质与牙骨质端端相接
E. 少量牙釉质覆盖在牙骨质表面
15. 对前期牙本质的描述不正确的是
A. 是未矿化的牙本质
B. 位于矿化牙本质的内侧
C. 活髓牙中总有一层尚未矿化的牙本质
D. 发育完成的牙比正在发育的牙厚
E. 是成牙本质细胞分泌的
16. 缺钙会出现下列哪种情况
A. 异食癖
B. 佝偻病
C. 侏儒症
D. 贫血
E. 夜盲症
17. 不是预防性树脂充填适应证的是
A. 窝沟有龋能卡住探针
B. 深的窝沟有患龋倾向
C. 窝沟发现有早期龋
D. 殆面窝沟有龋损
E. 对侧牙有患龋倾向
18. 属于缺陷病毒的是
A. HAV
B. HBV
C. HCV
D. HDV
E. HEV
19. 红、橙、黄3种颜色，往往使人产生温暖的感觉，被称为“暖色调”，这种心理现象是感觉的
A. 相互作用
B. 后像
C. 适应
D. 联觉
E. 感受性
20. 牙髓的组织学分层由内向外正确的是
A. 成牙本质细胞层、多细胞层、乏细胞层和髓核
B. 成牙本质细胞层、乏细胞层、多细胞层和髓核
C. 髓核、多细胞层、乏细胞层和成牙本质细胞层
D. 髓核、乏细胞层、多细胞层和成牙本质细胞层
E. 成牙本质细胞层、髓核、乏细胞层、多细胞层
21. 口腔健康促进中起主导作用的是
A. 公众
B. 牙防指导组
C. 主要行政领导
D. 口腔医务工作者
E. 口腔医学院教师
22. 下列关于釉质牙骨质界的叙述正确的是
A. 牙釉质和牙骨质端端相接约占10%
B. 牙釉质覆盖牙骨质少许约占60%
C. 牙骨质覆盖牙釉质少许约占60%
D. 牙骨质覆盖牙釉质少许约占10%
E. 牙釉质和牙骨质分离约占30%
23. 属于器官特异性自身免疫病的是
A. 系统性红斑狼疮
B. 全身性硬皮病
C. 多发性肌炎
D. 干燥综合征
E. 弥漫性甲状腺肿

24. 下列有关腮腺造影侧位片及后前位片可见影像特点描述错误的是

A. 侧位片可显示腮腺导管系统及腺实质的侧位影像

B. 侧位片上导管系统在腺体内逐渐由粗至细

C. 侧位片上主导管在下颌支上斜向后上走行

D. 后前位片上主导管在距下颌支外缘约1cm处，转向后方并向上、下分支

E. 后前位片上腺体紧贴下颌支外侧，上下两端较薄，中间较厚

25. 引起脊髓灰质炎、甲型肝炎等疾病的病毒结构组成是

A. 核酸和刺突

B. 衣壳和包膜

C. 基质蛋白和衣壳

D. 核酸和包膜

E. 核酸和衣壳

26. 下颌下腺主导管长

A. 5~6cm

B. 6~7cm

C. 5~7cm

D. 6~8cm

E. 7~8cm

27. 在口腔科设备缺乏的地区，世界卫生组织推荐的龋病治疗方法是

A. 窝沟封闭

B. 银汞合金充填

C. 非创伤性充填

D. 复合树脂充填

E. 预防性树脂充填

28. 经典的精神分析理论认为自责和过失感源于

A. 过强的原我

B. 潜意识

C. 过强的自我

D. 过强的超我

E. 压抑感

29. 牙龈结合上皮来源于

A. 牙板

B. 牙囊

C. 牙周上皮剩余

D. 上皮根鞘

E. 缩余釉上皮

30. 牙周膜的功能是

A. 支持功能

B. 营养功能

C. 感觉功能

D. 形成功能

E. 以上都是

31. 关于流感病毒的特点，哪项错误

A. 是有包膜病毒

B. 具有神经氨酸酶（NA）刺突

C. 不易发生抗原性变异

D. 具有分节段的RNA和核蛋白（NP）

E. 具有血凝素（HA）刺突

32. 反映受检人群龋病严重程度的指数是

A. 龋均

B. 无龋率

C. 患龋率

D. 充填比率

E. 龋病发病率

33. 乳牙殆期是

A. 2岁半至6岁

B. 6个月至2岁半

C. 1岁至2岁半

D. 2岁半至8岁

E. 6~12岁

34. 关于牙周脓肿，哪一项错误

A. 牙龈局限性肿胀

B. 无牙髓活力

C. 肿胀区疼痛

D. 牙石较多

E. 有深牙周袋

35. 慢性根尖周炎最典型的临床表现是

A. 深龋洞已穿髓

B. 叩痛（+），Ⅰ度松动

C. 热测出现迟缓反应

D. X线片根尖周透射区

E. 患牙咬物不适

36. 上前牙的牙体长轴向近中倾斜的角度由小到大依次为

A. 中切牙、侧切牙、尖牙

B. 侧切牙、中切牙、尖牙

C. 中切牙、尖牙、侧切牙

D. 尖牙、侧切牙、中切牙

E. 尖牙、中切牙、侧切牙

37. 上颌第一磨牙内哪一个髓角最高

A. 近中舌侧

B. 远中颊侧

C. 近中颊侧

D. 远中舌侧

E. 第五牙尖处

38. 下列关于全口义齿主承托区的组织结构特点

的描述，正确的是

A. 上皮无角化，黏膜下层肥厚

B. 高度角化的单层上皮，黏膜下层致密

C. 高度角化的复层鳞状上皮，黏膜下层菲薄

D. 高度角化的复层鳞状上皮，黏膜下层致密

E. 高度角化的复层鳞状上皮，黏膜下层肥厚

39. 下列哪一种物质的合成过程仅在肝脏中进行

A. 尿素

B. 糖原

C. 血浆蛋白

D. 脂肪酸

E. 胆固醇

40. 组成核酸的基本结构单位是

A. 碱基和核糖

B. 核糖和磷酸

C. 核苷酸

D. 脱氧核苷和碱基

E. 核苷和碱基

41. DNA 复制中的“冈崎片段”是指

A. 前导链上合成的 DNA 片段

B. 随从链上合成的 DNA 片段

C. 前导链上合成的 RNA 片段

D. 随从链上合成的 RNA 片段

E. 以 DNA 为模板合成的所有 RNA 片段

42. 以下对解剖牙根的定义正确的是

A. 牙体固定在牙槽窝内的一部分

B. 对牙体起支持作用的部分

C. 被牙骨质所覆盖的牙体部分

D. 被牙本质所覆盖的牙体部分

E. 被牙周膜包裹的牙体部分

43. 关于固有牙槽骨的描述不正确的是

A. 衬于牙槽窝的内壁

B. 是一层多孔的骨板，称为筛状板

C. 近牙周膜侧称为束骨

D. X 线片的表现称为硬骨板

E. 不含骨单位

44. 国家实行特殊管理的药品不包括

A. 麻醉药品

B. 疫苗

C. 放射性药品

D. 医疗用毒性药品

E. 精神药品

45. 抗结核作用强，且对金黄色葡萄球菌有效的药物是

A. 利福平

B. 对氨基水杨酸

C. 吡嗪酰胺

D. 链霉素

E. 乙胺丁醇

46. 患者义务应除外

A. 完全听从医生安排

B. 如实提供病情信息

C. 尊重医生及其劳动

D. 不将疾病传播他人

E. 认真执行医嘱

47. 氟化钠溶液每周含漱一次的氟浓度应为

A. 0.5%

B. 0.2%

C. 0.1%

D. 0.05%

E. 0.02%

48. 临床医生在药物治疗中应遵循的道德要求是

A. 为满足部分患者要求，可加大处方药剂量

B. 尽量开价格较高、质量较好药物

C. 严守法规，接受监督

D. 对症下药，剂量尽可能大

E. 合理配伍，以“多头堵”“大包围”为原则

49. 医学伦理学的原则与规范是

A. 医疗卫生行政官员对医务人员提出的基本道德要求

B. 医务人员对自己提出的基本道德要求

C. 医学伦理基本规范的本质是指

D. 医务人员在医学活动中的道德行为和道德关系普遍规律的反映

E. 患者在医学活动中的道德行为和道德关系普遍规律的反映

50. 嘌呤核苷酸从头合成途径首先合成的是

A. XMP

B. IMP

C. GMP

D. AMP

E. CMP

51. 当三叉神经第三支痛伴有舌神经痛时应注意加以鉴别的是

A. 簇集性头痛

B. 蝶腭神经痛

C. 耳颞神经痛

D. 枕上神经痛

E. 舌咽神经痛

52. 依据心理学的理论和方法对人的心理品质及水平作出的鉴定称为

A. 心理诊断

B. 心理测验
C. 心理测量
D. 心理调查
E. 心理评估
53. 结合上皮是
A. 无角化鳞状上皮
B. 正角化鳞状上皮
C. 不全角化鳞状上皮
D. 不全角化、正角化并存的鳞状上皮
E. 无角化、正角化并存的鳞状上皮
54. 半月板位于以下哪种结构中
A. 浆液腺泡
B. 黏液腺泡
C. 混合性腺泡
D. 闰管
E. 分泌管
55. 医务人员在确定辅助检查项目后，必须做到
A. 只要检查目的明确，无须说服解释
B. 尊重患者知情同意权，要告知患者（或家属），尊重被检者
C. 向患者解释清楚检查的危险性
D. 只要有益于治疗，医生可以作出决定
E. 因治病需要，无须向患者说明检查项目的经济负担
56. 按照形态特征分型，牙列分为
A. 恒牙列、乳牙列、混合牙列
B. 正常牙列、异常牙列
C. 尖圆形、方圆形、椭圆形
D. 正常恒牙列、异常恒牙列
E. 以上都不是
57. 心理咨询的意义不包括
A. 防治心身疾病
B. 生活价值判断
C. 解除应激压力
D. 卫生知识传播
E. 促进身心健康
58. 位于上颌骨内面的结构是
A. 眶下孔
B. 上颌结节
C. 翼腭沟
D. 尖牙窝
E. 牙槽孔
59. 确定低氟区饮水是否加氟的条件因素不包括
A. 低氟区饮水氟含量
B. 低氟区氟牙症指数
C. 低氟区 15 岁儿童龋均
D. 低氟区饮食习惯
E. 低氟区季节、气温变化
60. 注射青霉素导致过敏性休克、血压下降，是由血管活性物质引起的生物学效应，这种休克的发生是由哪种效应所致
A. 支气管平滑肌收缩
B. 腺体分泌增加
C. 毛细血管扩张
D. 血管通透性增加
E. 以上均是
61. 牙周病一级预防的内容不包括
A. 进行口腔健康教育和指导
B. 建立良好的口腔卫生习惯
C. 掌握正确的刷牙方法
D. 提高宿主抵抗力
E. 专业洁治，平整根面，去除牙菌斑和牙石
62. 受试者根据自己的理解和感受对一些意义不明的图像、墨迹作出回答，借以诱导出受试者的经验、情绪或内心冲突，称为一种
A. 智力测验
B. 投射测验
C. 感知测验
D. 运动测验
E. 人格测验
63. 对待患者知情同意权的做法中，错误的是
A. 做到充分知情
B. 对某些特殊急诊抢救视为例外
C. 无家属承诺，即使患者本人知情同意也不能给予手术治疗
D. 婴幼儿可以由监护人决定
E. 做到有效同意
64. 下列关于医疗机构开展放射治疗的操作，错误的是
A. 对体外远距离放射治疗，放射诊疗工作人员在进入治疗室前，应首先检查操作控制台的源位显示，确认放射线束或放射源处于关闭位时，方可进入
B. 对近距离放射治疗，放射诊疗工作人员应当佩戴防护手套直接拿取放射源，对接受敷贴治疗的患者采取安全护理，防止放射源被患者带走或丢失
C. 治疗过程中，治疗现场至少应有 2 名放射诊疗工作人员，并密切注视治疗装置的显示及患者情况，及时解决治疗中出现的问题；严禁其他无关人员进入治疗场所
D. 在实施永久性籽粒插植治疗时，放射诊疗工

作人员应随时清点所使用的放射性粒粒，防止在操作过程中遗失；放射性粒粒植入后，必须进行医学影像学检查，确认植入部位和放射性籽粒的数量

E. 放射诊疗工作人员应当验证治疗计划的执行情况，发现偏离计划现象时，应当及时采取补救措施并向本科室负责人或者本机构负责医疗质量控制的部门报告

65. 以下不属于患者义务的是

A. 如实提供病情和有关信息

B. 避免将疾病传播他人

C. 尊重医生和他们的劳动

D. 参加医学科研试验

E. 在医生指导下对治疗作出负责的决定并与医生合作执行

66. 有权同意对具有完全民事行为能力且意识清醒的患者施行特殊治疗的人员是

A. 患者本人

B. 科主任

C. 患者家属

D. 经治医生

E. 医院伦理委员会主任

67. 机械抽样又称

A. 单纯随机抽样

B. 系统抽样

C. 分层抽样

D. 整群抽样

E. 多级抽样

68. WHO 规定龋病的患病水平的衡量标准是 12 岁儿童的

A. 龋齿发病率

B. 患龋率

C. 龋均

D. 龋面均

E. 无龋率

69. 药物的不良反应指的是

A. 停药后血药浓度降至阈值以下后发生的生物效应

B. 在治疗作用之后出现的不良后果

C. 与剂量无关的病理性免疫反应

D. 用药量过大出现的危害作用

E. 使应正常剂量时发生的与用药目的无关的作用

70. 对口腔健康状况调查方法的叙述不正确的是

A. 普查应在特定时间范围内进行

B. 抽样方法有单纯随机抽样、系统抽样等

C. 按经济条件抽样属于整群抽样

D. 捷径调查的优点是省时、省力

E. 预调查常选择 12 岁组加另一个年龄组

71. 对某一社区开展口腔健康调查，现场检查结束后有大量数据资料需要整理。此时首先需要做

A. 计算样本含量

B. 确定抽样方法

C. 显著性检验

D. 标准一致性试验

E. 审核资料

72. 釉质牙骨质界的相接方式最多见的是

A. 少量牙釉质覆盖在牙骨质表面

B. 少量牙骨质覆盖在牙釉质表面

C. 大量牙骨质覆盖在牙釉质表面

D. 大量牙釉质覆盖在牙骨质表面

E. 牙釉质与牙骨质端端相接

73. HIV 感染者，表现为消瘦、器官衰竭，经常发生肺感染，HIV 造成免疫机制低下的主要原因是

A. 神经胶质细胞减少

B. 树突状细胞减少

C. 吞噬细胞被破坏

D. 中和抗体保护作用低

E. $CD4^{+}$T 细胞被大量破坏

74. 口腔黏膜出现乳白色的凝乳状斑片常见

A. 球菌性口炎

B. 均质型白斑

C. 口腔扁平苔藓

D. 白念珠菌病

E. 白色角化

75. 普鲁卡因穿透力较弱，不适用于

A. 表面麻醉

B. 浸润麻醉

C. 神经传导阻滞麻醉

D. 蛛网膜下腔麻醉

E. 硬膜外麻醉

76. 糖皮质激素不具有哪种药理作用

A. 快速强大的抗炎作用

B. 抑制细胞免疫和体液免疫

C. 提高机体对细菌内毒素的耐受力

D. 提高机体对细菌外毒素的耐受力

E. 增加血中白细胞数量，但却抑制其功能

77. 引起亚急性硬化性全脑炎（SSPE）的病原体是

A. 风疹病毒

B. 麻疹病毒

C. 轮状病毒

D. 腮腺炎病毒

E. 流感病毒

78. 关于活髓切断术不合理的是

A. 可用于根尖尚未发育完成的年轻恒牙外伤露髓

B. 不主张用于成年人龋源性露髓

C. 操作中不要将氢氧化钙压入牙髓组织

D. 可以用于成年人急性牙髓炎

E. 牙髓断面出血不可以使用于棉球压迫止血

79. 残髓炎最有价值的诊断指征为

A. X线检查

B. 电测试

C. 去除原充填物检查患牙根部深处有无疼痛

D. 温度测试

E. 病史

80. 下列哪项与楔状缺损无关

A. 酸的作用

B. 刷牙方法不当

C. 牙体组织疲劳

D. 牙颈部的结构

E. 牙齿发育异常

【A_2 型题】

答 题 说 明

每一道考题是以一个小案例出现的，其下面都有 A、B、C、D、E 五个备选答案，请从中选择一个最佳答案。

81. 患者，男，73 岁。8654321|124568 缺失，7|7 近中舌侧倾斜。行可摘局部义齿修复时，7|7 上应选择放置的卡环是

A. 三臂卡环

B. 圈形卡环

C. 对半卡环

D. 联合卡环

E. 杆形卡环

82. 患者，女，66 岁。有上后牙龋坏缺损 3 年，充填后反复脱落。检查：7| 远中邻牙大面积银汞充填，活髓，不松动，叩痛（-），牙龈退缩，临床冠长。拟行铸造金属全冠修复。全冠龈边缘的最佳位置是

A. 龈沟内 1mm

B. 平齐龈缘

C. 龈沟内 0.5mm

D. 龈缘以上

E. 达龈沟底

83. 患儿，女，10 岁半。左下颌第一乳磨牙远中邻䂂面充填物完好，松动Ⅱ度，且牙冠透粉红色。最可能的诊断是

A. 慢性根尖周炎

B. 急性根尖周炎

C. 牙髓坏死

D. 牙髓变性

E. 慢性牙髓炎

84. 患者，女，45 岁。颌骨囊肿，内衬上皮为复层扁平上皮，部分区域上皮表层为嗜伊红立方状细胞，可见上皮球结构。上皮内见有黏液池，最可能的病理诊断是

A. 黏液囊肿

B. 根侧囊肿

C. 牙旁囊肿

D. 腺牙源性囊肿

E. 含牙囊肿

85. 患者，女，19 岁。主因右侧下颌下区隆起一年就诊。检查：右侧下颌下区较对侧隆起，触诊柔软，与皮肤无粘连，不可压缩，穿刺抽出蛋清样黏稠液体，右侧口底未见明显隆起。治疗应首选下列哪项

A. 抽净蛋清样黏稠液体

B. 抽净蛋清样黏稠液体，右侧下颌下区加压包扎

C. 右侧下颌下切口，引流

D. 右侧下颌下切口，完整摘除肿物

E. 摘除右侧舌下腺，右侧下颌下区加压包扎

86. 患者，女，53 岁。双侧腮腺区弥漫性肿大 6 年，反复发作，有胀痛感，唾液混浊黏稠。病理检查见导管上皮增生，囊性扩张，周围有淋巴细胞浸润或形成淋巴滤泡。首先考虑的诊断是

A. 流行性腮腺炎

B. 慢性复发性腮腺炎

C. 涎石病

D. 急性腮腺炎

E. 巨细胞包涵体病

87. 患儿，男，11 岁。右下后牙龋，有咬食物痛，无自发痛。检查：6|殆面深龋，龋洞内有肉芽组织，触出血，叩痛（+）。临床诊断为慢性增生性牙髓炎，应采取的治疗方法是

A. 直接盖髓
B. 活髓切断术
C. 根管治疗
D. 干髓术
E. 拔除

88. 患者，女，32 岁。因智齿冠周炎引起颞间隙、颞下间隙及翼下颌间隙脓肿。切开引流的最佳位置是

A. 于发际内颞部切开
B. 于口内咽旁间隙切开
C. 于翼下颌韧带稍内侧切开
D. 于颧牙槽嵴后方沿前庭沟底切开
E. 于颞部以及下颌角下方切开并行贯通切口引流

89. 患者，女，36 岁。48 近中阻生，拟在局部麻醉下拔除 48，口内法进行下牙槽神经阻滞后患者很快出现暂时性牙关紧闭。这可能是因为

A. 肾上腺素反应
B. 麻醉了颊长神经
C. 麻醉了下颌舌骨肌神经
D. 麻醉药直接注入翼内肌
E. 翼下颌间隙感染

90. 某妊娠 9 个月的高龄孕妇，48 近中阻生，近 3 天牙冠周围牙龈红肿，触痛明显。此时比较适宜的治疗方法是

A. 局部冲洗、上药
B. 拔除第三磨牙
C. 切除第三磨牙冠面龈瓣
D. 局部理疗
E. 不做处理

91. 某患者下颌骨前部异物，如需观察其颊舌向定位情况，应投照

A. 殆翼片
B. 下颌横断殆片
C. 下颌体腔片
D. 下颌后前位片
E. 下颌骨侧位片

92. 患者，男，66 岁。右上后牙剧烈自发性疼痛 2 天就诊。疼痛呈放散性，向头部放散。检查：右上第一磨牙远中邻面深龋洞，探及穿髓孔，探（+++），出血，冷测疼痛敏感，叩诊（±），松动（-），牙周检查（-）。可能的诊断为

A. 深龋
B. 慢性牙髓炎
C. 慢性牙髓炎急性发作
D. 可复性牙髓炎
E. 牙本质过敏

93. 患儿，男，12 岁。检查发现前牙牙间乳头呈球状突起，松软光亮。如果诊断为青春期龈炎，其病变程度一般不受下列哪一因素影响

A. 口呼吸习惯
B. 牙齿排列不齐
C. 乳恒牙更替
D. 磨牙症
E. 戴矫治器

94. 某患者曾有颏部受力外伤史，后出现进行性开口困难，逐渐发展到完全不能张口，下颌发育不足，左侧髁状突无动度，可能出现的其他表现是

A. 颏部偏向右侧，右侧面部外观丰满
B. 左侧下颌体、下颌升支短小，外观丰满
C. 颏部偏向左侧，左侧面部扁平、狭长
D. 颏部偏向右侧，右侧面部扁平、狭长
E. 左侧下颌体、下颌支长，外观丰满

95. 患者，男，65 岁。检查：上颌牙列缺失，|1345 唇颊侧骨突，后前庭沟处倒凹较大，牙槽窝愈合中，其骨突修整的最佳时机是在|1345 拔除

A. 1 周
B. 2 周
C. 1 个月
D. 3 个月
E. 6 个月

96. 患者，男，65 岁。全口义齿戴牙后感到下颌牙槽嵴普遍疼痛，较长时间戴用后感颊部肌肉酸痛，上腭部有烧灼感，检查发现口腔黏膜广泛发红，无明显溃疡。正确的处理方法是

A. 基托组织面重衬
B. 不做处理，嘱坚持戴用
C. 重排下颌人工牙以降低咬合垂直距离
D. 殆面加高以升高咬合垂直距离
E. 调殆以去除正中殆早接触

97. 患儿，女，5 岁。家长请教医生该儿童刷牙能否用含氟牙膏，医生的最佳回答是

A. 最好不用
B. 应该不用
C. 监督使用
D. 间断使用
E. 按需使用

98. 患者，男，70 岁。全口余留 76|；3|367，

拟行可摘局部义齿修复。为建立正确的颌关系，应采用哪种方法

A. 用咬蜡的方法记录余留牙的咬合关系

B. 用蜡堤记录垂直距离

C. 用蜡堤记录正中关系

D. 用蜡堤记录垂直距离与正中关系

E. 直接用模型咬合确定垂直距离和正中关系

99. 患者，女，54 岁。⌊6 𬌗面近远中隐裂且累及牙髓，临床牙冠较短，咬合紧。X 线片显示根管充填完善。该病例最适合的修复体设计是

A. 金属烤瓷全冠

B. 邻𬌗瓷嵌体

C. 铸造金属全冠

D. 邻𬌗金属嵌体

E. 塑料全冠

100. 患者，男，51 岁。⌈7 𬌗面隐裂累及牙髓，已完成根管治疗，牙冠短小，咬合紧，宜用哪种修复体

A. 部分冠

B. 高嵌体

C. 邻𬌗嵌体

D. 铸造全冠

E. 锤造全冠

101. 患者 65⌉⌈456 缺失，设计可摘局部义齿修复。在确定义齿就位道时，为了使缺隙两端基牙颊侧的倒凹深度相近。应采用的方法是

A. 均凹法

B. 调凹法

C. 填凹法

D. 减凹法

E. 增凹法

102. 患者，70 岁，上下颌牙列缺失。全口义齿修复 2 年余，自觉义齿固位不佳，应采取的措施为

A. 全面检查，进行必要的调𬌗和重衬处理

B. 组织面重衬

C. 修整基托

D. 调𬌗

E. 重新制作全口义齿

103. 患者，女，56 岁。检查：⌈6 MOD 银汞充填，剩余颊舌侧牙体硬组织强壮，咬合紧，牙冠高度仅 3mm。若行全冠修复，下列增加固位的措施中不正确的是

A. 在轴壁上制备倒凹

B. 设计龈下边缘

C. 增加箱状或钉洞等辅助固位形

D. 适当增加龈边缘宽度

E. 设计嵌体冠

104. 患儿，女，2 岁。上颌乳中切牙缺失，X 线片上可见乳牙胚，应诊断为

A. 牙齿固连

B. 乳牙迟萌

C. 乳牙滞留

D. 异位萌出

E. 恒牙阻生

105. 一患者全口义齿初戴时，发现面部形态过于饱满，垂直距离正常，正确的处理方式是

A. 减小前牙覆盖覆𬌗

B. 磨短基托边缘减小

C. 减小基托厚度

D. 降低后牙高度

E. 先减小基托厚度，如不能改善重做

106. 某患者，6⌉为死髓牙，经根管治疗后以金属烤瓷冠修复，牙体预备取模型后金属烤瓷冠初戴之前，需要

A. 用金属全冠做保护性修复

B. 制作间隙保持器

C. 涂布脱敏剂

D. 用牙龈保护剂对牙龈进行保护

E. 用塑料全冠做保护性修复

107. 患儿，男，12 岁。主诉右下后牙自发性阵发痛 1 个月。检查见 54⌉中央牙本质颈状缺损，探诊（-），叩诊（+++），牙松动Ⅱ度，移行沟变浅，牙周膜增宽。处理为

A. 根管治疗

B. 牙髓切断术

C. 根尖诱导成形术

D. 拔除后远中导板固定

E. 盖髓术

108. 某地区 12 岁儿童 DMFT 为 4.8，按照 WHO 对龋病流行程度的评价标准，该地区龋病流行等级为

A. 很低

B. 低

C. 中

D. 高

E. 很高

109. 患者，男，35 岁。因刷牙时牙龈出血就诊。检查：牙龈颜色发红，龈袋深 2mm，舌侧有龈下牙石，探诊后出血。该患者的 CPI 指数计分为

A. 0

B. 1

C. 2

D. 3

E. 4

110. 患儿，男，10岁。16窝沟浅龋，颊、腭沟釉质呈白垩色，对16最适宜的防治措施是

A. 窝沟封闭

B. 充填治疗

C. 预防性树脂充填

D. 涂再矿化液

E. 局部用氟

【A_3/A_4 型题】

答题说明

以下提供若干个病例，每个病例下设若干道考题。请根据答案所提供的信息，在每一道考题下面的A、B、C、D、E五个备选答案中选择一个最佳答案。

（111~112题共用题干）

患者，男，37岁。右下后牙冷热痛2周，自发痛2天。检查：右下后牙未见龋及根尖病变。右下第一磨牙颊侧根分叉可探入，在颊侧中央有一窄而深达9mm的牙周袋，牙髓活力无反应。X线片：右下第一磨牙根分叉处可见一骨密度降低区。

111. 最可能的诊断是

A. 牙周脓肿

B. 急性根尖周炎

C. 根分叉病变

D. 牙周-牙髓联合病变

E. 䝼创伤

112. 下列不正确的治疗方案是

A. 调䝼

B. 牙周基础治疗

C. 牙髓治疗后立即牙周手术

D. 局部用药

E. 同时牙髓治疗

（113~115题共用题干）

患儿，男，7岁。乳牙DMFT=11，乳牙充填体完好。两上颌第一恒磨牙萌出1/3，左下第一恒磨牙窝沟龋。

113. 去腐净，近中窝沟内龋洞洞底位于釉牙本质界附近。治疗方法是

A. 备I类洞银汞充填

B. 垫底后充填，其余窝沟封闭

C. 备I类洞垫底后光敏树脂充填

D. 氧化锌丁香油糊剂安抚

E. 直接用流动树脂充填

114. 假如左下第一恒磨牙隐匿性龋去腐露髓，治疗首选

A. 牙髓摘除术

B. 根尖诱导成形术

C. 直接盖髓术

D. 活髓切断术

E. 氧化锌丁香油糊剂充填

115. 假如腐质去净极近髓，选用何种药物盖髓较好

A. 氢氧化钙

B. 聚羧酸水门汀

C. 磷酸锌水门汀

D. 氧化锌丁香油黏固粉

E. 玻璃离子水门汀

（116~117题共用题干）

患者，女，68岁。上下颌牙列缺失，曾多次全口义齿修复，均不合适。检查：无牙颌，下颌牙槽嵴低平，口腔黏膜正常，舌体增大，下颌呈习惯性前伸，咬合关系不稳定。

116. 取印模时应注意的是

A. 舌侧托盘边缘加高

B. 取功能性印模

C. 取解剖式印模

D. 用印模膏取一次印模

E. 用藻酸盐取一次印模

117. 确定䝼关系时应

A. 利用旧义齿确定

B. 采用患者的习惯位

C. 帮助患者下颌后退

D. 加大息止䝼间隙

E. 加高垂直距离

（118~120题共用题干）

患者，女，28岁。48近中阻生，47远中深龋，患者主诉右下后牙冷热刺激性疼痛，无自发性疼痛。

118. 该患者正确治疗程序为

A. 拔除48，后治疗47

B. 单纯治疗47

C. 拔除48，观察47
D. 先治疗47，后拔除48
E. 以上都不正确

119. 如果拔除48，解除邻牙阻力常需要
A. 切开法
B. 去骨法
C. 分冠法
D. 直接挺出48
E. 以上都不正确

120. 如果拔牙过程中出现晕厥，以下哪项不应该出现
A. 头晕、胸闷
B. 面色苍白、全身冷汗
C. 四肢厥冷、乏力
D. 脉慢而弱
E. 恶心、呼吸困难

（121~123题共用题干）

患者，女，35岁。因左下后牙对冷热刺激敏感1周前来就诊。检查发现左下第一磨牙殆面深龋洞，探诊洞底感酸痛，冷测反应一过性敏感，叩痛（-）。牙龈无异常。

121. 该患牙的诊断是
A. 深龋
B. 可复性牙髓炎
C. 急性牙髓炎
D. 慢性牙髓炎
E. 牙髓钙化

122. 鉴别诊断时，最有价值的检查方法是
A. X线检查
B. 温度测试
C. 探诊
D. 咬诊
E. 视诊

123. 其处理方法是
A. 安抚治疗
B. 磷酸锌水门汀垫底永久充填
C. 聚羧酸锌水门汀垫底永久充填
D. 氧化锌丁香油水门汀垫底永久充填
E. 直接永久充填

（124~126题共用题干）

患者，女，38岁。$\underline{321|12}$缺失，前牙区Ⅲ度深覆殆，余留牙无异常。拟行可摘局部义齿修复。

124. 义齿的基托最好选用
A. 铸造基托
B. 塑料基托
C. 金属网状基托
D. 锤造基托
E. 树脂基托

125. 人工牙可选择
A. 瓷牙
B. 铸造牙
C. 锤造牙
D. 金属殆面牙
E. 金属舌面牙

126. 选择人工牙应考虑的因素包括
A. 患者年龄
B. 咬合情况
C. 口角线、笑线的位置
D. 患者面型
E. 以上都是

（127~129题共用题干）

患者，男，30岁。右下颌肿痛伴开口受限1周，吞咽疼痛。检查：开口度10mm，翼下颌皱襞处黏膜水肿，智齿部分萌出，周围软组织红肿，右下颌后区压痛。

127. 最可能的诊断是
A. 颞间隙感染
B. 下颌智齿根尖周脓肿
C. 下颌智齿冠周炎合并咽旁隙感染
D. 下颌智齿冠周炎合并咬肌间隙感染
E. 下颌智齿冠周炎合并翼下颌间隙感染

128. 患牙应选择的局部治疗方法是
A. 3%过氧化氢反复冲洗龈袋
B. 硝酸银烧灼
C. 局部封闭
D. 热敷
E. 冷敷

129. 如病变进展需进行切开引流，切开部位是
A. 下颌下缘2cm处，在其外侧切开部分咬肌附着
B. 下颌角下缘，在其内侧切开部分翼内肌附着
C. 上颌结节外侧
D. 下颌牙龈烦沟
E. 扁桃体窝处

（130~132题共用题干）

患儿，女，1岁半。发热、口腔起小水疱2天。2天前患儿发热、烦躁、夜间啼哭，昨日拒食、流涎，今晨患儿口内黏膜上有小水疱，立即来院就诊。检查：体温38℃，双颊、舌、牙龈黏膜充血水肿，有成簇的小水疱，透明，少数水疱已破成为表浅溃疡。

130. 本病的致病微生物是
A. 细菌

B. 病毒
C. 真菌
D. 螺旋体
E. 放线菌
131. 本病最可能的诊断是
A. 疱疹性龈口炎
B. 口炎型口疮
C. 带状疱疹
D. 手足口病
E. 鹅口疮
132. 应选用的治疗药物是
A. 制霉菌素
B. 毛果芸香碱
C. 庆大霉素
D. 利巴韦林
E. 四环素
（133~135 题共用题干）
患者，男，24 岁。受拳击，伤及上中切牙，自觉患牙伸长和松动并有咬合痛。检查见上中切牙无明显移位，叩痛（+）~（++），松动Ⅱ度。
133. 若 X 线片未见异常，临床诊断是上中切牙
A. 冠根折
B. 根折
C. 冠折
D. 挫伤
E. 脱位
134. 若根尖片示牙周膜增宽，并证实未见根折，检查未见咬合干扰，处理的方法是
A. 不做特殊处理，嘱患者上前牙不咀嚼食物
B. 使用釉质粘固剂将患牙与邻牙固定
C. 使用单颌固定方法固定患牙
D. 磨改对殆牙益于患牙充分休息
E. 拔除患牙，待创口愈合后修复
135. 若根尖片表明，右上中切牙已经存在明显移位情况，未见牙折，治疗方法是
A. 不做特殊处理
B. 在现有位置上固定患牙
C. 局部麻醉下将患牙复位，再与邻牙固定
D. 先复位固定，再行根管治疗
E. 拔除

【B 型题】

答题说明

以下提供若干组考题，每组考题共用在考题前列出的 A、B、C、D、E 五个备选答案，请从中选择一个与问题关系最密切的答案。某个备选答案可能被选择一次、多次或不被选择。

（136~139 题共用备选答案）
A. 牙内吸收
B. 急性牙髓炎
C. 慢性牙髓炎
D. 牙髓坏死
E. 牙髓钙化
下列疼痛特点是哪种疾病的表现
136. 自发性、阵发性剧烈疼痛
137. 不明显的阵发性隐痛或每日出现定时钝痛
138. 出现与体位有关的自发痛
139. 一般无自觉症状，多在 X 线检查时偶然发现
（140~142 题共用备选答案）
A. 充填体过高
B. 意外穿髓
C. 充填体脱落
D. 继发龋
E. 乳牙内吸收
140. 充填后咀嚼时疼痛
141. 直接盖髓术的适应证是
142. 制备洞形时，感染的软化牙本质未去净，预防性扩展不够，易导致
（143~147 题共用备选答案）
A. 慢性复发性腮腺炎
B. 急性化脓性腮腺炎
C. 涎瘘
D. 流行性腮腺炎
E. 慢性阻塞性腮腺炎
143. 自儿童期发病，可迁延到成人的是
144. 以金黄色葡萄球菌感染为主的是
145. 以外伤为主要原因的是
146. 以进食综合征为主要表现的是
147. 与病毒感染有关，可获得终身免疫的是
（148~150 题共用备选答案）
A. 牙龈增生覆盖牙冠的 1/3 左右，一般不超过 2/3，严重者可波及附着龈
B. 牙龈增生覆盖牙冠一般不超过 1/3，很少波及

附着龈

C. 牙龈增生常覆盖牙冠的2/3以上，很少波及附着龈

D. 牙龈增生覆盖牙冠的2/3以上，常波及附着龈

E. 牙龈形态基本正常

下列疾病牙龈增生的情况为

148. 牙龈纤维瘤病

149. 药物性牙龈肥大

150. 慢性龈炎

参考答案与解析

第一单元

1. C【解析】缝合顺序应是先游离侧，后固定侧。

2. D【解析】根管治疗时扩锉的要点不包括扩大针和锉交替使用。

3. E【解析】单纯性高血压患者血压应控制在180/100mmHg以下，再行拔牙手术。

4. A【解析】补体激活的经典途径与替代途径中，C3均参与。

5. C【解析】开展老年人口腔保健的主要措施是定期口腔健康检查，然后采取各种针对性的口腔保健措施。

6. D【解析】妇女妊娠期口腔保健内容包括口腔健康教育、口腔卫生指导、口腔健康检查和产前口腔咨询等，不包括D项。

7. D【解析】口腔最常见的血疱是由尖锐牙尖、充填物、残根、食物等理化及机械刺激因素引起的。

8. D【解析】必须用X线检查诊断的疾病是慢性根尖周炎，以明确是否有骨质破坏。

9. D【解析】肿瘤治疗包括主动免疫治疗、非特异性免疫治疗、抗肿瘤导向治疗和过继免疫治疗。血浆置换不属于肿瘤治疗。过继免疫是指把致敏淋巴细胞（具有特异免疫力的）或致敏淋巴细胞的产物（如转移因子和免疫核糖核酸等）输给细胞免疫功能低下者（如肿瘤患者），使其获得抗肿瘤免疫力。过继免疫或继承性免疫犹如继承他人的财产而获得财力，它是用来治疗肿瘤的一种免疫疗法。

10. B【解析】人体各组织对放射线敏感度的排序如下。①高度敏感组织：淋巴组织、胸腺、骨髓、胃肠上皮、性腺、胚胎组织、腮腺。②中度敏感组织：角膜、晶状体、结膜等；血管、淋巴内皮细胞；皮肤上皮、下颌下腺、舌下腺、肾、肝、肺组织上皮细胞。③轻度敏感组织：中枢神经系统、内分泌腺、心脏。④不敏感组织：肌组织、软骨和骨组织及结缔组织等。故选B。

11. B【解析】与釉柱排列方向相关的结构有绞釉、施雷格线和无釉柱釉质3种。釉柱自釉质牙本质界至牙表面的行程并不是完全呈直线，近表面1/3较直，而内2/3弯曲，在牙切缘及牙尖处绞绕弯曲更为明显，称为绞釉，可以增强牙釉质对咬合力的抵抗。根据题意，由于近表面1/3较直，故本题选B。

12. A【解析】适应性免疫效应细胞包括$CD8^+$ CTL、$CD4^+$Th细胞，固有免疫细胞包括NK细胞、巨噬细胞和γδT细胞、NKT细胞等参与机体的抗肿瘤作用。其中，$CD8^+$CTL属于特异性杀肿瘤细胞。其他选项中的细胞均属于非特异性杀肿瘤细胞。故选A。

13. E【解析】酸蚀后唾液污染，会导致粘结力明显降低。

14. C【解析】牙釉质与牙骨质的交界有3种形式：少许牙骨质覆盖在颈部牙釉质表面；牙釉质和牙骨质端端相接；牙骨质和牙釉质并未接触，而是离开小段距离。前2种情况下，颈部牙本质有牙骨质的保护。第3种情况下，颈部牙本质直接暴露于外界环境，当各种原因造成牙龈退缩、牙颈部暴露时，各种刺激因素可直接作用于没有牙骨质保护的牙本质，产生牙本质敏感症。

15. D【解析】牙本质的形成是一有序的过程，即成牙本质细胞分泌基质并进一步矿化。由于牙本质在一生中始终在形成，因此，在成牙本质细胞和矿化牙本质之间总有一层尚未矿化的牙本质存在，称为前期牙本质。发育完成的牙较之正在发育的牙牙本质形成慢，所以前者的前期牙本质较后者薄。故选D。

16. B【解析】钙缺乏症是较常见的营养性疾病，儿童长期摄钙不足，可引起生长迟缓、骨骼变形，发生佝偻病。成年人，尤其是女性绝经以后，骨质丢失速度加快，如果体内钙缺乏则易发生骨质疏松症。

17. E【解析】对侧牙有患龋倾向是窝沟封闭的适应证而非预防性树脂充填的适应证。

18. D【解析】HDV为缺陷病毒，HBV为它的伴随病毒，必须与其共存，方能感染成功。故选D。

19. D【解析】一种感觉（视觉）引起另一种感觉（温度觉）的心理现象，称联觉。联觉属于一种特殊的感觉相互作用，生活中联觉的现象相当多见，尤其是颜色刺激，如红、橙、黄3种颜色。由于与太阳和火焰的颜色相近，因此往往使人们产生温暖的感觉，被称为暖色调；而绿色和蓝色又容易使人们联想到草原、天空、海洋的颜色，使人感到神清气爽，心旷神怡；更深一些的颜色如深蓝、青色、紫色等，这些色彩使人感到凉爽甚至寒冷，被称为冷色调。

20. C【解析】此题是记忆型题，需自行加强记忆。

21. C【解析】口腔健康促进的原则是与担负的任务紧密相连的。①一级预防是基础：一级预防是在疾病发生前所进行的预防工作。②发挥领导部门的主导作用：应重视发挥行政领导和公共卫生机构领导的主导作用。③重视社区口腔健康促进。由此可见口腔健康促进中起主导作用的是主要行政领导。

22. C【解析】牙釉质和牙骨质在牙颈部相连，其连接处有三种不同情况：约60%是牙骨质少许覆盖在釉质表面；约30%是釉质和牙骨质端端相接；约10%是两者不相接。故选C。

23. E【解析】自身免疫病分为器官特异性自身免疫病和全身性自身免疫病。器官特异性自身免疫病是指患者的病变一般局限于某一特定的器官，由针对特定器官的靶抗原的自身免疫反应引起。如弥漫性甲状腺肿。其他选项均为全身性自身免疫病。

24. C【解析】侧位片上主导管在下颌支上斜向后下走行，C项错误。

25. E【解析】病毒是由核酸（DNA或RNA）加蛋白质衣壳构成。部分病毒衣壳外有脂质双层所形成的胞膜。故选E。

26. C【解析】下颌下腺主导管长5～7cm，内径2～4mm，自腺体内侧发出，开口于舌系带旁的舌下肉阜。导管长而弯曲，当唾液流动缓慢时容易淤滞，加之导管口粗大，异物容易进入而易诱发腺体结石，特别是导管结石。

27. C【解析】非创伤性充填（ART）是指使用手用器械清除龋坏，然后用有粘结性，耐压和耐磨性能较好的新型玻璃离子材料将龋洞充填。ART具有许多优点：不需电动牙科设备、患者易于接受、玻璃离子的化学性粘结可避免去除过多牙体组织、材料中氟离子的释放可使牙体组织再矿化以阻止龋病的发展、兼有治疗和预防效果等。粘结性修复材料的发展，使洞型预备可以降到最小，不用进行预防性扩展。

28. D【解析】弗洛伊德将人从精神功能上分为原我、自我及超我，超我是在后天教育中形成的，具有自我控制与道德监察的功能。超我也具有良心的含义，过强的超我易导致自责或过失感。

29. E【解析】牙釉质发育完成后，成釉细胞、中间层细胞和星网状层与外釉上皮细胞结合，形成一层鳞状上皮覆盖在釉小皮上，称为缩余釉上皮。当牙萌出到口腔中其在牙颈部形成牙龈的结合上皮。

30. E【解析】牙周膜主要具有支持、感觉、营养和形成功能。

31. C【解析】流感病毒具有胞膜，其核酸分为7～8个节段，表面抗原极易产生变异。其表面抗原HA和NA的改变，导致了各种型别流感病毒的产生。

32. A【解析】龋均是被检查者平均每人口腔中存在的龋齿及因龋丧失或充填牙齿数的总和，也称为龋失补牙数。

33. A【解析】乳牙𬌗期是2岁半至6岁。混合牙𬌗期是6～12岁。

34. B【解析】慢性牙周脓肿可由急性转化而来，一般无自觉症状，可微感不适，患牙牙石较多，牙龈有局限性肿胀，呈紫红色，有深牙周袋，可形成瘘道与之相通，有溢脓，轻压痛，牙松动明显。

35. D【解析】慢性根尖周炎最重要的特征是X线片可见根尖周透射区。

36. C【解析】上前牙的牙体长轴向近中倾斜的角度由小到大排列为中切牙、尖牙、侧切牙。

37. C【解析】上颌第一磨牙近中颊髓角最高，在进行去腐和牙体预备时要特别注意，避免意外穿髓。

38. D【解析】主承托区指垂直于𬌗力受力方向的区域。此区包括全部牙槽嵴顶、腭穹隆、颊棚区等。此区黏膜有高度角化的复层鳞状上皮，并有致密的黏膜下层附着，因此能承担咀嚼压力，抵抗义齿基托的碰撞。

39. A【解析】尿素是哺乳动物排泄铵离子的形式。在有尿素循环的人和哺乳动物体内才存在精氨酸酶，它的作用是水解精氨酸，生成L-鸟氨酸和尿素，这一反应通常发生在肝脏细胞的胞液中。

40. C【解析】核苷酸是构成核酸的基本组成单位。碱基和核糖或脱氧核糖生成核苷或脱氧核苷。

41. B【解析】冈崎片段是相对较短的不连续DNA核苷酸序列（真核生物中大约有150到200个碱基对长），它们的合成是不连续的，随后通过DNA连接酶连接在一起，形成DNA复制过程中的滞后链。冈崎片段是20世纪60年代两位日本分子生物学家、名古屋大学的一对校友夫妇冈崎令治和冈崎恒子共同发现的。在细胞内，DNA的两条链都可以作为模板，分别合成两条新的DNA子链。由于DNA的两条链是反向平行的，即一条链是5′→3′，而另一条链则是3′→5′。但是，DNA聚合酶催化DNA链的合成只能沿着5′→3′方向进行，因此，解开双链以后，在3′→5′方向的模板上可以反向平行的方式顺利地按5′→3′方向合成新的DNA链。这条链是连续合成的（以3′→5′方向链为模板，称为前导链；而另一条链是不连续合成的（以5′→3′方向链为模板），称为随从链。

42. C【解析】牙的组成包括牙釉质、牙骨质、牙本质及牙髓。牙釉质包裹的部分及发挥咀嚼功能的是牙冠，牙本质包裹的部分是髓腔。牙根部分由牙髓、牙本质和牙釉质组成。解剖牙根的概念就是被牙骨质包裹的牙体部分。

43. E【解析】固有牙槽骨衬于牙槽窝内壁，包绕牙根与牙周膜相邻；是一层多孔的骨板，又称筛状板；在X线片表现为围绕牙周膜外侧的一条白色阻射线，称为硬骨板；由于有大量的穿通纤维埋入，又称为束骨；在邻近骨髓侧固有牙槽骨，由骨板和骨单位构成。

44. B【解析】国家对麻醉药品、精神药品、医疗用毒性药品、放射性药品，实行特殊管理。

45. A【解析】有抗结核分枝杆菌作用同时还能够对其他细菌有效的药物是利福平。对氨基水杨酸为二线抗结核药，对结核分枝杆菌为抑菌作用，对其他细菌无效。吡嗪酰胺和乙胺丁醇均对其他细菌无效。链霉素对金葡菌无效。

46. A【解析】患者的义务包括：①如实提供病情和有关信息，配合医方诊疗。②遵守医院规章制度，尊重医务人员及其劳动。③给付医疗费用。④保持和恢复健康。⑤支持临床实习和医学发展。

47. B【解析】含氟漱口液一般推荐使用中性或酸性氟化钠配方，0.2%氟化钠溶液每周使用1次，0.05%氟化钠溶液每天使用1次。

48. C【解析】药物治疗的伦理要求：①对症下药、剂量安全。②合理配伍、细致观察。③节约费用、公正分配。④严守法规、接受监督。

49. D【解析】医学伦理基本规范是医务人员的医德意识和医德行为的具体标准，是医务人员活动中道德行为和道德关系普遍规律的反映；是社会对医务人员的基本要求；是医德原则的具体体现和补充。故选D。

50. B【解析】嘌呤核苷酸的从头合成是指在肝脏、小肠黏膜和胸腺等组织或器官中，以磷酸核糖、天冬氨酸、甘氨酸、谷氨酰胺、一碳单位及CO_2等为原料合成嘌呤核苷酸的过程。主要反应步骤分为两个阶段：首先合成次黄嘌呤核苷酸（IMP），然后IMP再转变成腺嘌呤核苷酸（AMP）与鸟嘌呤核苷酸。

51. C【解析】舌咽神经痛和三叉神经痛可同时发病，当三叉神经痛伴有舌神经痛时，应注意与舌咽神经痛相鉴别。因此选E。

52. E【解析】心理评估是依据心理学的理论和方法对人的心理品质及水平所作出的鉴定。所谓心理品质包括心理过程和人格特征等内容，如情绪状态、记忆、智力、性格等。

53. A【解析】结合上皮是牙龈上皮附着于牙体表面的部分，上皮的表面以半桥粒的形式与牙体表面连接，是一种特殊的复层鳞状上皮，也是牙周组织的薄弱之处。由于此上皮表面直接与牙面附着，因此不形成角化，故正确答案应选A，其他备选答案中均含角化的含义。

54. C【解析】混合性腺泡由黏液细胞和浆液细胞组成。黏液细胞组成腺泡大部分，紧接闰管；浆液细胞呈新月状位于腺泡的盲端表面，又名半月板。

55. B【解析】医务人员应尊重患者的知情同意权，在充分告知患者真实的医学信息并征得患者或其家属的同意后，才可最终确定和实施拟用的诊治方案。

56. C【解析】按照牙列形态特征分裂，可将牙列分为三种基本类型，即①尖圆形：自上颌侧切牙即明显弯曲后，弓形牙列的前牙列向前突出非常明显。②方圆形：上、下牙列中四个切牙的切缘连线略直，弓形牙列从牙齿的远中才开始弯曲向后。③椭圆形：介于方圆形与尖圆形之间，弓形牙列从上颌侧切牙的远中开始，向后逐渐弯曲，使得前牙段较圆突。

57. D【解析】心理咨询是一种专业性非常强的精神卫生工作。指的是通过人与人之间的关系，合理地运用心理学相关方法，帮助来访者逐渐学会自强自立的过程。心理咨询不仅仅关系到社会群众的身心健康，社会的繁荣稳定，对于社会经济发展，保证和谐的社会环境，也具有非常重要的意义。心理咨询可以解除应激压力（C正确）；加强生活价值判断（B正确）；防治心身疾病（A正确）；促进身心健康（E正确）。不包括卫生知识传播。

58. C【解析】只有翼腭沟位于上颌骨的内面，上颌骨的前面是眶下孔、尖牙窝，后面为上颌结节、牙槽孔。

59. D【解析】饮食中摄入的氟量比较少，一般不作为饮水加氟时需要考虑的因素。

60. E【解析】青霉素引起的过敏性休克是由于支气管平滑肌收缩、腺体分泌增加、毛细血管扩张、血管通透性增加共同引起的。

61. E【解析】本题考查牙周病的三级预防。一级预防旨在促进口腔健康，减少人群牙周疾病新病例的发生。主要是口腔健康教育和指导，以清除菌斑和其他有害刺激为目的，培养定期进行口腔检查的习惯，纠正不良习惯和减少牙周疾病的局部促进因素。二级预防旨在早发现、早诊断、早治疗，达到减轻疾病严重程度，防止进一步发展的目的。具体操作重在口腔专业人员采用专业手段进行诊治，消除病变，制订相应的常规复查计划，强化患者采取预防措施的意识，使患者得到积极治疗。三级预防属治疗范畴，旨在用各种药物和牙周手术最大限度地治愈牙周组织病损，防止功能障碍，恢复失牙，重建功能，并通过随访和口腔健康维护，达到巩固疗效、防止复发的目的。

62. B【解析】受试者根据自己的理解和感受对一些意义不明的图像、墨迹作出回答，借以诱导出受试者的经验、情绪或内心冲突，称为一种投射测验。

63. C【解析】知情同意是患者自主的具体体现。在医疗实践中，自主是指患者在解决自己医疗问题的过程中，享有经过深思熟虑以后作出自主、合乎理性的选择和决定，以及改变这些选择和决定的权利。患者知情同意比较理想的状态是患者或家属完全知情并有效同意。

64. B【解析】对体外远距离放射治疗，放射诊疗工作人员在进入治疗室前，应首先检查操作控制台的源位显示，确认放射线束或放射源处于关闭位时，方可进入。对近距离放射治疗，放射诊疗工作人员应当使用专用工具拿取放射源，不得徒手操作；对接受敷贴治疗的患者采取安全护理，防止放射源被患者带走或丢失。在实施永久性籽粒插植治疗时，放射诊疗工作人员应随时清点所使用的放射性籽粒，防止在操作过程中遗失；放射性籽粒植入后，必须进行医学影像学检查，确认植入部位和放射性籽粒的数量。放射治疗过程中，治疗现场至少应有2名放射诊疗工作人员，并密切注视治疗装置的显示及患者情况，及时解决治疗中出现的问题。严禁其他无关人员进入治疗场所。放射诊疗工作人员应当严格按照放射治疗操作规范、规程实施照射；不得擅自修改治疗计划；放射诊疗工作人员应当验证治疗计划的执行情况，发现偏离计划现象时，应当及时采取补救措施并向本科室负责人或者本机构负责医疗质量控制的部门报告。

65. D【解析】参加医学科研试验不是患者义务。

66. A【解析】1994年颁布的《医疗机构管理条例》（以下简称《条例》）第三十三条规定，“医疗机构施行手术、特殊检查或者特殊治疗时，必须征得患者同意，并应当取得其家属或者关系人同意并签字；无法取得患者意见时，应当取得家属或者关系人同意并签字；无法取得患者意见又无家属或者关系人在场，或者遇到其他特殊情况时，经治医师应当提出医疗处置方案，在取得医疗机构负责人或者被授权负责人员的批准后实施”。

67. B【解析】等距抽样也称为机械抽样、系统抽样（systematic sampling）、SYS抽样、间隔抽样法（interval sampling）等。它是首先将总体中各单位按一定顺序排列，根据样本容量要求确定抽选间隔，然后随机确定起点，每隔一定的间隔抽取一个单位的一种抽样方式。是纯随机抽样的变种。在系统抽样中，先将总体从1～N相继编号，并计算抽样距离K=N/n。式中N为总体单位总数，n为样本容量。然后在1～K中抽一随机数k1，作为样本的第一个单位，接着取k1+K，k1+2K……，直至抽够n个单位为止。

68. C【解析】此题属于记忆性，考察口腔预防的知识点，WHO规定龋病的患病水平以12岁儿童的龋均作为衡量标准。

69. E【解析】药理效应涉及多个器官，当某种效应作为治疗目的时，其他效应便成为不良反应。不良反应是药物本身固有反应，在治疗剂量下发生，与治疗目的无关。

70. C【解析】整群抽样是指整群地抽选样本单位，对被抽选的各群进行全面调查的一种抽样组织方式。例如，检验某种零件的质量时，不是逐个抽取零件，而是随机抽若干盒（每盒装有若干个零件），对所抽各盒零件进行全面检验。如果全部总体划分为单位数目相等的R个群，用不重复抽样方法，从R个群中抽取r群进行调查。按经济条件抽样不属于整群抽样。

71. E【解析】资料整理就是为资料分析做准备，将收集上来的原始数据设计好分组，用拟定好的整理表进行归纳，通过审核后汇总以便统计分析。选项A、B、D都是调查设计中需要做的工作，选项C不属于资料整理的内容，而是资料分析中的工作。故选E。

72. B【解析】牙釉质与牙骨质的交界有3种方式：①少量牙骨质覆盖在牙釉质表面，此种情况约占60%。②牙釉质与牙骨质端端相接，此种情况约占30%。③牙釉质与牙骨质没有相接触而是彼此分开小段距离，此种情况约占10%。

73. E【解析】艾滋病晚期$CD4^+$T细胞被大量破坏，导致机体免疫力急剧下降，继而发生各种机会感染、肿瘤等疾病。故选E。

74. B【解析】均质型白斑口腔黏膜可出现乳白色的凝乳状斑片。

75. A【解析】普鲁卡因黏膜穿透力弱，不适用于表面麻醉。

76. D【解析】糖皮质激素能够提高机体对细菌内毒素的耐受性，但对细菌外毒素没有防御作用。

77. B【解析】麻疹病毒可引发慢发感染，早期感染临床表现为麻疹，成年后有机会引发亚急性硬化性全脑炎（SSPE）。故选B。

78. D【解析】活髓切断术用于根尖尚未发育完成的年轻恒牙，无论是龋源性、外伤性或机械性露髓，均可行牙髓切断术以保存活髓，直到牙根发育完全。成年人急性牙髓炎或龋源性露髓应行根管治疗；操作中将氢氧化钙覆盖在牙髓断面即可，维持牙髓正常的状态和功能，牙髓断面出血不可以使用于棉球压迫止血。

79. C【解析】残髓炎诊断要点为有牙髓治疗史，有牙髓炎症状，强温度刺激患牙有迟缓性疼痛及叩诊疼痛，探查根管有疼痛感觉，完善处理后症状消失方可确诊。

80. E【解析】与楔状缺损无关的因素是牙齿发育异常。楔状缺损的发生发展和下列因素有关：不恰当的刷牙方法，酸的作用，牙颈部结构的特点，牙体组织疲劳。

81. B【解析】本题考查常见卡环的典型适应证。圈形卡环尤其适用于倾斜的远中孤立磨牙。

82. D【解析】牙位是上颌第二磨牙，且临床冠长，没有必要为了增加固位把边缘置于龈下，因此选择龈上边缘。

83. D【解析】根据该患牙的临床检查结果可以诊断为病理性牙体吸收，是牙髓变性的一种。

84. D【解析】题干中“嗜伊红立方状细胞，可见上皮球结构。上皮内见有黏液池”，只有备选答案D腺牙源性囊肿符合所有这些组织学特点。

85. E【解析】右侧颌下区穿刺抽出蛋清样黏稠液体，触诊柔软，与皮肤无粘连，考虑为舌下腺囊肿口外型，根治方法是摘除右侧舌下腺，颌下区加压包扎。

86. B【解析】慢性复发性腮腺炎临床表现为反复肿胀，唾液混浊黏稠，病理变化为小叶内导管囊状扩张，导管上皮增生，囊壁为一至数层扁平上皮，导管周围有淋巴细胞浸润，腺泡细胞萎缩。

87. C【解析】慢性增生性牙髓炎采取的治疗方法是根管治疗。

88. E【解析】由于颞间隙、颞下间隙及翼下颌间隙感染形成多间隙脓肿，切开引流时应与相应间隙贯通一并引流，所以应于颞部及下颌角下方切开行贯通引流。

89. D【解析】该题为临床知识记忆题，考查的是对局麻药并发症的掌握情况，也是对开闭口肌群功能掌握的考核。

90. A【解析】在怀孕的第4~6个月进行拔牙或手术较为安全，妊娠的后3个月可能早产，且不宜长时间坐在手术椅上。妊娠后期保守治疗为主，局部冲洗、上药为消除冠周炎的最佳治疗方案。

91. B【解析】下颌横断殆片常用于检查下颌骨体部骨质有无颊、舌侧膨胀，也可用于辅助诊断下颌骨体骨折移位以及异物、阻生牙定位等。亦可用于下颌下腺导管结石的检查。殆翼片用于检查邻面龋、髓石、牙髓腔的大小等。

92. C【解析】患牙自发性剧痛且为放射性疼痛是牙髓炎急性发作的疼痛特征；检查探及穿髓孔、出血，探痛明显且叩诊不适说明患牙为慢性牙髓炎。

93. D【解析】青春期龈炎的主要病因是牙菌斑。青春期少年经常由于口呼吸习惯、牙齿排列不齐、乳恒牙更替、戴矫治器等，造成牙齿不易清洁，导致菌斑滞留，引起牙龈炎。目前尚无磨牙症与青春期龈炎有关的相关结论。

94. B【解析】由患者病史可以推断为髁突外伤导致的关节强直，临床检查左侧关节无动度，应为左侧关节病变，外观应为患侧下颌体及下颌支短小，外观丰满。

95. C【解析】牙齿拔除后由于骨质的吸收不均，常可形成骨尖或骨突。若经过一段时间后仍不消退，且有压痛，或有明显倒凹，妨碍义齿摘戴时，应进行牙槽骨修整，一般在拔牙后1个月左右修整较好。

96. C【解析】牙槽嵴压痛，较长时间戴用后仍感肌肉酸痛，上腭口腔黏膜广泛压迫。这些信息提示垂直距离过高，牙槽嵴和黏膜压力过大。

97. E【解析】专家认为，使用含氟牙膏刷牙是人体摄入氟元素的途径之一，如果人体长期过量摄入氟，可能导致氟中毒，长期过量使用含氟牙膏，对牙齿将很不利。

98. D【解析】患者的垂直距离和正中关系均丧失，应重新记录。

99. C【解析】隐裂牙应选择全殆面覆盖的修复体。因临床冠短，上颌后牙对美观的要求低，选择铸造金属材料。

100. D【解析】患者为隐裂牙，尽量选择全冠修复，以防劈裂。嵌体、部分冠都没有全冠的保护性强。而锤造全冠精度不高，适合性差，逐渐被铸造全冠替代，因此选D。

101. A【解析】题干指明“使缺隙两端基牙颊侧的倒凹深度相近”，因此选择均凹法。

102. A【解析】首先进行全面检查，确定固位不佳的原因。组织面不密合——重衬；基托伸展范围过大——修整基托边缘；无平衡殆——调殆。

103. A【解析】全冠牙体预备要求去除轴壁倒凹，否则全冠无法就位。因此全冠的牙体预备要求内聚2°~5°。

104. B【解析】乳牙滞留是指继承恒牙已经萌出，未能按时脱落的乳牙，或者恒牙未萌出，保留在恒牙列中的乳牙（C错）。如果1周岁后仍不萌出第一颗乳牙，超过3周岁乳牙尚未全部萌出为乳牙迟萌（A对）。由于邻牙、骨或软组织的阻碍而只能部分萌出或完全不能萌出，且以后也不可能萌出的牙，称为阻生牙（E错）。牙齿异位萌出是指恒牙在萌出过程中未在牙列的正常位置萌出（D错）。牙齿固连是牙骨质与牙槽骨的直接结合，固连部位牙周膜丧失，患牙的𬌗面低于邻牙正常的𬌗平面（A错）。

105. E【解析】基托厚度和人工前牙位置都会影响患者面部丰满度。这两点应在求关系时确定好。

106. E【解析】在冠修复的牙体预备后至最终冠修复完成前需制作暂时冠修复以保护牙髓，维持牙体预备间隙，恢复一定的咀嚼功能。暂时冠一般为塑料全冠，制作方法有直接法与间接法。

107. C【解析】根尖诱导成形术：牙根未发育完成之前发生牙髓严重病变或根尖周病变的年轻恒牙，在控制感染的基础上，用药物及手术方法保存根尖部的牙髓或使根尖周硬组织沉积，促使牙根继续发育和根尖形成的治疗方法。年轻恒牙根尖周炎症应行根尖诱导成形术（C对）。

108. D【解析】此地儿童DMFT为4.8，根据WHO龋病流行程度的评价指标（12岁），按龋病流行程度评价龋病等级为高，所以此题选D。此题易错选C选项，DMFT4.4以下属于中等，因此此题等级应为高。

109. C【解析】CPI检查即在指数牙上检查牙龈出血、牙石和牙周袋深度三项内容。CPI检查以探诊为主，结合视诊。共检查6个区段，检查顺序应从右上后牙区段至上前牙区段、左上后牙区段、左下后牙区段、下前牙区段、右下后牙区段。检查时以执笔式握持CPI探针，以无名指做支点，支于受检牙附近的硬组织之上。将探针轻缓地插入龈沟或牙周袋内，探针与牙长轴平行，紧贴牙根。沿牙齿颊（唇）、舌（腭）面龈沟或牙周袋从远中向近中移动，作上下短距离的提插式移动，以感觉龈下牙石。同时查看牙龈出血情况，并根据探针上的刻度观察牙周袋深度。CPI探针使用时所用的力不超过20g，过分用力会引起患者疼痛，有时还会刺破牙龈。

1. 确定指数牙正常情况每人口腔中有6个区段，10颗指数牙，分别是上、下颌8个磨牙和右上、左下各1颗中切牙，即17、16、11、26、27和37、36、31、46、47. 20岁以上的受检者需对每一指数牙进行检查，记录各牙的牙龈出血、牙石和牙周袋情况。20岁以下，15岁及以上者只检查16、11、26、36、31、46六颗指数牙。15岁以下者，只检查上述六颗指数牙，并且只检查牙龈出血和牙石情况，不检查牙周袋深度。WHO规定，每个区段内必须有2颗或2颗以上功能牙，并且无拔牙指征，该区段才做检查。成年人的后牙区段有时缺失一颗指数牙或有拔牙指征，则只检查另一颗指数牙。如果一个区段内的指数牙全部缺失或有拔牙指征时，则检查此区段内的所有其余牙，以最重情况记分。如果这个区段内没有功能牙或只有一颗功能牙时，这个区段作为除外区段。每颗指数牙的颊（唇）、舌（腭）面龈沟或牙周袋都须检查到。每个区段两颗功能牙的检查结果，以最重情况记分。

2. 记分标准

0=牙龈健康

1=牙龈炎，探诊后出血

2=牙石，探诊可发现牙石，但探针黑色部分全部露在龈袋外

3=早牙周病，龈缘覆盖部分探针黑色部分，龈袋深度在4~5mm

4=晚期牙周病，探针黑色部分被龈缘完全覆盖，牙周袋深度在6mm或以上

X=除外区段（少于两颗功能牙存在）

9=无法检查

上述记分填入CPI记分表格，每个格子填一个记分，后牙区段两颗功能牙以最重情况记分。

110. C【解析】预防性树脂充填的适应证：①𬌗面窝沟有龋损能卡住探针。②深的点隙窝沟有患龋倾向，可能发生龋坏。③沟裂有早期龋迹象，釉质混浊或呈白垩色。

111. D【解析】患牙整种符合牙髓炎特征。牙体组织完整，根分叉区有9mm牙周袋且骨密度降低。最可能的是牙周来源的感染。诊断牙周-牙髓联合病变。

112. C【解析】先行牙周基础治疗和牙髓治疗。牙周手术的时机是炎症得到控制之后。

113. C【解析】患儿属于龋齿高发儿童，因此一定要预防恒牙龋齿。由于年轻恒牙窝沟复杂，可以进行预防性树脂充填，局限的窝洞充填后其余窝沟封闭。

114. D【解析】年轻恒牙深龋一定要进行护髓以防止牙髓感染。去龋过程中意外穿髓且穿髓孔较小时，可选择活髓切断术。

115. A【解析】如果露髓应尽量保留较多的活髓以利于牙齿发育。氢氧化钙间接盖髓护髓效果较好。

116. B【解析】取无牙颌印模时应取得无牙颌功能状态时的组织形态，以保证全口义齿的固位与支持，符合无牙颌的功能分区要求。一次印模法无法取得准确的功能性印模。印模托盘的边缘长度应伸展适当，过长会导致印模和义齿的边缘过度伸展。

117. C【解析】该无牙颌患者有下颌习惯性前伸，将颌位关系确定在患者的习惯位，或利用旧义齿

确定颌位关系都会导致新义齿颌位关系错误和修复失败。由于下颌习惯性前伸，确定殆关系时，下颌较难退回至正中关系位，所以医生必须辅助患者下颌后退。确定颌位关系时垂直距离应适当，不能随意加大或减小。

118. A【解析】拔除48，后治疗47，解除阻生的关系，给修复和根管治疗留出空间。

119. C【解析】近中阻生的智齿常见的解除邻牙阻力的方法为分冠法。

120. D【解析】在口腔局部麻醉和拔牙术中，有时出现晕厥，其临床表现为：面色苍白、出冷汗、头晕、胸闷、脉快而弱，心悸甚至晕倒。

121. B【解析】因患牙冷测反应为一过性敏感，叩痛（-），则考虑为可复性牙髓炎。

122. B【解析】可复性牙髓炎最重要的临床诊断依据是温度测试，尤其是冷测患牙有一过性敏感，刺激去除后疼痛随即消失。

123. A【解析】对于可复性牙髓炎的治疗应先安抚，观察1~2周，待冷热刺激敏感症状消失后，可进行永久性充填。

124. A【解析】本题考查基托材料的特点。前牙Ⅲ度深覆殆，殆力大而间隙小。铸造基托可以提供足够的强度。

125. E【解析】由于人工牙处咬合力大，修复间隙小，为了避免人工牙折断，应采用有金属舌面的人工前牙。

126. E【解析】略。

127. E【解析】翼下颌皱襞处黏膜水肿，智齿部分萌出，周围软组织红肿，提示智齿冠周炎，开口受限1周，吞咽疼痛说明有间隙感染，智齿冠周炎引起间隙感染最先就是翼下颌间隙感染，此间隙感染主要临床表现是张口受限、咀嚼吞咽疼痛。

128. A【解析】冠周炎的治疗早期应控制局部的细菌感染，局部处理很重要，可用3%过氧化氢或1∶5000高锰酸钾液冲洗龈袋，再涂入碘甘油或碘酚。

129. B【解析】当穿刺抽出脓液后，多从口外作切开引流，与咬肌间隙浓重切开相同，暴露角下缘后，在内侧切断左翼内肌的部分附着与骨膜，紧贴下颌支内侧骨面向上剥离，达翼下颌间隙引流出脓液，置半管或凡士林纱条引流。炎症消散后，拔出病灶牙或行死骨刮治术。亦可从口内翼皱襞外侧，做长2cm纵行切口，钝性分离穿过颊肌，沿下颌支内侧进入翼下颌间隙即可引流。对范围较广的脓肿还可行口内外引流，将上述2个切口贯通以达到充分引流。感染控制后，分泌物明显减少，待口内伤先闭合，继续口外引流，直至痊愈。

130. B【解析】根据题干，患儿有全身症状，发热，有透明的成簇的小水疱。最可能的诊断是疱疹性龈口炎。致病微生物是病毒。

131. A【解析】略。

132. D【解析】利巴韦林是抗病毒药物。

133. D【解析】前牙外伤无牙体缺损，仅有牙齿松动和叩痛且未见牙移位者，应该诊断为牙挫伤。

134. B【解析】对单颗牙的挫伤，目前采用的简单有效的治疗方法是使用釉质粘固剂将患牙与邻牙固定。

135. C【解析】根据题干描述患牙应被诊断为牙脱位，应在局部麻醉下将患牙复位，再与邻牙固定。术后3、6、12个月进行复查，如牙髓坏死，则做根管治疗。

136. B【解析】急性牙髓炎的疼痛特点为自发性阵发性剧烈疼痛、夜间痛、温度刺激加剧疼痛、不能自行定位。

137. C【解析】慢性牙髓炎一般不发生剧烈的自发性疼痛，但有时可出现不甚明显的阵发性隐痛或者每日出现定时钝痛。

138. E【解析】牙髓钙化一般并不引起临床症状，个别情况出现与体位有关的自发痛，也可沿三叉神经分布区域放散，一般与温度刺激无关。

139. A【解析】牙内吸收一般无自觉症状，多在X线检查时偶然发现。少数病例可出现自发性阵发痛、放散痛和温度刺激痛等牙髓炎症状。内吸收发生在髓室时，肉芽组织的颜色可透过已被吸收成很薄的牙体硬组织层而使牙冠呈现为粉红色。有时可见牙冠出现小范围的暗黑色区域。内吸收发生在根管内时，牙冠的颜色没有改变。患牙对牙髓测验的反应可正常，也可表现为迟钝。叩诊阴性（-）或出现不适感（±）。

140. A【解析】充填后出现咀嚼疼痛一般是充填体过高。

141. B【解析】直接盖髓术的适应证包括机械性、外伤性露髓的年轻恒牙；意外穿髓，且穿髓直径小于0.5mm的恒牙。

142. D【解析】若感染的软化牙本质未去净，预防性扩展不够，感染易从边缘处继续发生，形成继发龋。

143. A【解析】成人慢性复发性腮腺炎为儿童复发性腮腺炎迁延未愈而来。

144. B【解析】急性化脓性腮腺炎的病原菌是葡萄球菌，主要是金黄色葡萄球菌。

145. C【解析】涎瘘常见于腮腺，外伤是其主要原因。

146. E【解析】慢性阻塞性腮腺炎多数患者肿胀与进食有关，即进食综合征。

147. D【解析】流行性腮腺炎与感染腮腺炎病毒有关，感染后一般可获得持久免疫力，甚至终身免疫。

148. D【解析】牙龈纤维瘤病是牙龈组织的弥漫性纤维增生。表现为口内大部以至全部牙龈呈弥漫性增生，直达膜龈联合处，增生牙龈颜色正常，触之坚实，表面光滑或呈结节状，点彩明显，不易出血。

149. A【解析】药物性龈增生好发于前牙。起初表现为龈乳头增大，继而扩展至唇颊龈，也可发生于舌、腭侧牙龈。

150. B【解析】慢性龈炎很少波及附着龈。

第二单元

【A_1 型题】

答题说明

每一道考试题下面有 A、B、C、D、E 五个备选答案，请从中选择一个最佳答案。

1. 皮肤创口缝合后过度外翻是因为
A. 进针点距创缘过远
B. 两侧进针深度不一致
C. 皮肤切口两侧进针间距大于皮下间距
D. 皮肤切口两侧进针间距小于皮下间距
E. 打结过紧

2. 临床上，感染经根尖孔引起牙髓的炎症称为
A. 慢性牙髓炎
B. 急性牙髓炎
C. 可复性牙髓炎
D. 逆行性牙髓炎
E. 不可复性牙髓炎

3. 急性根尖周炎对组织损伤最小的排脓方式为
A. 突破骨膜从黏膜向口腔前庭排脓
B. 突破骨膜从黏膜向固有口腔排脓
C. 突破骨膜从皮肤向外排脓
D. 通过牙周膜从牙周袋排脓
E. 通过根尖孔经根管从牙冠缺损处排脓

4. 逆行性牙髓炎不同于其他牙髓炎的临床表现特点是
A. 深及根尖的牙周袋
B. 冷测缓解疼痛
C. 有阵发性自发痛
D. 热测引起迟缓痛
E. Ⅱ度松动，叩痛（++）

5. 牙周基础治疗后进行第一次复查的时间一般在治疗后
A. 1~2 周
B. 3 周
C. 2~3 个月
D. 5 个月
E. 1~2 年

6. 急性化脓性根尖周炎的临床表现，除外
A. 咬紧牙时疼痛缓解
B. 持续性跳痛
C. 叩诊痛
D. 患牙有伸长感
E. 根尖区红肿

7. 晕厥发生时下列处理方法哪项是错误的
A. 停止注射
B. 让患者坐起
C. 松解衣领，保持呼吸道通畅
D. 吸入氧气
E. 静脉注射高渗葡萄糖溶液

8. 造成铸造全冠就位困难的原因不包括
A. 牙颈部肩台不整齐
B. 蜡型蠕变变形
C. 铸造冠缘过长
D. 石膏代型磨损
E. 间隙涂料涂得过厚

9. 容易发生牙本质龋的部位是
A. 接触点处的邻面龋
B. 接触点以上的邻面龋
C. 接近龈缘的颈部龋
D. 接近殆边缘嵴的殆面龋
E. 位于近远中的邻殆面龋

10. 乳牙牙髓感染临床上常为
A. 急性牙髓炎
B. 慢性牙髓炎
C. 逆行性牙髓炎
D. 可复性牙髓炎
E. 化脓性牙髓炎

11. 妊娠期龈炎的病因，哪一项不正确
A. 体内黄体酮水平升高
B. 妊娠本身可以引起牙龈炎
C. 激素水平使原有龈炎加重
D. 有局部刺激及菌斑
E. 中间普氏菌增多

12. 附着在牙表面的一条带状上皮为
A. 龈沟上皮
B. 附着龈上皮
C. 结合上皮

D. 龈谷上皮
E. 牙小皮
13. 关于髓腔增龄性变化，描述不合理的是
A. 髓腔体积随年龄增大而不断缩小
B. 青少年恒牙的髓腔比老年人大
C. 外伤、龋病的刺激加快髓腔缩小
D. 髓室顶、髓角和髓室底随磨耗均不断降低
E. 乳牙的髓腔与恒牙相比相对大
14. 第一恒磨牙最适宜做窝沟封闭的年龄是
A. 6~7 岁
B. 8~9 岁
C. 9~10 岁
D. 11~12 岁
E. 13~14 岁
15. 侵袭性牙周炎的治疗原则不包括
A. 尽早根管治疗
B. 早期治疗、防止复发
C. 抗菌药物的应用
D. 调整机体防御功能
E. 牙移位的矫正治疗
16. 婴儿创伤性溃疡最好发的部位是
A. 舌缘
B. 颊黏膜
C. 前庭沟黏膜
D. 舌系带附近
E. 舌背
17. 晚期慢性牙周炎牙槽骨吸收主要是
A. 垂直吸收
B. 水平吸收
C. 斜行吸收
D. 凹坑状吸收
E. 不均匀吸收
18. 急性龈乳头炎的病因如下，除外
A. 硬食物刺伤
B. 食物嵌塞
C. 充填物悬突
D. 局部用碘甘油
E. 邻面龋
19. 左侧上颌第一前磨牙应记录为
A. |Ⅳ
B. |5
C. |3. 5
D. |4
E. |D
20. 口腔科医师在治疗中易形成的不利于牙周组织健康的因素应除外
A. 两牙邻面均有充填体
B. 银汞充填物悬突
C. 冠的颊面凸度过大
D. 基牙的咬合负担过大
E. 正畸矫治器边缘达龈下
21. 关于牙髓神经的描述，不正确的是
A. 能感受痛觉和区分冷、热感受
B. 伴同血管自根尖孔进入牙髓
C. 神经末梢可进入牙本质小管
D. 多数是有髓神经
E. 牙髓内的神经很丰富
22. WHO 评价牙周健康状况的标准是 15 岁少年的
A. 牙龈健康平均检出区段数
B. 牙龈出血平均检出区段数
C. 牙石平均检出区段数
D. 牙菌斑平均检出区段数
E. 牙周袋平均检出区段数
23. 去除龈下菌斑与牙石属于社区牙周保健的
A. 基本急诊保健
B. 一级水平
C. 二级水平
D. 三级水平
E. 四级水平
24. 下颌第一乳磨牙牙冠各面中似三角形的是
A. 近中面和远中面
B. 颊面和远中面
C. 近中面和秴面
D. 远中面和秴面
E. 颊面和近中面
25. 诊断牙髓坏死最重要的依据是
A. 电活力测验无反应
B. 探诊深洞底无反应
C. 温度测验无反应
D. 牙冠变色
E. 叩诊无反应
26. 使用 X 线检查颧骨有无骨折的首选方法是
A. 上颌后部片
B. 下颌骨侧位
C. 华特位
D. 下颌骨开口后前位
E. 许勒位
27. 关于根分叉病变的叙述，下列错误的是
A. Ⅰ度：牙周袋已达多根牙根分叉区，但分叉内无牙槽骨破坏，X 线片上看不到骨质吸收
B. Ⅱ度：分叉区骨吸收仅限于颊侧或舌侧，尚未相通，X 线片见牙周膜增宽

C. Ⅲ度：根间牙槽骨全部吸收，探针可通过根分叉区，X线片见该区骨质消失、呈透射区

D. Ⅳ度：根间骨隔完全破坏，牙龈退缩使根分叉区完全开放

E. 下颌第一磨牙患病率最低，上颌前磨牙患病率最高

28. 拔除6|牙需麻醉的神经是

A. 上牙槽前神经

B. 腭前神经

C. 上牙槽中神经

D. 上牙槽后神经

E. 上牙槽后神经、上牙槽中神经、腭前神经

29. 阻生牙最常见的是下颌第三磨牙，其次是

A. 上颌尖牙

B. 上颌中切牙

C. 额外牙

D. 下颌第二前磨牙

E. 上颌第三磨牙

30. 单侧颞下颌关节强直导致面部两侧不对称，具体表现为

A. 颏部偏向患侧，患侧下颌支正常，健侧面部丰满

B. 颏部偏向健侧，患侧下颌支正常，健侧面部丰满

C. 颏部偏向健侧，患侧下颌支正常，患侧面部丰满

D. 颏部偏向患侧，患侧下颌支短小，健侧面部丰满

E. 颏部偏向患侧，患侧下颌支短小，患侧面部丰满

31. 关于原发性三叉神经痛的临床表现，错误的说法是

A. 骤然发作的闪电式剧痛

B. 疼痛可自发或刺激“扳机点”引起

C. 周期性发作

D. 一般有其他脑神经损害症状

E. 常有疑为牙痛而拔牙史

32. 少见的腭裂类型不包括

A. 腭隐裂

B. 腭垂裂

C. 混合型双侧腭裂

D. 腭垂缺失

E. 硬腭裂孔

33. 颌面部“危险三角区”内静脉的特点是

A. 粗大

B. 无瓣膜

C. 有瓣膜

D. 与进入颅内的动脉吻合

E. 形成静脉丛与颅内静脉相通

34. 眶下间隙感染向颅内扩散，并发海绵窦血栓性静脉炎，其扩散途径通常是

A. 面前静脉、颈内静脉

B. 颞浅静脉、内眦静脉

C. 面前静脉、颞浅静脉、颈内静脉

D. 面前静脉、内眦静脉、眼静脉

E. 眶内静脉、面前静脉

35. 下列恶性肿瘤中对放射线不敏感的肿瘤是

A. 牙龈癌

B. 腮腺腺癌

C. 上颌窦癌

D. 基底细胞癌

E. 未分化癌

36. 下列属于口腔癌一级预防措施的是

A. 早发现

B. 病因预防

C. 早治疗

D. 早诊断

E. 防止复发

37. 腮腺扪诊的正确方法是

A. 双手合诊

B. 以示、中、无名指3指平触为宜

C. 以示、中、无名指3指提拉式扪诊为宜

D. 以拇指、示指挤触

E. 以中指、示指挤触

38. 年轻恒牙深龋最常采用的治疗方法

A. 直接盖髓术

B. 牙髓切断术

C. 根尖诱导成形术

D. 间接牙髓治疗术

E. 根管治疗术

39. 关于下颌下腺炎的叙述，错误的是

A. 少数涎石X线检查可能不显影

B. 腺内涎石需做下颌下腺摘除术

C. 双手触诊应从导管前部向后进行

D. 反复发作者颌下腺可呈硬结性肿块

E. 多为涎石造成唾液排出受阻，继发感染所致

40. 手术后应加压包扎的是

A. 中厚断层皮片移植术

B. 游离皮瓣移植术

C. 皮管形成术

D. 旋转推进皮瓣术

E. 隧道式皮瓣转移术

41. 使用1：213的碘伏作为表面消毒剂时推荐接触时间是
A. 45~50分钟
B. 35~40分钟
C. 25~30分钟
D. 15~20分钟
E. 5~10分钟

42. 下牙槽神经阻滞麻醉时发生面瘫，正确的处理是
A. 局部热敷
B. 针灸治疗
C. 无须处理
D. 口服B族维生素
E. 外敷中草药

43. 常用于表面麻醉的是
A. 丁卡因
B. 丁哌卡因
C. 利多卡因
D. 普鲁卡因
E. 阿替卡因

44. 乳牙根尖周病的临床表现不包括
A. 叩痛
B. 急性期剧烈疼痛
C. 患牙松动
D. 反复肿胀
E. 早期症状明显

45. 坏死性溃疡性龈炎病变区涂片检查可见
A. 梭形杆菌和螺旋体
B. 伴放线聚集杆菌
C. 螺旋体和黏性放线菌
D. 中间普氏菌和福赛坦氏菌
E. 牙龈卟啉单胞菌和梭形杆菌

46. 拔牙后易引起感染的是
A. 血友病
B. 高血压
C. 糖尿病
D. 心绞痛
E. 肝炎

47. 下列无上皮衬里的囊肿是
A. 根尖周脓肿
B. 含牙囊肿
C. 牙源性角化囊肿
D. 鳃裂囊肿
E. 黏液囊肿

48. 年轻恒牙外伤好发于
A. 6~7岁
B. 12~13岁
C. 5~6岁
D. 9~11岁
E. 7~9岁

49. 下面对于复发性阿弗他溃疡临床特点描述错误的是
A. 溃疡表现为孤立的、圆形或椭圆形的浅表性溃疡
B. 呈周期性复发，且有自限性
C. 先出现密集分布的针头大小的小水疱，后破溃形成溃疡
D. 好发于中青年
E. 病程一般为7~14天

50. 念珠菌病按其主要病变部位可分为
A. 念珠菌性口炎、念珠菌性唇炎、念珠菌性口角炎、鹅口疮
B. 增生型念珠菌性口炎、念珠菌性唇炎、念珠菌性口角炎、慢性黏膜皮肤念珠菌病
C. 念珠菌性口炎、念珠菌性唇炎、义齿性口炎、慢性黏膜皮肤念珠菌病
D. 念珠菌性口炎、念珠菌性唇炎、抗生素口炎、慢性黏膜皮肤念珠菌病
E. 念珠菌性口炎、念珠菌性唇炎、念珠菌性口角炎、慢性黏膜皮肤念珠菌病

51. 导致牙髓坏疽的直接原因是
A. 牙髓坏死伴有腐败菌感染
B. 牙髓供血不足
C. 急性化脓性牙髓炎未经治疗
D. 成牙本质细胞空泡性变
E. 牙髓受到刺激被肉芽组织取代

52. 关于白斑的病理变化，错误的说法是
A. 上皮细胞过度正角化和过度不全角化
B. 颗粒层增厚
C. 棘层增厚
D. 固有层炎症细胞浸润
E. 基底细胞层液化变性

53. 固定桥修复前的口腔准备包括，除外
A. 治疗龋病
B. 治疗牙周疾患
C. 外科处理
D. 埋伏牙拔除
E. 余留牙的调𬌗

54. 唇疱疹最常见的口腔黏膜损害为
A. 珠白色网纹
B. 大疱伴糜烂
C. 成簇小水疱

D. 色素沉着
E. 萎缩性红斑
55. 可摘局部义齿中前牙舌支托凹位于
A. 切角
B. 切缘
C. 舌侧颈 1/3 处
D. 舌侧中 1/3 处
E. 舌侧颈 1/3 处和中 1/3 交界处
56. 对于口腔科疾病的医治，口腔检查是
A. 一项基本的操作技术
B. 为了书写合格的病历
C. 全身检查的一个部分
D. 治疗疾病的重要步骤
E. 诊断和治疗疾病的重要步骤
57. 口腔黏膜白斑可有下述表现，除了
A. 白色凝乳状假膜
B. 白色或灰白色的均质斑块或呈皱纹纸状斑块
C. 白色不规则隆起伴有乳头状突起
D. 呈颗粒状红白间杂病损
E. 在白色斑块的基础上有溃疡形成
58. 下列哪项不是固定义齿修复后产生食物嵌塞的原因
A. 咬合不平衡，前伸早接触
B. 邻面无接触或接触不良
C. 未恢复近远中边缘嵴形态，形成斜面
D. 对𬌗牙有充填式牙尖
E. 修复体有悬突或龈边缘不密合
59. Ⅱ型观测线基牙的倒凹区集中在
A. 远缺隙侧
B. 近缺隙侧
C. 颊侧
D. 舌侧
E. 近远缺隙侧都有
60. 牙槽骨修整术的最适时机是拔牙后
A. 1 个月
B. 3 个月
C. 6 个月
D. 12 个月
E. 2 周
61. 固有层密集淋巴细胞浸润带常见于
A. 慢性盘状红斑狼疮
B. 扁平苔藓
C. 口腔白斑
D. 寻常型天疱疮
E. 良性黏膜类天疱疮
62. 对提高全口义齿固位和稳定意义最小的是
A. 有利的磨光面形态
B. 准确印模
C. 尽量扩大基托面积
D. 合理的排牙
E. 指导患者正确使用义齿
63. 以下不属于缺牙区评估内容的是
A. 缺牙区牙槽嵴情况
B. 缺牙区邻牙情况
C. 拔牙创愈合情况
D. 缺牙区间隙情况
E. 对𬌗牙情况
64. 无牙颌模型上𬌗架时进行面弓转移的目的是
A. 将下颌𬌗托转移到𬌗架上
B. 记录上下𬌗托的关系
C. 将下颌对上颌的关系转移到𬌗架上
D. 将髁道斜度转移到𬌗架上
E. 将上颌对颞下颌关节的关系转移到𬌗架上
65. 可摘局部义齿的禁忌证不包括
A. 缺牙间隙过小
B. 基牙呈锥形
C. 生活不能自理的患者
D. 口腔黏膜溃疡经久不愈
E. 长期牙列缺损未曾修复者
66. 以下修复方式中，哪项是塑料全冠最常见的适应证
A. 前牙永久修复
B. 后牙永久修复
C. 固定义齿固位体
D. 前牙美容修复
E. 保护性或诊断性暂时修复
67. 牙体缺损修复在恢复邻面接触区时应注意正常的接触位置，下列相关说法错误的是
A. 前牙接触区靠近切缘
B. 第一磨牙远中与第二磨牙的接触区多在邻面的中 1/3 处
C. 第二前磨牙与第一磨牙邻面接触区多在邻面颊 1/3 与中 1/3 交界处
D. 第二前磨牙与第一磨牙邻面接触区多在邻面舌 1/3 与中 1/3 交界处
E. 后牙接触区近中靠近𬌗缘，远中在𬌗缘稍下
68. 可作防龋的甜味替代品是
A. 乳糖
B. 麦芽糖
C. 果糖
D. 木糖醇
E. 葡萄糖

69. 认知理论认为，决定人行为的因素的是
A. 人群的理性认识及评价
B. 外界刺激
C. 本能
D. 个人的理性认识及评价
E. 社会认可
70. 预防乳磨牙咬𬌗面点隙裂沟龋的最佳方法是
A. 局部涂氟
B. 预防性树脂充填术
C. 玻璃离子水门汀充填
D. 预防性洁治术
E. 窝沟封闭术
71. 使用龈下刮治器时，刀刃与牙面应成
A. 90°左右
B. 95°左右
C. 80°左右
D. 85°左右
E. 15°左右
72. 关于预防性树脂充填的正确叙述为
A. 是预防龋病发生的一种新方法
B. 是手用器械清除龋坏组织再做充填
C. 适用于邻面龋的预防性治疗
D. 适用于龋损已达牙本质层的患牙
E. 适用于窝沟早期龋的预防性治疗
73. 不宜作为控制牙菌斑的方法是
A. 早晚刷牙
B. 使用牙签
C. 使用牙线
D. 药物漱口
E. 清水漱口
74. 下列做法中不违背医学伦理学无伤害（不伤害）原则的是
A. 因急于手术抢救患者，未由家属或患者签手术同意书
B. 造成本可避免的患者自杀
C. 造成本可避免的残疾
D. 发生故意伤害
E. 造成本可避免的人格伤害
75. 常用的氯己定含漱液的浓度是
A. 0.01%
B. 0.02%
C. 0.10%
D. 0.12%
E. 0.15%
76. WHO 龋病流行程度属“低”的标准是龋均为
A. 0～1.1
B. 1.2～2.6
C. 0.5～1.5
D. 1.5～2.5
E. 2.7～4.4
77. 儿童含氟牙膏的浓度
A. 浓度越高越好
B. 低于 5mg/kg 较为合适
C. 城市和农村使用含氟牙膏浓度应该不同
D. 选用市售 10mg/kg 的含氟牙膏即可
E. 儿童最好不使用含氟牙膏
78. 县级以上人民政府卫生健康主管部门和其他有关部门应当制定医师培训计划，对医师进行
A. 全面培训
B. 分级分类培训
C. 专业轮训
D. 统一培训
E. 分层培训
79. 浅龋与轻度釉质发育不全的鉴别要点，不包括
A. 好发牙位不同
B. 好发部位不同
C. 患区质地不同
D. 患区光滑度不同
E. 患牙牙体形态不同
80. 三叉神经痛患者在疼痛发作时伴有的自主神经症状不包括
A. 面部潮红
B. 眼结膜充血
C. 痛性抽搐
D. 流泪
E. 流涎

【A_2 型题】

答题说明

每一道考题是以一个小案例出现的，其下面都有 A、B、C、D、E 五个备选答案，请从中选择一个最佳答案。

81. 患者，男，69 岁。右下颌后牙黏膜出现破溃疼痛 2 年。口腔检查：右下第一、二磨牙残冠，颊侧黏膜上有一个直径 1.5cm 的深溃疡，周围硬，边缘不齐，底部呈菜花状，扪诊基底部有硬结。触诊下颌下淋巴结肿大。为明确诊断，最佳辅助诊断方法是

A. 结核菌素试验
B. 刮片检查
C. X 线检查
D. 活体组织病理学检查
E. 超声体层检查

82. 为研究某地儿童的牙外伤原因，对该地区各医院口腔科近 3 年的儿童牙外伤病历资料进行了研究，最终找出不同年龄组牙外伤的几个最主要原因。这种研究方法是

A. 横断面研究
B. 历史常规资料分析
C. 群组研究
D. 病例对照研究
E. 实验研究

83. 患者，男，40 岁。右上颌第一前磨牙大面积 MOD 银汞充填物脱落，颊舌壁薄。X 线片显示根充完善。最佳修复设计方案是

A. 塑料全冠
B. 桩核+烤瓷全冠
C. 贵金属全冠
D. 树脂 MOD 嵌体
E. 贵金属 MOD 嵌体

84. 患者，男性，4 岁。玩耍时不慎摔倒，导致右上乳中切牙冠折，牙本质外露，未及穿髓点，无移位，无松动。对其采取的处理措施不正确的是

A. 必要时行根管治疗
B. 调磨尖锐的断缘
C. 光固化树脂修复
D. 尽量保留患牙
E. 1 年后复查

85. 患儿，男，4 岁。出现左下后牙食物嵌塞 1 月余。检查：左下第一乳磨牙殆面龋洞，去腐干净露髓，X 线片示根周硬骨板连线消失。首选治疗方法是

A. 牙髓切断术
B. 直接盖髓术
C. 牙齿拔除
D. 根管治疗术
E. 根尖诱导成形术

86. 患者，女，15 岁。学生。学校体检时发现右下后牙发黑 1 周。检查：$\overline{6|}$窝沟着色深，探针可卡入。探诊不敏感，叩痛（-），牙髓温度测试同对照牙，X 线片示$\overline{6|}$殆面透射区位于牙本质中层。$\overline{6|}$最可能的诊断是

A. 浅龋
B. 中龋
C. 深龋
D. 急性龋
E. 隐匿龋

87. 某患者拔牙后见根尖区附着一团组织，对其做病理检查。镜下表现以淋巴细胞、浆细胞和巨噬细胞浸润，血管内上皮细胞和成纤维细胞增生为特点，并见不规则上皮增殖和泡沫细胞。其病理诊断为

A. 急性根尖周炎
B. 根尖周囊肿
C. 牙槽脓肿
D. 根尖周肉芽肿
E. 慢性根尖周脓肿

88. 女，25 岁。上前牙 2 年前不慎折断，未及时处理，现上唇肿胀。检查：牙冠冠折 3/4，叩痛（+++），根管口暴露，探诊（-），牙体变色，前庭沟变浅，并有波动。为缓解疼痛、消除急性炎症，应及时进行应急处理，不包括以下哪项

A. 根管开放引流
B. 消炎止痛
C. 拔牙引流
D. 切开排脓
E. 根管冲洗上药

89. 患者，女，45 岁。左下后牙冷酸食及刷牙时有酸痛感，刺激去除后酸痛感立即消失。检查：左下颌第一磨牙殆面磨损，暴露牙本质，探诊颊殆斜面有酸痛区，叩痛（-）。考虑该患者的疾病是

A. 浅龋

B. 牙隐裂
C. 磨牙症
D. 酸蚀症
E. 牙本质敏感症

90. 女，30岁。左下后牙冷热及刷牙时有酸痛感，刺激去除后酸痛感立即消失。检查：左下第一磨牙𬌗面磨损，暴露牙本质，探诊颊斜面有酸痛区，叩痛（-）。该患者首先考虑的疾病是

A. 牙隐裂
B. 磨损
C. 磨牙症
D. 牙酸蚀症
E. 牙本质敏感症

91. 患者，女，27岁。3周前因⌊6^{OD}龋在外院做银汞合金充填。术后食物嵌塞，近3日觉牙齿持续胀痛，探⌊67牙间龈痛出血，叩痛（+）。考虑的诊断是

A. 急性龈乳头炎
B. 可复性牙髓炎
C. 急性牙髓炎
D. 慢性牙髓炎
E. 牙髓坏死

92. 患者，男，55岁。$\overline{876|456}$缺失，前牙舌侧骨形态呈斜坡形，口底深。可摘局部义齿舌杆与舌侧黏膜的关系是

A. 轻轻接触
B. 密切接触
C. 离开黏膜0.3～0.4mm
D. 离开黏膜0.5～1.0mm
E. 离开黏膜1.5mm

93. 某患者，患牙严重龋坏。X线片可见根尖区界线清晰的透射影。根尖区组织镜下表现：病变为炎性肉芽组织，毛细血管和成纤维细胞增生，中性粒细胞、淋巴细胞、浆细胞和巨噬细胞等散在浸润，其内可见不规则上皮岛，吞噬脂质的泡沫细胞呈灶性分布，含铁血黄素和胆固醇结晶沉着。其病理诊断为

A. 根尖周肉芽肿
B. 急性根尖周炎
C. 牙槽脓肿
D. 根尖周囊肿
E. 根尖周脓肿

94. 患者，男，27岁。上前牙充填后3天出现自发痛，不敢咬合。检查：⌊1远中见牙色充填体，叩痛（++），松动Ⅰ度，牙龈轻红肿，热测无反应。该患牙的诊断应是

A. 牙髓坏死
B. 急性牙髓炎
C. 慢性牙髓炎
D. 急性根尖周炎
E. 可复性牙髓炎

95. 患者，男，36岁。右上后牙食物嵌塞1年，检查：4^{D}⌋颈部深龋洞，探及穿髓孔，无探痛，叩痛（±），牙髓温度测验无反应。X线片见4⌋根尖周3mm×4mm透射影，边界清晰。患牙首次就诊时的处理措施为

A. 口服抗生素
B. 开髓开放
C. 根管治疗
D. 根尖手术
E. 拔除患牙

96. 患者，女性，39岁。因右侧鼻翼下方长肿物1年余就诊。检查见肿物位于右上唇。切除肿物后发现为囊性，其囊壁内衬上皮为假复层柱状上皮。局部可见复层鳞状上皮。囊壁组织未见明显炎症细胞。最可能的病理诊断是

A. 球状上颌囊肿
B. 鳃裂囊肿
C. 鼻腭管囊肿
D. 鼻腭囊肿
E. 鼻唇囊肿

97. 患者，女，23岁。近1个月来发现右上前牙唇侧牙龈有膨隆，无明显疼痛。3年前有过外伤史，未经治疗。检查：牙冠色泽变暗，松动度Ⅰ度，叩痛不明显；扪诊唇侧乒乓球感、无波动感；牙髓活力测定无反应。首选的诊断是

A. 牙槽脓肿
B. 角化囊肿
C. 根尖周炎
D. 根尖周囊肿
E. 牙瘤

98. 患者，男，35岁。诊断为复发性口腔溃疡。关于该病的叙述错误的是

A. 是最常见的口腔黏膜病
B. 呈周期性复发且有自限性
C. 轻型阿弗他溃疡最多见
D. 治疗方法有很多，疗效理想
E. 重型阿弗他溃疡好发于唇内侧及口角区黏膜

99. 患者，男，46岁。全口牙龈反复肿痛。检查：全口牙龈肿胀充血，$\underline{6|6}$，$\overline{61|16}$明显，松动Ⅰ～Ⅱ度。袋深4～6mm，$\overline{6|16}$深袋内溢脓，全

口牙颈部菌斑，$\underline{321|123}$ 牙石。X 线片示全口牙槽骨有不同程度的吸收。该病可诊断为

A. 青少年牙周炎
B. 成人牙周炎
C. 牙周-牙髓联合病变
D. 牙周创伤
E. 牙周脓肿

100. 对1年前做过口腔检查的200名干部进行口腔健康检查时，发现又有20名干部新发生龋。描述这种新发龋情况的指标是

A. 龋均
B. 患龋率
C. 发病率
D. 构成比
E. 充填率

101. 患者，女，19岁。感觉牙齿咀嚼无力2年。检查：$\underline{61|16}$，$\overline{61|16}$ 松动Ⅱ度，$\underline{21|12}$，$\overline{21|12}$ 松动Ⅰ度，牙龈轻度肿胀，菌斑少，袋深4~6mm。X线片示 $\underline{6|6}$，$\overline{6|6}$ 牙槽骨明显吸收，$\overline{6|6}$ 槽骨吸收为角状。该病最可能的诊断为

A. 牙周脓肿
B. 成人牙周炎
C. 青少年牙周炎
D. 牙周-牙髓联合病变
E. 慢性根尖周炎

102. 检查某班15岁学生50名，其中患病者10人，龋、失、补牙数为D=70，M=2，F=8，龋、失、补牙面数为D=210，M=10，F=15。这班学生龋面均为

A. 0
B. 1.4
C. 1.6
D. 4.2
E. 4.7

103. 患者，男，69岁。无牙颌。全口义齿试排牙时发现，微笑时可见上前牙龈缘，口微闭时上前牙切缘位于唇下1.5mm，上颌尖牙远中面位于口角。此时应该

A. 换小号上前牙
B. 换小号上前牙
C. 抬高上前牙
D. 抬高上前牙龈缘位置
E. 不必修改

104. 对含氟牙膏的防龋效果进行研究。将若干名学生随机分成两组，一组用含氟牙膏，另一组用普通牙膏，3年后观察其防龋效果。这种研究方法为

A. 历史常规资料分析
B. 病例对照研究
C. 横断面研究
D. 实验研究
E. 群组研究

105. 患者，男，44岁，教师。因进食时牙酸痛就诊。检查：$\overline{14|}$ 牙龈萎缩、无龋、牙颈部楔状缺损、牙清洁，每日刷牙2次。造成楔状缺损的原因不必考虑

A. 刷牙方法不合理
B. 牙刷毛太硬
C. 刷牙用力过大
D. 喜嚼硬食
E. 牙膏中摩擦剂粗糙

106. 患者，女，52岁。右侧后牙咀嚼酸痛3月余。检查：右下第一磨牙𬌗面近中釉质磨损明显，探诊酸痛，叩诊（-）。该牙最佳治疗是

A. 调𬌗
B. 牙髓治疗
C. 全冠修复
D. 脱敏治疗
E. 充填治疗

107. 患者，男，27岁。$\overline{6|}$ 深龋，曾有过夜间疼痛，遇冷热痛，检查：龋未穿髓，电测反应迟钝，叩诊（±），应诊断为

A. 可复性牙髓炎
B. 慢性闭锁性牙髓炎
C. 慢性增生性牙髓炎
D. 慢性溃疡性牙髓炎
E. 牙髓坏死

108. 患者，女，32岁。$\overline{6|}$ 检查因龋坏已做根管治疗，叩诊（-），无松动，X线片显示根充良好。该牙如要桩冠修复，牙体预备时哪项是错误的

A. 在不引起根管侧穿的情况下，尽可能争取较长的冠桩长度
B. 颈缘不需预备
C. 如果近远中根管方向一致，可预备成平行根管
D. 去除病变组织，尽可能保存牙体组织
E. 如果髓腔完整，将髓腔预备成一定洞形

109. 患者，男，35岁。近期口角区出现一深大溃疡，直径25mm，深及肌层，溃疡周边红肿隆起，扪之基底较硬，边缘整齐。自觉疼痛症状明显，进食困难。该患者可诊断为

A. 癌性溃疡
B. 结核性溃疡

C. 创伤性溃疡
D. 重型阿弗他溃疡
E. 坏死性涎腺化生

110. 患者，男，46 岁。$\underline{6521|12356}$ 缺失，余留牙健康。如制作可摘局部义齿，基牙应该选择

A. $\underline{743|47}$
B. $\underline{74|47}$
C. $\underline{73|47}$
D. $\underline{43|47}$
E. $\underline{73|7}$

【A_3/A_4 型题】

答题说明

以下提供若干个病例，每个病例下设若干道考题。请根据答案所提供的信息，在每一道考题下面的 A、B、C、D、E 五个备选答案中选择一个最佳答案。

（111~112 题共用题干）

患者，男，41 岁。进行金属烤瓷冠修复，冠就位后发现冠十分密合，经调𬌗无早接触后选择聚羧酸锌水门汀粘固，调拌水门汀时严格按照粉、液比例，按就位道方向就位，𬌗面垫一棉卷，让患者紧咬 5 分钟，粘固完成后再次检查发现咬合过高。

111. 最可能导致咬合过高的原因是
A. 水门汀排溢困难
B. 患者咬合过分用力
C. 水门汀选择不当
D. 水门汀调拌不当
E. 棉卷垫置过少

112. 在粘固前可采取的预防措施是
A. 将冠组织面均匀磨去一小层
B. 将牙体组织面均匀磨去一小层
C. 在粘固前将冠调至低𬌗
D. 在牙体轴壁上预备一纵向小沟
E. 将粘固剂调稀一些

（113~114 题共用题干）

患者，男，72 岁。在打哈欠后突然下颌不能闭合，流涎，下颌中线偏向一侧，到医院就诊。

113. 其诊断应该是
A. 颞下颌关节侧方脱位
B. 颞下颌关节急性前脱位
C. 颞下颌关节复发性脱位
D. 颞下颌关节陈旧性脱位
E. 颞下颌关节急性后脱位

114. 最常用的治疗方法是
A. 颌间牵引复位
B. 全麻下手法复位
C. 口内法手法复位
D. 口外法手法复位
E. 手术复位

（115~118 题共用题干）

患者，男，33 岁。3 个月前因外伤上前牙脱落。检查：$\underline{1|}$ 缺失，间隙正常，牙槽嵴无明显吸收。$\underline{|1}$ 牙冠 1/2 缺损，已露髓，探敏感，叩诊（-），无松动。$\underline{2|}$ 牙冠良好，叩诊（-），无松动。上、下前牙牙龈轻度红肿，易出血，可见菌斑及牙石。余牙未见异常。

115. 下列哪项不是修复前进行的必要的检查和治疗工作
A. 前牙区 X 线片
B. 牙髓活力测量
C. 缺牙区黏膜检查
D. 全口洁治
E. 调𬌗

116. $\underline{|1}$ 的治疗方案是
A. 活髓切断术
B. 根管治疗
C. 盖髓术
D. 拔除
E. 以上都不是

117. 如 $\underline{|1}$ 已完成相应治疗，最适合患者的修复方案是
A. 覆盖义齿
B. 双端固定桥
C. 半固定桥
D. 单端固定桥
E. 以上都不是

118. 固定桥的桥体宜设计
A. 悬空式
B. 鞍式
C. 改良鞍式
D. 改良盖嵴式
E. 船底式

（119~120 题共用题干）

患者，男，72 岁。上下颌牙列缺失，全口义齿修复后 2 个月。主诉咀嚼费力，咀嚼肌易酸痛。

119. 造成患者这种表现最可能的原因是

A. 基托边缘过长

B. 咬合不平衡

C. 义齿固位差

D. 垂直距离过高

E. 初戴不适应

120. 该患者还可能存在的临床表现是

A. 义齿上下牙中线不一致

B. 义齿撞击音

C. 咬舌

D. 口角下垂

E. 息止𬌗间隙过大

（121~123 题共用题干）

某社区为配合“爱牙日”工作，准备组织一个大型的口腔健康教育活动，社区干部邀请口腔医院专家共同商讨并确定了开展活动的方案。

121. 可采用的方法中不包括

A. 把口腔预防措施纳入社区发展计划

B. 邀请口腔专家和儿童家长进行讨论

C. 吸收不同阶层群众组织小型讨论会

D. 通过社区宣传板传播口腔健康信息

E. 组织群众参加口腔检查和咨询活动

122. 口腔健康教育材料的设计应注意

A. 充分展示高、精、尖的口腔技术

B. 文字叙述以医学术语为主

C. 大量使用临床病例图片

D. 适合不同人群的社会心理与需求

E. 满足各种疾病的治疗需要

123. 活动时更应重视教育信息的

A. 先进性

B. 趣味性

C. 实用性

D. 科学性

E. 艺术性

（124~126 题共用题干）

患者，女，68 岁。右上第一磨牙残冠需要拔除。有心律失常病史，但近 2 年病情平稳，少有发作。

124. 拔牙时麻醉药宜选用

A. 2%普鲁卡因

B. 2%含肾上腺素普鲁卡因

C. 2%利多卡因

D. 2%含肾上腺素利多卡因

E. 2%丁卡因

125. 拔除该牙需麻醉的神经是同侧的

A. 上牙槽后神经+腭后神经

B. 上牙槽后神经+腭前神经

C. 上牙槽后神经+鼻腭神经

D. 上牙槽中神经+腭前神经

E. 上牙槽中神经+上牙槽后神经+腭前神经

126. 如果在注射麻药 1~2 分钟后，患者感到恶心，无其他不适或异常。最可能的原因是

A. 发生了肾上腺素反应

B. 发生了中毒反应

C. 发生了变态反应

D. 麻醉了上牙槽后神经

E. 麻醉了腭中、腭后神经

（127~129 题共用题干）

患者，女，18 岁，有癫痫病史。主诉：全口牙龈增生。临床检查：全口牙龈有不同程度的增生，牙龈增生覆盖牙冠的 1/3 左右，以前牙区较重。

127. 此患者最可能的临床诊断为

A. 青春期龈炎

B. 慢性龈缘炎

C. 药物性牙龈增生

D. 增生性龈炎

E. 遗传性牙龈纤维瘤病

128. 如果是药物性牙龈增生，其最可能服用的药物是

A. 硝酸异山梨酯

B. 硝苯地平

C. 环孢素

D. 维拉帕米

E. 苯妥英钠

129. 此患者牙龈增生的临床表现为

A. 牙龈增生起始于牙龈乳头

B. 严重者波及附着龈，甚至个别覆盖大部分或整个牙冠

C. 增生的牙龈表面可呈分叶状或桑葚状

D. 增生的牙龈一般呈淡粉红色，合并牙龈炎症时可呈深红色或紫红色

E. 以上全是

（130~132 题共用题干）

患者，女，26 岁。因为左下颌角区渐进性膨隆 5 月余就诊。专科检查面部不对称，触诊有乒乓球样感觉。临床初步诊断为左下颌骨角化囊性瘤。

130. 不出现的临床症状是

A. 舌侧膨隆明显

B. 囊肿内牙松动、移位

C. 穿刺检查为黄白色油脂样物

D. 左下颌第一磨牙缺失
E. 同侧下唇麻木
131. X线片特征为
A. 边缘整齐的透光影像
B. 含牙的透光影像
C. 不含牙的透光影像
D. 沿下颌骨长轴发展的透光影像
E. 囊肿边缘呈分叶状或切迹状
132. 其治疗方案一般是
A. 行下颌骨部分切除，钛板修复
B. 行下颌骨部分切除，胫骨修复
C. 行下颌骨部分切除，腓骨修复
D. 仅行下颌骨部分切除
E. 手术刮除，骨创烧灼或冷冻处理
（133~135题共用题干）
患者，男，40岁。左下颌后牙出现不适半年。检查：⌈6残冠，大面积缺损已穿髓，无法修复，拟拔除。余牙未见异常。X线片示⌈6远中根尖周大面积低密度影，距离下颌神经管较近。
133. ⌈6拔除后患者出现下唇麻木现象，原因是损伤了
A. 舌神经
B. 颏神经
C. 咬肌神经
D. 颊神经
E. 下牙槽神经
134. 恢复3个月后，患者麻木症状明显减轻，拟行活动义齿修复。检查发现缺牙区牙槽嵴颊侧有骨突，修复前应进行
A. 颊系带修整术
B. 牙槽突修整术
C. 下颌舌隆突修整术
D. 牙槽嵴增高术
E. 植骨术
135. 铸造支架式可摘局部义齿修复后半年，患者仍感异物感明显，且影响美观。X线片示牙槽嵴吸收距下颌神经管较远，骨密度均匀。患者要求尽量不磨牙，则应考虑选择哪种修复方式
A. 种植修复
B. 重做可摘局部义齿
C. 烤瓷全冠固定桥
D. 金属全冠固定桥修复
E. 黏膜支持式可摘局部义齿

【B型题】

答题说明

以下提供若干组考题，每组考题共用在考题前列出的A、B、C、D、E五个备选答案，请从中选择一个与问题关系最密切的答案。某个备选答案可能被选择一次、多次或不被选择。

（136~139题共用备选答案）
A. 鼻腭神经+腭前神经+上牙槽前神经
B. 上牙槽后神经+腭前神经
C. 下牙槽神经+舌神经
D. 上牙槽中神经+上牙槽后神经+腭前神经
E. 下牙槽神经+舌神经+颊长神经
拔除下列牙时应麻醉哪组神经
136. 上颌第三磨牙
137. 下颌第一前磨牙
138. 上颌第一磨牙
139. 下颌第三磨牙
（140~141题共用备选答案）
A. 第Ⅱ类阻生
B. 第Ⅲ类阻生
C. 颊侧移位
D. 低位阻生
E. 倒置阻生
140. 根据牙与下颌升支及第二磨牙的关系，阻生第三磨牙全部位于下颌支内时称为
141. 根据牙在骨内的深度，骨埋伏阻生属于
（142~144题共用备选答案）
A. 口腔健康咨询
B. 口腔健康检查
C. 问卷调查
D. 制订口腔保健计划
E. 口腔疾病治疗
142. 开展社区口腔保健应首先
143. 为了解口腔健康状况应进行
144. 了解人群口腔卫生习惯要做
（145~148题共用备选答案）
A. 鞍式
B. 卫生桥

C. 船底式

D. 改良盖嵴式

E. 改良鞍式

145. 与牙槽嵴黏膜不接触以自洁的桥体类型是

146. 龈端呈凹形，不易清洁，现已使用较少的桥体是

147. 唇颊侧颈缘线与邻牙协调一致，美观，自洁作用均好，临床最常采用的桥体类型是

148. 适用于下颌牙缺损，牙槽嵴狭窄的病例是

（149~150 题共用备选答案）

A. 1.5mm

B. 1mm

C. 0.5mm

D. 0mm

E. 2mm

全口义齿排列人工牙时

149. 上颌第一磨牙近中颊尖离开船平面

150. 上颌第二磨牙近中颊尖离开船平面

参考答案与解析

第二单元

1. D【解析】切口两侧进出针间距大于皮下间距，造成皮肤创缘内卷；相反，进出针间距小于皮下间距则皮肤创缘呈现过度外翻。

2. D【解析】感染经根尖孔引起牙髓的炎症，临床上称为逆行性牙髓炎。即非龋来源"顺行"的牙髓炎。该题考的知识点是逆行性牙髓炎的概念。

3. E【解析】急性根尖周炎对组织损伤最小的排脓方式为通过根尖孔经根管从牙冠缺损处排脓。

4. A【解析】逆行性牙髓炎不同于其他牙髓炎的临床表现特点是深及根尖的牙周袋。

5. C【解析】牙周基础治疗后进行第一次复查的时间一般在治疗后2~3个月。

6. A【解析】急性化脓性根尖周炎的临床表现主要为自发性、持续性剧烈跳痛，不敢咬合；叩诊疼痛明显，根尖部黏膜有不同程度红肿；牙髓活力测试无反应；引流区淋巴结肿大、压痛；可伴有全身症状，如体温升高、白细胞计数增多等。

7. B【解析】发生晕厥时应立即停止注射、迅速放平座椅，置患者于头低位等。

8. E【解析】间隙涂料涂得过厚，造成修复体在口内密合性不良，固位不良，但不会引起就位困难。

9. A【解析】发生于接触点附近的平滑面龋容易累及牙本质。

10. B【解析】乳牙牙髓病症状不明显，以慢性炎症为主。

11. B【解析】妊娠本身不会引起龈炎，而是由于妊娠期内分泌改变引起，导致黄体酮增多，从而使牙龈毛细血管扩张，炎症加重。龈沟内的细菌发生变化，中间普氏菌增加，16~20周达高峰，分娩后降至原水平。以上情况加上局部原有的刺激因素才发生妊娠期牙龈炎。

12. C【解析】结合上皮是牙龈上皮附着在牙表面的一条带状上皮，从龈沟底开始，向根尖方向附着在牙釉质或牙骨质的表面。结合上皮是无角化、无上皮钉突的鳞状上皮。备选答案中的其他上皮均不附着在牙表面。牙小皮为牙釉质发育完成后牙表面的有机物。

13. D【解析】乳牙的髓腔从相对比例看比恒牙者大（选项E对），髓角高，根尖孔也大些。青少年恒牙的髓腔比老年人大（选项B对）。老年人随着年龄的增长，在髓腔内壁有继发性牙本质向心性沉积，使髓腔的体积逐渐缩小（选项A对）。磨牙主要沉积在髓室底，其次为髓室顶和侧壁（选项D错）。

14. A【解析】第一恒磨牙最适宜做窝沟封闭的年龄是6~7岁，时间应牢记。

15. A【解析】侵袭性牙周炎的治疗原则包括：①早期治疗、防止复发，一般2~3个月复查1次，基本的治疗方法同慢性牙周炎，有的还需用翻瓣术清除入侵的微生物。②全身抗菌药物的应用。③调整机体防御功能：中医药全身调理，劝患者戒烟。④正畸治疗，对病情不太重而有牙移位、倾斜的患者采用。⑤定期维护，防止复发。

16. D【解析】无论是婴儿还是成人，前庭沟都是创伤性溃疡的少发部位，所以首先可以排除选项C。舌缘、舌背和颊黏膜的创伤性溃疡往往由后牙咬伤所致，而婴儿常只有最早萌出的下前牙，因而可排除选项A、B和选项E。下前牙最易引起舌系带两侧黏膜的溃疡。故选D。

17. B【解析】牙周炎早期时牙槽骨吸收形式可有多种，但晚期牙槽骨吸收主要是水平吸收。故选B。

18. D【解析】碘甘油是治疗牙龈炎症的药物之一，刺激性小，因此急性龈乳头炎的病因不包括D。备选答案A、B、C是明显的急性龈乳头炎的病因因素，邻面龋处易发生菌斑滞留且龋洞内常嵌入食物残渣，对龈乳头形成刺激，也是急性龈乳头炎的病因之一。

19. D【解析】临床牙位记录分乳牙牙位记录和恒牙牙位记录。乳牙用罗马数字Ⅰ、Ⅱ、Ⅲ、Ⅳ、Ⅴ表示乳中切牙、乳侧切牙、乳尖牙、第一乳磨牙、第二乳磨牙；也有用英文字母A、B、C、D、E表示的。恒牙用阿拉伯数字1、2、3、4、5、6、7、8表示中切牙、侧切牙、尖牙、第一前磨牙、第二前磨牙、第一磨牙、第二磨牙、第三磨牙。

20. A【解析】该题考的知识点为牙周疾病局部促进因素中由不当治疗而导致的因素，备选答案中选项B、C、D、E的内容都是不利于牙周健康的因素，而答案A中两牙邻面均有充填体并不对牙周健康构成威胁，只有当充填体不良时才成为医源性因素。故选A。

21. A【解析】牙髓内的神经很丰富，伴同血管自根尖孔进入牙髓，并逐渐分成很多更细的分支。最后的神经末梢进入成牙本质细胞层，止于牙髓牙本质交界处的成牙本质细胞突起之间或牙本质小管内。牙髓内的神经大多数是有髓神经，传导痛觉，而不能区分冷、热、压力及化学变化等不同感受。

22. C【解析】记忆题。

23. D【解析】社区牙周保健分为基本急诊保健及 CL1~CL4 四级保健。其中三级水平是中度牙周问题的保健，包括一、二级水平，以及监督、筛选与治疗。治疗为去除龈下菌斑和牙石。

24. A【解析】下颌第一乳磨牙牙冠各面中似三角形的是近中面和远中面。

25. A【解析】牙髓活力电测验器在判断牙髓是死髓还是活髓时，较为可靠。

26. C【解析】华特位是使用 X 线检查颧骨骨折 X 线的首选方法。上颌后部殆片用于观察一侧上颌后部骨质变化的情况。

27. E【解析】下颌第一磨牙患病率最高，上颌前磨牙患病率最低，故选 E。

28. E【解析】拔除右上颌第一磨牙，要麻醉上牙槽后神经、上牙槽中神经和腭前神经。

29. E【解析】阻生牙最常见的是下颌第三磨牙，其次是上颌第三磨牙。

30. E【解析】单侧颞下颌关节强直患者表现为颜面两侧不对称，患者下颌体及下颌支短小，颏部及整个下颌骨向患侧偏斜，患侧面部丰满，健侧下颌由于生长发育基本正常，相应面部反而扁平狭长。

31. D【解析】三叉神经痛分为原发性和继发性两种：原发性三叉神经痛无神经系统体征；继发性三叉神经痛除有疼痛症状外，尚有神经系统体征。

32. B【解析】腭裂存在少数非典型的情况：如一侧完全、一侧不完全，腭垂缺失，黏膜下裂（隐裂），硬腭部分裂孔等。

33. D【解析】上唇周围的静脉血液经内眦静脉、眼静脉回流到颅内海绵状静脉窦，若面唇部发生疖、痈感染后，病情加重或被挤压，病菌极易引流入该窦内，引起更严重的海绵窦炎，可形成严重的颅内感染，常危及患者生命。故面部疖、痈要积极治疗，绝不可挤压，以免感染扩散。

34. D【解析】眶下间隙内的静脉回流应是颅内海绵窦—眼静脉—内眦静脉—面静脉，由于这些静脉内瓣膜少而薄弱、发育不良，又封闭不全，不能阻挡逆流，加之这些静脉走行于肌肉中，肌肉收缩时血液可逆流，当面部发生疖、痈感染时可向颅内扩散引起海绵窦血栓性静脉炎。此题易错选 C 项。眶下间隙感染向颅内扩散途径应为面前静脉、内眦静脉、眼静脉。

35. B【解析】对放射线不敏感的有骨肉瘤、纤维肉瘤、横纹肌肉瘤、腺癌、脂肪肉瘤、恶性黑色素瘤等。

36. B【解析】一级预防为病因学预防；二级预防为贯彻三早，即早发现、早诊断、早治疗；三级预防是指处理及治疗。

37. B【解析】腮腺触诊一般以示、中、无名指 3 指平触为宜，切忌用手提拉触摸，因易将腺叶误认为腮腺肿块。

38. D【解析】年轻恒牙牙根未发育完成，应该尽量保持牙髓活力以利于牙齿的进一步发育。年轻恒牙深龋治疗时，如果估计去净腐质可能露髓时，可以采用间接牙髓治疗（二次去腐法），保留部分软化牙本质避免露髓，采取氢氧化钙间接盖髓，妥善垫底后充填。氢氧化钙制剂 pH 在 11 以上，有一定杀菌作用，可以抑制龋蚀进展，促进脱矿牙本质再矿化，刺激修复性牙本质形成。10~12 周后再次治疗，去除软化牙本质，确定未露髓，再做间接盖髓，垫底、充填。故本题选 D。

39. C【解析】下颌下腺炎检查应按由后向前的顺序进行。

40. A【解析】皮片由于本身没有血供，移植成功的基本条件是受区毛细血管生长进入植皮片，因此需加压包扎，使皮片和受区紧密接触，防止二者之间出现积血或积液。游离皮瓣、皮管，局部皮瓣因自身有血运，一般不需加压包扎，只要有合适的引流即可。

41. E【解析】使用 1∶213 的碘伏作为表面消毒剂时推荐接触时间是 5~10 分钟。

42. C【解析】属暂时性面瘫，无需处理，待自然恢复。

43. A【解析】表面麻醉是将麻醉剂涂布于手术区表面，吸收后使末梢神经麻醉，因此要求麻药有较强的组织穿透能力。以上五种局麻药中丁卡因的穿透性和扩散性最强，且麻醉作用也较强，因此在临床上常用 1%~2%丁卡因进行表面麻醉。

44. E【解析】乳牙的牙髓病和根尖周病早期症状常不明显。

45. A【解析】坏死性溃疡性牙龈炎是一种特殊类型的牙龈炎，是发生在牙龈边缘和牙龈乳头的炎症和坏死，病因主要是螺旋体或梭形杆菌感染，故涂片检查可发现梭形杆菌和螺旋体。

46. C【解析】血友病患者凝血因子Ⅷ缺乏、肝炎患者除易发生交叉感染以外，还会由于肝功能不良造成凝血功能障碍，这两类疾病都易发生拔牙后出血。而高血压和心绞痛患者拔牙时，可能因为拔牙术的刺激引发心血管系统危象。未经控制的糖尿病患者则易发生拔牙后感染。

47. E【解析】外渗性黏液囊肿通常是机械性外伤致涎腺导管破裂，黏液外溢进入结缔组织内，黏液池被炎性肉芽组织和结缔组织包绕或局限，没有上皮衬里。备选答案中其他的囊肿均有上皮衬里。

48. E【解析】年轻恒牙外伤多发生于7~9岁儿童，占恒牙外伤的50%~70%。随着年龄的增长，牙外伤发生概率降低。年轻恒牙外伤发生率高于乳牙，男孩高于女孩。牙齿外伤多发生于上颌中切牙，其次为上颌侧切牙，下颌切牙少见。

49. C【解析】复发性阿弗他溃疡一般表现为反复发作的圆形或椭圆形的浅表性溃疡，有“黄、红、凹、痛”的临床特征和长短不一的“发作期-愈合期-间歇期”周期规律，并且有不治而愈的自限性。病程一般为7~14天。重型复发性阿弗他溃疡好发于青春期，而疱疹型多发于成年女性。

50. E【解析】念珠菌病按其主要病变部位可分为念珠菌性口炎、念珠菌性唇炎、念珠菌性口角炎、慢性黏膜皮肤念珠菌病。

51. A【解析】牙髓坏死一般无自觉症状，常因牙冠变色而就诊。镜下表现为牙髓结构消失，牙髓细胞核固缩碎裂，整个牙髓呈无结构的红染颗粒。若牙髓坏死伴有腐败菌感染，可使牙髓成黑绿色外观，称牙髓坏疽。这是因为坏死的牙髓组织被腐败菌分解，产生的硫化氢与血红蛋白分解出的铁结合，形成黑色硫化铁，使坏死组织呈现黑色。而腐败菌分解蛋白质产生的吲哚类物质散发出恶臭的气味。

52. E【解析】口腔白斑的基本病理变化是过度角化，过度正角化时往往伴有颗粒层增厚、棘层增厚、固有层不同程度的炎症细胞浸润。

53. D【解析】埋伏牙拔除不是固定桥修复前的口腔准备。

54. C【解析】疱疹最常见的口腔黏膜损害为成簇小水疱。

55. E【解析】可摘局部义齿修复时一般前牙不放置支托。如需在前牙放置支托，可设计切支托或舌支托。

56. E【解析】略。

57. A【解析】选项B、C、D、E都是白斑可能出现的临床表现，只有选项A不是。

58. A【解析】固定义齿修复后出现食物嵌塞与修复体、对殆牙的形态有关，与咬合是否平衡无关。

59. B【解析】本题考查3型观测线的基本概念。基牙向近缺隙侧倾斜画出的观测线为Ⅱ型观测线。

60. A【解析】牙槽突修整术的适应证：拔牙后牙槽骨吸收不全，骨尖、嵴有压痛者，应于拔牙后1个月后进行修整。

61. A【解析】口腔白斑固有层和黏膜下层有淋巴细胞、浆细胞浸润（C错）。口腔扁平苔藓黏膜固有层见密集的淋巴细胞浸润带（B对）。慢性盘状红斑狼疮上皮与固有层之间可形成裂隙和小水疱，基底膜不清晰；上皮下结缔组织内有淋巴细胞浸润，毛细血管扩张，管周有淋巴细胞浸润（A错）。天疱疮在黏膜固有层可见中度程度炎症细胞浸润，主要为淋巴细胞和少量嗜酸性粒细胞（D错）。良性黏膜类天疱疮晚期黏膜固有层纤维组织增生（E错）。

62. E【解析】准确的印模、有利的磨光面形态，基托伸展范围，人工牙的排列都决定了全口义齿的固位和稳定。

63. E【解析】评估的是缺牙区情况。

64. E【解析】面弓转移的是上颌对颞下颌关节的位置关系。

65. E【解析】长期牙列缺损未曾修复者是可摘局部义齿的适应证。

66. E【解析】塑料全冠因为其强度、抛光性、稳定性常用作临时修复体。

67. D【解析】第二前磨牙与第一磨牙的接触区多在邻面颊1/3与中1/3的交界处。而不在邻面舌1/3与中1/3交界处。

68. D【解析】木糖醇是目前应用比较广泛的甜味替代品。

69. D【解析】认知理论认为，决定人的行为的因素是个人的理性认识及评价。

70. E【解析】窝沟封闭是预防乳磨牙咬殆面点隙裂沟龋的最佳方法。一般在3~4岁进行。

71. C【解析】龈下刮治术操作时，刮治器应以0°角（即刮治器工作面与根面平行）放入牙周袋，然后转动器械，使工作面与根面相交到80°时做刮治动作。

72. E【解析】窝沟早期龋可选择预防性树脂充填作为预防性治疗。

73. E【解析】清水漱口对控制菌斑无效。

74. A【解析】不伤害原则在实践中应努力使患者免受不应有的医疗伤害，包括身体上、精神上的伤害和经济上的损失。因急于手术抢救患者，未由家属或患者签署知情同意书，这并不违背不伤害原则，因为：①拖延或拒绝对急诊患者进行抢救在临床上可能对患者造成伤害。②为了使患者真正不受到伤害，就要纠正片面的绝对理想化的自主性。③为了使患者不受到伤害，有时需要否定患者及其家属的错误决定。故选A。

75. D【解析】口腔常用的氯己定含漱液的浓度是0.12%。

76. B【解析】WHO龋病流行程度属“低”的标准是龋均1.2~2.6。

77. B【解析】研究表明，每千克体重每天摄入氟元素超过5mg才是可能中毒剂量。我国对含氟牙膏中氟离子浓度的标准是成人牙膏含氟量须在0.05%~0.15%，儿童牙膏含氟量须在0.05%~0.11%。具体的氟含量都会在牙膏包装上标注。

78. B【解析】根据《中华人民共和国医师法》的规定，县级以上人民政府卫生健康主管部门和其他有关部门应当制定医师培训计划，对医师进行分级分类培训。

79. E【解析】二者都有釉质的缺损而致牙体形态的改变，均可出现白垩斑、黄褐色斑和釉质的浅缺损。故在牙体形态方面不宜作为鉴别的要点。

80. C【解析】三叉神经痛患者在疼痛发作时伴有的自主神经症状不包括痛性抽搐。痛性抽搐为颜面部表情肌的痉挛性抽搐，是运动神经症状，不是自主神经症状。

81. D【解析】疑似肿瘤的病变应行活体组织病理学检查，判断肿瘤性质。

82. B【解析】历史资料分析通过回顾性调查，提取和利用历史既有资料，研究疾病的三间分布、疾病危险因素和评价疾病防治措施效果，包括相关机构的日常工作记录、登记、各类日常报告、统计表格、疾病记录档案等。

83. B【解析】患牙缺损面积大，残存两壁薄，已行根管治疗。应做桩核后全冠修复。

84. E【解析】一般于3个月、6个月复查，发现情况，及时处理。

85. D【解析】根据题干提示，应该行乳磨牙根管治疗术，防止根尖周感染影响恒牙胚的发育。

86. C【解析】探诊不敏感，叩痛（-），牙髓温度测试同对照牙提示牙髓活力正常，X线片示$\overline{6|}$殆面透射区位于牙本质中层，提示此深度下应该诊断为深龋。考生应该注意区分中龋和深龋，中龋时，病变的前沿位于牙本质浅层。

87. B【解析】题干描述符合根尖周囊肿的特点。

88. C【解析】根据题干，患牙可诊断为急性根尖周炎骨膜下脓肿期，应急处理应该开放髓腔，畅通根管，使脓液得以引流，有波动感时开放髓腔，同时行脓肿切开引流；在局部治疗的同时，辅以全身抗感染治疗。不包含拔牙引流。

89. E【解析】牙本质敏感症主要表现为刺激痛，当刷牙、吃硬物，或进食酸、甜、冷、热等刺激性食物时均引起酸痛，尤其对机械刺激最敏感。最可靠的诊断方法是用尖锐的探针在牙面上滑动，可找到1个或数个过敏区。

90. E【解析】牙本质过敏的症状是在咬食过硬、过凉、过热和酸甜食物的时候，牙齿会出现一过性的尖锐的酸痛感觉，在刷牙的时候如果刷到某个位置也会出现短暂的疼痛，当外界刺激去除后，疼痛就会立即消失。符合患者左下后牙冷热及刷牙时有酸痛感，刺激去除后酸痛感立即消失的症状，故判断是牙本质过敏症。

91. A【解析】牙齿持续胀痛，牙间龈痛出血，叩痛（+），考虑的诊断是急性龈乳头炎。故选A。

92. C【解析】垂直型舌杆适用于舌侧组织垂直下降，舌杆与黏膜平行接触；舌侧组织斜行呈斜坡形，舌杆应与黏膜离开0.3~0.4mm。

93. A【解析】题干描述符合根尖肉芽肿的特征。重点回顾：根尖周肉芽肿是指与死髓牙根尖区相连的炎性肉芽组织。慢性根尖周炎中最多见的是根尖周肉芽肿。慢性根尖周炎以淋巴细胞、浆细胞和巨噬细胞浸润根尖周组织并有肉芽组织形成为其特征。肉芽组织可以理解为炎症细胞浸润+新生毛细血管+成纤维细胞；巨噬细胞吞噬脂质后可形成片状聚集的泡沫细胞。另有胆固醇晶体和含铁血黄素沉积，胆固醇晶体在组织制片过程中被溶解呈梭形、针形裂隙，引起多核巨细胞反应。根尖周肉芽肿上皮来源：①牙周膜的牙周上皮剩余，见于绝大多数病例。②口腔或皮肤上皮：见于有瘘管口的病例，上皮可经瘘管长入。③牙周袋上皮，由牙周袋或受累的根分叉上皮增生而来。④呼吸道上皮，见于病变和上颌窦相通时。

94. D【解析】据叩痛（++）、松动Ⅰ度、牙龈轻红肿、热测无反应等表现，应该诊断为急性根尖周炎，而非牙髓炎和牙髓坏死。

95. C【解析】根尖肉芽肿的根尖部透射影圆形，范围较小，直径小于1cm，边界清晰，周围骨质正常或稍显致密，属于慢性根尖周炎的一种，慢性根尖周炎首次治疗应采取根管治疗术。故选C。

96. E【解析】5个选项中，只有鼻唇囊肿和腮裂囊肿位于软组织内。而鳃裂囊肿的囊壁内含大量淋巴组织。故选E。

97. D【解析】慢性根尖周炎一般无明显的自觉症状。该患者3年前有过外伤史，未经治疗，检查发现牙冠变色、轻度松动、叩诊轻微不适，扪诊唇侧乒乓球感，无波动感，牙髓活力测试无反应。故首选诊断为根尖周囊肿。

98. D【解析】复发性阿弗他溃疡，又称复发性口腔溃疡、复发性口疮，是口腔黏膜疾病中发病率最高的一种疾病，具有周期性、复发性、自限性的特征，发病年龄在10～20岁，女性较多。一年四季均能发生，能在10天左右自愈。轻型阿弗他溃疡最常见。重型阿弗他溃疡，亦称复发性坏死性黏膜腺周围炎，简称腺周口疮，为各型中最严重的一型。常单个发生，两个或两个以上者少见。好发于唇内侧及口角区黏膜。对复发性口腔溃疡的治疗虽然方法很多，但是疗效不甚理想。

99. B【解析】根据题干，可诊断为成人牙周炎。注意应该和青少年牙周炎相鉴别。青少年牙周炎是指发生在青少年时期的一种特殊类型的牙周炎。病情发展较快，病因尚未完全清楚。局部因素主要为特异性细菌的感染。全身因素主要是机体防御能力缺陷，特别是患者周围血的中性多形核白细胞趋化功能的异常。若同时存在其他的局部因素，则可加重病情的发展。患者为成年人，考虑B。

100. C【解析】发病率表示在一定期间内，一定人群中某病新发生的病例出现的频率，是反映疾病对人群健康影响和描述疾病分布状态的一项测量指标。患龋率是指在调查期间某一人群中患龋病的频率，人口基数以百人计算，故以百分率表示，主要用于龋病的流行病学研究。龋病发病率是指至少在1年时间内某人群新发生龋病的频率。龋均指受检查人群中每人口腔中平均龋、失、补牙数。

101. C【解析】青少年牙周炎进展快速，菌斑量与破坏程度不一致，好发于切牙、第一磨牙，牙槽骨多为垂直型吸收，女性好发。

102. E【解析】(210+10+15) /50即可。补充知识：恒牙龋、失、补指数是检查龋病时最常用的指数，用龋、失、补牙数（DMFT）或龋、失、补牙面数（DMFS）表示。按照WHO的记录方法，检查30岁以上者，其失牙数按口腔内实际失牙数计。乳牙龋、失、补指数指乳牙的龋、失、补牙数（dmft）或龋、失、补牙面数（dmfs），WHO计算失牙的标准是：9岁以下的儿童，丧失了不该脱落的乳牙，即为龋失。患龋率指在调查期间某一人群中患龋病的频率。主要用于龋病的流行病学研究。龋病发病率仅指在特定时期内，新龋发生的频率。无龋率主要用来表示一个地区人群中某些年龄组的口腔健康水平和预防措施的成果。龋均指受检查人群中每人口腔中平均龋、失、补牙数。龋面均指受检查人群中每人口腔中平均龋、失、补牙面数。

103. D【解析】此患者前牙宽度合适，切端位置正常，不能再换大或小牙，也不能将整个前牙抬高。根据全口义齿排牙要求，微笑时上前牙应露出2/3，而不应露出龈缘，应将龈缘位置抬高。

104. D【解析】题干明显提示是研究者进行了研究的设计。病例对照研究（case-control study）亦称回顾性研究，是比较患某病者与未患某病的对照者暴露于某可能危险因素的百分比差异，分析这些因素是否与该病存在联系。是分析流行病学方法中最基本的、最重要的研究类型之一。群组试验（group study）是指大多数慢性病都是历时多年的一个过程所形成，在此期间发生的许多事件都可能起致病作用。对一群人在某种病尚未明显发生前，对某个（或某些）可能起病因作用或保护作用的事件的后果进行随访监测，是一种从“因”观“果”的研究方法。

105. D【解析】楔状缺损是应力疲劳、横刷牙和酸蚀3个因素综合作用的结果。病因包括内、外两个方面。内因主要是因牙齿唇颊面拉应力的破坏性大；牙颈部釉质薄，甚至缺如，加之被龈沟包绕，龈沟内有酸性渗出物。关于外因的研究发现，楔状缺损的严重程度与牙刷毛的硬度、牙膏中颗粒的直径、刷牙的力度成正相关关系。

106. D【解析】后牙𬌗面釉质磨损可引起牙本质过敏，临床症状的特点是激发痛，以机械刺激最为显著；临床检查可用探针探及敏感点或敏感区，可引起患者特殊的“酸”“软”“痛”症状。症状较轻者可用抗过敏牙膏等；中重度患者可由医生使用药物脱敏治疗或激光治疗；长期不愈的重症患者，必要时采取有创性的治疗，如根管治疗等。

107. B【解析】慢性闭锁性牙髓炎的症状：无明显的自发痛，曾有过急性发作的病例或由急性牙髓炎转化而来的病例，可诉及有过剧烈自发痛的病史，也有从无自发痛症状者。有长期的冷、热刺激痛病史。检查：①深龋洞，冠部充填体或其他近髓的牙体硬组织疾患。②洞内探诊患牙感觉较为迟钝，去净腐质后无肉眼可见的露髓孔。③患牙对温度测验的反应多为热测引起迟缓性痛，或表现为迟钝。④多有轻度叩痛（+）或叩诊不适感（±）。根据题干可判断患牙为慢性闭锁性牙髓炎。故选B。

108. B【解析】全冠牙体预备颈缘都需预备成一定形态。若患牙颈缘不做预备，而人造冠总有一定的厚度，这样冠的边缘很难达到与天然牙的外形连续一致，易聚集菌斑，引起牙周炎和龋病。

109. D【解析】重型复发性阿弗他溃疡（大而深、似弹坑、留疤痕）是各类型中最严重的一种，多发于软腭咽部、唇内侧及口角区黏膜。溃疡直径1厘米以上，边缘微隆起，中央凹陷，似“弹坑”，持续时间通常超过1个月，愈合后可遗留疤痕。

110. B【解析】该患者的主要基牙应为$\underline{74 \mid 47}$，$\underline{3 \mid}$应放置舌隆突支托。

111. A【解析】冠就位后发现冠十分密合，粘固完成后再次检查发现咬合过高，可能是由于水门汀排溢困难，抬高牙冠高度。

112. D【解析】在牙体轴壁上预备一纵向小沟可以帮助十分密合的冠内排溢水门汀。

113. B【解析】打哈欠后出现不能闭口，下颌中线偏向一侧，说明是单侧颞下颌关节急性前脱位。

114. C【解析】关节急性脱位后常用口内法手法复位：两拇指缠以纱布伸入口内，放于两侧后牙𬌗面，其余手指握住下颌体部下缘。复位时拇指压下颌骨向下，其余手指将颏部缓慢上推，使髁突复位至关节窝内。故选C。

115. E【解析】牙外伤后的处理包括调𬌗和休息患牙。本例患者外伤后3个月复诊修复，题目未提及𬌗创伤信息，故选E。

116. B【解析】⌊1 牙冠大面积缺损露髓，首先应行根管治疗。

117. B【解析】1⌋缺失，可选择⌊1 和 2⌋做基牙行双端固定桥修复。

118. C【解析】改良鞍式桥体的唇、颊侧龈端与牙槽嵴顶接触，使颈缘线的位置与邻牙协调一致，符合美观要求。

119. D【解析】该患者义齿戴用1个月，应该不属于初戴不适应。咀嚼费力，戴用时间长咀嚼肌易酸痛最可能的原因应是垂直距离过高。义齿固位差或咬合不平衡，虽然可导致咀嚼不利，但不会出现咀嚼肌酸痛的症状。基托边缘过长可导致固位差和黏膜压痛。

120. B【解析】因为该患者属于垂直距离过高，选项中与垂直距离过高有关的选项只有义齿撞击音。

121. B【解析】B选项不属于口腔健康教育的内容。

122. D【解析】面向大众，适合不同人群的社会心理与需求，才能最大程度地达到健康教育的目的。

123. D【解析】口腔健康教育的内容应重视教育信息的科学性。

124. C【解析】2%利多卡因是口腔常用的局部麻醉药物。可治疗心律失常的局麻药，常用的是利多卡因，同时可作为局麻药使用。因为利多卡因所治疗的心律失常，主要以室性心律失常为主，如室性心动过速或室性早搏都可用利多卡因治疗。但利多卡因主要为静脉剂型，可给一定的复合量，同时还可给一定的维持量持续泵入。

125. E【解析】上颌第一磨牙颊侧近远中根由3个神经支配，是常考点。

126. E【解析】进行腭前神经麻醉时常见的并发症是同时麻醉了腭中、腭后神经导致患者恶心。

127. C【解析】由于该患者有癫痫病史，会经常服用抗癫痫药。因此患者最可能的诊断是药物性牙龈增生。

128. E【解析】由于该患者有癫痫病史，会经常服用抗癫痫类药物，故选E。

129. E【解析】药物性牙龈增生一般无明显的自觉症状，仅觉因牙龈的肥厚而影响唇舌运动及咀嚼。牙龈颜色一般呈淡粉红色，龈缘肥厚，龈乳头呈球状、结节状，并且相邻乳头可相互连接将牙面覆盖，增生的牙龈表面呈分叶状或桑椹状，重者波及附着龈，增生牙龈与正常牙龈间有深沟，质地坚实，略有弹性，一般不易出血。牙龈增生挤压可使牙齿移位，多发于上前牙。药物性牙龈增生常发生于全口牙龈，以上、下前牙区较重。另外，它只发生于有牙区，拔牙后增生牙龈可自行消退。

130. E【解析】角化囊性瘤一般不引起神经症状。补充知识：角化囊性瘤生长缓慢，临床表现和其他囊肿有相似之处，但也有不同之处。由于颌骨的颊侧骨板一般较舌侧为薄，所以一般囊肿大多向颊侧膨胀。但角化囊肿可有1/3病例向舌侧膨胀，并穿破舌侧骨壁。角化囊肿常沿颌骨长轴扩展，颌骨膨胀不如其他颌骨囊汇总及成釉细胞瘤明显。一般囊肿囊液为黄色或草绿色液体，角化囊肿则为皮脂样角化物质。其他牙源性颌骨囊肿一般以单发性多见；角化囊肿多发性比例较高。多发性角化囊肿如同时伴发皮肤基底细胞痣（或基底细胞癌），分叉肋、眶距增宽、颅骨异常、小脑镰钙化、脊柱畸形等，则称为痣样基底细胞癌综合征或多发性基底细胞痣综合征；如仅为多发性角化囊肿并无基底细胞痣（癌）等症状时，则称为角化囊肿综合征。基底细胞痣（癌）或角化囊肿综合征常有阳性家族史，被认为系常染色体显性遗传病。角化囊肿较其他颌骨囊肿更易发生继发感染。

131. D【解析】D选项符合角化囊性瘤的影像学特征性变化。

132. E【解析】角化囊肿容易复发，甚至可发生恶变，因此手术刮除要求更彻底；在刮除囊壁后用苯酚或硝酸银等腐蚀剂涂抹骨创，或加用冷冻疗法，以消灭子囊，减少复发，必要时还可在囊肿外围切除部分骨质。

133. E【解析】⌈6 距离下颌神经管较近，下颌神经管内走行的神经是下牙槽神经。

134. B【解析】义齿修复前对可能造成义齿修复后疼痛的骨尖，原则上均应手术修整。

135. A【解析】植修复异物感小、美观性能好、不磨除牙体组织，且患者牙槽嵴吸收距下颌神经管较远，骨密度均匀，种植修复条件较好，应选择种植修复。

136. B【解析】略。

137. C【解析】下颌第一前磨牙由下牙槽神经+舌神经支配。

138. D【解析】在所有牙齿中，有交叉神经支配的是上颌第一磨牙和上颌尖牙。此处考生容易出错。

139. E【解析】下颌第三磨牙的神经支配应记住颊长神经。

140. B【解析】根据阻生齿和下颌支前缘的关系，分为三类，Ⅰ类：阻生牙牙冠的近远中径完全位于下颌支前缘的前方。Ⅱ类：一半以内的阻生牙牙冠的近远中径位于下颌支内。Ⅲ类：一半以上的阻生牙牙冠的近远中径位于下颌支内。

141. D【解析】根据阻生牙相对于第二磨牙和平面的位置关系分为高位阻生、中位阻生、低位阻生。根据阻生牙的长轴和第二磨牙长轴的关系分为垂直阻生、水平阻生、近中阻生、远中阻生、颊向阻生、舌向阻生和倒置阻生。

142. D【解析】口腔保健计划的制订有助于推动和加强社区口腔保健。

143. B【解析】通过检查目标人群口腔健康问题的严重程度，可以了解目标人群的口腔健康状况。

144. C【解析】通过问卷调查可以了解人群口腔卫生习惯。

145. B【解析】桥体类型分为接触式和非接触式。非接触式桥体与牙槽嵴黏膜不接触，也就是卫生桥。

146. A【解析】鞍式桥体像马鞍一样跨过牙槽嵴顶，其龈端呈凹形，不易清洁，现已使用较少。

147. E【解析】改良鞍式桥体唇颊侧颈缘线与邻牙协调一致，美观效果较好，同时能达到较好的自洁效果。

148. C【解析】下颌牙缺损，牙槽嵴狭窄的情况是船底式桥体的典型适应证。

149. B【解析】全口义齿排牙时，第一磨牙近中颊尖离开殆平面 1mm，远中颊尖离开殆平面 1. 5mm。

150. E【解析】记忆题。

预测试卷四

第一单元

【A_1 型题】

答题说明

每一道考试题下面有 A、B、C、D、E 五个备选答案，请从中选择一个最佳答案。

1. 可以出现多个牙松动及下唇麻木的颌骨骨髓炎是
A. 急性中央性骨髓炎
B. 慢性硬化性骨髓炎
C. 边缘性骨髓炎
D. 放线菌性骨髓炎
E. 新生儿骨髓炎

2. 关于口腔修复应用材料良好性能的描述，错误的是
A. 化学性能
B. 物理性能
C. 机械性能
D. 溶解性能
E. 生物性能

3. 多形性腺瘤的好发部位依次是
A. 腮腺、下颌下腺、唇腺、磨牙后腺
B. 腮腺、腭腺、下颌下腺、舌下腺
C. 腭腺、腮腺、舌下腺、下颌下腺
D. 下颌下腺、腭腺、腮腺、唇腺
E. 腮腺、舌下腺、下颌下腺、腭腺

4. Graves 病患者血清中的促甲状腺素受体的抗体主要是
A. IgG
B. IgA
C. IgE
D. IgM
E. IgD

5. 口腔流行病学资料整理不包括
A. 设计分组
B. 拟定整理表
C. 显著性检验
D. 分组汇总
E. 审核资料

6. 预防龋病的关键环节是
A. 控制牙菌斑
B. 控制糖的摄入
C. 氟化物的应用
D. 增强机体免疫力
E. 增强牙的抗龋能力

7. 鹅口疮最多见于
A. 青少年
B. 中年人
C. 老年人
D. 6 个月至 2 岁婴幼儿
E. 新生儿

8. 引起萎缩性舌炎最常见的诱因是
A. 恶性贫血
B. 螺旋体感染
C. 病毒感染
D. 细菌感染
E. 维生素 C 缺乏

9. 对于 M 细胞的描述错误的是
A. 呈穹隆状
B. 可摄取肠腔内抗原性异物
C. 可转运抗原
D. 是专职 APC 细胞
E. 包绕着 T 细胞、B 细胞、巨噬细胞和树突状细胞

10. X 线片上密度最高的组织是
A. 牙本质

B. 牙釉质
C. 牙骨质
D. 牙髓
E. 牙槽骨

11. 由上皮细胞分泌矿化而不含细胞成分的组织是
A. 骨组织
B. 牙釉质
C. 牙本质
D. 牙骨质
E. 固有牙槽骨

12. 某血管活性物质的作用是刺激支气管平滑肌强烈持久性地收缩，也有使毛细血管通透性增加和促进内分泌的作用，该物质应该是
A. 血小板活化因子
B. 组胺
C. 白三烯
D. 前列腺素
E. 激肽

13. 下列不是运用菌斑显示剂的目的是
A. 作为显示牙面不洁程度的手段
B. 作为检查牙面龋坏范围的手段
C. 作为评价刷牙效果的手段
D. 作为确定残留菌斑的手段
E. 作为提高口腔清洁技术的手段

14. 切牙和尖牙邻面未损及切角的龋损所制备的洞型称为
A. Ⅰ类洞
B. Ⅱ类洞
C. Ⅲ类洞
D. Ⅳ类洞
E. Ⅴ类洞

15. 下列含胶原纤维最少的牙本质是
A. 前期牙本质
B. 球间牙本质
C. 管周牙本质
D. 管间牙本质
E. 修复性牙本质

16. 发生在肝生化转化第二阶段的是
A. 葡糖醛酸结合反应
B. 氧化反应
C. 还原反应
D. 水解反应
E. 脂化反应

17. 急性骨髓下脓肿的典型临床表现为
A. 移行沟变平，扪痛并有深部波动感
B. 阵发性疼痛
C. 牙髓无活力
D. 痛不能定位
E. 咬紧牙齿痛可缓解

18. 甲型流感病毒最容易发生变异的成分是
A. 包膜脂类
B. 神经氨酸酶和血凝素
C. 衣壳蛋白
D. 基质蛋白
E. 核蛋白

19. 以下不是对医生抢救急危重症患者的要求的是
A. 对患者的要求，耐心作出应答
B. 在诊疗一般患者时，不能立即放弃转而去抢救生命危急的患者
C. 在诊疗行为上作出迅速快捷的反应，采取各项措施
D. 树立时间就是生命的诊疗观
E. 勤奋主动地做好治疗工作

20. 牙髓组织的增龄性变化是
A. 细胞成分逐渐增多
B. 纤维成分逐渐减少
C. 牙本质吸收多于新生
D. 牙髓血管增生
E. 继发性牙本质不断形成

21. 影响牙周疾病流行的最主要因素是
A. 吸烟与饮酒
B. 受教育程度
C. 年龄和性别
D. 口腔卫生状况
E. 城乡差异

22. 覆盖于牙釉质的牙骨质类型为
A. 无细胞外源性纤维牙骨质
B. 有细胞固有纤维牙骨质
C. 无细胞无纤维牙骨质
D. 无细胞固有纤维牙骨质
E. 有细胞混合性分层牙骨质

23. 属于Ⅰ型超敏反应的疾病是
A. 血清病
B. 过敏性休克
C. 免疫复合物肾小球肾炎
D. 类风湿关节炎
E. 感染性迟发型超敏反应

24. 牙片检查的内容不包括
A. 邻面龋坏情况
B. 牙根数目

C. 牙冠颜色
D. 牙根形态、长度
E. 根充情况
25. 腮腺炎病毒不会引起的疾病是
A. 流行性腮腺炎
B. 睾丸炎
C. 卵巢炎
D. 脑膜炎
E. 甲型流感
26. 根尖片分角线投照技术，要求 X 线中心线
A. 垂直于牙体长轴与胶片的分角线
B. 与地面平行
C. 平行于咬合平面与听口线的分角线
D. 与听眶线平行
E. 与咬合平面垂直
27. 窝沟封闭术中酸蚀的目的
A. 使牙面呈酸性
B. 彻底清洁牙面
C. 强化树脂与釉质的结合
D. 使树脂固化完全
E. 去除牙面窝沟菌斑
28. 美国心理学家罗杰斯创建了人本主义疗法，被称为现代心理治疗中的“第三种势力”。与其理论相悖的观点是
A. 充分体验是建立在别人评价基础上的
B. 人人都必须为自己的生活负责
C. 每个人都有其独立的价值与尊严
D. 自我是一个人对自己的概念
E. 个体与生俱来就有一种不断发展的趋势
29. 引导性组织再生术治疗可以实现牙周组织的再生，其引导形成牙周组织再生的关键细胞是
A. 牙龈上皮细胞
B. 牙龈上皮基底细胞
C. 牙龈结缔组织纤维细胞
D. 牙周膜内的前体细胞
E. 牙槽骨内的成骨细胞
30. 以下属于牙周膜纤维的是
A. 牙龈组
B. 牙槽龈组
C. 水平组
D. 环形组
E. 越隔组
31. 不属于病毒感染类型的是
A. 慢性感染
B. 慢病毒感染
C. 潜伏性感染
D. 败血症
E. 隐性感染
32. 理想的牙刷刷毛的特点不包括
A. 无臭气味
B. 容易干燥
C. 吸水性好
D. 回弹力好
E. 耐磨性强
33. 下颌第一磨牙牙冠各面中似三角形的是
A. 颊面和远中面
B. 近中面和远中面
C. 近中面和船面
D. 远中面和船面
E. 颊面和近中面
34. 不属于 Spee 曲线特点的是
A. 形成一条凹向上的曲线
B. 自尖牙起向后逐渐降低，到第二磨牙远中颊尖处最低
C. 连接下颌切牙切缘、尖牙牙尖及前磨牙、磨牙的颊尖
D. 在切牙段较平
E. 为下颌牙列的纵船曲线
35. 根尖切除术的适应证为
A. 根管充填不完善，根尖周病变久治不愈
B. 慢性根尖周脓肿
C. 根尖周肉芽肿
D. 牙周病变涉及根尖周组织
E. 根管治疗失败且不适合根管再治疗
36. 3 种可重复的基本颌位是
A. 牙尖交错位、肌位、下颌姿势位
B. 牙尖交错位、后退接触位、下颌姿势位
C. 牙尖交错位、牙位、后退接触位
D. 牙尖交错位、牙位、肌位
E. 后退接触位、牙位、肌位
37. 上颌第一磨牙形态中哪一点是错误的
A. 船面呈五边形
B. 颊沟末端形成点隙
C. 可出现卡式尖
D. 牙根颊舌向分叉较大
E. 牙冠呈斜方形
38. 下述因素与牙齿磨耗的程度无关的是
A. 食物的性质
B. 牙体组织的结构
C. 咀嚼习惯
D. 咀嚼力的强弱
E. 唾液的黏稠度

39. 溶血性黄疸时，下列哪项不存在
A. 血中游离胆红素增加
B. 粪胆素原增加
C. 尿胆素原增加
D. 尿中出现胆红素
E. 粪便颜色加深
40. 真核生物的核糖体中 rRNA 包括
A. 5S、16S、23S rRNA
B. 5S、5.8S、18S、28S rRNA
C. 5.8S、16S、18S、23S rRNA
D. 5S、16S、18S、5.8S rRNA
E. 5S、5.8S、28S rRNA
41. 下列哪种氨基酸是生酮氨基酸
A. 谷氨酸
B. 酪氨酸
C. 亮氨酸
D. 甘氨酸
E. 蛋氨酸
42. 属于牙本质增龄变化的结构是
A. 原发性牙本质
B. 继发性牙本质
C. 修复性牙本质
D. 硬化牙本质
E. 球间牙本质
43. 牙槽骨的生物学特点是
A. 形态、结构稳定
B. 对压力有较强的耐受性
C. 受牵拉时增生
D. 一般不吸收
E. 不受牙的影响
44. 在心理测验中，主试人要对所有被试者使用统一的指导语及方法指导其完成测验，这遵从的心理测验原则为
A. 统一原则
B. 标准化原则
C. 客观性原则
D. 保密原则
E. 指导原则
45. 血管紧张素转换酶抑制药卡托普利降压作用不包括
A. 抑制局部组织中肾素-血管紧张素-醛固酮系统
B. 抑制循环中的肾素-血管紧张素-醛固酮系统
C. 减少缓激肽的降解
D. 阻滞钙通道，抑制 Ca^{2+} 的内流
E. 抑制体内醛固酮和肾上腺素的释放
46. 下列与目前世界龋病分布的特点可能有关的因素是
A. 糖的摄入量和频率
B. 生活水平和饮食习惯
C. 口腔预防保健措施
D. 氟化物防龋措施
E. 口腔科医生的数量
47. 在调查期间某人群中患龋病的频率是指
A. 龋病发病率
B. 龋失补指数
C. 患龋率
D. 龋面均
E. 龋均
48. 不属于医务人员之间关系的是
A. 医务人员与行政管理人员
B. 医务人员与后勤人员
C. 医生与护士
D. 医务人员与社会
E. 医生与医技人员
49. 医生行使道德权利的特点之一是
A. 集体性
B. 自主性
C. 冲动性
D. 组织性
E. 强制性
50. 下列属于糖酵解途径关键酶的是
A. 6-磷酸葡萄糖酶
B. 柠檬酸合酶
C. 丙酮酸激酶
D. 异柠檬酸脱氢酶
E. 6-磷酸葡萄糖脱氢酶
51. 治疗闭角型青光眼应选择
A. 新斯的明
B. 去甲肾上腺素
C. 加兰他敏
D. 阿托品
E. 毛果芸香碱
52. 抢救危重患者工作的特殊性，不包括
A. 病情复杂，工作量大
B. 病情严重，救治难度大
C. 病情变化急骤，带有突发性
D. 家属焦躁情绪易发，易造成医患关系紧张
E. 情况变化多端，难以预测
53. 被覆黏膜的特点不包括
A. 粒层不明显
B. 表层无角化

C. 上皮与结缔组织交界比较平坦
D. 有较疏松的黏膜下组织
E. 胶原纤维粗大，排列紧密

54. 下列对咀嚼黏膜的描述不正确的是
A. 包括硬腭黏膜和牙龈
B. 在咀嚼时承受压力和摩擦
C. 与深部组织附着牢固，不能移动
D. 上皮层无角化
E. 结缔组织乳头多而长

55. 下列关于精神障碍诊断的说法错误的是
A. 疑似精神障碍患者发生伤害自身、危害他人安全的行为，或者有伤害自身、危害他人安全危险的，其近亲属、所在单位、当地公安机关应当立即采取措施予以制止，并将其送往医疗机构进行精神障碍诊断
B. 除个人自行到医疗机构进行精神障碍诊断外，疑似精神障碍患者的近亲属可以将其送往医疗机构进行精神障碍诊断。对查找不到近亲属的流浪乞讨疑似精神障碍患者，由当地人民政府按照职责分工，帮助送往医疗机构进行精神障碍诊断
C. 诊断应当以精神健康状况为依据。除法律另有规定外，不得违背本人意志进行确定其是否患有精神障碍的医学检查
D. 医疗机构接到送诊的疑似精神障碍患者，不得拒绝为其作出诊断
E. 精神障碍的诊断应当由精神科执业医师作出

56. 不属于患者权利的内容是
A. 保守个人秘密
B. 遵守医疗部门规章制度
C. 享受医疗服务
D. 受到社会尊重和理解
E. 免除或部分免除病前社会责任

57. 患者仰卧在躺椅上畅所欲言，治疗者在倾听和询问中解析患者的潜意识、情绪或幼年的特殊生活事件，这种方法称为
A. 梦的分析
B. 自由联想
C. 厌恶疗法
D. 系统脱敏
E. 生物反馈

58. 乳牙在口内存在的时间最短者为
A. 6 个月
B. 2 年
C. 10 年
D. 5~6 年
E. 13~14 年

59. 根据中国老年人膳食指南要求，某乡镇卫生院对辖区老年人进行合理膳食的健康指导。其合理膳食的建议不包括
A. 根据喜好安排膳食
B. 控制食盐及油脂的摄入
C. 重视预防营养不良和贫血
D. 合理安排饮食，提高生活质量
E. 食物粗细搭配，松软、易于消化

60. 巨噬细胞主要是通过以下哪种方式摄入和消化细菌的
A. 胞饮作用
B. 受体介导的胞吞作用
C. 膜泡运输的方式
D. 巨吞饮作用
E. 吞噬作用

61. 氟水漱口防龋，正确的使用方法是
A. 6 岁以上每次用 15ml，含漱 1 分钟
B. 6 岁以上每次用 10ml，含漱 1 分钟
C. 6 岁以上每次用 10ml，含漱 2 分钟
D. 6 岁及以下每次用 10ml，含漱 1 分钟
E. 6 岁及以下每次用 10ml，含漱 1 分钟

62. 下列关于临终关怀的说法，正确的是
A. 临终关怀应以所有住院患者为服务对象
B. 临终关怀面向的仅仅是临终患者个体
C. 临终关怀应以延长患者的生存时间为目的
D. 临终关怀应以治疗疾病为主要服务内容
E. 临终关怀应以提高临终患者的生存质量为宗旨

63. 颈总动脉分叉处约平于
A. 舌骨大角
B. 环状软骨上缘
C. 环状软骨下缘
D. 甲状软骨下缘
E. 甲状软骨上缘

64. 县级以上地方人民政府接到下一级人民政府关于需要采取传染病紧急控制措施的报告后，应在多长时间内作出决定
A. 6 小时
B. 12 小时
C. 24 小时
D. 48 小时
E. 72 小时

65. 下列关于麻醉药品处方权的说法错误的是
A. 执业医师取得麻醉药品处方权后，不得为自己开具该类药品处方

B. 执业医师经考核合格后才能取得麻醉药品的处方权
C. 执业医师取得麻醉药品处方权后，方可在本机构开具麻醉药品处方
D. 执业医师获得麻醉药品处方权之前必须经过麻醉药品使用知识和规范化管理的培训
E. 执业医师不需考核，只要注册就可以具有麻醉药品的处方权

66. 申请个体行医的，须经执业医师注册后在医疗卫生机构中执业满
A. 1年
B. 2年
C. 3年
D. 10年
E. 5年

67. 流行病学的偏倚分为
A. 选择偏倚、混杂偏倚、测量偏倚
B. 选择偏倚、信息偏倚、混杂偏倚
C. 选择偏倚、信息偏倚、测量偏倚
D. 回忆偏倚、报告偏倚、测量偏倚
E. 入院率偏倚、易感性偏倚、无应答偏倚三类

68. 100名高血压患者接受某种药物治疗，1个月后有65名患者血压明显下降。正确的说法为
A. 样本量小，尚不能得出结论
B. 未设对照组，无法得出结论
C. 该药物降压效果好
D. 观察时间短，疗效可疑
E. 该药物无降压效果

69. 具有抗幽门螺杆菌作用，并可抑制胃酸分泌的药物是
A. 法莫替丁
B. 西咪替丁
C. 雷尼替丁
D. 哌仑西平
E. 奥美拉唑

70. 总体率95%可信区间的意义是
A. 95%的正常值在此范围
B. 95%的样本率在此范围
C. 95%的总体率在此范围
D. 总体率在此范围内的可能性为95%
E. 样本率在此范围内的可能性为95%

71. 在一项队列研究中，非暴露组150人中15人患高血压，暴露组200人中30人患高血压，归因危险度为
A. 0.15
B. 0.1
C. 1.5
D. 0.05
E. 0.25

72. 根管中口最大，且呈圆形的是
A. 上颌第一磨牙腭根
B. 上颌第一磨牙远中颊根
C. 下颌第一磨牙远中根
D. 下颌第一磨牙近中根
E. 上颌第一磨牙近中颊根

73. 与妇女宫颈癌发生密切相关的病毒是
A. 乙型肝炎病毒（HBV）
B. 单纯疱疹病毒（HSV）
C. 人乳头状瘤病毒（HPV）
D. 人巨细胞病毒（HCMV）
E. 人类免疫缺陷病毒（HIV）

74. 临床牙冠是指
A. 被牙龈覆盖的牙体部分
B. 暴露于口腔的牙体部分
C. 发挥咀嚼功能的牙体部分
D. 被牙本质所覆盖的牙体部分
E. 被牙釉质所覆盖的牙体部分

75. 异烟肼的抗菌作用特点是
A. 对静止期结核分枝杆菌无抑菌作用
B. 对其他细菌也有效
C. 对细胞内的结核分枝杆菌也有杀菌作用
D. 单用不易产生耐药性
E. 与其他同类药间有交叉耐药性

76. 可用于治疗尿崩症的利尿药为
A. 呋塞米
B. 依他尼酸
C. 氨苯蝶啶
D. 氢氯噻嗪
E. 螺内酯

77. 脊髓灰质炎病毒的致病特点不包括
A. 通过粪—口途径传播
B. 5岁以下幼儿易感
C. 多为隐性感染
D. 易侵入中枢神经系统引起肢体痉挛
E. 病后获得牢固免疫

78. 目前市场上大多数含氟牙膏的氟浓度一般为
A. 100~200mg/kg
B. 500~600mg/kg
C. 1000~1100mg/kg
D. 2000~2100mg/kg
E. 3000~3100mg/kg

79. 口腔白斑病的病理改变不包括

A. 过度角化或过度不全角化
B. 结缔组织中有炎症细胞浸润
C. 上皮钉突增大
D. 颗粒层明显，棘细胞层松解
E. 可伴有上皮异常增生

80. 表面有食物残屑、炎性渗出物及坏死组织覆盖，深部为肉芽组织的牙髓病变属于
A. 慢性溃疡性牙髓炎
B. 急性浆液性牙髓炎
C. 急性化脓性牙髓炎
D. 慢性闭锁性牙髓炎
E. 慢性增生性牙髓炎

【A_2 型题】

答 题 说 明

每一道考题是以一个小案例出现的，其下面都有 A、B、C、D、E 五个备选答案，请从中选择一个最佳答案。

81. 患者，女，47 岁。金属全冠粘固后 1 个月，咀嚼时出现咬合痛，最有可能的原因是
A. 急性牙髓炎
B. 创伤性根尖周炎
C. 牙龈萎缩引起牙本质过敏症
D. 慢性牙髓炎
E. 继发龋

82. 患者，女，56 岁。可摘局部义齿初戴后 3 天，摘戴困难，且摘戴时感牙痛。检查：⌊6 缺失，⌊57 基牙，各放置三臂卡环。⌊5 稳固，叩痛（±）。基托与黏膜贴合良好，义齿固位力较大。引起⌊5 疼痛的原因可能是
A. 卡环过紧
B. 咬合高
C. 义齿摆动
D. 支托早接触
E. 牙周支持力较弱

83. 患儿，男，8 岁。骑自行车摔倒，门齿脱出口腔，掉在地上，嘴唇磕破、出血。患儿及家长采取何种措施有利于医生后续治疗
A. 出血伤口涂上云南白药，若能止血，回家观察
B. 马上到就近医院清理伤口
C. 捡起牙齿，干净的软纸包裹立即医院治疗
D. 把牙泡在牛奶或含在口中立即医院就诊
E. 用水和软刷把捡回的牙齿擦干净，立即就诊

84. 患者，男，60 岁。行上颌结节注射麻醉后，突然感到全身发麻，面色苍白、四肢无力、意识模糊、心悸、胸闷，表情肌抽搐及血压下降。应考虑
A. 癔症
B. 晕厥
C. 中毒
D. 麻醉药过敏
E. 肾上腺素反应

85. 患者，男，60 岁。右下后牙残冠进行局麻下拔除术，在局麻药注射时突然出现头晕，胸闷，恶心，面色苍白，全身冷汗，呼吸困难，诊断为晕厥，应采取的措施除外
A. 立即停止注射
B. 放平椅位，置患者于头低位
C. 松解衣领，保持呼吸通畅
D. 氧气吸入，静脉注射高渗葡萄糖
E. 人工呼吸

86. 患者，女，16 岁。因正畸治疗需要拔除 4⌋，检查：4⌋无牙体病变，无明显松动，牙龈正常，正确的拔除方法是
A. 使用牙钳先向颊侧后向腭侧摇动，逐渐加力并结合牵引
B. 使用牙钳向腭侧摇动，逐渐加力并结合牵引
C. 分根后直接牵引拔除
D. 增隙后直接牵引拔除
E. 颊侧去骨后向颊侧摇动，逐渐加力并结合牵引

87. 患者，男，40 岁。感冒后，下唇及唇周皮肤出现成簇的针头大小的小水疱，破溃后结痂，局部灼痒疼痛。该患者患的疾病可能为
A. 口角炎
B. 固定性药疹
C. 复发性口腔溃疡
D. 唇疱疹
E. 天疱疮

88. 患者，女，28 岁。妊娠 5 个月。因右下第一磨牙反复发生牙槽脓肿，已无保留价值。现在为非急性炎症期，须立即拔除。所采取的措施中不包括

A. 术前术后使用抗生素
B. 术前用镇静药
C. 术前用孕酮
D. 麻醉药中不含肾上腺素
E. 保证手术无痛

89. 患者，女，20岁。10天前被汽车撞伤。CT检查发现上颌骨骨折，骨折线从梨状孔水平，牙槽突上方向两侧水平延伸至上颌翼突缝。该骨折符合
A. Le Fort Ⅰ型
B. Le Fort Ⅱ型
C. Le Fort Ⅲ型
D. 矢状骨折
E. 混合型骨折

90. 患者，男，40岁。右侧贝尔面瘫。贝尔征是指患侧
A. 额纹消失
B. 鼻唇沟变浅
C. 口角下垂
D. 用力闭目时，眼球转向外上方
E. 面肌抽搐

91. 某患者上颌残根需要拔除，X线片显示其⌊6腭侧根与上颌窦底影像重叠，可根据以下哪种征象判断牙根是否位于上颌窦内
A. 垂直角度是否过大
B. 牙周膜及骨硬板是否连续
C. 根尖周是否密度减低
D. 上颌窦是否过大
E. 上颌窦底是否突入牙根之间

92. 患者，男，32岁。3个月前因左下后牙龋坏去医院做充填治疗。现自觉胀痛，咬物痛。检查：⌈6近中殆面充填体表面完好，叩痛（+），探充填体龈缘处不平，下方龈乳头探痛、出血。医生诊断为龈乳头炎。其最可能的原因是充填体
A. 未垫底
B. 高点
C. 折断
D. 松脱
E. 悬突

93. 患者，男，28岁。体检时偶然发现右下颌第一磨牙远中根尖有一圆形界线清楚的不透光区，牙根可见。镜下为不规则的骨小梁增生，其中嗜碱性线明显。骨髓腔窄小，腔内有纤维结缔组织及少量炎症细胞浸润。最可能的疾病是
A. 硬化性骨髓炎（Garré骨髓炎）
B. 致密性骨炎
C. 慢性化脓性骨髓炎
D. 骨化性骨膜炎
E. 慢性弥漫性硬化性颌骨骨髓炎

94. 患儿，6岁。先天性唇腭裂术后，伴牙槽突裂，什么时间修复牙槽裂最适宜
A. 6岁
B. 7~8岁
C. 9~11岁
D. 12~14岁
E. 16岁以后

95. 患者，男，65岁。上颌牙列缺失5年，下颌牙列完整，曾两次行塑料基托上颌全口义齿修复，均使用半年左右即断裂，现在要求第三次修复。制作上颌全口义齿腭侧基托的最佳材料是
A. 金属丝增强塑料基托
B. 甲基丙烯酸甲酯
C. 铬镍不锈钢
D. 铜基合金
E. 硬质钴铬合金

96. 患者，男，72岁。上下颌牙列缺失。全口义齿修复过程中，确定颌位关系后采用外耳道触诊法检查时，感觉右侧髁突撞击明显，而左侧无感觉。如果该患者的颌位关系未重新确定，在试排牙时会出现
A. 垂直距离过低
B. 前牙开殆
C. 右侧后牙覆盖大于左侧后牙
D. 前牙覆盖过大
E. 下颌义齿中线偏斜

97. 患者，女，25岁。经检查全口无龋齿，如果对她推荐龋病预防措施，不合适的措施是
A. 使用氟化物
B. 营养摄取计划
C. 口腔健康教育
D. 定期口腔健康检查
E. 预防性充填

98. 患者全口义齿修复，戴用3个月后出现关节疼痛求治，检查发现髁突有明显的后移，其原因可能是
A. 咬合不平衡
B. 垂直距离过低
C. 垂直距离过高
D. 义齿稳定性不佳
E. 咬合力过大

99. 患者2年前行固定义齿修复，现自觉松动。检查：65⌉缺失，7654⌉固定义齿，7⌉全冠，4⌉3/4冠已松动，继发龋。其松动的原因是
A. 桥体过长

B. 基牙松动

C. 冠边缘不密合

D. 咬合力过大

E. 固位力不均衡

100. 患者，男，31 岁。左上 2 冠折 2/3，根管治疗情况良好，咬合紧，最适宜的修复方法是

A. 塑料全冠

B. 部分瓷覆盖金属烤瓷全冠

C. 金属全冠

D. 全瓷覆盖金属烤瓷全冠

E. 成品钢丝弯制的桩冠

101. 患者，男，66 岁。7654| 缺失，余留牙健康。可摘局部义齿的支点线应设计成

A. 斜线式

B. 直线式

C. 横线式

D. 纵线式

E. 平面式

102. 患者，女，35 岁。1| 冠折，断面齐龈，咬合紧。X 线片示根管治疗完善。适宜的桩核修复方式为

A. 树脂桩加树脂核

B. 1. 2mm 金属预成桩树脂核

C. 金属铸造桩核

D. 0. 9mm 金属预成桩树脂核

E. 分体金属桩加树脂核

103. 患者|6 缺失，|5 深龋已穿髓，行双端固定桥修复时，首先最重要的处理是

A. |57 牙体预备

B. |5 根管治疗

C. 拔除|5

D. 取研究模型

E. 不需做任何处理

104. 患者，男，42 岁。6| 缺失，行 7-5| 双端固定桥修复。试戴时，用力戴入后出现胀痛。最可能的原因是

A. 就位道不一致

B. 有早接触

C. 微电流刺激

D. 邻接触点过紧

E. 4| 有根尖病变

105. 患者，男，60 岁。21|125678 ；54|678 缺失多年未曾修复。1 周前行可摘局部义齿修复，诉经常咬舌。最可能的原因是人工后牙

A. 殆平面偏高

B. 舌侧覆盖过大

C. 舌侧覆盖过小

D. 牙尖斜度过小

E. 舌尖过锐

106. 患者，女，60 岁。|5 银汞合金充填后，要求全冠修复。修复前不必要检查

A. 牙髓活力

B. 缺损大小

C. 邻面接触点

D. 咬合情况

E. 边缘是否有微渗漏

107. 患儿，男，12 岁。全口牙齿呈均匀灰色，个别牙齿表面釉质缺损。诊断为

A. 氟牙症

B. 四环素牙

C. 遗传性乳光牙本质

D. 釉质发育不全

E. 先天性梅毒牙

108. 患者，男，36 岁。有吸烟、咀嚼槟榔、不认真刷牙等不良习惯。若对他进行口腔健康教育，理想的方法是

A. 大众传媒

B. 社区活动

C. 小型讨论会

D. 个别交谈

E. 健康讲座

109. 患儿，男，2 岁。由父母亲陪同去口腔科就诊。母亲要求医生为小孩做乳牙窝沟封闭。医生认为该小孩目前不需做窝沟封闭，其主要原因是

A. 乳牙不需做窝沟封闭

B. 现阶段儿童不易患龋

C. 封闭剂的氟释放，儿童易误吞造成氟中毒

D. 乳牙窝沟封闭年龄一般应为 3~4 岁

E. 乳牙有机质多，封闭剂易脱落

110. 患者，女，35 岁。担心使用牙线会使牙缝增宽，医生告诉她正确使用牙线的方法是

A. 轻轻置入龈沟底部，向龈方运动清洁

B. 轻轻置入龈沟底部，向冠方运动清洁

C. 置入牙间隙，轻轻上下运动清洁

D. 置入牙间隙，轻轻左右运动清洁

E. 视需要向各个方向运动清洁

【A_3/A_4 型题】

答题说明

以下提供若干个病例，每个病例下设若干道考题。请根据答案所提供的信息，在每一道考题下面的A、B、C、D、E五个备选答案中选择一个最佳答案。

（111~112题共用题干）

患者，男，50岁。牙龈肿痛4天，检查见左上第一磨牙颊侧牙龈肿胀，局限性隆起，波动感，为了鉴别诊断，对患牙进行了温度测试，测试结果有反应，并与对照牙相同。

111. 此时可排除的诊断是

A. 急性牙槽脓肿

B. 根分叉病变

C. 龈乳头炎

D. 牙龈脓肿

E. 牙周脓肿

112. 如果进一步检查发现牙齿松动Ⅰ度，探诊深度8mm，最可能的诊断是

A. 急性牙槽脓肿

B. 急性牙髓炎

C. 龈乳头炎

D. 牙龈脓肿

E. 牙周脓肿

（113~115题共用题干）

患者，男，18岁。患病1周，牙龈乳头坏死，前牙唇侧明显，坏死形成溃疡处凹陷，表面灰白色假膜，触之出血明显，口腔有腐败性口臭。体温37.8℃，颏下淋巴结肿痛，既往未出现全身明显异常。

113. 患者最可能的诊断是

A. 边缘性龈炎

B. 急性坏死溃疡性龈炎

C. 增生性龈炎

D. 慢性牙周炎

E. 快速进展性牙周炎

114. 有辅助诊断意义的检查是

A. 白细胞分类

B. 脱落细胞检查

C. 革兰染色涂片

D. 组织病理学检查

E. X线检查

115. 预计检查后异常表现在

A. 中性粒细胞比例下降

B. 细胞核分化异常

C. 龈坏死

D. 牙槽骨不同程度吸收

E. 螺旋体和梭形杆菌数量明显增加

（116~117题共用题干）

患者，女，52岁。牙列缺失4个月，要求全口义齿修复。检查：两侧上颌结节较肥大，颊侧倒凹明显，上下颌牙槽嵴比较丰满，否认有全身疾病史。

116. 以下治疗措施中正确的是

A. 外科手术修整一侧上颌结节

B. 嘱患者自行按摩上颌结节至倒凹消失后再开始修复

C. 外科手术修整双侧上颌结节

D. 印模时两侧上颌结节区缓冲

E. 义齿基托避开两侧结节区

117. 如果该患者只有左侧上颌结节颊侧有少量倒凹，不需要外科手术修整的理由是

A. 上颌义齿基托组织面可适当缓冲

B. 上颌义齿基托边缘可适当磨短

C. 上颌义齿基托可加软衬

D. 上颌义齿可斜向就位

E. 上颌义齿可垂直向上就位

（118~120题共用题干）

患者，男，65岁。右上颌第一、二磨牙残根，高血压，无心脏病史，要求拔牙。

118. 为了避免意外情况发生，可采用下列措施，其中错误的是

A. 做好术前思想工作

B. 术前1小时口服镇静药

C. 预防性使用抗生素

D. 给予心电监护

E. 尽量消除紧张情绪

119. 局麻药物最好选用

A. 2%肾普鲁卡因

B. 1%肾普鲁卡因

C. 2%利多卡因

D. 2%卡因

E. 1%卡因

120. 拔除$\underline{|67}$残根时应麻醉的神经是

A. 眶下神经+腭后神经

B. 上牙槽前神经+上牙精后神经+腭前神经

C. 上牙槽后神经+上牙槽中神经+鼻腭神经

D. 上牙槽后神经+上牙槽中神经+腭前神经

E. 上牙槽后神经+腭前神经

（121~123 题共用题干）

患者，女，40 岁。右上后牙因深龋行复合树脂充填治疗 1 天后出现自发痛，喝冷水可缓解。临床检查：右上第二磨牙远中邻𬌗面树脂充填物，热测（+++），冷测（-），叩诊（±），松动（-）。

121. 患牙拟诊为

A. 急性根尖周炎

B. 牙髓充血

C. 继发龋

D. 咬合创伤

E. 急性化脓性牙髓炎

122. 推测其原因可能为

A. 复合树脂化学刺激

B. 垫底材料选择不当

C. 对牙髓状态判断失误

D. 充填体悬突

E. 异种金属电流作用

123. 该合理的治疗方案为

A. 去除充填物，安抚治疗

B. 调𬌗，继续观察

C. 重新选择垫底材料后充填

D. 根管治疗

E. 口服抗生素

（124~126 题共用题干）

患者，女，56 岁。$\overline{876|}$缺失 6 年余，2 周前做可摘局部义齿修复，诉进食稍硬食物即感疼痛。口腔检查：修复体为单侧设计，基牙为$\overline{5|}$，放置 RPI 卡环。基托组织面广泛红肿，有压痕。

124. 导致疼痛的最主要原因是

A. 制作问题

B. 设计错误

C. 黏膜过薄

D. 缺牙时间过长

E. 咬合压力大

125. 解决该问题的有效办法是

A. 人工牙调𬌗

B. 减小人工牙颊舌径

C. 用软衬材料垫底

D. 对𬌗牙调𬌗

E. 重新制作义齿

126. 如$\overline{5|}$基牙上 RPI 卡环组的设计及制作合理，以下推测正确的是

A. $\overline{5|}$颊侧不存在过大的组织倒凹

B. 如系带附着于$\overline{5|}$颊侧位置，可能存在附着过高

C. $\overline{5|}$近中存在导平面

D. $\overline{5|}$舌侧存在一对抗臂

E. 义齿受咬合压力后，I 型杆与$\overline{5|}$颊面接触，防止义齿移位

（127~129 题共用题干）

患者，男，36 岁。左下智齿冠周组织反复肿痛 3 年余，加重 1 周，伴张口受限。检查：双侧面部不对称。左侧咬肌区弥漫性肿胀，局部压痛明显，开口度仅一指，左侧下颌智齿未完全萌出。同侧颈上部可触及多个肿大、压痛的淋巴结。

127. 为明确诊断，首选的影像学检查是

A. B 超

B. 曲面体层片

C. 三维螺旋 CT

D. 增强 CT

E. MRI

128. 影像学检查在左下颌角咬肌附着区最不可能出现

A. 骨皮质增厚

B. 明显骨膜反应

C. 骨质从中央向外周呈蚕食样破坏

D. 骨髓腔内局限性破坏

E. 骨皮质表面凹坑样改变

129. X 线片显示左下颌角部位有死骨形成，正确的诊断是

A. 左下颌智齿冠周炎急性发作

B. 左下颌骨慢性骨髓炎

C. 左下颌骨中央性骨髓炎

D. 左下颌骨慢性骨髓炎急性发作

E. 左下颌骨急性骨髓炎

（130~132 题共用题干）

患者，男，52 岁。牙龈肿痛 4 天，检查见左上第一磨牙颊侧牙龈肿胀，局限性隆起，波动感，为了鉴别诊断，对患牙进行了温度测试，测试结果有反应，并与对照牙相同。

130. 此时可排除的诊断是

A. 牙周脓肿

B. 根分叉病变

C. 龈乳头炎

D. 牙龈脓肿

E. 急性牙槽脓肿

131. 如果进一步检查发现牙松动Ⅱ度，探诊深度 8mm，最可能的诊断是

A. 急性牙槽脓肿
B. 急性牙髓炎
C. 龈乳头炎
D. 牙周脓肿
E. 牙龈脓肿

132. 此时，对该患者的最主要的处理是
A. 开髓
B. 全身抗生素治疗
C. 拔髓及髓腔封药
D. 袋壁搔刮
E. 引流、局部用药

（133~135 题共用题干）

患者，女，26 岁。2 周以来右上后牙遇冷热敏感。检查发现右上 7 龋坏，洞深，未探及穿髓孔，病变组织颜色较浅，可用挖匙剔除。

133. 这种龋坏称为
A. 急性龋
B. 慢性龋
C. 静止龋
D. 继发龋
E. 干性龋

134. 穿髓孔较小（d<0.5mm），最好的处理方法是
A. 局部麻醉下开髓，封失活剂
B. 氢氧化钙直接盖髓，氧化锌丁香油粘固粉安抚
C. 氧化锌丁香油粘固粉安抚
D. 双层垫底，永久充填
E. 聚羧酸锌粘固粉垫底永久充填

135. 诊断时应与之鉴别的主要疾病是
A. 慢性闭锁性牙髓炎
B. 慢性溃疡性牙髓炎
C. 牙本质过敏
D. 急性牙髓炎
E. 牙隐裂

【B 型题】

答 题 说 明

以下提供若干组考题，每组考题共用在考题前列出的 A、B、C、D、E 五个备选答案，请从中选择一个与问题关系最密切的答案。某个备选答案可能被选择一次、多次或不被选择。

（136~138 题共用备选答案）
A. 口腔健康咨询
B. 口腔健康检查
C. 问卷调查
D. 制订口腔保健计划
E. 口腔疾病治疗

136. 开展社区口腔保健应首先
137. 为了解口腔健康状况应进行
138. 社区卫生宣传活动可通过

（139~141 题共用备选答案）
A. 充填物有早接触
B. 未恢复接触点或形成颈部悬突
C. 备洞过程中产热过多
D. 继发龋伴牙髓炎
E. 充填物压得不紧

139. 龋齿充填后出现持续性自发性钝痛，可以定位，无继发龋，咀嚼可加重疼痛多数是由于
140. 龋齿充填后远期出现激发痛和自发痛，多数是由于
141. 龋齿充填后近期出现激发痛和自发痛，多数是由于

（142~143 题共用备选答案）
A. 慢性复发性腮腺炎
B. 急性化脓性腮腺炎
C. 流行性腮腺炎
D. 舍格伦综合征
E. 腮腺放线菌病

142. 属于副黏病毒感染的疾病是
143. 属于自身免疫性疾病的是

（144~147 题共用备选答案）
A. 根尖周骨质未见明显破坏
B. 根尖周骨质有破坏，牙槽突有吸收
C. 根尖周骨质不规则破坏，边界不整齐，但范围局限
D. 根尖周骨质有破坏，周围有致密骨白线
E. 根尖周骨质有破坏，但边界清楚，病变范围小，周围无致密骨白线

144. 根尖周囊肿的 X 线表现为
145. 急性根尖周炎早期 X 线表现为
146. 根尖肉芽肿的 X 线表现为

147. 急性根尖周炎脓肿形成后 X 线表现为

（148~150 题共用备选答案）

A. 龈上菌斑

B. 软垢

C. 获得性膜

D. 牙菌斑

E. 龈下菌斑

148. 牙面清洁后最先在牙面形成的是

149. 未矿化的细菌性沉积物牢固的黏附于牙面或修复体表面可形成

150. 与牙周炎发生关系密切的菌斑是

参考答案与解析

第一单元

1. A【解析】急性中央性骨髓炎炎症常局限于骨髓腔内破坏骨板，可以造成受累区多个牙松动，下颌的炎症可沿下颌神经管扩散，使下牙槽神经受损，出现下唇麻木，所以A项正确。边缘性骨髓炎由骨膜下骨髓炎发展来，所以一般不会造成牙松动也不会造成神经损伤，所以不选C项。放射性骨髓炎表现为持续性针刺样剧痛，破溃或骨面外露，或继发感染，所以不选D项。新生儿骨髓炎以全身症状为主，牙未萌出，所以不选E项。此题易错选C项，边缘性骨髓炎病变局限于骨膜层，不浸润至神经，不会造成神经损伤。

2. D【解析】修复材料应在口腔环境内不溶解。

3. B【解析】多形性腺瘤是唾液腺肿瘤中最常见者，多形性腺瘤由肿瘤性上皮和黏液样或软骨样间质所组成，在大唾液腺中，多形性腺瘤最常见于腮腺，其次是下颌下腺，舌下腺较少见。发生于小唾液腺者，以腭部最常见，任何年龄都可以发生，女性多于男性。

4. A【解析】Graves病是由血清中针对促甲状腺素受体的自身抗体（IgG）所引起的，以甲状腺功能亢进为特征的自身免疫病。

5. C【解析】口腔流行病学资料整理的过程不需要进行显著性检验。

6. A【解析】龋病预防的关键是控制牙菌斑。其他选项均是预防龋病的具体措施，目的均是控制牙菌斑，减少糖代谢产生的酸，或提高牙齿的抗龋能力，从而改变致龋环境，预防龋齿。

7. E【解析】鹅口疮又称雪口病，常见于新生儿，是儿童口腔的一种常见疾病。在口腔黏膜表面形成白色斑膜。本病是白念珠菌感染所引起的，这种真菌有时也可在口腔中发现，当婴儿营养不良或身体衰弱时可以发病。

8. A【解析】萎缩性舌炎的病因：①多见于恶性贫血。②真菌感染，尤其是念珠菌感染时，很容易出现萎缩性舌炎。念珠菌引起者表现为周界弥漫不清的红斑，可同时伴发颊、腭、口角区黏膜红色斑块，感染黏膜有烧灼感、疼痛、干涩等，病损区涂片镜检可见真菌菌丝。③烟酸缺乏（糙皮病），烟酸缺乏引起者在萎缩性损害基础上有类似疱疹样阿弗他浅表溃疡，同时伴有腹泻和皮肤糙皮病。④干燥综合征（或称舍格伦综合征），干燥综合征引起者同时有口干、眼干和结缔组织病症。⑤高热长期不退。⑥维生素缺乏，维生素A、C和维生素B族严重缺乏。维生素A缺乏时，舌光滑呈斑块状；维生素B_2缺乏时，舌面光滑或出现蓝色斑，常伴口角炎，双侧口角湿白糜烂或溃疡、皲裂横沟，有黄色痂壳形成，影响张口、说话、进食；维生素C缺乏（坏血病）时，早期的表现是牙龈炎，牙龈出血、牙龈肿胀、牙龈肥大增生呈暗紫色，刺激时容易出血；肿大的牙龈可出现糜烂、溃疡及继发感染，常有疼痛和血腥样口臭；若局部刺激因素存在或口腔卫生不良，症状加剧，逐渐发展成牙周炎，最后可导致牙齿松动而脱落；除牙龈出血外，其他口腔黏膜亦可见出血或瘀斑、颞颌关节疼痛、伤口愈合慢、易感性增加，容易并发坏死性龈口炎。

9. D【解析】M细胞是一种特化的抗原转运细胞，无微绒毛，不能分泌消化酶和黏液，M细胞基底膜向细胞内凹陷形成口袋，内有T细胞、B细胞、巨噬细胞和树突状细胞，由APC将抗原提呈给淋巴细胞，通过吸附、胞饮和内吞方式摄取肠腔内抗原异物。故选D。

10. B【解析】在5个备选答案中牙釉质密度最高，所以应选择B。

11. B【解析】牙釉质是全身唯一无细胞性，由上皮细胞（成釉细胞）分泌继而矿化的组织。故选B。

12. C【解析】能够刺激支气管平滑肌收缩，使毛细血管通透性增加、促进内分泌作用的是白三烯。故选C。

13. B【解析】菌斑显示剂可显示菌斑的分布，无法显示龋坏范围。

14. C【解析】Ⅲ类洞为发生于前牙邻面未累及切角的龋损所制备的窝洞，称为Ⅲ类洞，包括切牙、尖牙的邻面洞、邻腭（舌）面洞、邻唇面洞。

15. C【解析】在镜下观察牙本质的横剖磨片时，可清楚地见到围绕成牙本质细胞突起的间质与其余部分不同，呈环形的透明带，称为管周牙本质，它构成牙本质小管的壁。管周牙本质矿化程度高，含胶原纤维极少。在观察脱矿切片时，由于脱矿后该处结构消失，故在成牙本质细胞突起周围呈现一环形的空隙。备选答案中其他的牙本质类型中均含较多的胶原纤维。

16. A【解析】肝脏生物转化的定义：机体将一些内源性或外源性非营养物质进行化学转变，增加其极性（或水溶性），使其易随胆汁或尿液排出，这种体内变化过程称为生物转化。肝脏是生物转化作用的主要器官，其中转化反应第一阶段包括：氧化、还原、水解反应。第二阶段包括：结合反应（主要是葡糖醛酸结合反应）。许多物质通过第一阶段反应，其分子中某些非极性基团转变为极性基团，增强亲水性。但有些化合物还必须进一步与葡糖醛酸、硫酸或氨基酸等极性更强的物质相结合，以得到更大的溶解度。故选A。

17. A【解析】急性骨髓下脓肿的典型临床表现是移行沟变平，扪痛并有深部波动感。

18. D【解析】流感病毒是一种RNA病毒，直径80~120nm，病毒由包膜、基质蛋白及核心组成，核心包括病毒单股负链RNA，具有特异性；基质蛋白构成了病毒的外壳骨架，可以保护核心；病毒的外壳上面有两种重要的糖蛋白，血凝素（Hemagglutinin，HA，H抗原）和神经氨酸酶（Neuraminidase，NA，N抗原），这也是流感病毒的两种抗原。NA的主要作用是协助释放病毒颗粒，促使其黏附于呼吸道上皮细胞，而HA的主要作用是帮助病毒进入宿主细胞。流感病毒依据宿主可以分为人、猪、马、禽流感病毒，其中人流感病毒根据其核蛋白和基质蛋白M1的抗原性可以分为甲、乙、丙三型（A、B、C三型），最容易变异的成分也就是分型的依据。

19. B【解析】根据急危重症患者的病情特点和抢救特殊性，对医务人员提出如下道德要求：①争分夺秒、积极抢救患者。②团结协作、勇担风险。③满腔热忱，重视心理治疗。④全面考虑，维护社会公益。⑤加强业务学习，提高抢救成功率。故选B。

20. E【解析】牙髓的增龄性变化包括细胞成分逐渐减少、纤维成分增多、牙髓活力降低、继发性牙本质不断形成。

21. D【解析】牙菌斑是牙周病的始动因子。影响牙周病流行最主要的因素是口腔卫生状况。

22. C【解析】牙骨质分五种类型：①无细胞无纤维牙骨质覆盖釉质的牙骨质。②无细胞外源性纤维牙骨质即含牙周膜穿通纤维的牙骨质。③有细胞固有纤维牙骨质无牙周膜纤维插入的牙骨质，如修复牙本质缺损的牙骨质。④无细胞固有纤维牙骨质形成于对外力的适应性反应，其内不含牙骨质细胞。⑤有细胞混合性分层牙骨质为无细胞外源性纤维牙骨质和有细胞固有纤维牙骨质不规则交替沉积而成。通常分布在根分歧区及根尖区。

23. B【解析】属于Ⅰ型超敏反应的疾病有药物和血清过敏性休克、呼吸道过敏反应（过敏性鼻炎、过敏性哮喘）、消化道过敏反应、皮肤过敏反应（荨麻疹、血管神经性水肿）。故选B。

24. C【解析】牙冠颜色通过视诊检查。

25. E【解析】甲型流感由甲型流感病毒引起。腮腺炎病毒感染者可致流行性腮腺炎，还可并发睾丸炎、卵巢炎、脑膜炎等。

26. A【解析】本题正确答案是X线中心线垂直于牙体长轴与胶片的分角线。

27. C【解析】酸蚀强化树脂与釉质的结合，保证窝沟封闭效果。

28. A【解析】人本主义的理论基础主要有实现的趋势、自我概念等。充分体验是建立在自我真实体验的基础上的而非别人评价的基础上的。

29. D【解析】在引导性组织再生术中，牙周膜内的前体细胞可分化成牙骨质细胞、成纤维细胞、成骨细胞，形成牙周新附着。

30. C【解析】牙周膜主纤维束自牙颈向根尖方向可分为牙槽嵴组、水平组、斜行组、根尖组和根间组5组。

31. D【解析】病毒的感染类型包括：显性感染（急性、慢性感染）、隐性感染、潜伏性感染、慢病毒感染。故选D。

32. C【解析】除了选项C，其他都是理想牙刷刷毛应具备的特点。

33. B【解析】下颌第一磨牙牙冠各面中似三角形的是近中面和远中面。

34. B【解析】Spee曲线切牙段较平直，从尖牙向后经前磨牙至第一磨牙的远颊尖逐渐降低，然后第二、第三磨牙的颊尖又逐渐升高。

35. E【解析】根尖切除术适用于根管治疗失败且不适合根管再治疗，或者根管再治疗失败的情况，以及严重的根管解剖变异，需要通过手术探查明确诊断。

36. B【解析】3种可重复的基本颌位是牙尖交错位、后退接触位、下颌姿势位。

37. A【解析】上颌第一磨牙形态：牙冠略呈方形，近远中宽度大于（𬌗）颈高度；（𬌗）面成斜方形；牙尖一般为4个，即近中颊尖、远中颊尖、近中舌尖、远中舌尖，极少可出现第五牙尖，卡式尖；近中舌尖是主要功能尖；颊沟自中央点隙伸向颊侧，共3根，为近中颊根、远中颊根、舌根，两颊根相距较近，颊根与舌根分开较远。

38. E【解析】牙齿的磨耗程度与食物的性质、牙体组织的结构、咀嚼习惯和咀嚼力的强弱有关。

39. D【解析】溶血性黄疸主要是红细胞本身的

内在缺陷或红细胞受外源性因素损伤，使红细胞遭到大量破坏，释放出大量的血红蛋白，使血浆中非脂型胆红素含量增多，超过肝细胞的处理能力则出现黄疸。另外，脾功能亢进时，也可使红细胞被大量破坏，形成非结合胆红素，超过肝细胞的摄取、结合与排泌能力。此外，由于溶血造成的贫血，缺氧和红细胞破坏产物的毒性作用，削弱了肝细胞对胆红素的代谢功能，使非结合胆红素在血中潴留，超过正常水平而出现黄疸。尿中尿胆素原增加而无胆红素。

40. B【解析】真核生物的核糖体 rRNA 有 5S、5.8S、18S、28S，原核生物是 5S、16S 和 23S。故选 B。

41. C【解析】生酮氨基酸分解代谢过程中能转变成乙酰辅酶 A，共有亮氨酸、赖氨酸、色氨酸、苯丙氨酸和酪氨酸 5 种。故选 C。

42. B【解析】牙根发育完成，与对颌牙建立了咬合关系之后形成的牙本质为继发性牙本质。继发性牙本质在本质上是一种牙本质的增龄性改变，其形成的速度较慢。继发性牙本质形成的速度与食物和牙所承受的咬合力有关，一般较原发性者低。报道指出埋伏牙也有继发性牙本质形成。

43. C【解析】牙槽骨是人体内代谢最活跃的骨组织。在生理状况下它既有新生又能吸收，受压力则吸收，受牵引力则新生。因此，牙槽骨可以不断地进行改建和重塑，以适应功能需要。

44. B【解析】心理测验应用三大原则：①标准化原则。是指测验的标准化工具、标准化指导语、标准施测方法、固定施测条件、标准记分方法及代表性常模。②保密原则。涉及两个方面，一是测验工具的保密，二是测验结果的保密。③客观性原则。尽管测验结果有一定的预测性，然而不能依据一次测验结果来下定论。

45. D【解析】卡托普利为人工合成的非肽类血管紧张素转化酶抑制剂（ACEI），主要作用于肾素-血管紧张素-醛固酮系统（RAAS）。抑制 RAAS 的血管紧张素转换酶，阻止血管紧张素Ⅰ转换或血管紧张素Ⅱ，并能抑制醛固酮分泌，减少水钠潴留。卡托普利对多种类型高血压均有明显降压作用，并能改善充血性心力衰竭患者的心脏功能。对不同肾素分型高血压患者的降压作用可以分为高肾素和正常肾素两型。对低肾素型在加用利尿药后降压作用亦明显。

46. B【解析】影响龋病流行的因素有：社会经济、氟摄入量、饮食习惯、家族影响等。

47. C【解析】患龋率的概念是常考点。

48. D【解析】狭义是指医务人员之间的关系，广义是指除了上述人员外，还包括医生、护士、药学技术人员、医技人员等卫生技术人员与行政管理人员，以及后勤人员之间的关系。

49. B【解析】医生行使道德权利具有 3 个显著特点：自主性、权威性、特殊性。

50. C【解析】己糖激酶（葡萄糖激酶）、磷酸果糖激酶-1、丙酮酸激酶是糖酵解的关键酶，它们的活性大小，直接影响着整个代谢途径的速度和方向，其中以磷酸果糖激酶-1 最为重要。

51. E【解析】毛果芸香碱可用于治疗原发性青光眼（包括开角型与闭角型青光眼）。滴眼后，缩瞳作用于 10~30 分钟出现，维持 4~8 小时；最大降眼压作用约 75 分钟内出现，维持 4~14 小时；可缓解或消除青光眼症状。

52. D【解析】抢救急危重患者工作的特殊性包括：①病情变化急骤，带有突发性。②病情严重，救治难度大。③病情复杂，工作量较大。④生命所系，责任重大。故选 D。

53. E【解析】被覆黏膜表层无角化，粒层不明显，上皮与结缔组织交界比较平坦，结缔组织乳头较短粗，有较疏松的黏膜下组织。被覆黏膜的胶原纤维束不如咀嚼黏膜粗大。

54. D【解析】咀嚼黏膜包括牙龈和硬腭黏膜，在咀嚼时承受压力和摩擦。其上皮有角化，固有层厚，乳头多而长，咀嚼黏膜与深部组织附着牢固，不能移动。故选 D。

55. B【解析】①除个人自行到医疗机构进行精神障碍诊断外，疑似精神障碍患者的近亲属可以将其送往医疗机构进行精神障碍诊断。对查找不到近亲属的流浪乞讨疑似精神障碍患者，由当地民政等有关部门按照职责分工，帮助送往医疗机构进行精神障碍诊断。②疑似精神障碍患者发生伤害自身、危害他人安全的行为，或者有伤害自身、危害他人安全危险的，其近亲属、所在单位、当地公安机关应当立即采取措施予以制止，并将其送往医疗机构进行精神障碍诊断。③医疗机构接到送诊的疑似精神障碍患者，不得拒绝为其作出诊断。故选 B。

56. B【解析】患者的权利：①享受医疗服务的权利。②享有被尊重、被了解的权利。③享有对疾病诊治的知情同意权。④享有保守个人秘密的权利。⑤享有监督自己医疗权利实现的权利。⑥享有免除病前社会责任的权利。故选 B。

57. B【解析】自由联想法是弗洛伊德进行精神分析的主要方法之一。

58. D【解析】乳牙在口腔内存在的时间为 5~10 年。乳牙在口内存在时间最短者，一般为下颌中切牙，6 个月左右萌出，6~7 岁脱落，存在时间为

5~6 年。存在最长时间的乳牙一般为第二乳磨牙，2 岁半左右萌出，11~12 岁脱落。

59. A【解析】略。

60. E【解析】巨噬细胞为吞噬细胞，其作用有杀伤、清除病原体，杀伤胞内寄生菌和肿瘤细胞，参与炎症反应，加工提呈抗原，启动适应性免疫应答、免疫调节作用。故选 E。

61. B【解析】6 岁以上儿童使用氟水漱口防龋，每次用 10ml，含漱 1 分钟。

62. E【解析】临终关怀的服务对象是临终患者而非所有住院患者；它不是以治疗疾病为主要服务内容，而是以支持疗法、控制症状、姑息性治疗和全面照护为主；它不以延长患者的生存时间为目的，而是以提高临终阶段的生存质量为宗旨。

63. E【解析】颈总动脉分叉处约平于甲状软骨上缘，环状软骨在甲状软骨的下方，甲状软骨下缘与环状软骨之间有环甲膜相连可作为抢救窒息的紧急措施之一。

64. C【解析】县级以上地方人民政府接到下一级人民政府关于需要采取传染病紧急控制措施的报告后，应在 24 小时内作出决定。

65. E【解析】医疗机构应当按照有关规定，对本机构执业医师和药师进行麻醉药品和精神药品使用知识和规范化管理的培训。执业医师经考核合格后取得麻醉药品和第一类精神药品的处方权，药师经考核合格后取得麻醉药品和第一类精神药品调剂资格。医师取得麻醉药品和第一类精神药品处方权后，方可在本机构开具麻醉药品和第一类精神药品处方，但不得为自己开具该类药品处方。药师取得麻醉药品和第一类精神药品调剂资格后，方可在本机构调剂麻醉药品和第一类精神药品。

66. E【解析】《中华人民共和国执业医师法》第十九条规定，申请个体行医的执业医师，须经注册后在医疗、预防、保健机构中执业满 5 年，并按照国家有关规定办理审批手续；未经批准，不得行医。

67. B【解析】流行病学的三类偏倚是常考点。

68. B【解析】药物研究必须设有对照组，没有对照，就不能得出结论。

69. E【解析】可用于根除幽门螺杆菌的拉唑类主要有奥美拉唑、艾司奥美拉唑、雷贝拉唑、兰索拉唑、泮托拉唑和艾普拉唑等，它们的主要药理作用是抑制胃酸分泌，改变幽门螺杆菌赖以生存的酸性环境。

70. D【解析】总体率 95%可信区间的意义是总体率在此范围内的可能性为 95%。

71. D【解析】归因危险度是暴露组发病率与对照组发病率相差的绝对值，它表示危险特异地归因于暴露因素的程度。

72. A【解析】根管中口最大，且呈圆形的是上颌第一磨牙腭根。

73. C【解析】人乳头状瘤病毒（HPV）的持续感染是宫颈癌的主要危险因素。90%以上的宫颈癌伴有高危型 HPV 感染。

74. B【解析】大部分显露于口腔的牙体部分称为临床牙冠。以牙颈为界的牙冠称解剖牙冠。被牙釉质覆盖的部分称为牙冠。

75. C【解析】异烟肼对结核分枝杆菌有强大的抗菌作用，对其他细菌无作用。单用异烟肼时，结核分枝杆菌易产生耐药性，该药能渗入细胞内，对细胞内的结核分枝杆菌也有杀菌作用，对静止期结核分枝杆菌也有作用。

76. D【解析】尿崩症可以服用氢氯噻嗪片治疗，用药后可以达到消肿、利尿的疗效，缓解患者多饮、多尿、烦渴等不适的表现，在一定程度上缩短患者的病程时间。另外，还可采用其它药物来治疗，比如酒石酸托特罗定片、盐酸非那吡啶片，以及盐酸特拉唑嗪胶囊，均能达到满意的疗效，可提高病发期间的生活质量。

77. D【解析】感染脊髓灰质炎病毒后，绝大多数人（90%~95%）呈隐性感染，而显性感染者也多为轻症感染（4%~8%），只有少数患者（1%~2%）发生神经系统感染，引起严重的症状和后果。在我国主要影响 15 岁以下的儿童。脊髓灰质炎主要通过粪-口传播，即病毒会经口进入肠道，然后在肠道中繁殖。病后可获得牢固免疫。病毒常侵犯中枢神经系统，损害脊髓前角运动神经细胞，导致肢体松弛性麻痹。

78. C【解析】含氟牙膏的氟浓度一般为 1000~1100mg/kg。

79. D【解析】白斑主要表现为上皮增生，有过度正角化或过度不全角化，或两者同时出现为混合角化。当白斑癌变时，表面出现过度不全角化层。上皮单纯性增生是良性病变，除上皮过度角化外还有颗粒层和棘层增生，没有非典型细胞。上皮钉突虽伸长且变粗，但仍整齐，基底膜清晰。固有层和黏膜下层有淋巴细胞、浆细胞浸润。上皮疣状增生见于疣状白斑，上皮表面高低不平呈刺状或乳头状增生，棘层增生，表层有过度角化，颗粒层明显。上皮异常增生是指一片上皮组织发生紊乱，如上皮钉突呈滴状或藕节状，核分裂象增加，基底细胞极性改变，细胞异型性及错角化等。在电镜下看到上皮异常增生的白斑有基底膜断裂、移位或形成复层，有时在基底膜断裂处见基底细胞的胞质突伸向固有层的现象，说明上皮异常增生是白斑和癌之间的过渡阶段。上皮异常增生可根据程度分为轻、中、重三级，而重度上皮异常增生实际上就是原位癌。原位癌是指上皮层内细胞恶变，而基底膜尚完整，未侵犯结缔组织。

80. A【解析】慢性溃疡性牙髓炎发生在有较大穿髓孔的病例，使发炎的牙髓组织暴露于口腔。镜下观察，溃疡表面有食物残屑、炎性渗出物及坏死组织覆盖，有时可见钙化物沉积，其下方为炎性肉芽组织和一些新生的胶原纤维。深部存活牙髓组织有散在淋巴细胞、浆细胞浸润。

81. B【解析】全冠粘接后一个月才出现的咬合痛，最可能是根尖周炎。

82. A【解析】本题考查可摘局部义齿修复后可能出现的问题。无论是固定义齿、可摘局部义齿，初戴和戴入后出现问题，解题思路首先要查明原因。本题题干中给出的信息比较明确，摘戴困难，摘戴时出现的压痛，检查发现固位力大。应该能快速判断是卡环过紧导致的摘戴困难。卡环应进入倒凹区合适的深度，摘戴过程中对基牙不产生侧向压力。

83. D【解析】首先一定要找回牙齿，其次要在湿润环境下储存，如生理盐水、牛奶、唾液等，切忌干燥，另外，不要损伤牙齿。该题考查全脱出牙齿的储存。

84. C【解析】上颌结节注射麻醉后，突然感到全身发麻，面色苍白，四肢无力，神志模糊，心悸，胸闷，表情肌抽搐及血压下降，应考虑中毒。常表现为烦躁、颤抖、恶心、呕吐、气急、多汗等，严重者出现全身抽搐、缺氧、神志不清、血压下降等。

85. E【解析】对于麻醉时出现晕厥的患者，应立即停止注射，放平椅位，松解衣领，保持呼吸通畅并给以安慰。对于较轻晕厥，不需特殊治疗，对于失去知觉的重症晕厥，可刺激患者呼吸，压迫或针刺人中穴，心率、血压降低者可静脉注射阿托品，必要时吸氧。A、B、C、D均是晕厥时应采取的措施。

86. A【解析】上颌前磨牙是扁根，断面呈颊腭径宽的哑铃状，上颌第一前磨牙常在根尖1/3或1/2处分为颊腭两个较细易断的根，第二前磨牙多为单根，颊侧骨壁较腭侧薄，拔除时先向颊侧小幅度摇动，感到阻力时转向腭侧，增大幅度，同时向颊侧远中牵引。

87. D【解析】下唇及唇周皮肤出现成簇的针头大小的小水疱，破溃后结痂，局部灼痒疼痛，可能为唇疱疹。

88. C【解析】右下第一磨牙反复发生牙槽脓肿，已无保留价值。现在为非急性炎症期，需立即拔除。所采取的措施中不包括术前使用孕酮。妊娠5个月时，胎儿比较稳定，不必使用孕酮来稳定胎儿。拔牙时应以预防感染、减少患者的焦虑和紧张为主。

89. A【解析】LeFort Ⅰ型骨折：水平骨折，梨状孔水平－牙槽突上方－两侧水平延伸到上颌翼突缝。LeFort Ⅱ型骨折：锥形骨折，鼻额缝横过鼻梁－眶内侧壁－眶底－颧上颌缝－上颌骨侧壁至翼突。LeFort Ⅲ型骨折：高位骨折，鼻额缝横过鼻梁－眶部－颧额缝－翼突，多出现脑脊液漏出。题干中叙述的骨折线符合LeFort Ⅰ型骨折，故选A。

90. D【解析】贝尔征是指患侧用力闭目时，眼球转向外上方。

91. B【解析】牙周膜及骨硬板是否连续，根周骨质及上颌窦底壁是否完整连续是判断牙根是否于上颌窦内的标准，其他各选项不能用作诊断标准。故选B。

92. E【解析】复面洞充填后，充填体龈缘处不平，下方龈乳头探痛，出现龈乳头炎，这是充填体悬突所致的临床表现。未提及充填体高点、折断和松脱的表现。

93. B【解析】致密性骨炎X线表现为圆形界线清楚的阻射区，局限于一个或两个牙的根尖区，与牙根容易识别，这点可与其他牙骨质增生性疾病相鉴别。病理表现为病变区骨小梁比周围正常骨组织致密，主要是由编织骨和板层骨构成的不规则的骨小梁，其中含有复杂的嗜碱性线，狭小的骨髓腔含疏松的纤维结缔组织，可见少量淋巴细胞浸润。

94. C【解析】牙槽突裂植骨手术应延迟到混合牙列期，在尖牙萌出以前较为恰当（9～11岁）。在此期牙根已经形成1/2～2/3。在尖牙未萌出前植骨，可使尖牙能通过移植骨区萌出，刺激新骨的形成，增加发育不良的牙槽突裂区域的高度。

95. E【解析】该患者为上颌单颌全口义齿修复，此种修复中因对颌是真牙列，所以咀嚼时义齿所受𬌗力相对较大。由于上颌牙槽嵴骨吸收，可能存在上颌弓与下牙弓宽度不协调问题。如果采用树脂基托，强度较差，容易发生腭侧基托纵向折裂。因此基托应选用强度大的金属材料制作金属腭托。金属丝增强塑料基托的强度不如金属基托，铜基合金和铬镍不锈钢不用于制作金属基托。目前钴铬合金是临床上制作义齿铸造支架或金属基托常用的材料。

96. E【解析】确定颌位关系后，临床检查提示确定的颌位关系可能出现了下颌向右侧的偏斜。如果不重新确定正确的颌位关系，按照现有关系排列人工牙，在试排牙时患者回到正确的颌位，可能会出现下颌中线向左偏斜。

97. E【解析】5个备选项都属于一级预防的范畴，但是只有预防性充填是针对早期龋（初期龋）而言的。由于受检者全口无龋，A、B、C和D都是适宜的措施，故选E。

98. B【解析】全口义齿垂直距离回复不当，尤其是垂直距离过低，可致髁突后移，关节区出现疼痛。

99. E【解析】7|牙冠本身比4|大，4|采用3/4冠修复，两端固位体的固位力存在严重的不均衡。这种情况下会出现固位力差的一端固位体松动。

100. B【解析】由于患者为前牙，考虑美观问题排除金属全冠。桩冠修复多采用铸造桩，钢丝弯制多不使用。患者咬合紧，全瓷覆盖容易崩瓷，因此选用部分瓷覆盖较全瓷覆盖较好。

101. E【解析】后牙连续缺失，可摘局部义齿应设计平面式支点线。

102. C【解析】铸造桩可以最大程度与根管形态贴合，达到更好的固位力。

103. B【解析】固定桥修复要首先保证基牙的健康，才能进行后续的修复治疗，因此需进行根管治疗。

104. D【解析】修复体试戴时出现的胀痛最有可能是修复体邻接触点过紧。

105. C【解析】人工后牙颊侧覆盖过小可引起咬颊。人工后牙舌侧覆盖过小可引起咬舌。尤其是缺牙多年未修复的患者，颊舌肌肉较缺牙前发生变化，排牙时应注意恢复覆盖，避免出现咬颊咬舌现象。

106. E【解析】选项A、B、C、D均是修复前检查的内容。

107. B【解析】四环素牙的临床表现为：①四环素牙起初呈黄色，在阳光照射下呈现明亮的黄色荧光，以后逐渐由黄色变成棕褐色或深灰色，且伴釉质发育不全。②染色特点，恒牙列全日均发生，全部牙齿以牙本质为主呈帽状染色。因牙本质、釉质代谢极缓慢，所以染色是永久性的。

108. D【解析】个别交谈由口腔专业人员就口腔健康问题与预防保健问题与就诊患者、单位领导、儿童家长、社区保健人员等进行交谈、讨论。适用于该患者。

109. D【解析】乳磨牙一般在2岁半至3岁完全萌出，之后可进行窝沟封闭。

110. B【解析】牙线清洁牙齿邻面的方法是从龈方到冠方。

111. A【解析】考查知识点为牙周脓肿的鉴别诊断。牙周脓肿与急性牙槽脓肿的鉴别点之一是牙周脓肿时由于感染来自牙周袋，因此患牙的牙髓常常有活力；而牙槽脓肿时感染来自牙髓，牙髓已坏死，感染到达根尖周组织，继而发展为牙槽脓肿，此时用温度测试，牙髓将不会有反应，若有反应，则可排除此诊断。牙髓测试反应正常时，其他备选答案都不能被排除。

112. E【解析】考查知识点为牙周脓肿的诊断和鉴别诊断。根据题干中描述的肿胀表现，再加上给出的检查表现显示有深牙周袋存在，说明脓肿的感染来源于深牙周袋，因此可诊断为牙周脓肿，备选答案A在温度测试后即已排除，备选答案C和D都是牙龈病变，根据给出的临床表现即可排除。因此选E。

113. B【解析】患者牙龈乳头坏死，坏死形成溃疡处凹陷，表面灰白色假膜，触之出血明显，口腔有腐败性口臭，全身症状明显，为典型的急性坏死溃疡性龈炎症状。

114. C【解析】革兰染色涂片可观察镜下微生物，有助于诊断。

115. E【解析】急性坏死溃疡性龈炎镜下表现为螺旋体和梭形杆菌数量明显增加。

116. A【解析】双侧上颌结节有大的倒凹，自行按摩没有作用，需要手术修整一侧上颌结节，另一侧可旋转就位。

117. D【解析】只有单侧上颌结节颊侧有少量倒凹，不需要外科手术修整的理由是上颌义齿可斜向就位。

118. C【解析】患者高血压病史与感染无关，无须特殊加用抗生素。

119. C【解析】2%利多卡因是口腔常用的局麻药。

120. D【解析】|6颊侧近远中根由3个神经支配，是常考点。

121. E【解析】根据其症状及临床检查，热痛冷缓解，符合急性化脓性牙髓炎的临床表现。

122. C【解析】充填后近期原因为对牙髓状况判断错误，未发现小的穿髓孔或备洞过程中产热过多。

123. D【解析】急性牙髓炎为不可复性牙髓炎，应行根管治疗以保存患牙。

124. B【解析】患者单侧两颗后牙游离缺失，要求双侧设计混合支持式义齿，用大连接体或基托分散𬌗力。由于设计错误，导致组织受𬌗力大，引起压痛。

125. E【解析】对于设计错误的义齿，重新制作是最好的选择。

126. A【解析】考查RPI卡环的相关知识。

127. B【解析】最可能的诊断是边缘性颌骨骨髓炎。曲面体层片可看到颌骨病变和智齿情况。相比于其他的检查，曲面体层片经济，放射量少，初步诊断获得信息最多，患者获益最大。

128. C【解析】C选项是中央型颌骨骨髓炎的特点。

129. D【解析】提示死骨形成，为慢性病程。急性颌骨骨髓炎如未能彻底治疗，可转为慢性。常见的原因是单纯采用药物保守治疗，脓液自行穿破，引流不畅。慢性颌骨骨髓炎期间，急性症状大部消退，全身症状已不明显，疼痛显著减轻。局部纤维组织增生、肿胀、发硬。瘘管经常溢脓，甚至排出小块死骨。病变区多个牙松动，龈袋溢脓。当机体抵抗力降低或引流不畅时，可急性发作。加重1周提示，慢性病程急性发作。

130. E【解析】牙周脓肿与急性牙槽脓肿鉴别时，鉴别点之一是牙周脓肿时由于感染来自牙周袋，因此患牙的牙髓常常有活力。而牙槽脓肿时感染来自牙髓，牙髓已坏死，感染到达根尖周组织，继而发展为牙槽脓肿，此时用温度测试，牙髓将不会有反应，若有反应，则可排除此诊断。牙髓测试反应正常时，其他备选答案都不能被排除。

131. D【解析】根据题干中描述的肿胀表现，再加上给出的检查表现显示有深牙周袋存在，说明脓肿的感染来源于深牙周袋，因此可诊断牙周脓肿，选项A在温度测试后即已排除，选项C和选项E都是牙龈病变，根据给出的临床表现即可排除。

132. E【解析】牙周脓肿的治疗原则为抗感染、引流和镇痛，对于该患者的局限性急性牙周脓肿，首先要引流，通过局部用药而达到消炎的目的。因脓肿局限，病情并不严重，没有必要全身用药，因此可排除选项B。在脓肿急性期也不适用袋壁搔刮，因此选项D可排除。备选选项A、C的处理，不能解决牙周脓肿问题。

133. A【解析】急性龋病变进展较快，病变组织颜色较浅，质地较软而且湿润，很容易用挖器剔除。

134. B【解析】直接盖髓术可用于根尖已发育完全，机械性或外伤性露髓，穿髓孔直径不超过0.5mm的恒牙。该牙为急性龋，可行直接盖髓保守治疗。

135. A【解析】慢性闭锁性牙髓炎无明显自发痛，有长期的冷热刺激痛，去净腐质后无肉眼可见的穿髓孔，可查及深龋洞等牙体硬组织疾患。

136. D【解析】口腔保健计划制订推动和加强社区口腔保健。

137. B【解析】通过检查目标人群口腔健康问题的严重程度，可以了解人群口腔健康状况。

138. A【解析】通过口腔健康咨询促进社区卫生宣传，提高人群自我口腔保健信息。

139. B【解析】牙周性自发痛原因是术中器械伤及牙髓、牙周膜或酸蚀剂溢至牙龈而致牙龈发炎，充填物在牙龈缘形成悬突，菌斑沉积压迫牙龈至牙龈发炎出血，接触点恢复不良造成食物嵌塞引起牙龈炎症、牙龈萎缩及牙槽骨吸收，龋齿充填后出现持续性自发性钝痛，可以定位，故选B。

140. D【解析】自发痛的远期原因为充填材料对牙髓炎的慢性刺激，致牙髓发炎坏死。

141. C【解析】近期原因为对牙髓状况判断错误，未发现小的穿髓孔或备洞过程中产热过多。

142. C【解析】考查流行性腮腺炎的病因，在所有腮腺炎症中只有它是病毒感染引起的。

143. D【解析】除选项D外其余选项均为由病原菌所致的腮腺炎症。

144. D【解析】根尖周囊肿的X线表现为根尖周骨质有破坏，周围有致密骨白线。

145. A【解析】急性根尖周炎早期X线表现为根尖周骨质未见明显破坏。

146. E【解析】肉芽肿的表现为根尖周骨质有破坏，但边界清楚，病变范围小，周围无致密骨白线。

147. C【解析】脓肿形成后根尖周骨质不规则破坏，边界不整齐，但范围局限。

148. C【解析】牙面清洁后，最初由唾液蛋白或糖蛋白吸附至牙面，形成一层无结构、无细胞的获得性薄膜，可促进早期细菌的黏附定植，能决定细菌附着的顺序，又可作为细菌的营养，是牙菌斑生物膜形成的基础。故选C。

149. D【解析】牙菌斑是由未矿化的细菌性沉积物牢固的黏附于牙面或修复体表面形成。

150. E【解析】龈下菌斑是与牙周炎发生关系密切的菌斑。

第二单元

【A_1 型题】

答题说明

每一道考试题下面有 A、B、C、D、E 五个备选答案，请从中选择一个最佳答案。

1. 下颌正中颏部双发骨折或粉碎性骨折均可使舌后坠引起呼吸困难，甚至窒息，其原因是
A. 由于舌骨舌肌的牵引
B. 由于下颌舌骨肌的牵引
C. 由于颏舌肌的牵引
D. 由于二腹肌的牵引
E. 由于颏结节区所附着肌肉的牵引

2. 慢性化脓性骨髓炎的主要病理特征是
A. 新骨形成
B. 骨吸收和死骨形成
C. 结核性肉芽组织
D. 骨小梁增粗致密
E. 以上都不是

3. 主要表现为小叶内导管囊状扩张，导管上皮增生的病变见于
A. 慢性复发性腮腺炎
B. 坏死性涎腺化生
C. 涎腺症
D. 舍格伦综合征
E. 涎腺结核

4. 关于观测线和基牙倒凹区的关系，以下表述正确的是
A. Ⅰ型观测线的基牙远缺隙侧倒凹区小
B. Ⅰ型观测线的基牙近缺隙侧倒凹区小
C. Ⅱ型观测线的基牙近远缺隙侧倒凹区均大
D. Ⅲ型观测线的基牙近缺隙侧倒凹区小
E. Ⅲ型观测线的基牙远缺隙侧倒凹区小

5. 牙周炎的局部因素如下，除外
A. 细菌和菌斑
B. 软垢和牙石
C. 食物嵌塞
D. 咬合创伤
E. 饮酒

6. 乳磨牙髓室底解剖特点是
A. 较恒牙薄，侧支根管多
B. 较恒牙厚，侧支根管少
C. 较恒牙厚，侧支根管多
D. 较恒牙薄，侧支根管少
E. 与恒牙厚度一致，侧支根管少

7. 典型的三叉神经痛疼痛的性质是
A. 持续性隐痛
B. 持续性剧痛
C. 间歇性隐痛
D. 阵发性剧痛
E. 持续性刀割样疼痛

8. 采用外耳道触诊法验证颌位关系是为了确定
A. 髁突是否退回生理后位
B. 关节是否有弹响
C. 关节是否有疼痛
D. 开口型是否正常
E. 垂直距离是否正常

9. 根尖周肉芽肿内上皮绝大多数来源于
A. 牙板上皮剩余
B. 牙周上皮剩余
C. 口腔黏膜上皮
D. 牙板上皮
E. 缩余釉上皮

10. 下颌乳尖牙早失的原因是
A. 破坏严重的龋齿
B. 晚期牙髓炎，广泛的根尖周病
C. 先天缺失
D. 外伤
E. 侧切牙异位萌出造成根吸收

11. 牙周病患者在进行系统治疗后，牙周维护治疗期最少为
A. 每个月 1 次
B. 每 3 个月 1 次
C. 每 6 个月 1 次
D. 每 9 个月 1 次
E. 每 12 个月 1 次

12. 口源性口臭占口臭的
A. 10%以下

B. 20%～30%
C. 40%～50%
D. 60%～70%
E. 80%～90%
13. 下列关于鸠尾洞形的制备方法中不合理的是
A. 鸠尾的宽度应为磨牙颊舌尖宽度的1/2
B. 在𬌗面发育沟处扩展
C. 轴壁与漏底无倒凹
D. 洞深应在2mm以上
E. 尽量保留牙尖的三角嵴
14. 上下颌弓的关系指是
A. 上、下颌弓的水平位置关系
B. 上、下颌弓的前后位置关系
C. 上、下颌弓的水平和垂直位置关系
D. 上、下颌弓的左右位置关系
E. 以上都不是
15. 下列情况导致的口臭属于病理性口源性口臭的是
A. 食用大蒜后
B. 舌苔过厚
C. 上颌窦炎
D. 口干症
E. 肺脓肿
16. 对平滑面浅龋临床表现的描述，合理的是
A. 龋病病变呈口小底大的形状
B. 邻面龋斑常呈肾形
C. 龋斑不可能自行恢复
D. 龈缘处的龋斑呈圆形
E. 平滑面浅龋常发生在邻面接触点的冠方
17. 下列关于龈上菌斑定义的叙述正确的是
A. 是由获得性膜和细菌组成的微环境
B. 矿化的细菌性沉积物，牢固黏附于牙面和修复体表面，由黏性基质和嵌入其中的细菌构成
C. 部分矿化的细菌性沉积物，牢固黏附于牙面和修复体表面，由黏性基质和嵌入其中的细菌构成
D. 未矿化的细菌性沉积物，牢固黏附于牙面和修复体表面，由黏性基质和嵌入其中的细菌构成
E. 未矿化的细菌性沉积物，牢固地黏附于牙面和修复体表面，由细菌构成
18. 下列不是妊娠期龈瘤临床特点的是
A. 发生于多个龈乳头
B. 牙龈质地松软
C. 牙龈易出血
D. 开始于妊娠第3个月
E. 分娩后能逐渐缩小
19. 乳牙外伤最常见的类型是
A. 冠折
B. 根折
C. 根折
D. 脱位
E. 震荡
20. 关于急性龈乳头炎所引起的临床疼痛症状，下列说法不正确的是
A. 自发的胀痛
B. 夜间疼痛明显
C. 明显的探触痛
D. 牙可有轻度叩痛
E. 有时表现为自发痛和中等程度的冷热刺激痛
21. 年轻恒牙牙根发育完成在
A. 牙齿萌出时
B. 牙齿萌出后1.0～1.5年
C. 牙齿萌出后2.0～2.5年
D. 牙齿萌出后6～7年
E. 牙齿萌出后3～5年
22. 成人摄氟量的（　　）经尿液排出
A. 10%～30%
B. 20%～40%
C. 30%～50%
D. 40%～60%
E. 50%～70%
23. 关于药物性牙龈增生的临床表现，说法正确的是
A. 牙银增生起始于牙龈乳头
B. 增生的牙龈表面可呈分叶状或桑葚状
C. 增生的牙龈一般呈淡粉红色，合并牙龈炎症时可呈深红色或紫红色
D. 严重者波及附着龈，甚至覆盖大部分或整个牙冠
E. 以上全都正确
24. 口腔白斑的病理表现不包括
A. 上皮过度角化
B. 棘层增厚
C. 基底细胞液化明显
D. 粒层明显
E. 固有层炎症细胞浸润
25. 逆行性牙髓炎区别于其他牙髓炎的临床表现特点是
A. 冷测缓解疼痛
B. 深及根尖的牙周袋

C. 有阵发性自发痛
D. 热测引起迟缓痛
E. Ⅱ度松动，叩痛（++）
26. 地图舌的治疗应采用
A. 清除牙菌斑
B. 切除花纹
C. 无症状者一般不需治疗
D. 去除残根残冠
E. 服用抗生素
27. 牙龈炎最主要的致病菌是
A. 变异链球菌
B. 黏性放线菌
C. 伴放线放线杆菌
D. 牙龈卟啉单胞菌
E. 金黄色葡萄球菌
28. 下列哪项不是唇腭裂给患者造成的影响
A. 颌面部畸形
B. 听力障碍
C. 语音障碍
D. 心理障碍
E. 视力障碍
29. 关节盘穿孔破裂时弹响杂音的特点是
A. 开口末、闭口初清脆、单声弹响
B. 多声破碎杂音
C. 一般无弹响杂音
D. 开口初、闭口末清脆、单声响声
E. 多声清脆弹响
30. 拔除阻生牙，术后出现干槽症，经过处理后在创口内填塞碘仿纱条。抽除碘仿纱条的时间为术后
A. 48 小时
B. 72 小时
C. 5 天
D. 7~10 天
E. 2 周
31. 拔牙时易损伤的神经不包括
A. 颊神经
B. 舌神经和颊神经
C. 上牙槽后神经
D. 鼻腭神经
E. 下牙槽神经
32. 普鲁卡因的特点不包括
A. 麻醉持续效果较好
B. 表面渗透性很强
C. 偶尔发生变态反应
D. 不良作用小
E. 一次最大用量为 1g
33. 局部麻醉后的感觉是
A. 痛觉、压觉、冷觉、温觉存在
B. 痛觉、压觉、冷觉、温觉消失
C. 压觉、冷觉、温觉消失
D. 痛觉消失、意识丧失
E. 温度觉、触觉存在，痛觉消失
34. 缝合时出现皮肤创缘内卷的主要原因是
A. 进针过深
B. 打结过松
C. 组织过少
D. 皮肤切口两侧进针间距小于皮下间距
E. 皮肤切口两侧进针间距大于皮下间距
35. 颌骨骨折的重要临床特征是
A. 咬合错乱
B. 局部肿胀
C. 局部疼痛
D. 张口受限
E. 骨摩擦音
36. 下列有关感染的说法中，哪项是不正确的
A. 感染是微生物对宿主异常侵袭所致的微生物与宿主之间相互作用的一类疾患
B. 其表现为以防御为主的一系列全身及局部组织炎症反应
C. 除由外环境中致病微生物引起的感染外，大多数感染由宿主机体各部位的微生态平衡失调所致
D. 口腔颌面部感染的共性表现为局部的红、肿、热、痛和功能障碍，以及不同程度的全身症状
E. 感染的严重程度是由外来致病微生物决定的
37. 关于解剖、分离和打结的叙述中，哪项是错误的
A. 锐性分离用于精细的层次解剖或分离粘连坚实的瘢痕组织
B. 锐性分离对组织的损伤较钝性分离大
C. 颌面外科手术要求打方结、外科结
D. 颌面外科手术以单手打结和持针钳打结最为常用
E. 口腔内打结应打三重结，以防松脱
38. 应提倡的医患关系模式是
A. 指导-合作型
B. 主动-被动型
C. 共同参与型
D. 根据具体情况确定
E. 以上都不是
39. 口腔癌患者放射治疗前的准备不包括

A. 保留金属套冠及牙桥
B. 治疗患龋的牙齿
C. 拔除口内的病灶牙
D. 注意口腔卫生
E. 用氟剂涂布牙冠

40. “粉瘤” 和 “发瘤” 分别是指
A. 表皮样囊肿和皮样囊肿结构
B. 皮脂腺囊肿和表皮样囊肿
C. 皮脂腺囊肿和皮样囊肿
D. 皮脂腺囊肿和鳃裂囊肿
E. 皮样囊肿和甲状舌管囊肿

41. 颌骨放射性骨坏死常见的发病时间是放射线照射后
A. 5~10天
B. 1~2个月
C. 3~5个月
D. 6个月至十余年
E. 4~6年

42. 骨折后的1~2周为
A. 血肿形成期
B. 血肿机化期
C. 骨痂形成期
D. 骨痂改建期
E. 颌骨临床愈合期

43. 下列哪种疾病在青春期后有自愈趋势
A. 涎石病
B. 慢性复发性腮腺炎
C. 舍格伦综合征
D. 急性化脓性腮腺炎
E. 慢性阻塞性腮腺炎

44. 不属于癌前状态的是
A. 白斑
B. 鲜红斑痣
C. 红斑术
D. 扁平苔藓
E. 乳头状瘤

45. 人工牙和基托结合不牢固的原因是
A. 分离剂涂在人工牙的组织面上未清除干净
B. 填塞人工牙和塑料时间隔时间过长
C. 塑料填塞时未压紧型盒
D. 关盒时人工牙和基托间未滴单体
E. 以上皆是

46. 最易进入上颌窦的断根是
A. 第一磨牙近中颊根、腭根
B. 第一磨牙近中颊根、第二磨牙近中颊根
C. 第一磨牙腭根、第二磨牙近中颊根
D. 第二磨牙远中颊根、第二磨牙腭根
E. 第一磨牙腭根、第二磨牙腭根

47. 根尖肉芽肿的上皮主要来源于
A. 缩余釉上皮
B. 牙龈上皮
C. 牙板上皮
D. 腺上皮
E. 牙周上皮剩余

48. 由乳牙根尖周病致继承恒牙釉质发育不全的患牙称为
A. Turner牙
B. 牙中牙
C. 畸形中央尖
D. 桑葚牙
E. 牙内陷

49. 血管神经性水肿与肉芽肿性唇炎的鉴别要点之一是
A. 泛红发亮
B. 口唇肿胀明显
C. 稍硬，有弹性
D. 无糜烂、溃疡等损害
E. 起病急骤，最多2天内肿胀消退

50. 创伤性溃疡的治疗应首选
A. 肾上腺皮质激素及免疫抑制剂
B. 免疫增强剂
C. 局部消炎镇痛
D. 去除刺激因素
E. 全身应用抗生素

51. Ⅲ度松动牙的判定标准是
A. 动度大于1 mm，有唇（颊）舌向动度
B. 动度大于2 mm，有唇（颊）舌向、近远中向动度
C. 动度小于2 mm，有唇（颊）舌向、近远中向动度
D. 动度大于2 mm，有唇（颊）舌向、近远中向、垂直向动度
E. 动度为1~1.5 mm

52. 慢性非特异性唇炎的临床表现特征是
A. 肿胀、充血、糜烂
B. 肿胀、肥厚、光亮
C. 充血、糜烂、网纹
D. 干燥、脱屑、皲裂
E. 红肿、发热、触痛

53. 牙体缺损修复时首先要做的是
A. 去除病变组织
B. 恢复美观

C. 恢复语音
D. 恢复咬合功能
E. 防止并发症
54. 以下疾病中多发于下唇的是
A. 扁平苔藓
B. 肉芽肿性唇炎
C. 唇疱疹
D. 过敏性唇炎
E. 慢性唇炎
55. 对于牙冠长，冠根比例大的老年患者，以下设计不合理的是
A. 适当减小𬌗面面积
B. 冠边缘设计在龈上
C. 增加与邻牙的接触面积
D. 适当增加轴面突度
E. 适当减小轴面突度
56. 全口义齿修复后，垂直距离过低可能造成的影响
A. 咀嚼无力
B. 鼻唇沟变浅
C. 息止𬌗间隙过大，面容苍老
D. 颞下颌关节疼痛
E. 以上都是
57. 慢性唇炎发病的主要原因是
A. 饮食不当
B. 舔唇不良习惯
C. 心理障碍
D. 高血压
E. 营养缺乏
58. 下颌骨侧斜位片主要用于观察
A. 下颌前牙区病变
B. 下颌后牙区病变
C. 下颌骨体部、升支及髁状突病变
D. 颞下颌关节盘病变
E. 颞下颌关节间隙的改变
59. 关于牙列缺损 Kennedy 分类的叙述正确的是
A. 第一类为单侧远中游离端缺牙
B. 第二类为单侧缺隙前后都有基牙
C. 第三类为牙弓前部不越过中线的连续缺牙
D. 第四类为越过中线的前部单个缺牙间隙
E. 第三磨牙缺失后即使不修复也应纳入分类
60. 牙列缺损后附着在颌骨周围的软组织位置关系改变是因为
A. 牙槽骨不断吸收
B. 𬌗关系改变
C. 软组织萎缩
D. 软组织弹性改变
E. 手术后软组织被推移
61. 舌乳头炎包括
A. 以下均是
B. 菌状乳头炎
C. 叶状乳头炎
D. 轮廓乳头炎
E. 丝状乳头炎
62. 属于双面嵌体的类型是
A. 𬌗面嵌体
B. 邻𬌗嵌体
C. 钉嵌体
D. 邻𬌗舌嵌体
E. 高嵌体
63. 对半卡环适用于
A. 过长牙
B. 牙冠外形差的基牙
C. 远中孤立且有颊或舌向倾斜的磨牙
D. 孤立的前磨牙或磨牙
E. 松动的基牙
64. 属于固定桥冠内固位体的是
A. 金属全冠
B. 烤瓷全冠
C. 3/4 冠
D. 嵌体
E. 桩冠
65. 固定义齿修复方法的最大缺点是
A. 影响美观
B. 切割较多的牙体组织
C. 价格贵
D. 基托体积大
E. 异物感较重
66. 哥特式弓描记法确定无牙颌颌位关系时，描记轨迹代表的下颌位置为
A. 息止颌位
B. 正中关系位
C. 肌力闭合道中点位
D. 牙尖交错位
E. 正中𬌗位
67. 卡环固位臂尖应位于基牙的
A. 外形高点线上
B. 外形高点线𬌗方
C. 外形高点线龈方
D. 导线的𬌗方
E. 导线的龈方
68. 龋均是指受检人群中平均每人

A. 患龋的牙数
B. 患龋的牙面数
C. 患龋、失、补的牙数
D. 患龋、失、补的牙面数
E. 因龋丧失的牙数

69. 哪个机构负责全国处方的开具、调剂、保管等相关工作
A. 国务院办公厅
B. 国务院卫生主管部门
C. 国务院药品监督管理部门
D. 国务院疾病预防控制机构
E. 国务院

70. 关于氟在人体的分布，叙述正确的是
A. 菌斑中含氟量与唾液中的一致
B. 釉质中氟主要聚积在釉质表层
C. 釉质的含氟量随着年龄增长而降低
D. 唾液中的氟浓度与血浆氟浓度相同
E. 乳牙釉质和恒牙釉质的含氟量一致

71. 下列关于药品剂量与数量的说法正确的是
A. 药品剂量与数量用阿拉伯数字书写
B. 胶囊剂以丸为单位
C. 片剂以袋为单位
D. 中药饮片以袋为单位
E. 颗粒剂以粒为单位

72. 在调查期间某人群中患龋病的频率是指
A. 龋病发病率
B. 龋失补指数
C. 患龋率
D. 龋面均
E. 龋均

73. 地方性氟中毒的氟来源不包括
A. 燃煤污染
B. 饮水污染
C. 工业污染
D. 粮食污染
E. 蔬菜污染

74. $\underline{1|}$桩核冠修复，正确的牙体预备是
A. 先按金属烤瓷冠预备体的要求预备
B. 齐龈磨除残冠牙体组织
C. 牙体预备不应磨除薄壁
D. 为增强固位可在根管内壁预备倒凹
E. 预备 1.5mm 宽唇侧肩台

75. 口腔健康促进的领域中没有
A. 制定健康的公共政策
B. 创建支持性环境
C. 强化社区行动
D. 调整卫生服务方向
E. 制定口腔保健项目预算

76. 医疗机构配制制剂，应是本单位临床需要而市场上没有供应的品种，并须经所在地下列哪个部门批准后方可配制
A. 省级卫生行政部门
B. 省级药品监督管理部门
C. 县级卫生行政部门
D. 省级工商行政管理部门
E. 地市级药品监督管理部门

77. 某工厂医务室对全厂职工进行了口腔健康检查和口腔问卷调查。确定口腔癌重点预防的高危人群不包括
A. 40 岁以上，长期吸烟者
B. 复发性口腔溃疡患者
C. 口腔白斑患者
D. 每天吸烟在 20 支以上者
E. 同时有吸烟和饮酒习惯者

78. 特殊使用级抗菌药物会诊人员由具有高级专业技术职务任职资格的医师、药师或具有高级专业技术职务任职资格的抗菌药物专业临床药师担任。以下不是应用管理规定的科室是
A. 重症医学科
B. 呼吸科
C. 感染性疾病科
D. 微生物检验科
E. 泌尿科

79. 口腔健康教育的最终目的是
A. 建立口腔健康行为
B. 增长口腔保健知识
C. 定期口腔健康检查
D. 了解口腔保健措施
E. 积极治疗口腔疾病

80. 口腔颌面部恶性黑色素瘤临床特点中不正确的是
A. 常发生广泛转移
B. 肿瘤生长迅速，常向四周扩散
C. 诊断主要根据色素表现及临床症状，不宜活检
D. 口腔内恶性黑色素瘤多发生于牙龈、腭部及颊部的黏膜
E. 对放疗高度敏感，故治疗以放疗为主

【A_2 型题】

答题说明

每一道考题是以一个小案例出现的，其下面都有 A、B、C、D、E 五个备选答案，请从中选择一个最佳答案。

81. 某患者一侧下颌骨磨牙区、下颌角及升支部渐进性膨大，按之有乒乓球感。X 线检查可见透明囊性阴影，呈多房性，房室大小不一致，阴影边缘呈切迹状。最可能的诊断是

A. 牙源性角化囊肿
B. 成釉细胞瘤
C. 牙源性黏液瘤
D. 牙源性钙化囊肿
E. 牙源性纤维瘤

82. 患者，男性，55 岁。因数日加班劳累后感下唇部不适，局部灼痒疼痛。2 天后在下唇及唇周皮肤出现成簇的针头大小的小水疱，破溃后结痂。该患者可能患有的疾病为

A. 唇疱疹
B. 口角炎
C. 固定性药疹
D. 复发性口腔溃疡
E. 多形红斑

83. 患者，男，61 岁。⌊7 牙体缺损已行完善根管治疗，咬合紧，拟行高嵌体修复，以下关于高嵌体的说法不正确的是

A. 可用作咬合重建
B. 只能用于磨牙
C. 主要靠钉洞固位
D. 磨牙常用 4 个钉洞固位
E. 殆面应预备出至少 0.5mm

84. 患者，男，46 岁，近日自觉口腔干燥、味觉异常，口腔黏膜充血糜烂及舌背乳头成团块状萎缩，周围舌苔增厚。半月前刚结束肿瘤化疗。下列诊断正确的是

A. 药物过敏性口炎
B. 疱疹样口疮
C. 口腔单纯疱疹
D. 念珠菌型口炎
E. 天疱疮

85. 患儿，男，11 岁。因牙齿排列不齐拟行正畸治疗，最适于观察混合牙列乳恒牙交替情况的 X 线检查是

A. 曲面体层
B. 上颌侧位体层
C. 上颌后前位体层
D. 下颌体腔摄影
E. 上颌后前位体层翼突层

86. 患者，男，36 岁。口腔内双颊处白斑。检查：口内双侧颊黏膜白色针状小丘疹。呈网状花纹样，有烧灼感，手背皮肤紫红色扁平丘疹。近期未服用过任何药物。该病应诊断为

A. 盘状红斑狼疮
B. 药物过敏性口炎
C. 口腔扁平苔藓
D. 多形性红斑
E. 口腔白斑

87. 患者，女，50 岁。患牙龋坏严重，有反复牙痛和肿胀史。患牙颊侧龈黏膜可见一肉芽状瘘口。拔除患牙可见根尖粗糙不平，有污秽分泌物，根尖区牙周膜内脓肿形成，周围为炎性肉芽组织。病理诊断为

A. 根尖周肉芽肿
B. 急性根尖周炎
C. 牙槽脓肿
D. 根尖周囊肿
E. 根尖周脓肿

88. 患者，男，15 岁。左下后牙遇冷、热、甜、酸痛，无自发痛。检查发现⌈7° 深龋，去腐时敏感，未穿髓，无叩痛。在治疗过程中正确的方法是

A. 用球钻去软龋比挖匙去软龋安全
B. 窝洞制备要求做成壁直底平
C. 洞底用磷酸锌粘固粉垫底
D. 可酌情保留少许软龋，用药物处理
E. 用挖匙以先中央后四周的方式去除腐质

89. 患者，女，24 岁。3 年前⌊1 曾受外伤，未经任何治疗，近 1 个月来发现⌊1 唇侧略有膨隆，无明显疼痛。专科检查：⌊1 牙冠色泽变暗，Ⅰ度松动，叩痛（+）；扪诊⌊1 唇侧乒乓球感，无波动感；牙髓活力测定无反应。首选的诊断是

A. 牙槽脓肿
B. 角化囊肿
C. 根尖周炎
D. 根尖周囊肿

E. 牙瘤

90. 患儿，男，8个月。上乳中切牙未萌出。检查：颌面部发育正常，对称，上颌左右乳中切牙区牙龈颜色正常，扪无明显隆起。临床处理应选择

A. 拍曲面断层片

B. 增加营养

C. 切开导萌

D. 观察

E. 局部用药

91. 患者，男，27岁。前牙牙龈肿大1年。检查：上下前牙龈肿大，龈乳头呈球状，质硬，有弹性，牙不松，袋深3~4mm，附着无丧失。有慢性鼻炎，有口呼吸习惯。该病最可能的诊断为

A. 青春期龈炎

B. 单纯性肥大性龈炎

C. 慢性龈炎

D. 药物性龈炎

E. 成人牙周炎

92. 患者，女，55岁。$\overline{876|678}$一年前拔除，余留牙牙周健康，牙槽嵴欠丰满。可摘局部义齿修复时，$\overline{5|5}$固位体应采用

A. 联合卡环

B. RPI卡环

C. RPA卡环

D. 三臂卡环

E. 对半卡环

93. 患者，男，17岁。主诉牙龈出血、咀嚼无力1个月余。口腔检查：切牙和第一磨牙松动Ⅰ度，切牙唇侧移位，牙周袋5~6mm，第一磨牙牙周袋6mm，菌斑指数和牙石指数为1，探诊牙龈出血。初步诊断为

A. 慢性牙周炎

B. 局限型侵袭性牙周炎

C. 广泛型侵袭性牙周炎

D. 青春期龈炎

E. 慢性龈炎

94. 患者，女，36岁。右上后牙遇冷水痛5天，平时无其他不适。检查见右上第一前磨牙𬌗面龋深达牙本质中层，叩诊（-），冷测引起尖锐痛，刺激去除后痛感持续数十秒。考虑最可能的诊断是

A. 深龋

B. 牙本质过敏症

C. 可复性牙髓炎

D. 急性牙髓炎

E. 慢性牙髓炎

95. 患者，男，50岁。半年前右上后牙龋病做了充填治疗后一直食物嵌塞，近1周来出现持续性自发性钝痛并有牙龈出血。最可能的原因是

A. 充填时未垫底

B. 备洞时产热过多

C. 深龋使用刺激性较强的消毒药物

D. 充填时接触点恢复不良

E. 备洞时意外穿髓

96. 患者，女，33岁。右下颌角骨折。检查：48位于骨折线上，根尖暴露，无移位，不松动，有对𬌗牙，无龋。在骨折固定过程中，对该牙的处理是

A. 必须拔除

B. 咬除暴露的根尖即可

C. 根管治疗后再处理骨折

D. 保留，不需特殊处理

E. 保留，并将固位螺钉置于其上，以加强固位力

97. 患者，男，47岁。1天前因4远中𬌗深龋洞致自发痛在外院就诊，开髓治疗后，仍有阵发性剧烈疼痛，并放散至同侧面部。检查：4远中𬌗深龋洞内塞满食物，穿髓孔针眼大，探痛不明显。温度测验迟钝，叩痛（++），龈不红肿。应做的处理是

A. 调整咬合

B. 封失活剂

C. 口服镇痛药

D. 髓腔封丁香油球

E. 麻醉下拔髓引流

98. 患儿，男，13岁。舌有时出现刺激痛近1年。检查可见舌背有3块光滑的红色剥脱区，微凹陷，直径5~10mm，有两块已相连，剥脱区边缘为白色微高起的弧形或椭圆形所包绕，宽约1.5mm。可诊断为

A. 舌扁平苔藓

B. 舌乳头炎

C. 萎缩性舌炎

D. 裂纹舌

E. 地图舌

99. 患者，女，28岁。右上后牙牙龈肿痛1周，口服抗感染药效果不佳。检查：右上6颊侧牙周脓肿形成，叩痛（+），冷测反应同对照牙，牙周袋8mm。应急处理应是

A. 局部麻醉下开髓

B. 龈上洁治

C. 龈下刮治

D. 脓肿切开引流

E. 全身药物治疗

100. 患儿，男，4岁。以下唇糜烂反复发作3年

就诊。春夏严重，秋冬减轻。检查：下唇水肿，唇红部可见 1.5cm×1.0cm 和 0.5cm×1.0cm 两处糜烂，糜烂面局限于唇红，不损害唇周皮肤，表面有淡黄色渗出物，结痂，有血痂，其余唇红部可见脱屑。最可能的诊断是

A. 慢性盘状红斑狼疮
B. 扁平苔藓
C. 光化性唇炎
D. 干燥脱屑型唇炎
E. 多形红斑

101. 患者，男，25 岁。全口牙龈肿胀。检查：全口牙龈肥大突出，覆盖牙面 1/2，色粉红，触有弹性，探不出血。询问病史时，应重点了解

A. 家族史
B. 药物过敏史
C. 癫痫史
D. 吸烟史
E. 消化系统疾病史

102. 患者，女，50 岁。下唇唇红覆盖有灰白色鳞屑，唇红及口角区皲裂、出血，脱落上皮直接涂片 PAS 染色发现假菌丝和孢子，最可能的诊断是

A. 腺性唇炎
B. 慢性唇炎
C. 念珠菌性唇炎
D. 盘状红斑狼疮
E. 梅-罗综合征

103. 患者，男，67 岁。上下颌牙列缺失。全口义齿摘戴时疼痛，定位明确，戴入后无明显不适。其疼痛的原因最可能是

A. 基托组织面有小结节
B. 基托进入组织倒凹
C. 基托边缘过长
D. 基托不密合
E. 骨隆突处未缓冲

104. 患者左下第一前磨牙近 3 天出现遇冷食痛，刺激去除后疼痛持续十数秒后消失。检查见该牙近中边缘嵴略透暗色，探诊龋深，未发现穿髓孔。为明确诊断应选用的检查方法是

A. 咬诊
B. 叩诊
C. 光纤透照
D. 温度测验
E. X 线检查

105. 患者主诉近 2 个月来左上后牙咬物痛。1 天来喝热水引起剧痛，并牵涉左侧头颞部，带冷水瓶来就诊。检查：见 |6 船面有深龋洞，无探痛，叩痛（+），牙龈未见异常，可诊断为

A. 可复性牙髓炎
B. 急性上颌窦炎
C. 急性化脓性根尖炎
D. 慢性闭锁性牙髓炎
E. 急性化脓性牙髓炎

106. 患者，女，29 岁。口腔检查时发现左侧上颌侧切牙舌侧窝畸形，卡探针，冷测（-），叩诊（-）。该牙的处理方法为

A. 观察，定期复查
B. 预防性充填
C. 根管治疗
D. 活髓切断术
E. 牙髓摘除术

107. 患者，男，34 岁。3 个月前因左上后牙龋损去医院做充填治疗。现自觉胀痛、咬物痛。检查：|6 近远中面充填体表面完好，叩痛（+），探充填体龈缘处不平，下方龈乳头探痛、出血。医生诊断为龈乳头炎。其最可能的原因是充填体

A. 未垫底
B. 高点
C. 折断
D. 松脱
E. 悬突

108. 患者，女，47 岁。|7 远中舌侧大面积龋坏缺损，已经进行根管治疗，原银汞充填物经常脱落，现要求全冠修复。检查：|7 叩痛（-），不松动，临床牙冠较高。以下修复方法中不能采用的是

A. 铸造金属全冠
B. 塑料全冠
C. 金属树脂联合冠
D. 氧化锆全瓷冠
E. 金属烤瓷全冠

109. 患儿，女，8 个月。3 天前出现轻度发热、流涎、拒食、烦躁不安。昨日出现口腔黏膜广泛充血、水肿，有成簇小水疱及小溃疡。今日形成大面积糜烂，患儿疼痛、拒食、哭闹。拟诊断为

A. 疱疹样口炎
B. 多形红斑
C. 原发性疱疹性口炎
D. 复发性疱疹性口炎
E. 重型口疮

110. 患者，男，31 岁。5| 远中邻船面深龋，已充填。局麻下进行全冠牙体预备。戴冠时因摩擦产生酸痛。为避免牙髓受刺激，应采用的永久粘接剂是

A. 丁香油氧化锌
B. 磷酸锌粘接剂
C. 玻璃离子粘接剂
D. 树脂粘接剂
E. 牙本质粘接剂

【A_3/A_4 型题】

答题说明

以下提供若干个病例，每个病例下设若干道考题。请根据答案所提供的信息，在每一道考题下面的 A、B、C、D、E 五个备选答案中选择一个最佳答案。

（111～112 题共用题干）

患者，女，19 岁。上前牙刷牙时牙龈易出血，经检查上前牙牙面较多菌斑堆积，唇侧牙龈肿胀，色暗红，质软，诊断为牙龈炎。

111. 分析造成上前牙牙龈炎症的可能因素不包括
A. 菌斑
B. 口呼吸
C. 上唇短
D. 牙齿排列拥挤
E. 食用过多蔗糖

112. 以下说法中不正确的是
A. 治疗后可消除牙龈炎症，但会遗留附着丧失
B. 患者自行控制菌斑对疾病的治疗意义重大
C. 治疗后牙龈形态仍不恢复者可行手术治疗
D. 此疾病可以预防，也容易复发
E. 定期复查和维护才能保持疗效

（113～114 题共用题干）

患者，女，54 岁。1 年来经常因触摸左侧面颊部及上、下唇而诱发阵发剧痛。近半年发作频繁，间歇期缩短，疼痛剧烈难忍，初起服用卡马西平治疗有效，近来加大服药剂量也无效。

113. 该病诊断应为
A. 三叉神经第Ⅰ支痛
B. 三叉神经第Ⅱ支痛
C. 三叉神经第Ⅲ支痛
D. 三叉神经第Ⅰ、Ⅱ支痛
E. 三叉神经第Ⅱ、Ⅲ支痛

114. 患者目前宜首选以下哪种治疗方法
A. 继续加大卡马西平的服用量
B. 三叉神经撕脱术
C. 麻醉药封闭疗法
D. 无水乙醇注射治疗
E. 射频温控热凝术

（115～118 题共用题干）

患者，男，39 岁。可摘局部义齿修复后 3 周，主诉义齿压痛。检查：$\overline{65|45}$ 缺失，余留牙不松动，缺牙区黏膜红肿、压痕，基牙为 $\overline{74|6}$，均为双臂卡环，义齿贴合，固位尚可。

115. 该义齿的支持方式为
A. 牙支持式
B. 黏膜支持式
C. 混合支持式
D. 牙槽嵴支持式
E. 殆支托支持式

116. 出现黏膜压痛的原因是
A. 基托翘动
B. 义齿下沉
C. 咬合高
D. 基托过小
E. 基托不密合

117. 该义齿主要的问题是
A. 固位不足
B. 支持不足
C. 义齿制作时变形
D. 初戴义齿不适应
E. 义齿使用不当

118. 解决方法为
A. 义齿组织面重衬
B. 坚持戴用
C. 调殆，人工牙减径
D. 修改设计
E. 重新制作改为铸造双臂卡环

（119～120 题共用题干）

患者全口义齿初戴后 3 天，主诉：左右侧方运动时感牙槽嵴痛。查：上下全口义齿固位较好，近中咬合；无痛感，侧方殆时有痛感，在左侧牙槽嵴颊斜面黏膜上有弥散性发红的刺激区。

119. 引起疼痛的原因是

A. 基托组织面有结节
B. 基托组织面压迫过紧
C. 咬合不平衡
D. 人工牙排列偏向颊侧
E. 压痛处黏膜较薄，对痛敏感
120. 针对你找出的原因，正确的处理是
A. 缓冲基托组织面
B. 局部垫软衬材料
C. 调磨正中㱔干扰牙尖
D. 磨除组织面小结节
E. 调磨侧方㱔运动时的干扰牙尖
(121~123 题共用题干)
患儿，5 岁。口腔健康检查时医生推荐使用局部涂氟的方法防龋。选择的氟化液为酸性磷酸氟。
121. 每次使用的药量最多不超过
A. 1. 0ml
B. 2. 0ml
C. 3. 0ml
D. 4. 0ml
E. 5. 0ml
122. 对于儿童，使用的频率一般为
A. 3、7、10、13 岁各 1 疗程，每周 1 次，共 4 次
B. 1~13 岁，每月 1 次
C. 1~13 岁，每 3 个月 1 次
D. 1~13 岁，每半年 1 次
E. 1~13 岁，每年 1 次
123. 局部涂氟操作时可以省略的步骤是
A. 清洁牙面
B. 邻面使用牙线清洁
C. 局部涂氟时应隔湿干燥
D. 涂后必须保持湿润 3~4 分钟
E. 半小时内不吃饭，但可以漱口
(124~126 题共用题干)
患者，男，60 岁。右下牙龈溃疡 2 个月。检查：右下牙龈有一 3cm×3cm 溃疡，溃疡所在区牙略松动，右颈上部触及 1 枚大小为 2. 5cm×2. 0cm 的淋巴结，质中偏硬，不活动，未发现远处转移。临床考虑为牙龈癌。
124. 为明确诊断，最适宜的检查方法是
A. 切除活检
B. 切取活检
C. 吸取活检
D. 脱落细胞涂片镜检
E. 细针穿刺细胞学活检
125. 原发灶还应做的检查首先是
A. CT
B. B 超
C. MRI
D. X 线检查
E. 核素扫描
126. 颈部还应做的检查最好是
A. 单纯 B 超
B. 核素扫描
C. 增强 CT
D. PET
E. ECT
(127~129 题共用题干)
患者，女，21 岁。咬苹果和馒头时牙龈出血半年。检查：下前牙舌侧牙石（++），其他牙牙石（+），牙龈缘色红，龈缘及龈乳头圆钝，探诊后出血较明显，探诊深度 3mm，未见牙龈退缩，未探查到附着丧失。
127. 最可能的诊断是
A. 妊娠期龈炎
B. 慢性龈炎
C. 坏死性龈炎
D. 慢性牙周炎
E. 侵袭性牙周炎
128. 此时对该患者的治疗应为
A. 口服替硝唑
B. 刮治
C. 根面平整
D. 洁治
E. 袋壁搔刮
129. 该患者治疗后 5 年又来就诊，自述治疗后龈出血消失，但近 2 年来又有牙龈出血，因工作忙一直未就诊。检查发现牙龈暗红色、质地松软，探诊后出血，后牙邻面探诊深度 4~5mm，不能肯定是否探到釉质牙骨质界。为明确诊断，最应进行的检查是
A. 探查龈下石
B. 检查出血指数
C. 进行菌斑染色
D. 探查根分叉
E. 拍摄 X 线片
(130~132 题共用题干)
患儿，男，5 岁。半小时前外伤致 51、61 脱位，牙龈撕裂，脱位牙完整并带到医院，52、62 牙体未见缺损，无咬合早接触，均有叩痛，松动（-），牙龈无渗血，神清能合作。
130. 该患儿脱位牙处理方案应为
A. 即刻再植并固定

B. 局麻下局部清创，缝合撕裂牙龈，不用再植
C. 即刻再植不需固定
D. 应拍片视恒牙胚发育情况决定是否再植
E. 局麻下局部清创，搔刮牙槽窝，缝合撕裂牙龈，不用再植

131. X线片见52、62根周膜稍增宽，无根折影像，12、22硬骨板完整，52、62诊断应为
A. 牙齿震荡
B. 亚脱位
C. 釉质裂纹
D. 牙齿脱出
E. 牙齿挫入

132. 2个月后复查，发现62牙齿变色，叩痛(+)。该牙首选的治疗为
A. 根管塑化术
B. 根管治疗术
C. 干髓术
D. 活髓切断术
E. 拔除

(133~135题共用题干)

患者，女，35岁。上颌外伤后3个月，要求修复。检查：$\underline{|1}$缺失，缺隙大小正常，牙槽嵴无明显吸收。$\underline{1|}$牙冠1/2缺损，已露髓，探敏感，叩痛(-)，不松动。$\underline{|2}$牙冠良好，叩痛(-)，不松动。上下前牙牙龈缘轻度红肿，探出血，可见菌斑及牙石。余牙未见异常。

133. 修复前进行的必要检查和治疗工作不包括
A. 前牙区牙片
B. $\underline{1|}$根管治疗
C. $\underline{|2}$根管治疗
D. 牙周洁治
E. 取研究模型

134. 最适合的修复治疗方案是
A. 覆盖义齿
B. $\underline{1|}$根管治疗后做桩核冠，$\underline{|1}$隐形义齿修复
C. $\underline{1|}$根管治疗后做桩核，$\underline{1|2}$固定桥修复
D. $\underline{1|}$根管治疗后做桩核，$\underline{1|1}$固定桥修复
E. $\underline{1|}$根管治疗后做桩核，$\underline{|2}$固定桥修复

135. $\underline{1|}$正确的牙体预备是
A. 先按金属烤瓷冠预备体的要求预备
B. 齐龈磨除残冠牙体组织
C. 牙体预备不应磨除薄壁
D. 为增强固位可在根管内壁预备倒凹
E. 预备0.5mm宽唇侧肩台

【B型题】

答题说明

以下提供若干组考题，每组考题共用在考题前列出的A、B、C、D、E五个备选答案，请从中选择一个与问题关系最密切的答案。某个备选答案可能被选择一次、多次或不被选择。

(136~139题共用备选答案)
A. 眶下间隙感染
B. 咬肌间隙感染
C. 翼下颌间隙感染
D. 颊间隙感染
E. 下颌下间隙感染

136. 肿胀以下颌角为中心的感染是
137. 最易造成下颌骨边缘性骨髓炎的感染是
138. 患侧下颌升支后缘内侧皮肤肿胀并有深压痛的感染是
139. 下颌下三角区的红肿，可出现下颌骨下缘轮廓消失的感染是

(140~141题共用备选答案)
A. 双板区撕裂
B. 关节囊扩张
C. 髁突囊样变
D. 关节盘前附着断裂
E. 关节盘前移位

140. 最常见的颞下颌关节紊乱综合征是
141. 属于颞下颌关节骨关节病的是

(142~144题共用备选答案)
A. 病毒感染
B. 细菌感染
C. 真菌感染
D. 自身免疫功能缺陷
E. 变态反应

142. 义齿性口炎病因是
143. 带状疱疹的发病原因是
144. 球菌性口炎的病因是

(145~150题共用备选答案)
A. 嵌体
B. 甲冠

C. 3/4 冠
D. 金属全冠
E. 烤瓷全冠
145. 固位力最差的是
146. 强度最差的是
147. 最美观的修复体是
148. 抗磨耗性最好的是
149. 常作为临时修复体的是
150. 边缘线最长的冠类修复体是

参考答案与解析

第二单元

1. E【解析】由于颏结节区所附着肌肉的牵引，下颌骨前部的骨折端被牵引向后，后方即咽腔所在的部位。

2. B【解析】慢性化脓性骨髓炎主要病理表现为伴有明显骨吸收和死骨形成的化脓性病灶。死骨主要表现为骨细胞消失，骨陷窝空虚，骨小梁周围缺乏成骨细胞。死骨周围有炎性肉芽组织，使死骨与周围组织分离。小块死骨可从瘘管排出，大块死骨周围有纤维结缔组织围绕。病变周围有时可见成纤维细胞和毛细血管增生，伴不同程度的淋巴细胞、浆细胞、巨噬细胞和中性粒细胞浸润。死骨摘除后，纤维组织增生活跃，分化出成骨细胞，并形成反应性新骨。

3. A【解析】慢性复发性腮腺炎的病理表现为小叶内导管囊状扩张，导管上皮增生，囊壁为一层至数层扁平上皮，囊腔可融合；附近导管周围有淋巴细胞浸润或形成淋巴滤泡。坏死性涎腺化生以导管上皮增生为主；涎腺症以腺泡肿大为主；舍格伦综合征以腺泡破坏、淋巴细胞浸润为主；涎腺结核以出现结核性肉芽肿改变为主。

4. B【解析】Ⅰ型观测线基牙向远缺隙侧倾斜，在基牙的近缺隙侧的倒凹区小，远缺隙侧的倒凹区大。Ⅱ型观测线基牙向近缺隙侧倾斜，缺隙侧的倒凹大，远缺隙侧的倒凹小。Ⅲ型观测线在近缺隙侧和远缺隙侧距𬌗面都近，倒凹区都较大，非倒凹区小。

5. E【解析】牙周炎的局部因素选项中除外饮酒。牙周炎局部刺激因素：牙石、解剖因素，牙齿位置异常、拥挤和错𬌗畸形、不良修复体和不良正畸治疗、创伤性咬合、食物嵌塞、不良习惯和牙面着色。

6. A【解析】乳磨牙髓室底解剖特点是较恒牙薄，侧支根管多。

7. D【解析】典型的三叉神经痛的疼痛性质是阵发性发作性剧痛。即使到了晚期，其间歇期缩短，给人以持续性痛的错觉，实际上其疼痛仍然是发作性的。

8. A【解析】外耳道内触诊可感受双侧的髁突动度并进行比较。

9. B【解析】根尖肉芽肿上皮来源：①牙周上皮剩余。②口腔黏膜上皮。③呼吸道上皮。④牙周袋壁上皮。⑤呼吸道上皮。绝大多数来源于牙周上皮剩余。故选B。

10. E【解析】下颌乳尖牙早失的原因是侧切牙异位萌出造成根吸收。

11. B【解析】牙周病患者在进行系统治疗后，牙周维护治疗期最少为每3月一次。

12. E【解析】口源性口臭占口臭的80%～90%，主要由厌氧菌引起。

13. A【解析】邻𬌗洞应在𬌗面做成鸠尾，防止修复体水平移动，鸠尾的形状、大小根据𬌗面形态而定，要既能起到扣锁的固位作用，又不削弱余留牙体组织的抗力形，其宽度应为前磨牙颊舌尖宽度的1/2，磨牙颊舌尖宽度的1/3。其过窄容易折断，过宽则牙尖易折裂。

14. C【解析】上下颌弓的位置关系可分为水平关系和垂直关系。

15. D【解析】口腔卫生状态欠佳，菌斑、软垢、牙石大量堆积，龈炎、牙周病、龋病的存在是口臭的常见病因；口腔的癌变可产生迅速发展并持续加重的口臭；各种原因引起的口腔干燥症由于唾液流率下降可加强腐败作用而引起口臭；来源于舌背后部舌苔的因口腔内部的腐败过程所产生的异味，属非特殊疾病或非病理状态所致的口臭。

16. B【解析】在牙冠部，平滑面上的早期浅龋一般呈白垩色点或斑，随着时间延长和龋损继续发展，可转变为黄褐色或褐色斑点，而没有龋洞形成。在牙颈部，有时釉质和牙骨质不相连，牙本质直接暴露在口腔内，初发龋坏虽然表浅，但属中龋。邻面的平滑面龋早期不易发现，用探针仔细检查，邻面龋斑常呈肾形，配合X线片可作出早期诊断，常发生在牙颈部，多由实物嵌塞引起。

17. D【解析】略。

18. A【解析】妊娠期龈瘤临床特点：①发生于单个牙的牙龈乳头，前牙（尤其是下前牙）唇侧龈乳头较多见。②通常始发于妊娠第三个月，迅速增大，色泽鲜红光亮或暗紫，表面光滑，质地松软，极易出血。③瘤体常呈扁圆形向近远中扩延，有的呈小的分叶状，有蒂或无蒂。④分娩后，妊娠期龈瘤能逐渐自行缩小，但必须去除局部刺激因素才能完全消失。

19. D【解析】乳牙牙根短。受外伤时最常见的表现是脱位。

20. B【解析】急性龈乳头炎的患者可有自发的胀痛，有时表现为自发痛和中等程度的冷热刺激痛，牙可有轻度叩痛及明显的探触痛，但是一般没有明显的夜间疼痛。

21. E【解析】年轻恒牙牙根发育完成在牙齿萌出后3~5年。本题考查数据，为常考点，应该牢固掌握。

22. D【解析】肾脏是氟排泄的主要途径，一般成人摄氟量的40%~60%经尿液排出。经尿液排出的氟占总排泄量的75%左右。决定氟在尿中排泄量的是肾小球滤过率，肾小球滤过率下降，血浆及肾中的氟浓度就升高。滤过的氟10%~90%可以在肾小管中再吸收，再吸收的程度主要取决于肾小管液的pH和尿流速。肾的氟清除率与尿pH和流速呈正比关系。pH高（碱性尿），尿流速快，肾清除氟的速度则快，pH低（酸性尿），尿流速慢，则清除较慢。一般尿氟的排泄速度，在摄入氟的最初4小时最快，3~4小时可排出摄入氟的20%~30%，24小时可排出摄入氟的50%以上。氟的快速排出对人体是一种保护作用。考生需要了解其他氟的排泄方式。机体还可通过其他途径排出部分氟，粪便排出12.6%~19.5%的氟，汗腺排出的氟占7%~10%。还有微量的氟可由泪液、头发、指甲排出。

23. E【解析】药物性牙龈增生的临床表现：①一般开始于服药后的1~6个月内，增生起始于唇颊侧或舌腭侧龈乳头，呈小球状突起于牙龈表面。②增生的龈乳头将继续增大而相互靠近或相连并向龈缘扩展，盖住部分牙面，严重时波及附着龈，使牙龈的外观发生明显的变化。③龈乳头可呈球状、结节状，增生的牙龈表面可呈桑葚状或呈分叶状，增生的牙龈基底与正常牙龈之间可有明显的沟状界线。④增生的牙龈组织一般呈淡粉红色，质地坚韧，略有弹性，一般不易出血。⑤多数患者无自觉症状，无疼痛。⑥多数伴有菌斑堆积，合并有程度不同的牙龈炎症，此时牙龈可呈深红色或紫红色，质地较松软，牙龈边缘部分易于出血。

24. C【解析】口腔白斑的主要病理表现是上皮增生，伴有过度正角化或过度不全角化；粒层明显，棘层增厚；上皮钉突伸长变粗，固有层和黏膜下层中有炎症细胞浸润。

25. B【解析】逆行性牙髓炎常同时具有牙髓炎与牙周炎的表现，如深及根尖或根分叉的牙周袋。

26. C【解析】地图舌预后良好，且无明显不适感，故一般不需治疗。

27. D【解析】牙龈炎最主要的致病菌是牙龈卟啉单胞菌。是常考点。

28. E【解析】腭裂可以造成肌性损害，且由于不能形成腭咽闭合，易发生咽鼓管和中耳的感染，有听力障碍的危险。腭裂不会导致视力障碍。

29. B【解析】关节紊乱病发展至关节器质性病变期，可出现关节盘穿孔、破裂，在关节运动时由于髁突撞击破碎的关节盘，可产生多声破碎杂音。

30. D【解析】阻生牙拔除后出现干槽症，其处理原则是清创、隔离外界刺激、促进肉芽组织生长。拔牙创内填塞碘仿纱条的主要目的是隔离和促进肉芽组织生长。一般来说健康肉芽的生长至少要7天时间才能充满拔牙窝。

31. C【解析】拔牙时可能损伤的神经包括颏神经、舌神经、鼻腭神经、颊神经和下牙槽神经，上牙槽后神经不易受损。

32. B【解析】盐酸普鲁卡因是一种药品，可作用于外周神经产生传导阻滞作用，依靠浓度梯度以弥散方式穿透神经细胞膜，在内侧阻断钠离子通道，使神经细胞兴奋阈值升高，丧失兴奋性和传导性，信息传递被阻断，具有良好的局部麻醉作用。普鲁卡因的特点是穿透性和弥散性差，不适合用于表面麻醉。

33. E【解析】局部麻醉确切的含义应该是局部无痛，即除痛觉消失外，其他感觉如触压、温度觉等依然存在。

34. E【解析】切口两侧进出针间距大于皮下间距，易造成皮肤创缘内卷。相反，切口两侧进出针间距小于皮下间距，则皮肤创缘呈过度外翻。

35. A【解析】咬合错乱是颌骨骨折的特征性表现。上下牙列的咬合关系常因骨折段移位而发生错乱，这是颌骨骨折非常明显的症状，对诊断颌骨骨折有很重要的意义。上颌骨横断骨折，骨折段向下移位，使上颌后牙与下颌后牙发生提早接触，使前牙呈开𬌗状态。下颌骨骨折后，多因骨折段移位，出现牙齿的咬合关系错乱。若无骨折段移位，则牙齿咬合无明显错乱。

36. E【解析】感染的严重程度是由外来致病微生物和宿主共同决定的。

37. B【解析】锐性分离对组织损伤小，钝性分离对组织损伤程度大。

38. D【解析】医患关系是指医生和患者在健康与疾病问题上建立起来的真诚、信任、彼此尊重的人际关系，是一种特殊的人际关系。根据患者的个体差异及所患疾病的性质，医患双方在医患关系中扮演的角色，以及在双方的交往活动中所发挥的作用不同。故选D。

39. A【解析】放射治疗前应拔除口内病灶牙及肿瘤邻近的牙，拆除金属套冠及牙桥。

40. C【解析】皮脂腺囊肿中医称为粉瘤。皮样囊肿囊腔内含有脱落的上皮细胞、皮脂腺、汗腺及毛发等结构，中医称为发瘤。

41. D【解析】放射性骨坏死病程发展缓慢，在放射线照射后6个月到十余年始出现症状。此题易错选A项，放射性骨坏死短期内不会出现，常需半年以上才会出现。

42. B【解析】血肿机化期为骨折后的1~2周。

43. B【解析】慢性复发性腮腺炎随着年龄的增长，发作次数减少，症状减轻，大多在青春期后痊愈。

44. B【解析】癌前状态：口腔面颊部常见的癌前状态被认为有口腔扁平苔藓、口腔黏膜下纤维性变、盘状红斑狼疮、上皮过度角化、先天性角化不良以及梅毒、着色性干皮病等。对于扁平苔藓，尤其是糜烂型及萎缩型扁平苔藓久治不愈者，应充分提高警惕，据文献报告，扁平苔藓的恶变率在1%~10%。癌前病变：口腔白斑病是指口腔黏膜上的白色斑块或斑片，不能以临床和组织病理学的方法诊断为其他任何疾病者。世界卫生组织将其归入癌前病变。

45. E【解析】人工牙与基托结合不牢固的原因：①填塞人工牙和基托时，二者先后相隔时间太长，单体挥发。②填塞时未压紧。③关盒时在人工牙及基托间未滴单体。④涂分离剂在人工牙上未去除干净。故选E。

46. C【解析】上颌窦的大小变异较大，窦底与牙根的关系多种多样：有的牙根与窦底之间有较厚组织；有的窦底黏膜直接与牙根相邻。拔牙时牙根进入上颌窦者，以上颌第一磨牙腭侧根和第二磨牙近中颊根最常见，拔牙时应引起足够重视。

47. E【解析】根尖周肉芽肿内的一个重要特征是有上皮存在，其上皮绝大多数来自牙周膜的牙周上皮剩余。牙周上皮剩余是牙根发育期上皮根鞘残留下的上皮细胞。平时上皮剩余呈静止状态，在受到炎症刺激时，上皮增殖成为颌骨囊肿和牙源性肿瘤的来源。

48. A【解析】略。

49. E【解析】血管神经性水肿又称巨型荨麻疹，或奎英克水肿。其发病机制属Ⅰ型超敏反应。多急性发病。病变好发部位为头面部疏松结缔组织处，上唇较下唇好发，下睑较上睑好发，外阴部、胃肠道黏膜也能被侵犯，有时也发生于手、足部的背、侧面。病突然而急速，病变为局限性水肿，界限不清，按之韧有弹性，好发部位为皮下疏松结缔组织。病变迅速消失，且不留痕迹常有复发史。肉芽肿性唇炎多见于青壮年，病变多在上唇，可同时累及下唇。唇肿发展较快，唇增厚向外翘起。质地稍韧有弹性，无可凹性水肿，不出现糜烂溃疡。患处初起色红，日久呈暗红色，并有沟裂形成，反复肿胀，不能完全恢复正常。根据组织病理学表现。病理检查可见黏膜下肌层形成肉芽肿。

50. D【解析】残根、充填体、尖锐牙尖等刺激是引起创伤性溃疡的病因。治疗首先考虑去除刺激因素。

51. D【解析】牙齿松动幅度的判定：Ⅰ度：仅有唇（颊）舌向松动，或松动幅度不超过1mm；Ⅱ度：唇（颊）舌向及近远中向均有松动，或松动幅度为1~2mm；Ⅲ度：唇（颊）舌向及近远中向均有松动，并伴有不同程度垂直向松动，或松动幅度大于2mm。

52. D【解析】根据病情反复，时轻时重，寒冷干燥季节好发，唇红反复干燥、脱屑、痛胀痒、渗出结痂等临床特点，并排除后述各种特异性唇炎后，可以作出诊断。

53. A【解析】牙体缺损修复时首先去除病因，才能使修复体坚固耐用。

54. E【解析】慢性唇炎好发于下唇。补充知识：慢性唇炎按临床表现特点可分为以脱屑为主的慢性脱屑性唇炎和以渗出糜烂为主的慢性糜烂性唇炎。慢性脱屑性唇炎：常累及上下唇红部。唇红部干燥、开裂，有黄白色或褐色脱屑、脱皮或细鳞屑。轻者有单层散在性脱屑，重者鳞屑重重叠叠、密集成片，可无痛地轻易撕下屑皮，暴露鳞屑下方鲜红的“无皮”样组织，邻近的皮肤及颊黏膜常不累及，有继发感染时呈轻度水肿充血，局部干胀、发痒、刺痛或灼痛。病情反反复复，可持续数月甚至数年不愈。慢性糜烂性唇炎：上下唇红部反复糜烂，渗出明显，结痂剥脱。有炎性渗出物时会形成黄色薄痂，有出血时会形成血痂，有继发感染时会结为脓痂。痂皮脱落后形成出血性创面，灼热疼痛，或发胀发痒，患者常不自觉咬唇、舔唇或用手揉擦，以致病损部位皲裂、疼痛加重，渗出愈加明显，继之又结痂，造成痂上叠痂，唇红部肿胀或慢性轻度增生，下颌淋巴结肿大，患部可有暂时愈合，但常复发。

55. E【解析】减小轴面突度会致使食物积聚与龈缘。

56. E【解析】题目各项都是垂直距离过低的影响。

57. B【解析】慢性唇炎更多地由局部刺激因素引起，全身因素较为次之。A、C、D项和E项都是全身因素，可排除在答案之外；B项是本病的常见病因。

58. C【解析】下颌位侧斜位片临床中很常用，用于观察下颌骨体部、升支及髁突的病变。

59. D【解析】记忆题。知识补充：Kennedy（1925）根据牙列缺损者缺牙间隙所在部位，结合可摘局部义齿鞍基与余留天然牙的关系，将牙列缺损分为4类。第一类：双侧缺隙位于余留牙的远中，即双侧远中游离缺失。第二类：单侧缺隙位于一侧余留牙的远中，即单侧远中游离缺失。第三类：缺隙位于牙弓一侧，缺隙前后均有余留牙，即单侧非游离缺失。第四类：单个越过中线的缺隙，位于所有余留牙的近中。应用Kennedy分类的Applegate法则：①分类应该在拔牙后进行，以免因拔牙改变分类。②如果第三磨牙缺失而不修复，则分类时不考虑。③如果第三磨牙存在并作为基牙，则分类时应考虑。④如果第二磨牙缺失而不修复（如对殆第二磨牙同时缺失），则分类时不考虑。⑤以最后部缺隙作为主要缺隙决定分类。⑥决定分类的主要缺隙以外的其他缺隙以其数目命名为亚类。⑦只计数亚类缺隙的数目，不考虑缺隙的长度。⑧第四类无亚类。如果存在位于单个跨中线的前方缺隙之后的缺隙，该缺隙将决定分类（法则5）。Kennedy分类简单、直观，易于区分义齿的支持方式是牙支持式还是混合支持式，有利于指导义齿设计，是目前国内外应用最普遍的牙列缺损分类法。

60. A【解析】由于牙槽嵴的不断吸收，与之相关连的软组织也发生相应的位置变化，如附着在颌骨周围的唇颊系带与牙槽嵴顶的距离变短，甚至与嵴顶平齐。

61. A【解析】舌乳头炎包括丝状乳头炎、菌状乳头炎、轮廓乳头炎、叶状乳头炎。

62. B【解析】邻殆嵌体设计邻面和殆面，是双面嵌体。

63. D【解析】对半卡环是由颊、舌侧两个相对的卡环臂和近、远中两个支托所组成，以各自的小连接体分别连接于塑料基托中或铸造支架上。主要用于前后有缺隙、孤立的前磨牙或磨牙。

64. D【解析】嵌体是冠内修复体，可作为固定桥修复的冠内固位体。

65. B【解析】固定义齿修复方法的缺点：①适用范围受限。②切割牙体多。③制作复杂，损坏后不易修理，出现问题需拆除。④不易清洁，制作不当易发生继发龋。

66. B【解析】哥特式弓描记法确定的是正中关系位。

67. E【解析】卡环只有固位臂尖进入倒凹区，也就是导线的龈方。

68. C【解析】D选项是混淆项。D项是龋面均。

69. B【解析】国家卫生健康委员会负责全国处方开具、调剂、保管相关工作的监督管理。县级以上地方卫生行政部门负责本行政区域内处方开具、调剂、保管相关工作的监督管理。

70. B【解析】釉质中氟主要聚积在釉质表层。

71. A【解析】药品剂量与数量用阿拉伯数字书写。剂量应当使用法定剂量单位：重量以克（g）、毫克（mg）、微克（μg）、纳克（ng）为单位；容量以升（L）、毫升（ml）为单位；国际单位（IU）、单位（U）；中药饮片以克（g）为单位。片剂、丸剂、胶囊剂、颗粒剂分别以片、丸、粒、袋为单位；溶液剂以支、瓶为单位；软膏及乳膏剂以支、盒为单位；注射剂以支、瓶为单位，应当注明含量；中药饮片以剂为单位。故选A。

72. C【解析】患龋率指在调查期间某一人群中患龋病的频率，人日基数以百人计算，故常以百分数表示。龋病发病率是指至少1年时间内，某人群新发生龋病的频率。龋失补指数用龋失补牙数或龋失补牙面数表示。龋面均指受检查人群中每人口腔中平均龋、失、补牙面数。龋均指受检查人群中每人口腔中平均龋、失、补牙数。

73. C【解析】地方性氟中毒就是由于人们通过空气、食物、饮水长期摄入过量的氟，引起以骨骼和牙齿损害为主的全身慢性蓄积性中毒。地方性氟中毒根据其氟的来源不同，分为饮水型、燃煤污染型和饮茶型。

74. A【解析】桩核的牙体预备应首先按照烤瓷冠修复对预备体的要求磨除剩余牙体组织，然后去除薄壁、龋损组织等，应尽量保留牙冠的硬组织。残冠预备完后进行根管的预备，根管内壁应平滑、无倒凹。因此只有选项A是正确的。

75. E【解析】制定口腔保健项目预算不是口腔健康促进的内容。

76. B【解析】略。

77. B【解析】A、C、D、E项都是口腔癌的高危人群特征。

78. E【解析】特殊使用级抗菌药物会诊人员由具有抗菌药物临床应用经验的感染性疾病科、呼吸科、重症医学科、微生物检验科、药学部门等具有高级专业技术职务任职资格的医师、药师或具有高级专业技术职务任职资格的抗菌药物专业临床药师担任。故选E。

79. A【解析】口腔健康教育是健康教育的一个分支，WHO（1970年）指出：口腔健康教育的目的是使人们认识到并能终生做到维护口腔健康。它是以教育的手段促使人们主动采取有利于口腔健康的行为，如通过有效的口腔健康教育计划或教育活动调动人们的积极性，通过行为矫正、口腔健康咨询、信息传播等，以达到建立口腔健康行为的目的。口腔健康教育本身不能成为一个预防项目，而是口腔预防项目的重要组成部分。它是让人们理解和接受各种口腔预防措施所采取的教育步骤。

80. E【解析】恶性黑色素瘤对放疗不敏感，应以手术为主。

81. B【解析】成釉细胞瘤的典型表现为：早期呈蜂房状，以后形成多房性囊肿样阴影，单房比较少。成釉细胞瘤因为多房性并有一定程度的局部浸润性，故周围囊壁边缘常不整齐、呈半月形切迹。在囊内的牙根尖有不规则吸收现象。

82. A【解析】唇疱疹是由单纯疱疹病毒所引起的一种急性疱疹性皮肤病。口唇、鼻孔周围及面颊处出现红斑及水疱，自感刺痒、灼热。

83. B【解析】高嵌体是指覆盖并高于𬌗面，用于恢复患牙咬合关系的嵌体类型。可用于后牙，也可用于前磨牙，所以 B 项是错误的。

84. D【解析】急性红斑型念珠菌口炎多见于长期使用抗生素、激素后的成年人及 HIV 感染者，且大多数患者原患有消耗性疾病，如白血病、营养不良、内分泌紊乱等。临床表现为黏膜上出现外形弥散的红斑，以舌黏膜多见，严重时舌背黏膜呈鲜红色并有舌乳头萎缩，双颊、上腭及口角也可有红色斑块。

85. A【解析】曲面体层可清楚观察混合牙列乳恒牙交替情况。

86. C【解析】扁平苔藓口腔黏膜表现为灰白色针头大小的小丘疹，稍高于黏膜，散在或成簇发生，四周可见各种形状的条纹。皮肤表现为紫红色或暗红色多角形扁平丘疹。根据病例表现，C 正确。盘状红斑狼疮黏膜损害表现为圆形红斑或糜烂，较周围黏膜凹下，四周白纹为放射状，皮肤损害多发生在头面部，呈典型蝴蝶斑，排除 A；患者近期未服用过任何药物，排除 B；多形性红斑多见于唇部，大面积糜烂灰白色假膜，无白花纹，排除 D；口腔白斑无丘疹出现，无网状花纹，无皮肤表现，排除 E。

87. E【解析】题干已明显指出根尖粗糙不平，有污秽分泌物，根尖区牙周膜内脓肿形成。故选 E。

88. D【解析】左下后牙遇冷、热、甜、酸痛，无自发痛。检查发现$\lceil 7^{0}$深龋，去腐时敏感，未穿髓，无叩痛。在治疗过程中正确的方法是可酌情保留少许软龋，用药物处理。年轻恒牙修复能力强，必要时考虑间接牙髓治疗术，可在最易露髓处留少许腐质，之后表面用生物相容性材料覆盖，进行过渡性充填。6~8 周后，因相应的修复性牙本质形成，可将残余的腐质去净，进行永久充填。

89. D【解析】首选的诊断是根尖周囊肿。根尖周囊肿多无自觉症状，叩诊可有不适感，温度测试患牙无反应。囊肿发展较大时，根尖部牙龈呈半球形隆起，牙龈不红，扪诊时有乒乓球感。X 线片：患牙根尖有圆形或椭圆形密度降低区，直径大于 1mm，周围有骨白线。囊肿长大压迫周围牙根时，可发生外吸收。

90. D【解析】8 个月上乳中切牙未萌，可观察。

91. B【解析】单纯性肥大性龈炎牙龈肿胀肥大，呈深红色或暗红色，探诊易出血。牙龈乳头呈球状突起。肿胀的牙龈常可覆盖前牙唇的 1/3 或更多。由于牙龈肥大，使龈沟加深而形成龈袋，袋内易藏食物，细菌易滋生，故炎症加重。若身体抵抗力降低时，可出现单发或多发性的龈脓肿。

92. D【解析】RPI 和 RPA 卡环组的优点是减轻近缺隙侧基牙所受扭力，同时相应地加重了牙槽嵴负担。本题患者牙槽嵴条件差，基牙条件好，应设计三臂卡环减轻牙槽嵴负担。

93. B【解析】根据题干给出的表现，患者发病年龄小，病变进展快，且局限于切牙和第一磨牙，口腔卫生较好，符合局限型侵袭性牙周炎的特征，故答案选 B。

94. E【解析】由题目可知，患者无自发痛，冷刺激痛，查右上第一前磨牙𬌗面龋深达牙本质中层，冷测引起尖锐痛，刺激去除后痛持续数十秒，所以诊断为慢性牙髓炎。深龋无冷测敏感，所以 A 错误；牙本质过敏症为激发痛，刺激消失，疼痛立即消失，所以 B 错误；可复性牙髓炎冷测表现为一过性敏感，所以 C 错误；急性牙髓炎有自发痛，所以 D 错误。

95. D【解析】持续性自发性钝痛并有牙龈出血，最可能的原因是充填时接触点恢复不良，导致长期食物嵌塞，造成急性龈乳头炎。

96. A【解析】对于骨折线上的牙，已有根尖暴露，应予拔除。

97. E【解析】患牙上次治疗开髓孔过小，引流不畅。现已是牙髓炎晚期，已经出现根尖周炎的症状，必须麻醉下拔髓，方可达到控制根尖周炎的效果。

98. E【解析】选项 A、B、C、E 都可出现舌背的红色剥脱区，但周围出现白色弧线围绕的只有选项 E 符合。地图舌病变好发于舌尖、舌中央和舌缘。病变表现为圆或椭圆形红斑，单发或多发性，可扩大或融合，融合后常类似“地图边界”，周边为白黄色稍微隆起的弧形边缘，中央为火红色的丝状乳头剥脱区，但菌状乳头无改变。病损具有游走性，可在一昼夜间改变其原来的形态和位置。

99. D【解析】患者表现为牙周脓肿，且已有1周时间，但病变局限，此时的脓肿应已有较多脓液，处理原则应是切开引流。

100. C【解析】光化性唇炎病变分为两种类型：急性和慢性光化性唇炎，前者起病急，有暴晒史。唇红部广泛水肿、充血、糜烂，表面覆盖有血痂或者形成糜烂面。有剧烈瘙痒，灼热感明显。因病变部位可累及整个下唇，所以影响进食与说话。比较深的病损愈合后会留有瘢痕。全身症状比较轻或没有，2~4周内可以自愈，或者变成慢性。慢性光化性唇炎可由急性转变而来，或者隐匿发病。下唇干燥脱屑为主，不断出现白色细小秕糠样鳞屑。病程迁延，可使唇部失去弹性。此病损属于癌前状态，易发生癌变。患者一般瘙痒感不明显，可有舔唇的不良习惯。

101. C【解析】长期服用抗癫痫药苯妥英钠，可使原来已有炎症的牙龈发生纤维性增生。

102. C【解析】念珠菌性唇炎分为两型：糜烂型者在下唇红唇中份长期存在鲜红色的糜烂面，周围有过角化现象，表面脱屑，因此极易与盘状红斑狼疮病损混淆，亦类似光照性唇炎。颗粒型者表现为下唇肿胀，唇红皮肤交界处常有散在突出的小颗粒，极类似腺性唇炎。PAS染色发现假菌丝和孢子提示真菌感染。

103. B【解析】全口义齿只在摘戴时疼痛说明基托进入组织倒凹，摘戴过程中基托压迫倒凹上方突出部分的黏膜。其他4个选项可能导致义齿戴入后功能活动时疼痛，与病例情况不符。

104. E【解析】冷食痛，持续时间短，近中边缘嵴略透暗色，探诊龋深，未发现穿髓孔，提示是邻面龋、深龋，邻面龋应选X线检查。

105. E【解析】牙髓炎时如果牙髓已有化脓，患牙可表现为所谓的“热痛冷缓解”。

106. B【解析】舌侧窝畸形，牙髓活力正常，探查浅龋，应该提前行预防性充填，改变致龋微环境，防止龋坏进一步进展。

107. E【解析】复面洞充填后，出现龈乳头炎，检查探充填体龈缘处不平，下方龈乳头探痛，这是充填体悬突所致的临床表现。未提供充填体高点、折断和松脱的表现。充填体未垫底是引起牙髓疾病可能的原因，而不会引起龈乳头炎。因此标准答案为E，其他均为干扰选项。

108. B【解析】患牙缺损面积较大，应选用冠类修复体进行修复。铸造金属全冠、金属烤瓷全冠、氧化锆全瓷冠、金属树脂联合冠均可以采用。但塑料全冠强度差，一般只用来做暂时性修复体，不适合做后牙的正式修复体。

109. C【解析】考生应该掌握原发性疱疹性口炎的临床症状。原发性疱疹性口炎最常见的由Ⅰ型单纯疱疹病毒引起的口腔病损。以6岁以下儿童较多见，尤其是6个月至2岁，因为多数婴儿出生后，即有对抗单纯疱疹病毒的抗体，这是一种来自母体的被动免疫，4~6个月时自行消失，2岁前不会出现明显的抗体效价。疾病分以下四期。①前驱期：原发性单纯疱疹感染，发病前常有接触疱疹病损患者的历史。潜伏期为4~7天，以后出现发热、头痛、疲乏不适、全身肌肉疼痛，甚至咽喉肿痛等急性症状，下颌下和颈上淋巴结肿大，触痛。患儿流唾液，拒食、烦躁不安。经过1~2天后，口腔黏膜广泛充血水肿，附着龈和龈缘也常出现急性炎症。②水疱期：口腔黏膜任何部位皆可生成小簇水疱，似针头大小，特别是邻近乳磨牙（成人是前磨牙）的上腭和龈缘处更明显。水疱疱壁薄、透明，不久溃破，形成浅表溃疡。③糜烂期：尽管水疱较小，但汇集成簇，溃破后可形成大面积糜烂，并能造成继发感染，上覆黄色假膜。除口腔内的损害外，唇和口周皮肤也有类似病损，疱破溃后形成痂壳。④愈合期：糜烂面逐渐缩小，愈合，整个病程需7~10天。但未经适当治疗者，恢复较缓慢。患病期间，抗病毒抗体在血液中出现，发病的14~21天最高，以后，抗体下降到较低的水平，虽可保持终生，但不能防止复发。

110. C【解析】活髓牙应该选对牙髓刺激小的粘结剂，玻璃离子粘固剂相对刺激性小，氧化锌丁香油对牙髓刺激小但是不能作为永久粘固剂。

111. E【解析】上前牙牙龈炎症与菌斑、口呼吸、上唇短、牙齿排列拥挤等局部因素相关。

112. A【解析】牙龈炎症无附着丧失，治疗结束后牙龈红肿消退。

113. E【解析】三叉神经分三支，第Ⅰ支眼支：支配眶上孔、上眼睑、眉、前额及颞部等部位。第Ⅱ支上颌支：支配眶下孔、下眼睑、鼻唇沟、鼻翼、上唇、鼻孔下方或口角区、上颌结节或腭大孔等部位。第Ⅲ支下颌支：支配颏孔、下唇、耳屏区、颊黏膜、颊脂垫尖、舌沟等处。

114. E【解析】三叉神经痛诊断明确，服用卡马西平已无效。可选择射频温控热凝术。

115. B【解析】基牙上均放置双臂卡环，未放置殆支托，基牙无支持作用，义齿为黏膜支持式。

116. B【解析】支持力不足，义齿下沉。

117. B【解析】设计不当导致支持不足。

118. D【解析】基牙健康，应设计成混合支持式义齿或牙支持式义齿。所以设计成黏膜支持式义齿是错误的。黏膜支持式义齿会出现义齿下沉，造成黏膜的压痛。故解决的办法应修改设计。

119. C【解析】由题干可知，黏膜表现为弥散的红肿，故此种疼痛为定位不明确的弥散的疼痛，且只在侧方时有痛感。基托组织面有结节，引起的是定位明确、局限的疼痛，并表现为定位明确、局限的疼痛，故不选A。基托组织面压迫过紧，表现为无论侧方还是近中咬合均会发生疼痛，不符合题干，故不选B。咬合不平衡，咬合时义齿不稳定，翘动或者扭转，导致义齿支持组织受力不均，可出现题干中的症状，故C正确。人工牙排列偏向颊侧，不会引起这种疼痛，故不选D。压痛处黏膜较薄，对痛敏感，与“近中咬合无痛感”不相符，故不选E。

120. E【解析】A项针对的是局部基托组织面缓冲不足造成压痛的情况。B项针对的是牙槽嵴刃状和过度低平引起疼痛的情况。C项针对的是正中咬合不平衡而引起疼痛的情况。D项针对基托组织面有结节引起压痛的情况。针对侧方咬合不平衡的病因，应进行选磨调，使达到多点接触平衡殆。

121. A【解析】略。

122. D【解析】略。

123. E【解析】该题考查局部涂氟的应用。局部涂氟一般用于临床，在涂氟时要掌握用量、频率及操作程序。一般使用浸有药物的棉球或棉签对牙面进行涂布，步骤为：①使用超声波洁牙机去除牙石。②用牙科磨光剂清洁牙面，如遇多数对象，可省略牙面清洁步骤。③邻面使用牙线清洁。④作简易隔湿牙面空压干燥。⑤将含氟溶液的小棉球从窝沟到邻面压在牙面上，使其湿润3~4分钟。⑥取出隔湿棉球，30分钟内不漱口、不进食。⑦局部涂氟的应用范围与注意事项局部涂氟应由口腔专业人员在临床上根据患者的需要进行常规操作。为了使局部涂氟收到良好效果，一般在牙刚萌出后2~3年这段容易患龋的时期进行，因此从乳前牙萌出（1岁）到恒牙第二磨牙萌出（13岁）这段时期，每6个月一次，每年二次，对口腔内已萌出的牙进行涂布。要掌握涂布氟液的使用量，氟化物溶液的急性中毒剂量因对象的年龄而异，酸性磷酸氟的成人中毒剂量约12.5ml（250mg NaF），1~12岁儿童则为成人剂量的1/2，因此涂布时用量要特别注意，成人全口涂布用药量必须为2ml以内，通常1ml为宜。

124. B【解析】牙龈癌明确诊断的方法是切取活检。

125. D【解析】首先拍摄曲面断层片明确病变范围，大小及累及牙的情况。

126. C【解析】右颈上部触及1枚大小为2.5cm×2.0cm的淋巴结，行增强CT检查。

127. B【解析】该题考查的知识点是慢性龈炎的诊断和鉴别诊断。从题干中可看到，患者的临床表现中没有妊娠期龈炎和坏死性龈炎的特征性表现，可排除A和C；无附着丧失，可排除两个牙周炎的诊断；而有局部刺激因素，牙龈炎症，且局限于边缘龈，均符合慢性龈炎的表现。

128. D【解析】该题考查的知识点是慢性龈炎的治疗。治疗原则为去除病因和防止复发，主要是通过洁治术以彻底清除菌斑和牙石，因此正确答案为D。慢性龈炎局部治疗即可获得疗效，没有必要使用抗生素，且该患者无全身疾病，也不用预防性用药。

129. E【解析】该题考查的知识点是牙周炎与牙龈炎的鉴别。鉴别点有两点：牙周炎有附着丧失和牙槽骨吸收。从题目给出的条件可看到，该患者此时通过探诊的方法不能确定是否有附着丧失，那就需要看是否存在另一个能鉴别的指标：牙槽骨是否吸收，因此需要拍摄X线片。备选答案A、B、C、D查的指标都不是牙周炎与牙龈炎鉴别的关键指标，可排除。

130. B【解析】5岁儿童51、61一年内恒牙萌出，无须再植。但为控制感染，应先清创、缝合撕裂牙龈。故选B。

131. A【解析】此题考牙齿震荡的定义及临床表现。牙齿外伤后，主要影响牙周和牙髓组织，牙体组织完整或仅表现为釉质裂纹，没有硬组织缺损及牙齿脱位时称牙齿震荡。主要表现为牙齿酸痛，叩诊时有不同程度的叩痛。这一类损伤主要表现在牙周膜。

132. B【解析】62牙齿变色，表明牙髓已经坏死，叩痛是根尖周炎症的表现，此时应行根管治疗术。

133. C【解析】$\underline{|2}$是健康基牙，题目未给出任何需要修复前根管治疗的信息。

134. C【解析】$\underline{|1}$缺失，适合$\underline{1|2}$做固位体的双端固定桥设计。

135. A【解析】桩核的牙体预备应首先按照烤瓷冠修复对预备体的要求磨除剩余牙体组织，然后去除薄壁、龋损组织等，应尽量保留牙冠的硬组织。残冠预备完后进行根管的预备，根管内壁应平滑、无倒凹。因此只有选项A是正确的。

136~139. B、B、C、E【解析】眶下间隙感染特点：眶下区可触及波动感，激惹眶下神经，可引起不同程度的疼痛，可并发海绵窦血栓性静脉炎。

咬肌间隙感染特点：下颌支及下颌角为中心的咬肌区肿胀、充血、压痛，伴明显张口受限，不易触到波动感（可穿刺诊断），易形成下颌骨升支边缘性骨髓炎。

翼下颌间隙感染特点：先有牙痛史，继之出现张口受限，咀嚼、吞咽疼痛，翼下颌皱襞处黏膜水肿，不易触到波动感（可穿刺诊断），下颌升支稍内侧肿胀疼痛。

下颌下间隙感染特点：多数下颌下间隙感染是以下颌下淋巴结炎为其早期表现，触及明显波动，下颌下三角区肿胀，下颌骨下缘轮廓消失。

140. E【解析】关节盘前移位是最常见的颞下颌关节紊乱综合征。

141. C【解析】除了选项 C，其余均为关节盘和关节囊的病变。

142~144. C、A、B【解析】义齿性口炎病因是真菌感染。带状疱疹的发病原因是水痘-带状疱疹病毒引起的。球菌性口炎的病因是金黄色葡萄球菌、草绿色链球菌、溶血性链球菌、肺炎链球菌等感染。

145. A【解析】固位力最差的是嵌体，嵌体粘接面积小，牙体预备时也不能有倒凹的存在，只能靠鸠尾等辅助固位形来固位。

146. B【解析】甲冠是一种接近淘汰的修复方法，主要用于前牙各种原因引起的变色等，把前牙的唇面磨薄，然后贴一层塑料材质的牙片，因此牙片外形像指甲，所以叫甲冠，其完全靠粘接力固位，因此固位最差。甲冠多用作临时修复体。

147. E【解析】烤瓷材料可以实现较好的颜色。

148. D【解析】金属材料的耐磨性最好。

149. B【解析】甲冠因为其强度差常作为临时修复体。

150. C【解析】边缘线最长的是 3/4 冠。

预测试卷五

第一单元

【A_1 型题】

答题说明

每一道考试题下面有 A、B、C、D、E 五个备选答案，请从中选择一个最佳答案。

1. 口腔颌面部损伤清创时，对创伤组织的去留应

A. 尽量去除创缘不齐的组织，使缝合美观
B. 尽量保留，以减轻可能的畸形
C. 只要有异物污染均切除，以减少感染机会
D. 离体的组织均应遗弃
E. 口腔黏膜弹性大，不必过于强调保留

2. 义齿修复前，对口腔软组织的处理措施中错误的是

A. 唇系带修整
B. 义齿性口炎的治疗
C. 软松牙槽嵴修整
D. 咀嚼肌功能训练
E. 黏膜扁平苔藓治疗

3. 拔除上颌第一磨牙麻醉的神经是

A. 鼻腭神经、腭前神经、腭后神经
B. 上牙槽后神经、上牙槽中神经、鼻腭神经
C. 牙槽后神经、上牙槽中神经、腭前神经
D. 上牙槽后神经、上牙槽中神经、上牙槽前神经
E. 上牙槽中神经、鼻腭神经、腭前神经

4. 关于肿瘤抗原的正确叙述是

A. TAA 诱导的免疫应答具有典型的特异性和记忆性
B. TSA 不能成为抗体识别和清除恶变细胞的抗原成分
C. TAA 被宿主识别的过程具有 MHC 限制性
D. TSA 抗原性较弱，难以刺激机体产生抗肿瘤免疫应答
E. TSA 是肿瘤免疫诊断及治疗的有效靶点

5. 口腔医生使用的个人防护不包括

A. 乳胶手套
B. 除菌洗手液
C. 保护性眼镜
D. 保护性工作服
E. 口罩

6. 被 WHO 推荐作为牙周病流行病学调查指数的是

A. OHI
B. PLI
C. GI
D. CPI
E. GBI

7. 与佩戴全口义齿相关的念珠菌性口炎类型是

A. 慢性肥厚型
B. 急性红斑型
C. 急性假膜型
D. 慢性增殖型
E. 慢性红斑型

8. 下颌骨开口后前位片常用于显示

A. 关节窝
B. 关节结节
C. 喙突
D. 双侧髁突内外径向病变
E. 关节间隙

9. 化学因素诱发的肿瘤抗原的特点是

A. 特异性高，抗原性强
B. 特异性高，抗原性弱
C. 特异性低，抗原性强
D. 特异性低，抗原性弱

E. 多具有共同性表达

10. 采用根尖片分角线投照技术显示被检查牙齿邻面影像重叠的原因是

A. 投照垂直角度过小

B. X线与被检查牙齿的邻面不平行

C. X线中心线位置错误

D. 投照垂直角度过大

E. X线与被检查牙齿的邻面不垂直

11. 下列哪种疾病可以发生基底细胞液化变性

A. 黏膜红斑狼疮

B. 黏膜白斑

C. 黏膜红斑

D. 口腔黏膜下纤维化

E. 黏膜天疱疮

12. 属于器官非特异性自身免疫疾病的是

A. 重症肌无力

B. 类风湿关节炎

C. 1型糖尿病

D. 甲状腺功能亢进症

E. 桥本甲状腺炎（慢性甲状腺炎）

13. 属于局部应用氟化物防龋措施的是

A. 饮水氟化

B. 食盐氟化

C. 牛奶氟化

D. 使用含氟涂料

E. 氟片、氟滴剂

14. 根管充填的合格标准是

A. X线片显示充填物距根尖0.5~2mm

B. X线片显示充填物距根尖大于2mm

C. 少许糊剂超填

D. 少许主尖超填

E. 少许欠填

15. 溃疡的定义为

A. 上皮表层坏死或脱落

B. 上皮浅层坏死或脱落

C. 上皮和/或黏膜下层坏死或脱落

D. 上皮下坏死或脱落

E. 以上都不是

16. 食用新鲜蚕豆发生溶血性黄疸，患者缺乏的酶是

A. 3-磷酸甘油醛脱氢酶

B. 异柠檬酸脱氢酶

C. 琥珀酸脱氢酶

D. 葡萄糖-6-磷酸脱氢酶

E. 葡萄糖酸-6-磷酸脱氢酶

17. 年轻恒牙牙髓病不能采用的治疗方法有

A. 根管治疗术

B. 活髓切断术

C. 直接盖髓术

D. 干髓术

E. 根尖诱导成形术

18. 成年男性，体检用ELISA试验发现血液中HIV抗体阳性。确认实验可用

A. PCR法查DNA

B. 分离培养病毒

C. 检测病毒抗原

D. 蛋白印迹

E. RT-PCR查RNA

19. 执行脑死亡标准的动机和直接目的是

A. 增加器官移植供体

B. 节约卫生资源

C. 更科学地判定死亡，维护死者的尊严

D. 减轻患者家庭的经济、心理负担

E. 缩短患者的生存时间

20. 红斑的病理变化包括

A. 上皮萎缩

B. 原位癌

C. 早期浸润癌

D. 上皮异常增生

E. 以上均正确

21. 口腔健康教育常用方法包括

A. 小型讨论会

B. 大众传媒

C. 个别交谈

D. 社区活动

E. 以上均正确

22. 下列哪项不是艾滋病的口腔表现

A. 念珠菌病

B. 毛状白斑

C. 坏死性龈炎

D. 卡波西肉瘤

E. 慢性盘状红斑狼疮

23. 自身免疫病最重要的基本特征是

A. 患者血中可测得高效价的自身抗体和/或针对自身抗原的致敏淋巴细胞

B. 自身抗体或致敏淋巴细胞造成组织损伤或功能障碍

C. 病情转归与自身免疫反应强度有关

D. 反复发作或慢性迁延

E. 有遗传倾向

24. X线片上呈网状影像的是

A. 牙周膜

B. 上牙槽骨
C. 下牙槽骨
D. 骨硬板
E. 牙釉质
25. 关于反转录病毒的性状，哪项错误
A. 均含有反转录酶
B. 均侵犯 $CD4^+$细胞
C. 有包膜 DNA 病毒
D. 复制时先形成 RNA/DNA 中间体
E. 基因组易发生变异
26. 涎腺造影检查的禁忌证为
A. 外伤性涎瘘
B. 阳性涎石症
C. 阴性涎石症
D. 舍格伦综合征
E. 腮腺慢性反复肿胀
27. 低甜度的糖代用品是
A. 环拉酸盐
B. 果糖
C. 甜菊糖
D. 木糖醇
E. 乳糖
28. 以下关于卫生法的分类，正确的是
A. 公共卫生法
B. 中医药法
C. 医疗法和药事法
D. 医疗保障法
E. 以上均正确
29. 急性根尖周炎的病理变化不包括
A. 根尖牙周膜血管扩张、充血
B. 根尖牙周膜坏死
C. 根尖牙周膜化脓
D. 根尖牙槽脓肿
E. 根尖牙槽骨死骨形成
30. 涎石病最好发于
A. 腭腺
B. 唇腺
C. 舌下腺
D. 下颌下腺
E. 腮腺
31. 以下牙源性角化囊性瘤易复发原因，不正确的是
A. 口腔黏膜基底细胞增殖
B. 衬里上皮生长活跃
C. 部分区恶变
D. 囊壁内有卫星囊
E. 生长方式特殊
32. 理想的牙刷刷毛特点不包括
A. 无臭无味
B. 容易干燥
C. 吸水性好
D. 回弹力好
E. 容易清洁
33. 近远中观，上颌中切牙髓腔最宽的部位在
A. 牙颈部
B. 牙冠近切嵴处
C. 牙根中 1/3 处
D. 牙冠中 1/3 处
E. 牙根上 1/3 处
34. 乳牙萌出顺序是
A. Ⅰ Ⅲ Ⅱ Ⅳ Ⅴ
B. Ⅰ Ⅱ Ⅳ Ⅲ Ⅴ
C. Ⅰ Ⅱ Ⅲ Ⅳ Ⅴ
D. Ⅰ Ⅱ Ⅳ Ⅴ Ⅲ
E. Ⅱ Ⅰ Ⅳ Ⅲ Ⅴ
35. 下颌第一磨牙最小的牙尖是
A. 远中尖
B. 近舌尖
C. 远颊尖
D. 远舌尖
E. 近颊尖
36. 牙的萌出时间是指牙冠
A. 破龈而出的时间
B. 钙化开始的时间
C. 完整形成的时间
D. 达到咬合的时间
E. 发育开始的时间
37. 唇舌面冠，下前牙髓腔最宽的地方在
A. 牙冠处
B. 切嵴处
C. 牙根的中央处
D. 颈缘附近
E. 根管口的下边
38. 下列关于边缘整塑的说法，正确的是
A. 边缘整塑可用的材料只有印模膏
B. 边缘整塑不能分阶段性
C. 制作个别托盘后就可以不用边缘整塑了
D. 边缘整塑在制取终印模之前进行
E. 边缘整塑是由患者自主完成
39. 具有蛋白质四级结构的蛋白质分子，在一级结构分析时发现
A. 具有一个以上 N 端和 C 端

B. 只有一个 N 端和 C 端
C. 具有一个 N 端和几个 C 端
D. 具有一个 C 端和几个 N 端
E. 一定有二硫键存在

40. 维系蛋白质一级结构的主要化学键是
A. 范德华力
B. 二硫键
C. 氢键
D. 离子键
E. 肽键

41. 具有四级结构的蛋白质的特征是
A. 分子中含有辅基
B. 胰岛素具有四级结构
C. 每条多肽链都具有独立的生物学活性
D. 依赖肽键维系四级结构的稳定性
E. 由两条或两条以上具有三级结构的多肽链组成

42. 磨牙后垫
A. 为磨牙区后部的软组织垫
B. 为覆盖上颌第三磨牙后方的软组织垫
C. 为覆盖磨牙后三角的软组织垫
D. 其深面为翼下颌韧带
E. 为覆盖磨牙后三角的脂肪垫

43. 以下哪种囊肿不是牙源性囊肿
A. 含牙囊肿
B. 根尖周囊肿
C. 角化囊肿
D. 始基囊肿
E. 面裂囊肿

44. 医德修养的根本途径和方法是坚持
A. 学习医德理论知识
B. 学习医德榜样人物
C. 医疗卫生保健实践
D. 有的放矢
E. 经常性批评与自我批评

45. 维生素 K 的不良反应不包括
A. 血压上升
B. 胃肠道反应
C. 致溶血性贫血
D. 致高胆红素血症
E. 致黄疸

46. 太极拳是我国的文化瑰宝，习之能强身健体，调节呼吸，在心理治疗中属于
A. 认知领悟疗法
B. 自我调节技术
C. 人本主义疗法
D. 系统脱敏疗法
E. 催眠暗示疗法

47. 口腔健康调查前的准备阶段，技术组专家告诫调查人员。出现信息偏性的重要原因是
A. 漏查了一些受检者
B. 检查对象代表性差
C. 检查器械不统一
D. 标准掌握不一致
E. 受检者回忆有偏差

48. 饮水加氟的适宜浓度是
A. 0.3~0.5mg/L
B. 0.5~0.7mg/L
C. 0.7~1.0mg/L
D. 1.0~1.2mg/L
E. 1.2~1.5mg/L

49. 下列有关医疗事故鉴定错误的是
A. 医疗事故技术鉴定实行合议制，鉴定组人数应为单数
B. 省级地方医学会负责医疗事故的再次鉴定工作
C. 医疗事故鉴定由负责医疗事故技术鉴定工作的医学会组织
D. 医疗事故鉴定可以由卫生行政部门提起
E. 当事人对首次医疗事故技术鉴定结论不服的，可以申请复议

50. 维生素 A 存在于自然界黄、红色植物中，最主要的是
A. α 胡萝卜素
B. 视黄醇
C. 视黄酸
D. β 胡萝卜素
E. γ 胡萝卜素

51. 影响胎儿和婴儿软骨发育，孕妇及哺乳妇女不宜用的药物是
A. 四环素类
B. 喹诺酮类
C. 磺胺类
D. 硝基呋喃类
E. TMP

52. 医疗机构发现甲类传染病时应当采取下列措施，除外
A. 对患者予以隔离治疗
B. 对疑似患者，确诊前居家隔离
C. 拒绝隔离治疗的由公安机关协助采取强制隔离治疗措施
D. 对病原携带者予以隔离治疗

E. 对医疗机构内疑似患者的密切接触者，在指定场所进行医学观察

53. 鳃裂囊肿的病理特征是
A. 纤维囊壁中含有甲状腺样组织
B. 纤维囊壁中含有皮肤附属器
C. 纤维囊壁中不含有皮肤附属器
D. 纤维囊壁中含有淋巴样组织
E. 纤维囊壁中含有较大的神经和血管

54. 不属于蔓状血管瘤临床表现的是
A. 体位移动试验阳性
B. 表面皮温高
C. 扪诊有震颤感
D. 听诊有吹风样杂音
E. 肿瘤高起呈念珠状

55. 下列符合临床用血申请管理制度的是
A. 申请量<800ml 时，具初级专业技术职务任职资格的医师即可申请
B. 申请用血量<800ml 时，具中级职称的医师申请即可
C. 申请用血量<800ml 时，具中级职称医师申请，上级医师批准即可
D. 申请用血量>1600ml 时，副主任医师申请即可
E. 申请用血量>1600ml 时，主任医师申请即可

56. 人们以积极有效的心理活动、平稳正常的心理状态，对当前和发展着的自然与社会环境保持良好的适应。表述的定义是
A. 心理健康
B. 健康促进
C. 身心和谐
D. 心理适应
E. 健康人格

57. 医学伦理学的研究对象，除外以下
A. 医务人员和医学科学发展之间的关系
B. 医务人员和社会的关系
C. 政府行政部门之间的关系
D. 医际之间的关系
E. 医务人员和患者的关系

58. 最早萌出的乳牙是
A. 上颌乳中切牙
B. 上颌乳侧切牙
C. 下颌乳中切牙
D. 下颌乳侧尖牙
E. 下颌乳尖牙

59. 衡量人群中在短时间内新发病例的频率，采用的指标为
A. 罹患率
B. 发病率
C. 患病率
D. 感染率
E. 发病比

60. NK 细胞杀伤肿瘤细胞是通过
A. 特异性地识别肿瘤细胞表面的 MHC Ⅰ类分子
B. 将肿瘤细胞内化杀伤
C. 释放穿孔素
D. 释放 TNF-β
E. 释放 IFN-α

61. 关于氟的人体分布的正确途径是
A. 菌斑中的氟含量约与唾液一致
B. 釉质中的氟主要聚积在釉质表层
C. 牙的含氟量随着年龄增长而降低
D. 唾液中的氟浓度与血浆浓度基本相同
E. 乳牙和恒牙釉质的氟化物水平无差异

62. 现代的医生义务强调的是
A. 对患者负责任
B. 对集体和社会负责任
C. 对集体负责任
D. 对患者和社会负责任
E. 对社会负责任

63. 医务人员违反《中华人民共和国献血法》规定，将不符合国家规定标准的血液用于患者的可能承担以下法律责任，除了
A. 由县级以上卫生行政部门责令改正
B. 由县级以上卫生行政部门处以罚款
C. 构成犯罪的，依法追究刑事责任
D. 对直接负责的主管人员，依法给予行政处分
E. 给患者健康造成损害的，应当依法赔偿

64. 医师注册后应当由卫生行政部门注销注册的情形是
A. 受责令暂停 6 个月执业活动行政处罚的
B. 受警告行政处罚的
C. 受罚款行政处罚的
D. 中止医师执业活动满 1 年的
E. 受吊销执业证书行政处罚的

65. 心理治疗医生是否成熟称职的重要条件及心理治疗成败的关键是
A. 医生的技术水平
B. 心理治疗实施的计划性
C. 治疗方法的灵活性
D. 建立良好的医患关系
E. 是否坚持保密原则

66. 替代学习疗法属于

A. 患者中心疗法
B. 精神分析疗法
C. 行为疗法
D. 认知疗法
E. 生物反馈疗法

67. 属于口腔癌一级预防的是
A. 早发现
B. 早诊断
C. 早治疗
D. 病因预防
E. 防止复发

68. 衡量某种疾病对人类生命威胁程度的指标是
A. 发病率
B. 患病率
C. 病死率
D. 治愈率
E. 死亡率

69. 大环内酯类对下述哪类细菌无效
A. G^+菌
B. G^-球菌
C. 大肠埃希菌、变形杆菌
D. 军团菌
E. 衣原体、支原体

70. 统计方法中标准误一般表示
A. 抽样误差
B. 变异程度
C. 离散程度
D. 分布状况
E. 可信区间

71. 两组呈正态分布的数值变量资料，均数相差悬殊，若比较离散趋势，最该选用的指标是
A. 变异系数
B. 四分位数间距
C. 标准差
D. 全距
E. 方差

72. 上颌中切牙的冠根比约为
A. 1∶2
B. 2∶3
C. 1∶1
D. 3∶4
E. 2∶1

73. 关于肝炎病毒与传播途径的组合，哪项错误
A. HAV——消化道传播
B. HBV——输血和注射
C. HCV——输血和注射
D. HDV——输血和注射
E. HEV——输血和注射

74. 牙周-牙髓联合病变的治疗原则不包括
A. 尽快查清病源，确定主次
B. 不能同时牙周、牙髓治疗
C. 一般来说，死髓牙先做牙髓治疗，配合一般牙周治疗
D. 逆行性牙髓炎，牙周病变重且不易彻底控制炎症的可直接拔除患牙
E. 牙周病变较重且牙髓活力迟钝的患牙，应同时做牙髓治疗，以利于牙周病变的愈合

75. 不属于地塞米松的药理作用是
A. 增强机体对细菌内毒素的耐受力
B. 稳定溶酶体膜
C. 抑制体内环氧化酶
D. 抑制毛细血管和成纤维细胞增生
E. 刺激骨髓造血功能

76. 用异烟肼时合用维生素 B_6 的目的是
A. 增强疗效
B. 延缓耐药性
C. 中枢抑制
D. 降低对神经的毒性
E. 促进吸收

77. 对乙肝病毒抗原叙述错误的是
A. 3 种 HBV 颗粒均含有 HBsAg
B. 检出 HBeAg 表示体内有病毒复制
C. 仅有携带者能检出 HBsAg
D. 检出抗 HBs 表示已获免疫力
E. 抗 HBc-IgM 阳性表示体内有 HBV 复制、有传染性

78. 常用的根管冲洗药物不包括
A. 过氧化氢
B. 次氯酸钠
C. 甲硝唑溶液
D. EDTA
E. 氯己定

79. 以下哪种诊断不属于冠折
A. 釉质-牙本质折断
B. 牙齿挫入
C. 复杂冠折
D. 冠折露髓
E. 釉质折断

80. 诊断牙周炎的关键指标之一是
A. 探诊深度 2mm
B. 附着丧失、牙周袋形成
C. 龈沟内有龈沟液

D. 附着龈质韧、有点彩

E. 袋底在釉质牙骨质界的冠方

【A_2 型题】

答题说明

每一道考题是以一个小案例出现的，其下面都有 A、B、C、D、E 五个备选答案，请从中选择一个最佳答案。

81. 患者，男，30 岁。$\lceil 7^{MOD}$ 大面积缺损，颊舌壁薄，临床冠高度为 3mm，咬合紧。X 线片示根管治疗完善。最佳修复方式是

A. 嵌体

B. 金属烤瓷全冠

C. 金属全冠

D. 部分冠

E. 桩核金属全冠

82. 患者，男，70 岁。戴用全口义齿 1 年后复查，主诉咀嚼无力，经常口角发炎，下列原因最可能造成这种现象的是

A. 人工牙为无尖牙

B. 垂直距离过小

C. 殆关系有误

D. 颞下颌关节功能紊乱

E. 全身情况不佳

83. 患儿，男，10 岁。右下后牙疼痛多日。右下第一磨牙龋，已穿髓，探痛明显，叩痛（±），温度测验敏感，牙龈未见瘘管。临床治疗宜采用

A. 塑化术

B. 干髓术

C. 盖髓术

D. 根管治疗术

E. 活髓切断术

84. 患者，女，19 岁。右下智齿阻生，拟在翼下颌传导麻醉下拔除。局麻进针顺利，回吸无血。但只注入很小剂量的麻醉药就发生寒战、周身发痒、皮肤充血和大块风团，血压 70/40mmHg。该患者发生了

A. 晕厥

B. 癔症

C. 麻药中毒

D. 麻药过敏

E. 特异质反应

85. 患者，女，18 岁。5 天前出现右下颌智齿冠周炎，已行抗感染治疗 3 天。检查见开口度正常，第三磨牙正位，远中龈瓣覆盖部分牙面，上颌第三磨牙正位萌出。该患者的最佳处理方法是

A. 远中龈瓣切除

B. 拔除下颌第三磨牙

C. 同时拔除上、下颌第三磨牙

D. 理疗

E. 不处理

86. 患者，女，36 岁。开口困难伴疼痛 1 个月，检查见自然开口 30mm，被动开口 30mm，开口偏向患侧，诊断为

A. 关节盘附着松弛

B. 关节盘后区损伤

C. 不可复性盘前移位

D. 翼外肌功能亢进

E. 可复性盘前移位

87. 患儿，男，14 岁。左下后牙遇冷、热、甜、酸痛，无自发痛。检查发现 $\lceil 7^{O}$ 深龋，去腐时敏感，未穿髓，无叩痛。在治疗过程中正确的方法是

A. 用球钻去软龋比挖匙去软龋安全

B. 窝洞制备要求做成壁直底平

C. 洞底用磷酸锌粘固粉垫底

D. 用挖匙以先中央后四周的方式去除腐质

E. 可酌情保留少许软龋，用药物处理

88. 某患者外科手术时输血 500ml，近日出现黄疸，并伴肝区痛、食欲缺乏、厌油食等症状。查抗 HCV-IgM（+），最可能的诊断是

A. 甲型肝炎

B. 乙型肝炎

C. 丙型肝炎

D. 丁型肝炎

E. 戊型肝炎

89. 患者，女，50 岁。因右下牙疼痛 2 个月，下唇麻木 2 周就诊。检查：右下唇较对侧感觉迟钝，右下颌多数牙松动，无龋坏，全景片示右下颌体区见一 2cm×3cm 的边界不清的密度减低区，牙根有吸收。根据以上临床表现，最可能的诊断是下列哪项

A. 含牙囊肿

B. 成釉细胞瘤

C. 角化囊性瘤

D. 下颌骨骨髓炎

E. 中央性颌骨癌

90. 患者，男，28岁。因患左舌下腺囊肿于门诊行左舌下腺及囊肿摘除术，术后第3天左下颌下区发生肿胀。且进食时明显。最可能的原因是下列哪项

A. 因急性左下颌下腺炎症所致

B. 因左下颌下腺导管结石所致

C. 因前日术中误扎左下颌下腺导管所致

D. 左下颌下淋巴结反应性肿胀

E. 因左舌下腺囊肿口外型，口外部分未处理所致

91. 患者，男，30岁。左下颌后牙出现肿痛、张口困难1个月余。1个月前左下后牙急性冠周炎，开口受限，未做治疗。口腔检查：⌈8 近中阻生，龈瓣稍红，叩痛（+）。左侧下颌支及腮腺咬肌区弥漫性肿胀发硬，轻微压痛，皮肤无红、热表现，无波动感。为明确诊断最需做的辅助检查是

A. 下颌骨升支切线位片检查

B. 血常规检查

C. CT检查

D. 磁共振检查

E. B超检查

92. 患者，女，48岁。上前牙不敢碰触1天。检查见1⌋远中深龋洞，牙髓无活力，叩痛（+++），龈轻红，扪痛不明显。当日的主要治疗是

A. 备洞充填

B. 开髓开放

C. 开髓拔髓

D. 根管预备并封药

E. 应用消炎镇痛药

93. 患者，女性，38岁。因右侧颈上部长肿物2年就诊。专科检查肿物为囊性，可活动，无压痛。病理检查可见囊肿内容物为浓黏液样，囊肿内衬复层鳞状上皮，纤维囊壁内见大量淋巴样组织，并形成淋巴滤泡。最可能的病理诊断是

A. 萌出囊肿

B. 含牙囊肿

C. 黏液囊肿

D. 甲状舌管囊肿

E. 鳃裂囊肿

94. 患者，男，53岁。左侧颞下间隙脓肿引发多间隙感染，已行经颞部及下颌下区切口的上、下贯通式切开引流术，流出大量脓性分泌物。此时应选择的引流是

A. 片状引流

B. 细纱条引流

C. 管状引流

D. 负压引流

E. 碘仿纱条引流

95. 患者，男，67岁。行全口义齿修复，戴用全口义齿后经常咬颊，其原因是

A. 垂直距离恢复偏低

B. 垂直距离恢复偏高

C. 后牙区覆盖较小

D. 后牙区覆𬌗大

E. 基托伸展过长

96. 患者，男，65岁。无牙颌，戴全口义齿半个月。每天戴义齿时间较长后感觉面颊部酸胀。检查：患者鼻唇沟变浅，说话时人工牙有撞击声。导致上述问题的原因是

A. 垂直距离过低

B. 垂直距离过高

C. 息止𬌗间隙过大

D. 颌间距离过小

E. 颌间距离过大

97. 患儿，女，7岁。36、46窝沟着色且能卡住探针，疑有龋坏，该儿童应选用

A. 窝沟封闭

B. 预防性充填

C. 充填治疗

D. 局部用氟

E. 口腔健康教育

98. 患者，男，29岁。右上侧切牙牙冠3/5缺损，叩痛（-），不松动，牙龈无红肿，X线片示根管治疗完善，根尖无阴影。最适合的修复治疗方案是

A. 直接树脂充填

B. 3/4冠

C. 开面冠

D. 桩核冠

E. 全冠

99. 患者，女，42岁。固定义齿修复后两个月出现刷牙出血，否认疼痛。检查：⌊5 缺失，⌊4~6 烤瓷固定桥，冠边缘平齐龈缘，与牙体组织贴合良好。⌊67 间见少量食物嵌塞，牙线可顺利通过，龈红肿。引起牙龈出血的原因是

A. 冠边缘刺激牙龈

B. 接触点松

C. 冠外形不好

D. 患者未认真刷牙

E. 对颌有楔入式牙尖

100. 在一颗有银汞MOD充填的4⌋与一颗有同样大小树脂MOD充填的4⌋的对比下，哪一颗牙累及到牙尖折裂后比较利于修复

A. 有树脂MOD充填的4⌋

B. 有银汞MOD充填的4⌋

C. 都一样

D. 都不利于修复
E. 以上都不对

101. 患者，男，33 岁。$\overline{1|}$为桩冠修复，戴入 1 年后发生桩冠折断，最可能的原因是根桩

A. 过细
B. 长度不够
C. 与根管壁不密合
D. 锥度过小
E. 松动

102. 患者，男，60 岁，上、下牙列缺失，口腔黏膜对义齿基托材料敏感，应优先推荐的修复方法为

A. 覆盖义齿
B. 全口义齿
C. 种植义齿
D. 金属基托的全口义齿
E. 套筒冠义齿

103. 患者，男，50 岁。可摘局部义齿初戴 3 天，诉摘戴义齿时疼痛明显，咀嚼食物有痛感。口内检查：$\overline{65|56}$ 缺失，基牙稳固，义齿固位性及稳定性好，咬合接触良好，右下颌舌骨嵴处黏膜有一处绿豆粒大小溃疡。造成疼痛的原因是

A. 咬合压力过大
B. 卡环固位过紧
C. 基托进入软组织倒凹
D. 基托与黏膜贴合过紧
E. 摘戴义齿方向不对

104. 患者，男，35 岁。左下第二前磨牙全冠粘固后发生龈缘炎。其不可能的原因是

A. 冠边缘过长
B. 龈沟内粘固剂残留
C. 轴壁突度不良
D. 冠边缘不密合
E. 咬合早接触

105. 患者，女，65 岁。戴义齿 2 天，咀嚼时义齿翘动明显。检查：$\overline{765|}$缺失，塑料基托式可摘局部义齿，$\overline{4|}$三臂卡环，$\overline{|34}$ 间隙卡环，$\overline{|3}$ 舌支托。基托颊舌侧磨光面基本形态成凹形，厚度约 3mm，口内余留牙健康。造成义齿翘动最主要的原因是

A. 基托厚度不足
B. 基托不贴合
C. 间接固位体距支点线过近
D. 颊侧基托未形成凸面，影响舌运动
E. 舌侧基托未形成凸面，影响舌运动

106. 患者，男，51 岁。邻殆嵌体戴入 1 年后出现继发龋，冷、热刺激痛。不可能导致上述情况的是

A. 牙体制备时未做预防性扩展
B. 粘固时消毒不彻底
C. 制备牙体时磨除牙体组织过多
D. 修复体边缘与牙体不密合
E. 粘接剂溶解

107. 患者，女，56 岁。因左上后牙咬物痛 3 个月就诊。自诉咬在某一特定位置时引起较强烈的疼痛。检查：$\underline{|6}$ 殆面磨损可见牙本质暴露，颊尖高陡，近中边缘嵴至舌尖方向似有隐裂线。进一步确定隐裂的检查方法是

A. 叩诊检查
B. 温度测验
C. 碘酊染色
D. 电活力测验
E. X 线检查

108. 患儿，男，11 岁。检查发现左下第二磨牙已经萌出，窝沟较深，医生立即对左下第二磨牙进行窝沟封闭，光固化灯照射距离离牙尖 5mm，照射 20~40 秒后发现封闭剂未硬固，最可能的原因是

A. 窝沟太深
B. 酸蚀后未冲洗干净
C. 照射时间太短
D. 照射距离离牙尖过远
E. 未吹干牙面就涂布封闭剂

109. 患者，女，35 岁。因牙松动就诊。检查：多数牙松动、移位，牙周袋探诊深度 5~8mm。怀疑为侵袭性牙周炎。诊断前最为重要的辅助检查是

A. 拍摄 X 线片
B. 咬合检查
C. 询问家族史
D. 细菌学检查
E. 白细胞趋化功能检查

110. 患者，男，35 岁。有 9 年吸烟史。牙龈自动出血伴牙龈疼痛、口腔奇臭、不敢刷牙 3 天，无发热。检查：牙石（+++），龈缘呈虫蚀状，表面覆盖坏死假膜，易于擦去。最可能的诊断是

A. 急性龈乳头炎
B. 慢性龈炎
C. 急性坏死溃疡性龈炎
D. 疱疹性龈口炎
E. 急性龈脓肿

【A_3/A_4 型题】

答题说明

以下提供若干个病例，每个病例下设若干道考题。请根据答案所提供的信息，在每一道考题下面的A、B、C、D、E五个备选答案中选择一个最佳答案。

（111～112题共用题干）

患者，男，70岁。全口牙列缺失，牙槽嵴丰满，双侧上颌结节均较突出，左侧上颌结节下垂明显，息止颌位时与下颌磨牙后垫接近。

111. 修复前需要做的外科处理是

A. 行右侧上颌结节修整术以消除倒凹

B. 行左侧上颌结节修整术以消除倒凹

C. 行右侧上颌结节修整术以消除倒凹并降低高度

D. 行左侧上颌结节修整术以消除倒凹并降低高度

E. 行双侧上颌结节修整术以消除倒凹

112. 全口义齿初戴后右侧咀嚼时易脱落，说话、喝水时不脱落。检查：义齿边缘伸展适度，黏膜无红肿溃疡。义齿固位良好，左侧侧方𬌗时只有左侧上下尖牙接触。处理方法是

A. 磨低上下前牙切端高度

B. 磨低左下尖牙牙尖高度

C. 磨低左上尖牙牙尖高度

D. 增加左侧后牙高度

E. 增加右侧后牙高度

（113～115题共用题干）

患儿，女，18个月。家长要求口腔检查及咨询如何进行口腔保健。经检查，该幼儿已萌出12颗乳牙，未见明显龋病，牙龈正常。

113. 医生建议对该幼儿采取的措施不包括

A. 每天清洁牙面

B. 教孩子正确刷牙

C. 减少进甜食次数

D. 避免喂奶入睡

E. 保持膳食平衡

114. 最适合该幼儿防龋的氟化物应选择

A. 氟片

B. 含氟牙膏

C. 含氟漱口水

D. 含氟凝胶

E. 氟滴剂

115. 该幼儿定期进行口腔检查的适宜间隔时间为

A. 2个月

B. 4个月

C. 6个月

D. 8个月

E. 10个月

（116～117题共用题干）

患者，女，31岁。2天前因外伤左上中切牙冠折，要求美观修复。检查：牙冠大部分缺损，断面位于龈上2mm。牙髓暴露，探痛明显。牙龈红肿，牙石多。叩痛（+），Ⅰ度松动。余牙正常。

116. 最佳的治疗方案是

A. 树脂充填

B. 桩核金属烤瓷冠

C. 金属烤瓷冠

D. 塑料桩甲冠

E. 隐形义齿

117. 修复前要做的工作中不包括

A. 拍X线牙片

B. 根管治疗

C. 口腔卫生宣教

D. 暂时夹板固定

E. 牙周洁治

（118～120题共用题干）

患者，男，36岁。体检拍摄X线片发现左下颌骨影像异常，无疼痛及麻木。X线片表现为左下颌第二前磨牙至第三磨牙根尖区清晰卵圆形透射影，大小约4cm×2cm，边界清楚，无牙根吸收。

118. 最可能的诊断是

A. 根端囊肿

B. 牙源性角化囊性瘤

C. 含牙囊肿

D. 骨髓炎

E. 骨肉瘤

119. 首选的治疗方案是

A. 囊肿刮治术

B. 囊肿开窗术

C. 下颌骨截骨术

D. 硬化剂注射治疗

E. 局部注射碘酊

120. 手术时最可能损伤的神经是

A. 面神经

B. 舌下神经
C. 舌咽神经
D. 下牙槽神经
E. 颊神经

（121～123题共用题干）

患者，女，43岁。右下后牙自发性疼痛2天，冷热刺激疼痛加剧而就诊。检查：右下第三磨牙近中斜位阻生，冠周稍红肿，右下第二磨牙远中颈部探及龋洞，探诊（++），叩诊（+），冷诊敏感。

121. 引起疼痛的原因为
A. 急性冠周炎
B. 慢性牙髓炎急性发作
C. 急性根尖周炎
D. 可复性牙髓炎
E. 慢性牙髓炎

122. 对此患者最合适的应急处理为
A. 3%过氧化氢冲洗冠周上药
B. 口服消炎镇痛药
C. 右下第二磨牙开髓引流
D. 拔除右下第三磨牙
E. 针刺镇痛

123. 疼痛缓解后，应做
A. 右下第二磨牙干髓术，右下第三磨牙拔除
B. 右下第二磨牙干髓术后充填，保留右下第三磨牙
C. 右下第三磨牙拔除，右下第二磨牙直接盖髓术
D. 右下第三磨牙拔除
E. 右下第二磨牙根管治疗，右下第三磨牙拔除

（124～126题共用题干）

患者，女，31岁。右上后牙充填体反复脱落。检查：⌊6远中邻𬌗大面积树脂充填体，不松动，叩痛（-）。X线片示根管治疗完善，牙周情况良好。拟行金属烤瓷全冠修复。

124. 正确的牙体预备方法是
A. 尽可能保存牙体组织，不要磨牙尖，维持牙冠高度
B. 可将髓室制备成箱状固位形
C. 将最大周径降至中下1/3
D. 可尽量磨除牙体组织
E. 保持牙髓不受刺激

125. 如果⌊6冠修复7个月后牙龈萎缩明显，其最可能的原因是
A. 冠边缘在龈沟内0.5mm
B. 牙尖高度过于低平
C. 轴面突度恢复过小
D. 冠边缘在龈上
E. 冠边缘与龈缘平齐

126. 如果要减小⌊6冠修复后所受的𬌗力，不能采用的方法是
A. 减小颊舌径
B. 加深排溢沟
C. 加大邻间隙
D. 加大外展隙
E. 减小牙尖斜度

（127～129题共用题干）

患者，女，58岁。右耳垂下无痛性肿块缓慢长大7年。检查：肿块界限清楚，活动，约6.0cm×4.5cm×3.0cm大小，表面结节状，中等硬度，与皮肤无粘连。

127. 最可能的诊断是
A. 慢性淋巴结炎
B. 耳下淋巴结转移癌
C. 皮脂腺囊肿
D. 腮腺多形性腺瘤
E. 腮腺多形性腺瘤恶变

128. 最有意义的辅助检查是
A. 唾液分泌量检查
B. 唾液涂片检查
C. 唾液成分化验
D. 穿刺细胞学检查
E. 切除活检

129. 最不应采用的治疗方法是
A. 如果肿瘤位于腮腺浅叶，则保留面神经，将浅叶及肿瘤一并切除
B. 无论肿瘤位于浅叶或深叶，均可切除全腺叶及肿瘤，保留面神经
C. 如果肿瘤位于腮腺深叶，则保留面神经，将肿瘤及全腺叶一并切除
D. 保留面神经，顺包膜将肿瘤切除
E. 保留面神经，在正常腺组织内将肿瘤一并切除

（130～132题共用题干）

患者，男，52岁。右上后牙自发痛1天。检查：牙龈色暗红，牙周探诊深度8～10mm，松动Ⅱ度，冷测剧痛，未查及龋坏及其他非龋疾病，X线片显示牙槽骨吸收已达根尖。

130. 最可能的诊断是
A. 牙周-牙髓联合病变
B. 慢性根尖周炎
C. 慢性牙髓炎
D. 根分叉病变

E. 急性根尖周炎

131. 该牙的预后主要取决于

A. 治疗后的牙周状况

B. 其牙髓病变的预后

C. 牙龈红肿的消退程度

D. 是否可保留活髓

E. 有无对殆牙

132. 该牙的治疗方案是

A. 龈上洁治

B. 根管治疗

C. 龈下刮治

D. 牙周手术

E. 拔除患牙

（133～135 题共用题干）

患者，女，25 岁。左侧后牙夜间痛 2 天。近 1 年来，左后牙咬物不适，对冷热敏感，时有隐痛。2 天前疼痛加剧，尤以夜间为甚，分不清具体患牙，痛时引起左颞部痛。检查：$\underline{|6}$ 殆面及 $\underline{|5}$ 近中殆面深龋，叩痛（+），不松动。

133. 为明确诊断做的重要检查是

A. 扪诊

B. 叩诊

C. 温度测验

D. 电活力测试

E. X 线检查

134. 主诉牙最可能的诊断是

A. 可复性牙髓炎

B. 急性牙髓炎

C. 慢性牙髓炎急性发作

D. 急性根尖周炎

E. 慢性根尖周炎

135. 为明确患牙，应做的检查是

A. 咬诊

B. 染色检查

C. 麻醉试验

D. 温度测验

E. 电活力测验

【B 型题】

答 题 说 明

以下提供若干组考题，每组考题共用在考题前列出的 A、B、C、D、E 五个备选答案，请从中选择一个与问题关系最密切的答案。某个备选答案可能被选择一次、多次或不被选择。

（136～137 题共用备选答案）

A. 氢氧化钙

B. Vitapex 糊剂

C. MTA

D. 碘仿糊剂

E. 三联抗生素糊剂

136. 可有效促进牙髓组织的保存与再生及牙体硬组织的形成的是

137. 治疗乳牙感染根管主要是

（138～141 题共用备选答案）

A. 开口初、闭口末清脆、单声弹响

B. 开口末、闭口初清脆、单声弹响

C. 最大开口位关节弹响

D. 连续摩擦音或多声破碎音

E. 一般无弹响

138. 颞下颌关节骨关节病

139. 关节盘穿孔、破裂

140. 翼外肌功能亢进

141. 翼外肌痉挛

（142～144 题共用备选答案）

A. 骨肉瘤

B. 乳头状瘤

C. 鳞状细胞癌

D. 恶性淋巴瘤

E. 牙龈瘤

142. 上述哪个恶性肿瘤对放疗不敏感

143. 上述哪个恶性肿瘤对放疗中度敏感

144. 上述哪个恶性肿瘤对放疗高度敏感

（145～147 题共用备选答案）

A. 远中用力

B. 近中用力

C. 唇侧用力

D. 颊侧用力

E. 舌侧用力

145. 拔除下颌前牙，脱位时应先向

146. 拔除上颌前牙，脱位时应先向

147. 拔除下颌第三磨牙，脱位时应先向

（148~150题共用备选答案）
A. 咬合创伤
B. 慢性龈炎
C. 侵袭性牙周炎
D. 慢性牙周炎
E. 牙龈增生肥大

148. 个别牙或数个牙出现宽而浅的骨上袋，袋内牙石较多，应考虑

149. 单个牙出现窄而深的骨下袋并常伴有牙齿明显松动，应考虑

150. 早期出现多数牙松动，牙龈炎症轻，袋内牙石较少，应考虑

参考答案与解析

第一单元

1. B【解析】口腔颌面部损伤清创时，对创伤组织应尽量保留，不可随意去除，以免畸形形成；如组织感染，为减少感染机会，应对创伤组织清创，清除异物，对位缝合；创缘不齐的组织更应对位缝合。

2. D【解析】咀嚼肌功能训练不是修复前准备工作的内容。

3. C【解析】腭前神经麻醉适用于上颌前磨牙、磨牙拔除术的腭侧麻醉。鼻腭神经麻醉的麻醉区域：两侧尖牙腭侧连线前方的牙龈、腭侧黏骨膜和牙槽骨。上颌磨牙拔除主要选择上颌结节及腭大孔麻醉（上牙槽后神经+上牙槽中神经+腭前神经）。

4. E【解析】肿瘤抗原有肿瘤特异性抗原 TSA，即肿瘤细胞特有而不存在于正常细胞的一类抗原；肿瘤相关抗原 TAA，是肿瘤细胞和正常细胞均表达的抗原，只有表达量的差异，无严格肿瘤特异性，癌胚抗原、组织特异性分化抗原和过量表达抗原属于此类抗原。TSA 是肿瘤免疫诊断治疗的有效靶点。故选 E。

5. B【解析】除菌洗手液不是个人防护措施。

6. D【解析】社区牙周指数（CPI）能反映牙周的治疗需要情况，且操作简便，因此被 WHO 推荐作为牙周病流行病学的调查指数。

7. E【解析】慢性红斑型念珠菌口炎又叫义齿性口炎，义齿上附着的真菌是主要的致病菌。

8. D【解析】下颌骨开口后前位片常用于检查双侧髁突内外径向的病变。故选 D。

9. B【解析】物理、化学等因素诱导基因突变，此类肿瘤抗原是细胞癌变过程中新合成的蛋白质分子，其特异性强，但抗原性弱，机体可产生一定程度的特异性免疫应答。故选 B。

10. B【解析】采用根尖片分角线投照技术摄影时，X 线中心线若与被检查牙的邻面不平行，而向远中或近中倾斜时，胶片上所显示牙的邻面影像将相互重叠。

11. A【解析】基底细胞液化变性常见于红斑狼疮及扁平苔藓。

12. B【解析】器官非特异性自身免疫疾病和类风湿关节炎为全身性自身免疫疾病，而重症肌无力、1 型糖尿病、甲状腺功能亢进和桥本甲状腺炎均为器官特异性自身免疫病。故选 B。

13. D【解析】A、B、C、E 选项均为全身应用氟化物。

14. A【解析】X 线片显示充填物到达距根尖 0.5mm～2mm 处。

15. C【解析】浅层溃疡只破坏上皮层，深层溃疡则可波及黏膜下层。

16. D【解析】红细胞葡萄糖-6-磷酸脱氢酶（G-6-PD）缺乏症是世界上最多见的红细胞酶病，本病有多种 G-6-PD 基因变异型，包括伯氨喹型药物性溶血性贫血或蚕豆病、感染诱发的溶血、新生儿黄疸等。本病是由于调控 G-6-PD 的基因突变所致。呈 X 连锁不完全显性遗传。故选 D。

17. D【解析】年轻恒牙牙髓病治疗包括间接牙髓治疗、直接盖髓术、牙髓切断术、根尖诱导成形术以及牙髓再血管化治疗。对于根尖呈喇叭口状的年轻恒牙，干髓术会破坏牙乳头。

18. D【解析】抗体的本质是球蛋白，蛋白印记是确认蛋白质组分的试验。故选 D。

19. C【解析】ABD 选项都是执行脑死亡标准的间接效果。至于 E 选项的提法更是错误的，因为这种提法不认为脑死亡的患者已经死亡，故而认为用脑死亡的标准判定人的死亡是在缩短患者的生存时间。执行脑死亡标准的动机和直接目的是更科学地判定死亡，维护死者的尊严。

20. E【解析】红斑属于癌前病变，病理表现为上皮萎缩，有的为上皮异常增生，颗粒型红斑大多为原位癌或已经突破基底膜的早期浸润癌。

21. E【解析】A、B、C、D 选项均为口腔健康教育的常用方法。

22. E【解析】艾滋病的口腔表现为口腔念珠菌病、口腔毛状白斑、坏死性龈炎、HIV 牙周炎、口腔卡波西肉瘤、非霍奇金淋巴瘤。

23. A【解析】自身免疫病是在某些内因和外因诱发下，自身免疫耐受状态被打破，持续迁延的自身免疫对自身抗原产生异常的免疫应答，造成自身细胞破坏、组织损伤或功能异常，导致的临床病症。其基本特征有患者体内可检测到高价的自身抗体和/或自身反应性 T 细胞，这是本病的最重要特征。其他特征还有自身抗体和/或自身反应性 T 细胞介导对自身细胞或自身成分的免疫应答造成损伤或功能障碍；病情转归与自身免疫应答强度相关；应用免疫抑制剂治疗有效；病变组织中有 Ig 沉积或淋巴细胞浸润；通过血清或淋巴细胞可以被动转移疾病。故选 A。

24. C【解析】上牙槽骨的密质骨薄，松质骨多，骨小梁成交织状，在X线片上骨小梁结构显示为颗粒状影像；下牙槽骨的密质骨厚，松质骨少，骨小梁结构在X线片呈网状结构。

25. C【解析】反转录病毒科病毒为含有反转录酶，进行反转录复制的RNA病毒。反转录病毒种类繁多，其主要特点是病毒呈球形，有包膜，表面有刺突；病毒由两条相同的单正链RNA组成，体内含有反转录酶和整合酶；复制经过先反转录为双链DNA，然后整合到细胞染色体DNA中；有3个结构基因和多个调节基因，基因组易发生变异。故选C。

26. B【解析】唾液腺导管阳性结石，注射造影剂时可将结石向后推移，因此不能进行涎腺造影检查。

27. D【解析】木糖醇是常见的低甜度的糖代用品。各种糖类致龋性强弱顺序：蔗糖>葡萄糖>麦芽糖>乳糖>果糖>山梨糖>木糖醇。

28. E【解析】按照卫生关系的不同主体、客体和权利义务内容，将调整卫生关系的法律规范进行分类，大致可以划分为以下几个部分：公共卫生法、医疗法、药事法、中医药法和医疗保障法等。它们共同构成卫生法体系。

29. E【解析】急性根尖周炎的早期，根尖牙周膜血管充血扩张，进一步发展致根尖牙周膜坏死、化脓。炎症向周围牙槽骨扩散，形成根尖周牙槽脓肿。

30. D【解析】涎石病85%发生于下颌下腺。

31. C【解析】牙源性角化囊肿易复发的原因包括：①牙源性角化囊性瘤本身是一种薄壁、易碎的囊肿，手术难以完整摘除，而残留囊壁的上皮具有高度增殖能力。②角化囊性瘤主囊的囊壁内可含有微小的子囊或卫星囊，若手术残留，可继续长大形成囊肿。③角化囊性瘤生长具有局部侵袭性，在颌骨内呈指状外突性生长，因此难以完全摘除囊肿。④可能来源于口腔黏膜具有高度分裂能力的基底细胞，手术时应同时切除与囊性瘤粘连的黏膜。牙源性角化囊肿属于良性肿瘤。

32. C【解析】ABDE选项均为理想牙刷刷毛的特点。

33. D【解析】近远中观，上颌中切牙髓腔最宽的部位在牙冠中1/3处。

34. B【解析】乳牙萌出顺序是Ⅰ，Ⅱ，Ⅳ，Ⅲ，Ⅴ。

35. A【解析】下颌第一磨牙最小的牙尖是远中尖。

36. A【解析】出龈：牙胚破龈而出的现象。萌出：从牙冠出龈至达到咬合接触的全过程。牙萌出的时间是指出龈的时间。

37. D【解析】唇舌面冠，下前牙髓腔最宽的地方在颈缘附近。

38. D【解析】边缘整塑的时机是在制取终印模之前。

39. A【解析】含有两条以上多肽链的蛋白质具有四级结构，所以有四级结构的蛋白质必须具有一个以上的N端和C端。故选A。

40. E【解析】蛋白质分子中，从N端到C端的氨基酸排列顺序称为蛋白质的一级结构。故一级结构中的主要化学键是肽键，此外，蛋白质分子中所有的二硫键的位置也属于一级结构的范畴，但二硫键不是主要的化学键。故选E。

41. E【解析】含有四级结构的蛋白质，单独的亚基一般没有生物学功能，只有完整的四级结构寡聚体才有生物学功能。四级结构中亚基直接通过非共价键连接。胰岛素虽然有二硫键交联的A、B两条链，但它是单体蛋白质，不具有四级结构。不是所有分子都含有辅基。故选E。

42. C【解析】磨牙后垫为覆盖磨牙后三角的软组织垫。磨牙后区位于下颌最后磨牙的后方，由磨牙后三角及磨牙后垫组成。磨牙后垫为覆盖该三角表面的软组织。

43. E【解析】颌骨囊肿分为牙源性颌骨囊肿、非牙源性囊肿和血外渗性囊肿。面裂囊肿是非牙源性囊肿，其他选项均为牙源性颌骨囊肿。

44. C【解析】医务人员坚持医疗卫生保健实践是医德修养的根本途径和方法，故C是正确答案。但是，ABDE选项也是医德修养的途径和方法，只是相比之下属于修养的一般途径和方法。

45. A【解析】用药速度过快，可产生血压下降。

46. B【解析】认知领悟疗法是钟友彬根据心理动力学理论结合中国具体情况提出的中国式的心理分析法。系统脱敏法又名对抗条件疗法、交互抑制法，属于应答性行为疗法。太极拳可以归为行为疗法中的自我调节（控制）技术。

47. C【解析】只有C选项符合准备阶段出现的问题。

48. C【解析】这是一道自来水氟化原则方面的选题，部分学者认为自来水加氟应在Dean规定的三条原则基础上遵循6条补充原则。饮水氟含量的适宜浓度应保持在0.7~1.0mg/L。

49. E【解析】因为医疗事故鉴定不是行政行为，不能提出复议，但可以申请再次鉴定。

50. D【解析】在动物体内可转变为维生素A的物质称为前维生素A，其代表性物质就是胡萝卜素，胡萝卜素分为α-、β-、γ-3种异构体。其中β胡萝卜素比较稳定，效力也强。其为紫红或暗红色的结晶性粉末，不溶于水，微溶于乙醇和乙醚，易溶于氯仿苯和油，熔点176~180℃。故选D。

51. B【解析】影响软骨发育的药物是喹诺酮类药物。孕妇及哺乳妇女不宜使用。故选B。

52. B【解析】《中华人民共和国传染病防治法》中特别指出是在指定场所单独隔离。

53. D【解析】甲状舌管囊肿纤维囊壁含有甲状腺或黏液腺组织；皮样囊肿纤维囊壁含有皮肤附属器；表皮样囊肿纤维囊壁没有皮肤附属器；鳃裂囊肿纤维囊壁含有大量淋巴样组织；鼻腭管囊肿纤维囊壁含有粗大的血管和神经。

54. A【解析】体位移动试验阳性不属于蔓状血管瘤临床表现。其余项都属于蔓状血管瘤的临床表现。

55. C【解析】临床申请用血，必须由中级及以上专业技术职务任职资格的医师提出申请。申请用血量< 800ml，由上级医师批准；申请用血量800～1600ml，由科主任核准；申请用血量>1600ml时，由科主任核准，医务处批准。

56. A【解析】现代医学模式强调健康包括身体健康与心理健康两方面。心理健康与身体健康具有同等重要的地位。也就是说，人们不仅要注意饮食卫生、环境卫生及生理卫生以保证身体健康，也必须注重心理卫生以确保心理健康。这样，才能使人们有效地从事工作、学习和健康地生活。心理健康可以定义为以积极有效的心理活动、平稳正常的心理状态，对当前和发展着的社会环境保持良好的适应。

57. C【解析】医学伦理学的研究对象大致分为四类：医务人员与患者及其家属的关系、医务人员相互之间的关系、医务人员与社会的关系、医务人员与医务科学发展之间的关系。除了C选项，其他都是医学伦理学研究的对象，故选C。

58. C【解析】最早萌出的乳牙是下颌乳中切牙。

59. A【解析】罹患率是反映小范围、短时间发病水平的指标。

60. C【解析】NK细胞抗肿瘤的作用是ADCC、Fas/FasL途径、穿孔素-颗粒酶途径和通过黏附分子结合靶细胞再释放TNF等细胞因子杀伤靶细胞。故选C。

61. B【解析】氟在牙齿中沉积的特点是主要聚积在釉质表层。

62. D【解析】医生的义务包括：遵守法律、法规，遵守技术操作规范；树立敬业精神，遵守职业道德，履行医生职责，尽职尽责地为患者服务；关心、爱护、尊重患者，保护患者的隐私；努力钻研业务，更新知识，提高专业技术水平；宣传卫生保健知识，对患者进行健康教育。故选D。

63. B【解析】由县级以上地方人民政府卫生行政部门责令改正；给患者健康造成损害的，应当依法赔偿，对直接负责的主管人员和其他直接责任人员，依法给予行政处分。构成犯罪的，依法追究刑事责任。故选B。

64. E【解析】应予注销情形易混淆，细节要记牢。死亡或者被宣告失踪的；受刑事处罚的；受（吊销医师执业证书）行政处罚的；依照《中华人民共和国执业医师法》第三十一条规定暂停执业活动期满，再次考核仍不合格的；中止医师执业活动满二年的。故选E。

65. D【解析】医患关系是指医生与患者在健康与疾病问题上建立起来的真诚、信任、彼此尊重的人际关系，是一种特殊的人际关系。在诊治患者的过程中，医患关系非常重要。故选D。

66. C【解析】行为疗法是建立在行为学习理论基础上的心理治疗方法。行为疗法是依据条件反射学说和社会学习理论，以减轻或改善来访者的症状或不良行为为目标的一类心理治疗技术总称。故选C。

67. D【解析】病因预防是口腔癌一级预防的内容。

68. C【解析】病死率表示一定时期内，因患某种疾病死亡的人或动物数量占患病人或动物总数的比例。用于描述某种特定疾病严重程度。

69. C【解析】大环内酯类对革兰阳性球菌、革兰阴性球菌、衣原体、支原体和军团菌有效。对大肠埃希菌、变形杆菌等革兰阴性杆菌无效。故选C。

70. A【解析】标准误也称为抽样标准误，是样本统计量的标准差，衡量的是抽样分布的离散度，对应的随机变量是样本统计量。

71. A【解析】变异系数适用于量纲不同的变量间或均数差别较大的变量间变异程度的比较。

72. C【解析】上颌中切牙的冠根比约为1：1。

73. E【解析】HAV和HEV为粪-口传播，HBV、HCV、HDV均可经血源传播。故选E。

74. B【解析】牙周-牙髓联合病变时，应尽量找出原发病变，彻底消除其感染源，同时也要积极地治疗牙周、牙髓两方面的病变。牙周病变较重且牙髓活力迟钝的患牙应同时做牙髓治疗，以利于牙周病变的愈合。死髓牙应先做牙髓治疗，配合一般牙周治疗。逆行性牙髓炎且牙周病变不易控制者可考虑拔除患牙。故选B。

75. C【解析】稳定溶酶体膜和提高机体对细菌内毒素的耐受力是糖皮质激素抗休克作用机制；糖皮质激素在炎症后期，抑制毛细血管和成纤维细胞的增生，延缓肉芽组织的生成；糖皮质激素能刺激骨髓造血功能，使红细胞和血红蛋白含量增加，大剂量使用可使血小板增多。抑制体内环氧化酶是阿司匹林的药理作用，故选C。

76. D【解析】因为异烟肼的结构与维生素 B_6 相似，使用异烟肼后机体对维生素 B_6 排泄增加，导致维生素 B_6 缺乏而引起周围神经炎。补充维生素 B_6 是避免因其缺乏而引起的不良反应（神经毒性）。故选D。

77. C【解析】乙肝病毒在人体内具有3种存在形式：大球形颗粒（完整的具有感染性的乙肝病毒颗粒）、小球形颗粒（失去病毒核心的乙肝病毒颗粒）、管型颗粒（多个小球形颗粒串联起来的结构），表面均表达乙肝病毒表面抗原。乙肝病毒 HBeAg 阳性表明有强传染性。抗 HBc-IgM 阳性表示体内仍有病毒复制。故选C。

78. C【解析】A、B、D、E选项均为现代根管治疗中常用的根管冲洗药物。

79. B【解析】牙冠折断是牙齿折断最常见的一种类型，有3种情况：单纯釉质折断、釉质折断暴露牙本质、冠折露髓。牙齿挫入是牙齿受外力后，被嵌入牙槽骨内。

80. B【解析】诊断牙周炎的关键指标是附着丧失、牙周袋形成。

81. E【解析】患牙缺损面积大，已行根管治疗，应采用桩核冠修复。咬合紧，故选择金属全冠。

82. B【解析】年长患者的口角炎多与咬合垂直距离缩短有关，口角区皮肤发生塌陷呈沟槽状，导致唾液由口角溢入沟内，故常呈潮湿状态，有利于真菌生长繁殖。垂直距离恢复得过小表现为面部下1/3的距离减小，唇红部显窄，口角下垂，鼻唇沟变深，颏部前突。息止殆间隙偏大，咀嚼时用力较大，而咀嚼效能较低

83. D【解析】右下第一磨牙龋，已穿髓，探痛明显，叩痛（±），温度测验敏感，牙龈未见瘘管。宜采用根管治疗术。

84. D【解析】只注入很小剂量的麻醉药就发生寒战、周身发痒、皮肤充血和大块风团，血压70/40mmHg。已经出现过敏性休克。

85. A【解析】右下颌智齿冠周炎，已行抗感染治疗3天。检查见开口度正常，第三磨牙正位，远中龈瓣覆盖部分牙面，上颌第三磨牙正位萌出。该患者的最佳处理方法是远中龈瓣切除。故本题答案是A。

86. C【解析】不可复性关节盘移位：有典型的关节弹响病史，继之有间断性关节绞锁史，进而弹响消失，张口受限。临床检查张口受限，开口时下颌偏向患侧。

87. E【解析】年轻恒牙修复能力强，必要时可在最易露髓处留少许腐质，之后表面用生物相容性材料覆盖，进行过渡性充填。6~8周后，因相应的修复性牙本质形成，可将残余的腐质去净，进行永久充填。

88. C【解析】患者输血后出现黄疸，HCV-IgM阳性。最可能诊断是丙型肝炎。故选C。

89. E【解析】中央性颌骨癌好发于下颌骨，特别是下颌磨牙区，患者早期无自觉症状，随病变发展，可出现牙痛、局部疼痛、下唇麻木等症状，下唇麻木常是中夹性颌骨癌的首要症状，此时应及时行X线检查，X线片早期表现为根尖区阴影，呈不规则虫蚀状破坏，以后才破坏并侵蚀骨密质。

90. C【解析】尽管ABDE选项均可能造成下颌下区肿胀，但除B选项外均不会有进食时加重，而症状是出现在手术后，手术中误扎下颌下腺导管的可能性比原有结石的可能性大。故选C。

91. A【解析】首先根据病史不难判断这是由智齿冠周炎引起的咬肌间隙感染，加之时间已经1个月余，所以首先要考虑患者已经有边缘性骨髓炎的可能性。对于它的诊断无疑应该了解下颌升支骨皮质有无增生或破坏，因此最佳的辅助诊断手段应该是A。

92. D【解析】现代牙髓和根尖周病，主张第一次就诊即刻行根管治疗和预备，并封药。已经不主张B选项开髓开放，会引起口内细菌的侵入根管。C选项打开髓腔，拔髓引流，是条件不允许情况下的应急处理的措施。

93. E【解析】鳃裂囊肿常发生于下颌角附近。组织学上，90%以上囊壁内衬复层鳞状上皮，部分衬以假复层柱状上皮，其囊壁内含大量淋巴样组织，并形成淋巴滤泡。

94. C【解析】管状引流是颌面部间隙感染常用的引流方法。由普通细橡皮管或导尿管剪成引流物，因系管状，故具有引流作用强和便于冲洗及可注药的特点。

95. C【解析】后牙区人工牙排列覆盖较小是义齿咬颊的常见原因。

96. B【解析】导致问题的原因是垂直距离过高。垂直距离过高会导致面下1/3软组织紧张，鼻唇沟变浅，开口度变小，咀嚼困难，面部酸痛，说话时有义齿撞击音。

97. A【解析】窝沟着色且能卡住探针，可疑龋，是窝沟封闭的适应证。

98. D【解析】最适合的是采用桩核烤瓷（或全瓷）冠修复。该患者中切牙牙冠缺损过大，且经过完善的根管治疗，直接冠修复无法保证修复体固位，而且嵌体、3/4冠、开面冠的美观效果差。

99. B【解析】固定桥修复后出现的问题。题干

已给出接触点松的信息，这是固定桥修复后出现食物嵌塞的常见原因。

100. B【解析】银汞与牙体组织无粘接性。如果牙尖折裂发生，仅会引起一边的牙尖折断。但是树脂与牙体组织有较强的粘接性，所以牙尖发生折裂时会把更多的牙体组织一起损伤，缺损会更大，折裂面到龈下的概率也会更高，因而更不利于修复。

101. A【解析】理想的桩直径应为根径的 1/3。上前牙桩直径应为 1.5~2.5mm。下前牙为 1.1~1.5mm，上下后牙为 1.4~2.7mm。当桩的直径过细会导致桩的折断，而其他选项会导致桩固位不良。故选 A。

102. C【解析】患者对义齿基托材料敏感，因此种植修复是最推荐的方案。

103. C【解析】下颌舌骨嵴是下颌骨骨性隆突，其下一般有组织倒凹。摘戴义齿时疼痛，并且口内检查发现此处溃疡，首先怀疑基托进入下方软组织倒凹。

104. E【解析】全冠粘固后发生龈缘炎的原因有修复体轴壁突度不良，冠边缘过长，边缘抛光不良，修复体边缘有悬突或台阶，试冠、戴冠对牙龈损伤，倾斜牙、移位牙未恢复正常外形，龈沟内粘固剂残留等。

105. C【解析】间接固位体应距离支点线尽量远，以增强义齿稳定。

106. C【解析】不可能导致上述情况的是制备牙体时切除牙体组织过多。继发龋的发生与牙体组织预备过多无关。预备时不做预防扩展，边缘不密和，粘接剂溶解造成渗漏都会造成继发龋。

107. C【解析】牙隐裂是发生在牙面上微小的、临床不易查出的牙体硬组织裂纹。染色剂可以渗入裂纹，清晰显示隐裂纹。其他方法不能清晰显示牙面上的隐裂纹。

108. D【解析】该题要求考生掌握窝沟封闭的操作方法与步骤。每一步的注意事项是本题的考试重点，照射距离约离牙尖 1mm，因此本题答案为 D。

109. A【解析】侵袭性牙周炎的诊断主要依据临床表现和 X 线片上牙槽骨吸收情况，家族史和咬合情况对诊断有帮助，但不如 X 线片表现重要，细菌学检查和白细胞趋化功能检查对诊断有一定的参考意义，但不是临床常规使用的辅助检查手段，因此最重要的还是拍摄 X 线片。

110. C【解析】该患者为青壮年男性，有长期大量吸烟史。根据临床症状牙龈自发出血伴疼痛、口腔奇臭及检查所见，可考虑为急性坏死溃疡性龈炎。故选 C。

111. D【解析】双侧上颌结节均较突出，左侧上颌结节下垂明显，应行单侧上颌结节修整术以消除倒凹并降低高度后再进行修复。

112. B【解析】侧方𬌗时只有工作侧上下尖牙接触，应磨低该侧下尖牙牙尖高度，以达到平衡𬌗。

113. B【解析】18 个月患儿，由家长刷牙。

114. E【解析】略。

115. C【解析】略。

116. B【解析】该病例的修复治疗方案中，首先根据患者的要求和修复效果可排除选项 E。与金属烤瓷冠相比，树脂粘接修复的效果差，且由于缺损量大，树脂粘接容易脱落，所以不考虑树脂充填。由于牙冠缺损面积大，根管治疗后如果直接全冠修复，会因为预备体抗力形差而发生冠折。塑料桩甲冠只能作为暂时性修复体。故选 B。

117. D【解析】在修复前首先要做的就是拍 X 线牙片，了解患牙牙根及牙周组织情况；患牙已露髓，必须进行根管治疗；患者口腔卫生差，修复前需要牙周洁治和卫生宣教。由于患牙无松动，无牙槽突骨折等问题，不需要固定患牙。故选 D。

118. B【解析】磨牙根尖区清晰卵圆形透射影，边界清楚，是牙源性角化囊性瘤的典型影像学特征。

119. A【解析】牙源性角化囊性瘤的治疗首选囊肿刮治术。

120. D【解析】下牙槽神经解剖位置毗邻术区。

121. B【解析】患牙有急性牙髓炎的疼痛特点，探诊时探及深龋洞，探痛（++），说明牙髓暴露或离髓腔非常近，牙髓感染时间长。

122. C【解析】对于急性牙髓炎或慢性牙髓炎急性发作患牙，应开髓引流，以减轻疼痛。

123. E【解析】疼痛缓解后应做右下第二磨牙的根管治疗，同时拔除近中阻生的第三磨牙，以便充填右下第一磨牙。因右下第二磨牙是一个慢性炎症的急性发作，因此不适合做盖髓术。

124. B【解析】全冠修复的牙体预备时尽量保存牙体组织符合修复原则，但必须为修复体预备出足够的修复空间，而且为了使全冠顺利就位，边缘密合，最大周径必须降至颈缘。因患牙为无髓牙，不需要保护牙髓。正确答案应为 B，为了增强固位可利用髓室做固位形。

125. C【解析】无论冠边缘位于龈下 0.5mm、齐龈、龈上，只要边缘密合，都不会刺激牙龈导致牙龈萎缩。𬌗面形态的恢复会影响患牙的受力和咀嚼功能，但不会导致牙龈萎缩。只有当全冠轴面突度过小时，咀嚼时食物对龈缘的冲击会损伤牙龈，导致牙龈萎缩。

126. C【解析】ABDE 选项均可以减小患牙的𬌗力，但加大邻间隙会破坏修复体与邻牙的接触关系，导致食物嵌塞。

127. D【解析】中年女性，耳下无痛肿物，界限清楚，活动，表面结节状，与皮肤无粘连。符合腮腺多形性腺瘤的表现。多形性腺瘤临床表现：生长缓慢，界限清楚，质地中等，扪诊呈结节状，当肿瘤在缓慢生长一段时期以后，突然出现生长加速，并伴有疼痛、面神经麻痹等症状时，应考虑恶变。

128. D【解析】腮腺区肿瘤的术前检查采取穿刺细胞学检查。

129. D【解析】多形性腺瘤处理不当易复发，原因如下：①包膜常不完整，或在包膜中有瘤细胞，甚至在包膜以外的腺体组织中也可有瘤细胞存在。②肿瘤的包膜与瘤体之间黏着性较差，容易与瘤体相分离，如采用剜除术，则包膜很容易残留。此性质决定着治疗方式的选择，主要为手术切除，但不能做单纯肿瘤摘除，即剜除术。应做肿瘤包膜外正常组织处切除。腮腺肿瘤应保留面神经，下颌下腺肿瘤应包括下颌下腺一并切除。

130. A【解析】牙周探诊深度 8～10mm，松动Ⅱ度，冷测剧痛，未查及龋坏及其他非龋疾病，X 线片显示牙槽骨吸收已达根尖，为牙周-牙髓联合病变。

131. A【解析】牙周-牙髓联合病变的预后主要取决于治疗后的牙周状况。

132. E【解析】X 线片显示牙槽骨吸收已达根尖，患牙保留可能性较小。

133. C【解析】患者具备急性牙髓炎的疼痛特点，明确诊断必须用温度测验，其他检查不能作出明确诊断。

134. C【解析】因为患者牙痛的病史长达 1 年，检查叩痛（+），均表明患牙的诊断应是在慢性牙髓炎基础上的急性发作。

135. C【解析】患者左侧上下均有患牙，牙髓炎的痛不定位，因此为明确患牙，应做的检查只能是麻醉试验。

136. E【解析】三联抗生素糊剂（triple antibiotic paste，TAP）由甲硝唑、环丙沙星和米诺环素组成，适宜浓度下具有理想的抗菌效果和时间，细胞毒性小，有效促进牙髓组织的保存与再生及牙体硬组织的形成，但也存在牙齿变色、细菌耐药等问题。注意区别 D 选项，目前已很少使用，碘仿本身并无杀菌作用，但遇到细菌产物时可缓慢分解释放游离碘，在杀菌和使细菌产物氧化的同时，不但对组织无刺激，而且还能促进根尖病灶的吸收，减少渗出。

137. B【解析】Vitapex 作为一种注射式根充材料，可直接将其内部根充糊剂通过特殊注射器注射进根管内，操作快捷、方便，用于治疗乳牙感染根管疗效已获肯定。用电镜和细胞化学技术观察 Vitapex 糊剂诱发的鼠皮下组织钙化的超微结构，结果显示，Vitapex 糊剂能引起异位钙化，包括营养不良性钙化和基质小泡钙化，与骨组织类似，认为有利于牙周韧带间充质细胞分化为成骨细胞或成牙骨质细胞，是优秀的根充材料。

138. D【解析】颞下颌关节紊乱综合征经过功能紊乱期及结构紊乱期，长期反复发作或病变发展可出现关节器质性病变，即骨关节病。临床上常有反复发作的关节区疼痛，关节运动时可闻及连续摩擦音或多声破碎音。故选 D。

139. D【解析】关节紊乱病发展至关节器质性病变期，可出现关节盘穿孔、破裂，在关节运动时由于髁突撞击破碎的关节盘，可产生多声破碎音或摩擦音。故选 D。

140. B【解析】翼外肌功能亢进的主要症状是弹响和开口过大呈半脱位，因下颌运动过度，在开口末期，髁突过度运动，连同关节盘过度牵拉过关节结节，发生弹响，闭口初髁突复位时出现弹响。

141. E【解析】翼外肌痉挛时髁状突运动受限，髁突的滑动减少或消失，故不出现弹响。

142. A【解析】对放疗不敏感的有骨肉瘤、纤维肉瘤、横纹肌肉瘤、腺癌、脂肪肉瘤、恶性黑色素瘤等。

143. C【解析】对放疗中度敏感的为鳞状细胞癌和基底细胞癌。

144. D【解析】对放疗高度敏感的有恶性淋巴瘤、浆细胞肉瘤、未分化癌、淋巴上皮癌、尤因肉瘤等。

145. C【解析】下前牙唇侧与舌侧骨板均薄弱，可摇松后向唇向脱位。

146. C【解析】上前牙唇侧骨质较薄弱，唇向易于脱位。

147. E【解析】下颌第三磨牙的舌侧骨板较薄，故应向舌侧多用力并拔除。

148. D【解析】有骨上袋表示有牙周袋，可排除牙龈疾病。骨上袋表示牙槽骨吸收为水平吸收，另外，患者的牙石多，符合慢性牙周炎的特点。

149. A【解析】窄而深的骨下袋为咬合创伤和侵袭性牙周炎的临床特点，病变只局限于单牙，并有明显的牙松动，则咬合创伤的可能性最大。侵袭性牙周炎的病变一般涉及多个牙（切牙及第一磨牙）。

150. C【解析】早期出现多数牙松动、牙龈炎症轻、牙石少的表现，符合侵袭性牙周炎的临床特点。根据早期牙齿松动表现可排除牙龈疾病和慢性牙周炎，慢性牙周炎牙齿松动出现在晚期，并伴有牙龈明显炎症和牙石。

第二单元

【A_1 型题】

答题说明

每一道考试题下面有 A、B、C、D、E 五个备选答案，请从中选择一个最佳答案。

1. 颌面部创伤患者伴发休克时，错误的处理原则是

A. 镇静、保暖

B. 禁止随意搬动患者

C. 使用吗啡类药物

D. 迅速采取有效的止血措施

E. 补液和维持血压在正常水平

2. 牙釉质在龋病发生中的薄弱环节主要是

A. 釉丛

B. 釉梭

C. 釉板

D. 釉质生长线

E. 釉柱横纹

3. 构成牙齿主体的硬组织是

A. 牙釉质

B. 牙本质

C. 牙骨质

D. 牙槽骨

E. 以上都是

4. 可摘局部义齿的观测线中，Ⅰ型观测线为

A. 基牙向缺隙相反方向倾斜

B. 基牙向缺隙侧倾斜

C. 基牙向近中倾斜

D. 基牙向远中倾斜

E. 基牙不倾斜

5. 关于社区牙周指数计分标准，以下错误的是

A. 0＝牙龈健康

B. 1＝龈炎，探诊后出血

C. 2＝探诊可发现牙石，但探针黑色部分全部露在龈袋外

D. 3＝牙周袋深度在 6mm 或以上

E. 9＝无法检查

6. 下颌姿势位形成的主要机制是

A. 面下 1/3 高度

B. 髁突在关节窝中的位置

C. 咀嚼肌的肌力

D. 降颌肌群的收缩

E. 升颌肌的牵张反射

7. 右侧下颌第一乳磨牙应记录为

A. $\overline{\mathrm{IV}|}$

B. $\overline{\mathrm{V}|}$

C. $\overline{|\mathrm{IV}}$

D. $\overline{|\mathrm{V}}$

E. $\underline{\mathrm{IV}|}$

8. 以下关于合金与瓷粉的要求，描述错误

A. 良好的生物相容性

B. 有良好的强度与硬度

C. 两者可产生化学结合

D. 瓷粉的热膨胀系数略小于合金

E. 合金熔点小于瓷粉

9. 牙髓中的纤维主要是

A. 胶原纤维

B. 弹力纤维

C. 中银纤维

D. 胶原纤维和弹力纤维

E. 胶原纤维和嗜银纤维

10. 儿童第一恒磨牙因龋坏严重须拔牙的最佳时间为

A. 6~7 岁

B. 10~11 岁

C. 8~9 岁

D. 12~13 岁

E. 13 岁以后

11. 牙周翻瓣术中，最关键且最常用的切口是

A. 内斜切口

B. 沟内切口

C. 牙间切口

D. 纵向切口

E. 垂直切口

12. 与药物性牙龈肥大无关的药物是

A. 硝苯地平

B. 苯妥英钠

C. 多西环素
D. 环孢素
E. 维拉帕米

13. 有瘘性慢性根尖周炎的治疗方法是
A. 瘘管搔刮
B. 根尖手术
C. 根管治疗
D. 塑化治疗
E. 患牙拔除

14. 年轻恒牙外伤多发年龄是
A. 5~7岁
B. 7~9岁
C. 9~11岁
D. 12~14岁
E. 16~18岁

15. 妊娠期龈炎的直接病因是
A. 妊娠
B. 食物嵌塞
C. 不良修复体
D. 牙菌斑
E. 不良卫生习惯

16. 最接近急性红斑型念珠菌性口炎临床表现的描述是
A. 病损区黏膜充血，有散在的白色柔软小斑点
B. 病损区黏膜表现为结节状或颗粒状增生，或为固着紧密的白色角质斑块
C. 病损区黏膜充血糜烂，舌背乳头成团块萎缩，周围舌苔增厚
D. 病损区黏膜出现珠光白色网纹伴充血
E. 病损区出现外形弥散的红斑，以舌黏膜多见，严重时舌背黏膜呈鲜红色

17. 牙周翻瓣术中，颊舌侧龈缘高度差别很大，应采用的缝合方式为
A. 冠向复位缝合
B. 锚式缝合
C. 牙间间断缝合
D. 悬吊缝合
E. 水平褥式缝合

18. 菌斑成熟的关键成分是
A. 葡聚糖
B. 蔗糖
C. 葡糖醛酸
D. 果糖
E. 糖基转移酶

19. 对于乳牙严重挫入，且牙冠向唇侧，牙根向腭侧移位，X线检查乳牙根与恒牙胚大量重叠，应采取
A. 牙髓摘除术
B. 手法复位并固定
C. 可观察其自动再萌出，并观察牙髓转归
D. 避免使用患牙咬合2周，不做其他处理
E. 及时拔除乳牙

20. 关于牙菌斑生物膜的描述，正确的是
A. 约7天菌斑发展成熟达高峰
B. 邻近水性通道的细菌为厌氧菌
C. 菌斑形成首先为获得性膜形成
D. 菌斑生物膜可被漱掉
E. 菌斑形成后6小时即可被菌斑显示剂着色

21. 舌隆突是指
A. 牙冠表面近似锥体形、突出成尖的部分
B. 釉质过分钙化，形成的小突起
C. 前牙舌面近颈1/3的半月形隆起
D. 前牙舌面不规则的凹陷
E. 牙釉质的长形隆起

22. 口腔医生最易受感染的途径是
A. 被污染器械刺伤皮肤
B. 操作后不洗手
C. 空气消毒不严
D. 食物消毒不严
E. 接触患者血液和唾液

23. 下列关于口腔分级预防概念的叙述正确的是
A. 三级预防包含一级预防、二级预防
B. 二级预防又称病因预防
C. 二级预防是指防止牙丧失（恢复口腔功能）
D. X线辅助检查属于二级预防
E. 早期充填属于一级预防

24. 固定义齿修复中，基牙及周围组织能承担额外𬌗力来补偿缺失牙功能的生理基础是
A. 患者的适应能力
B. 基牙的整体运动
C. 牙槽嵴黏膜的角化程度
D. 基牙牙冠形态
E. 基牙的牙周储备力

25. 局部处理亚砷酸引起的牙龈组织坏死，临床首选药物为
A. 抗生素糊剂
B. 氢氧化钙糊剂
C. 氧化锌丁香油糊剂
D. 樟脑酚合剂
E. 碘制剂

26. 儿童因过短的舌系带和过锐的新萌中切牙长期摩擦引起的溃疡是

A. 自伤性溃疡
B. 压疮性溃疡
C. Riga-Fede 溃疡
D. Bednar 溃疡
E. 复发性阿弗他溃疡

27. 药物性牙龈增生与牙龈纤维瘤病的鉴别要点不包括
A. 增生的牙龈覆盖牙冠的程度
B. 服药史
C. 家族史
D. 累及牙龈部位
E. 牙龈出血情况

28. 创缘两侧厚薄不等，缝合时要
A. 厚侧进针深些，薄侧进针少一些
B. 多做褥式缝合
C. 做适当的附加切口
D. 两侧进针取同样的厚度
E. 薄侧缝合稍多而深些，厚侧缝合稍少并浅些

29. 临床上一般不用作浸润麻醉的药物是
A. 普鲁卡因
B. 利多卡因
C. 布比卡因
D. 阿替卡因
E. 丁卡因

30. 由器质性病变导致开口度逐渐变小，以致完全不能开口，称为
A. 关节盘移位
B. 咀嚼肌群痉挛
C. 癔症性牙关紧闭
D. 破伤风后牙关紧闭
E. 颞下颌关节强直

31. 关于双侧颞下颌关节急性前脱位的叙述，哪项是错误的
A. 下颌前伸，两颊变平
B. 耳屏前肿胀，后牙接触
C. 前牙开𬌗、反𬌗
D. 复位后应限制下颌运动 2~3 周
E. 外伤患者需做 X 线检查排除髁突骨折

32. 关于三叉神经痛的叙述，错误的是
A. 三叉神经痛分为原发性、继发性两种
B. 疼痛可自发，也可由刺激“扳机点”引起
C. 原发性三叉神经痛患者无论病程长短，神经系统检查无阳性体征
D. 角膜反射的改变常提示为症状性或器质性三叉神经痛
E. 目前治疗三叉神经痛的首选药物是苯妥英钠

33. 进行双侧唇裂修复术最合适的年龄是
A. 1 个月
B. 2 个月
C. 3~5 个月
D. 6~12 个月
E. 2 岁

34. 体位实验阳性的肿瘤是
A. 血管瘤
B. 牙源性角化囊性瘤
C. 神经鞘瘤
D. 成釉细胞瘤
E. 含牙囊肿

35. 下列关于恶性肿瘤特点的叙述哪项是错误的
A. 多呈膨胀性生长
B. 侵犯周围组织
C. 细胞分化差
D. 对机体影响大
E. 细胞形态和结构呈异型性

36. 下列哪项是唾液腺炎症的主要感染途径
A. 淋巴源性感染
B. 血源性感染
C. 逆行性感染
D. 损伤性感染
E. 医源性感染

37. 涎石病的临床表现不包括下列哪项
A. 口干
B. 唾液腺肿大
C. 进食后腺体肿大
D. 停止进食后复原
E. 可触及导管内的硬块

38. 乳牙的描述错误的是
A. 完整的乳牙列对促进儿童的健康成长具有重要意义
B. 乳前牙牙根舌侧有恒牙胚，乳磨牙根分叉处有恒前磨牙胚，治疗乳牙时应避免误伤
C. 乳前牙牙根唇侧有恒牙胚，乳磨牙根分叉处有恒前磨牙胚，治疗乳牙时应避免误伤
D. 通常下颌牙萌出早于上颌同名牙
E. 牙萌出都是左右对称同时萌出

39. 下列最易引起呼吸道阻塞的骨折类型是
A. 颏部正中线状骨折
B. 一侧颏孔区骨折
C. 双侧颏孔区骨折
D. 下颌角部骨折
E. 髁突骨折

40. 慢性边缘性颌骨骨髓炎如已明确骨质破坏的

部位和范围，则病灶清除术的手术时机通常选在病程

A. 1周后
B. 2周后
C. 4周后
D. 2~4周后
E. 8周后

41. 缝合时防止创缘过度内卷和外翻的目的是

A. 防止出血
B. 增加接触面积，促进愈合及愈合后瘢痕不明显
C. 防止异物进入伤口
D. 减小创口张力
E. 可以缝合得较紧，不容易裂开

42. 一侧舌神经麻醉的区域是

A. 舌尖
B. 舌前2/3
C. 对侧舌前2/3
D. 同侧舌前2/3
E. 半侧舌体

43. 拔牙后应考虑给予抗生素、镇痛药及止血药的情况不包括

A. 无全身疾病的简单拔牙患者
B. 手术损伤大
C. 手术时间长
D. 手术区存在炎症
E. 患者全身抵抗力较差

44. 以下不属于慢性闭锁性牙髓炎的临床表现的是

A. 不定时的自发痛
B. 热测引起迟缓痛
C. 叩诊多有不适感
D. 有过自发痛病史
E. 洞内探及穿髓孔

45. 乳牙根尖周炎常见的临床症状为

A. 自发痛
B. 冷热痛
C. 夜间痛
D. 咬合痛
E. 肿胀

46. 拔牙造成上颌窦底小的穿孔，是指其穿孔直径为

A. 2mm
B. 3mm
C. 4mm
D. 5mm
E. 6mm

47. 不能用于乳牙活髓切断术的药物为

A. 戊二醛
B. $Ca(OH)_2$
C. 金属砷
D. 甲醛甲酚
E. Vitapex糊剂

48. 年轻恒牙一般在牙根形成（　　）时萌出

A. 1/2
B. 4/5
C. 2/3
D. 3/4
E. 完全

49. 下列药物中，不能用于口腔念珠菌病局部治疗的是

A. 2%~4%碳酸氢钠
B. 西地碘
C. 制霉菌素、咪康唑
D. 亚甲蓝水溶液
E. 氟轻松软膏

50. 复发性疱疹性口炎复发时易感染的部位是

A. 舌腹面
B. 口唇或接近口唇处
C. 舌背
D. 软腭
E. 颊部

51. 主诉的内容是下列哪一项

A. 患者的用药史
B. 患者就诊的主要原因
C. 患者的职业
D. 患者的口腔情况
E. 以上都对

52. 关于疣状白斑下列哪项说法是错误的

A. 表面有毛刺状突起
B. 常有粗糙感
C. 有明显的局部刺激因素
D. 损害明显高出黏膜表面
E. 与烟酒刺激无关

53. 下列不属于牙列缺失修复前颌面部检查的是

A. 上唇长度及丰满度
B. 颌面部两侧是否对称
C. 面中1/3高度
D. 颞下颌关节是否有疼痛、弹响
E. 下颌开闭口运动是否有习惯性前伸及偏斜

54. 关于地图舌下列哪种说法是正确的

A. 好发于舌腹部
B. 患者常有自发痛

C. 病损区中间表现为丝状乳头萎缩
D. 又称为萎缩性舌炎
E. 发病与口腔环境不佳有关
55. 卡环需设计对抗臂的主要目的是
A. 加强固位作用
B. 加强稳定作用
C. 防止义齿移位
D. 防止义齿摆动
E. 以上均是
56. 下列不属于全口义齿后缘的解剖标志的是
A. 颤动线
B. 腭小凹
C. 上颌结节
D. 翼上颌切迹
E. 磨牙后垫
57. 病损表现常为小丘疹连成线状白色、灰白色花纹的是下列哪种疾病
A. 红斑狼疮
B. 天疱疮
C. 扁平苔藓
D. 白斑
E. 白色海绵状斑痣
58. 全口义齿人工后牙颊舌径要小于天然牙的目的是
A. 易于获得咬合平衡
B. 提高咀嚼效率
C. 减轻牙槽嵴负担
D. 防止咬颊
E. 减小侧向力
59. 关于嵌体预备，下列哪项是错误的
A. 适当磨改异常的对殆牙
B. 轴面最大周径线降至龈缘
C. 去尽病变腐质
D. 提供良好的固位形和抗力形
E. 预防性扩展
60. 可摘局部义齿的组成中不包括
A. 固位体
B. 基托
C. 人工牙
D. 基牙
E. 连接体
61. 复发性阿弗他溃疡发作时，溃疡的一般表现特征是
A. 深、大、黄、痛
B. 黄、红、凹、痛
C. 浅、小、黄、痛
D. 深、大、凹、痛
E. 浅、红、凹、痛
62. 下列哪项不属于牙体缺损的病因
A. 龋病
B. 外伤
C. 磨耗
D. 酸蚀
E. 四环素牙
63. 下列哪项不是牙体缺损修复后引起牙龈炎的原因
A. 咬合不平衡，有早接触点
B. 修复体边缘不密合
C. 修复体边缘过长
D. 食物嵌塞
E. 修复体光洁度差，边缘粗糙
64. 无牙颌口腔专项检查的内容
A. 上下颌弓，牙槽嵴大小、形态和位置
B. 唾液分泌量及黏稠度的检查
C. 口腔及舌的检查
D. 牙槽嵴的吸收情况
E. 以上都对
65. Kennedy 第三类牙列缺损，单侧后牙多颗缺失，余留牙健康，可摘局部义齿的支点线应设计成
A. 斜线式
B. 直线式
C. 横线式
D. 平面式
E. 纵线式
66. 关于理想桩冠外形的要求，描述不正确
A. 与牙根外形一致的圆锥体
B. 从根管口到根尖逐渐缩小呈锥形
C. 各部横径都不超过根径的 1/3，与根部外形一致
D. 与根管壁可不密合
E. 须与根管有共同就位道
67. 颞下颌关节区检查的内容包括
A. 下颌侧方运动
B. 开口度及开口型
C. 颞下颌关节活动度
D. 外耳道前壁检查
E. 以上都对
68. 局部用氟防龋的有效措施不包括
A. 含氟牙膏
B. 含氟牙线
C. 含氟漱口水
D. 含氟涂料

E. 含氟泡沫

69. 一位头部大面积烧伤患者在获知自己的面容没法完全恢复从前的模样后，对在场的医师和护士进行殴打，这属于

A. 角色行为强化

B. 角色行为减退

C. 角色行为异常

D. 角色行为缺如

E. 角色行为冲突

70. 去除暴露的根分叉区菌斑的适宜工具是

A. 牙刷

B. 牙线

C. 冲牙器

D. 电动牙刷

E. 牙间隙刷

71. 不是《中华人民共和国侵权责任法》规定的关于医疗机构及其医务人员填写与保管的病历资料是

A. 手术及麻醉记录

B. 住院志、医嘱单、检验报告

C. 病理资料、护理记录

D. 医疗费用

E. 会诊意见

72. O'Leary 菌斑控制记录卡记录全口每一个牙的牙面数为

A. 1 个

B. 2 个

C. 3 个

D. 4 个

E. 5 个

73. WHO 推荐的用于成年人口腔健康状况的指数年龄组是

A. 30~40 岁

B. 35~44 岁

C. 40~50 岁

D. 45~54 岁

E. 50~60 岁

74. 心理治疗和心理咨询本质上是相同的，但也有下列差别，应除外

A. 工作任务不同

B. 工作时间长短不同

C. 身份和工作方式不同

D. 对象和情境不同

E. 解决问题的性质和内容不同

75. 龋病流行特征不包括

A. 地区分布

B. 时间分布

C. 人群分布

D. 氟化物分布

E. 城乡分布

76. 最先提出“不伤害原则”的西方医学家是

A. 希波克拉底

B. 桑德斯

C. 维萨里

D. 白求恩

E. 盖仑

77. 目前广泛使用的糖代用品是

A. 糖醇

B. 山梨醇

C. 木糖醇

D. 甘露醇

E. 蛋白糖

78. 不属于医学伦理学基本规范内容的是

A. 遵纪守法，依法执业

B. 以人为本，践行宗旨

C. 尊重患者，关爱生命

D. 优质服务，医患和谐

E. 规范行医，重视人文

79. 龋病三级预防的内容不包括

A. 根管治疗

B. 窝沟封闭

C. 补牙

D. 拔牙

E. 义齿修复

80. 关于贝尔面瘫治疗的描述，正确的是

A. 发病 1 周内可予以激素冲击疗法，并配以神经营养药

B. 早期开展针灸，有利于神经功能恢复

C. 早期开始电针治疗，有利于神经功能恢复

D. 面肌功能训练应在发病后 3 个月开始

E. 半年后如面神经功能未恢复，可做静态悬吊手术

【A_2 型题】

答题说明

每一道考题是以一个小案例出现的，其下面都有 A、B、C、D、E 五个备选答案，请从中选择一个最佳答案。

81. 患者，男，25 岁。因口腔颌面部创伤致舌体裂伤，出血明显，口底肿胀，来院就诊，最有效合理的止血方法是

A. 注射止血针
B. 指压患侧的颈总动脉
C. 用纱布块填塞止血
D. 创口缝合止血
E. 做颈外动脉结扎术

82. 患者，女，43 岁。右下颌后牙多个残根，风湿性心脏病 10 余年，二尖瓣狭窄，心功能Ⅰ级。对于该患者最佳的治疗方案是

A. 分次拔除患牙，术前预防性使用抗生素
B. 分次拔除患牙，术后预防性使用抗生素
C. 分次拔除患牙，术前术后预防性使用抗生素
D. 一次拔除全部患牙，术前预防性使用抗生素
E. 一次拔除全部患牙，术前术后预防性使用抗生素

83. 某配戴义齿患者，在调𬌗时发现，下颌前伸至上下颌前牙切缘相对时，左右侧上下颌第二磨牙有接触，左右侧下颌第一磨牙与上颌第二前磨牙也有接触，可以描述为

A. 前伸𬌗完善接触𬌗平衡
B. 前伸𬌗多点接触𬌗平衡
C. 前伸𬌗三点接触𬌗平衡
D. 前伸𬌗不平衡
E. 以上都不是

84. 患者，女，31 岁。左上颌中切牙冠 3/5 缺损，已露髓。相应的检查和治疗过程不包括

A. 盖髓后直接树脂充填
B. 患牙根管治疗
C. 根充后观察 1~2 周
D. 患牙桩核冠修复
E. 前牙区牙片

85. 患儿，男，8 岁。右下第一恒磨牙深龋，去除大块腐质，近髓处留少许软化牙本质，上方用 $Ca(OH)_2$ 盖髓后充填。下次复诊进行二次去腐质的时间是

A. 1~2 周
B. 3~4 周
C. 10~12 周
D. 6~8 周
E. 15 周

86. 患儿，女，10 岁。左下第一磨牙𬌗面龋损。备洞时意外露髓，约针尖大小。临床处理应选择

A. 干髓术
B. 根管治疗
C. 直接盖髓术
D. 活髓切断术
E. 间接盖髓术

87. 某患儿脱落的乳牙上患有龋病。在龋病的切片上，观察到部分牙本质中出现裂隙及串珠样结构。这些表现应见于牙本质龋的

A. 坏死崩解层
B. 细菌侵入层
C. 脱矿层
D. 透明层
E. 脂肪变性层

88. 患儿，女，2 岁。上颌乳中切牙缺失，X 线片上可见乳牙胚，应诊断为

A. 牙齿固连
B. 乳牙迟萌
C. 乳牙滞留
D. 异位萌出
E. 恒牙阻生

89. 患者，女，28 岁。主诉右下后牙钝痛半年。检查：$\overline{6|}$𬌗面深龋，探诊不敏感，机械去腐反应迟钝，叩痛（+），冷热诊迟缓性反应痛。主诉牙的治疗方法应为

A. 充填治疗
B. 安抚治疗
C. 直接盖髓术
D. 活髓切断术
E. 根管治疗

90. 患儿，女，4 岁。因外伤致左上乳中切牙内陷移位，牙龈无明显撕裂伤，牙槽突无折断，X 线片显示恒牙胚未受波及。正确的处理是

A. 立即复位固定
B. 定期复诊观察

C. 立即拔除
D. 牵引复位
E. 不做处理

91. 患者，男，36岁。下颌牙龈肿痛3天。检查：$\overline{6|67}$颊侧龈充血肿胀呈半球样，表面光亮，可扪及波动，指压龈有溢脓，龈袋超过5mm。$\overline{6|67}$松动Ⅱ度，无龋。最可能的诊断是
A. 龈乳头炎
B. 急性多发性龈脓肿
C. 侵袭性牙周炎
D. 牙周脓肿
E. 慢性牙周炎

92. 患者，男，45岁。$\lfloor 2$锥形牙，与邻牙之间有约1.5mm间隙，不可选择的修复方法是
A. 树脂贴面
B. 瓷贴面
C. 金属烤瓷冠
D. 3/4冠
E. 全瓷冠

93. 患者，女，23岁。要求前牙美观治疗。自诉牙齿从小就有花斑，而且同村居民也有类似表现。检查见全口牙釉面均可见不同程度的散在黄褐色及白垩状斑，探硬，无实质性缺损。该患者的牙病诊断是
A. 猖獗龋
B. 氟牙症
C. 静止性龋
D. 四环素牙
E. 釉质发育不全症

94. 患者，男，27岁。左下后牙遇冷水痛3周。检查：左下第一恒磨牙𬌗面龋洞深，叩痛（-）。冷水入洞痛，冷测同对照牙。该患牙诊断最可能是
A. 中龋
B. 深龋
C. 慢性牙髓炎
D. 可复性牙髓炎
E. 牙本质敏感症

95. 患者，男，25岁。前牙有暗黄色斑点。病变牙的磨片显示，釉柱间质矿化不良，而釉质表层过度矿化。最可能的诊断是
A. 釉质发育不全
B. 氟牙症
C. 遗传性乳光牙本质
D. 四环素牙
E. 畸形中央尖

96. 患者，女，47岁。右口底多间隙感染，突然出现高热、寒战，医生考虑诊断为败血症。下列有助于确诊的指征是
A. 白细胞计数及分类计数明显升高
B. 白细胞内有中毒颗粒
C. 血细菌培养阳性
D. 面部出现多个疖肿
E. 全身皮肤出现皮疹

97. 患者，男，18岁。左下后牙遇冷、热、甜、酸痛，无自发痛。检查发现$\lceil 7^{O}$深龋，去腐时敏感，未穿髓，无叩痛。在治疗过程中合理的方法是
A. 用球钻去软龋比挖匙去软龋安全
B. 窝洞制备要求做成壁直底平
C. 可酌情保留少许软龋，用药物处理
D. 洞底用磷酸锌粘固粉垫底
E. 用挖匙以先中央后四周的方式去除腐质

98. 患者，男，55岁。因数日加班劳累后感下唇部不适，局部灼痒疼痛。2天后在下唇及唇周皮肤出现成簇的针头大小的小水疱，破溃后结痂。该患者可能患有的疾病为
A. 唇疱疹
B. 口角炎
C. 固定性药疹
D. 复发性口腔溃疡
E. 多形红斑

99. 患者，男，62岁。下前牙松动1年，检查：下中切牙松动Ⅰ度，牙石（++），探诊深度7mm。全口其他牙牙石（+），探诊深度普遍4~6mm，附着丧失3~4mm。最可能的诊断为
A. 成人牙周炎
B. 增生性龈炎
C. 边缘性龈炎
D. 牙周-牙髓联合病变
E. 快速进展性牙周炎

100. 患儿，男，4岁。检查发现$\overline{E^{MO}|}$深龋洞，腐质未去净，露髓，疼痛。应考虑的处理方法为
A. 直接盖髓术
B. 冠髓切断术
C. 干髓术
D. 姑息性治疗
E. 根管治疗术

101. 患者，女，28岁。因牙龈出血就诊。检查：下前牙牙龈充血肿胀、松软，龈缘及龈乳头颜色暗红，触之出血，附着无丧失，有牙石牙垢。全身未见异常。该患者最可能的诊断为
A. 慢性龈炎
B. 单纯性肥大性龈炎

C. 青春期龈炎
D. 妊娠性龈炎
E. 药物性龈炎

102. 患者，女，22 岁。要求上前牙美容修复。临床检查：上下前牙均有程度不同的黄褐色斑块，部分患牙有牙釉质缺损，质硬。最佳的治疗方案为
A. 牙齿漂白
B. 磷酸酸蚀
C. 磨除着色部分
D. 渗透树脂修复
E. 超声波洁治

103. 患者⌈6 缺失，缺牙间隙大，设计双端固定桥修复。为了减轻桥体所受的殆力，以下措施不正确的是
A. 减少殆面颊舌径
B. 扩大殆面舌外展隙
C. 加深殆面颊舌沟
D. 增加殆面副沟
E. 脱离咬合接触

104. 患者，女，46 岁。右下后牙颊侧牙龈肿胀、疼痛 3 天。检查：右下第一、第二磨牙间颊侧牙龈呈卵圆形膨隆，有波动感，右下第一磨牙松动Ⅱ度，诊断为急性牙周脓肿。若要与牙槽脓肿鉴别，无须进行的检查是
A. 牙髓活力
B. 牙周袋的存在
C. X 线片
D. 是否有龈下牙石
E. 叩痛程度、方式

105. 患者，女，29 岁。左下后牙咬硬物时酸痛。检查：左下第一磨牙殆面中度磨耗，牙冠完整，探咬殆面数个敏感点，刺激去除症状即消失。临床应诊断为
A. 牙隐裂
B. 楔状缺损
C. 牙本质敏感症
D. 牙震荡
E. 釉质发育不全

106. 患者，女，39 岁。因 15 颊颈部楔状缺损引起可复性牙髓炎来院做间接盖髓已 2 周，术后已无症状。修复选用的垫底材料应是
A. 流动树脂
B. 氢氧化钙
C. 磷酸锌水门汀
D. 玻璃离子水门汀
E. 氧化锌丁香油水门汀

107. 患者，女，32 岁。26 邻殆嵌体戴入 1 年后出现冷、热刺激痛。最可能的原因是
A. 嵌体咬合过高
B. 急性牙髓炎
C. 继发龋
D. 急性根尖周炎
E. 急性牙周炎

108. 患者，男，70 岁。⌈6 缺失，缺牙间隙牙槽嵴吸收严重，⌈57 牙槽骨吸收 1/4。拟行固定修复，桥体应设计为
A. 鞍式桥体
B. 改良鞍式桥体
C. 盖嵴式桥体
D. 卫生桥
E. 球形桥体

109. 患儿，男，7 岁。55 牙因严重根尖周病拔除后 8 天，16 牙萌出完全，X 线片显示 15 牙根发育 1/2。应做何处理
A. 制作丝圈式缺隙保持器
B. 4 周后复查，观察间隙变化后再决定是否保持间隙
C. 制作远中导板式保持器
D. 可不做处理
E. 可做固定义齿修复，以恢复功能

110. 患者，男，60 岁。8321|1368 缺失。制作义齿时将模型向后倾斜，可使⌊7 颊侧形成
A. Ⅰ型观测线，卡环臂尖应向近中
B. Ⅰ型观测线，卡环臂尖应向远中
C. Ⅱ型观测线，卡环臂尖应向近中
D. Ⅱ型观测线，卡环臂尖应向远中
E. Ⅲ型观测线，卡环臂尖应向近中

【A_3/A_4 型题】

答题说明

以下提供若干个病例，每个病例下设若干道考题。请根据答案所提供的信息，在每一道考题下面的A、B、C、D、E五个备选答案中选择一个最佳答案。

（111～112题共用题干）

患者，女，58岁。下唇糜烂。检查：见下唇唇红有1.0cm×1.2cm血痂，中央凹陷，边缘微隆，有放射状白色短条纹。

111. 如果患者同时患皮损常见部位是
A. 躯干
B. 前胸
C. 腰背
D. 头面部
E. 四肢

112. 患者无须进行下列哪项检查
A. 组织病理检查
B. 过敏试验
C. 免疫病理检查
D. 皮肤病损检查
E. 血清抗核抗体检查

（113～114题共用题干）

患者，男，24岁。上唇部肿胀疼痛3天伴全身发热。检查：体温37.5°C，上唇肿胀明显，可见多个脓头。

113. 此部位感染最常见的致病菌为
A. 铜绿假单胞菌
B. 大肠埃希菌
C. 金黄色葡萄球菌
D. 变形杆菌
E. 白念珠菌

114. 此部位感染易引发海绵窦化脓性血栓性静脉炎的主要原因是
A. 血运丰富
B. 面静脉无静脉瓣
C. 上唇运动较多
D. 细菌毒力强
E. 局部皮脂腺丰富

（115～117题共用题干）

患者，男，21岁。诉牙松动1年余。口腔检查：CI-S2，上前牙呈扇形排列，4颗第一恒磨牙牙周袋深约6mm，松动Ⅱ度。

115. 拟初步诊断为
A. 青少年后期牙周炎
B. 慢性牙周炎
C. 快速进展型牙周炎
D. 侵袭性牙周炎
E. 成人牙周炎

116. 该病的主要致病菌为
A. 伴放线放线杆菌
B. 中间普氏菌
C. 牙龈卟啉单胞菌
D. 福赛类杆菌
E. 具核梭形杆菌

117. 如该患者患有糖尿病，治疗牙周炎时，其就诊时间应尽量安排在
A. 下午2～3时
B. 早餐前
C. 午餐前
D. 午餐及服药后1.5小时
E. 早餐及服药后1.5小时

（118～120题共用题干）

患者，男，60岁。初戴塑料基托式全口义齿时发现上颌全口义齿左右翘动，受力时患者上腭正中有疼痛感。

118. 引起上颌总义齿翘动的原因首先应考虑
A. 基托伸展过长
B. 印模不准
C. 模型不准
D. 基托变形
E. 与基托组织面相对硬区未缓冲

119. 当检查出首要原因后正确的处理方法是
A. 重做义齿
B. 磨短过长基托
C. 调𬌗
D. 重衬
E. 缓冲压痛硬区的组织面

120. 如果仍有翘动考虑原因应为
A. 唇颊系带缓冲不足
B. 有早接触
C. 基托变形
D. 𬌗不平衡
E. 以上原因均可

（121~122 题共用题干）

口腔预防科在某学校人群中验证一种含氟牙膏的防龋效果，对于研究方案的几个问题经讨论后确定下来。

121. 由于学校学生是以班级为单位学习和活动，因此试验分组按自然排列的顺序是

A. 系统分组

B. 随机分组

C. 分层分组

D. 整群分组

E. 顺序分组

122. 实验周期预计 3 年，采用指数标准为

A. DMFT

B. dmft

C. DMFS

D. dmfs

E. DEFT

123. 实验对象用的学生年级是

A. 1 年级

B. 3 年级

C. 4 年级

D. 5 年级

E. 6 年级

（124~126 题共用题干）

患者，女，28 岁。左耳垂下有时大时小的肿块 5 年，无自觉症状。检查：耳垂下可见一直径 4cm 的肿物，表面皮肤正常但稍偏蓝色，边界不清，质软，可被压缩，头低位时肿块膨大，头回复正常位时肿块亦恢复原状。

124. 临床初步诊断考虑为

A. 毛细管型血管瘤

B. 海绵状血管瘤

C. 蔓状血管瘤

D. 海绵状淋巴管瘤

E. 囊肿型淋巴管瘤

125. 为明确诊断，还应做的检查是

A. 肿块穿刺术

B. B 超检查

C. X 线检查

D. 活体组织病理学检查

E. 磁共振成像检查

126. 治疗所用的药物是

A. 环磷酰胺

B. 泼尼松龙

C. 5%鱼肝油酸钠

D. 10%鱼肝油酸钠

E. 吸收性明胶海绵

（127~129 题共用题干）

患者，男，31 岁。患甲状腺功能减退 2 年。突然高热、头痛。全身乏力，口腔黏膜及牙龈出现坏死性溃疡，被覆假膜，有自发性出血及腐败性口臭。

127. 该患者最可能的诊断是

A. 慢性龈缘炎

B. 急性坏死溃疡性龈炎

C. 慢性牙周炎

D. 疱疹性龈口炎

E. 急性多发性龈脓肿

128. 引起该病最常见的致病菌是

A. 金黄色葡萄球菌

B. 溶血性链球菌

C. 牙龈卟啉菌

D. 梭状杆菌和螺旋体

E. 伴放线放线杆菌

129. 下列治疗方案不适合该患者的是

A. 1%~3%过氧化氢局部冲洗

B. 全身给予高维生素、高蛋白饮食

C. 口服氨苄西林和甲硝唑

D. 积极治疗甲状腺功能减退

E. 口服制霉菌素

（130~132 题共用题干）

患者，男，56 岁。右上第一磨牙残冠慢性根尖周炎。拔除过程中，腭侧根折断，取根时，牙根突然消失，捏鼻鼓气时，牙槽窝内有气泡溢出。

130. 此时进行 X 线检查首选的片位是

A. 头颅正位片

B. 头颅侧位片

C. 上颌曲面体层片

D. 华特位片

E. 根尖片

131. 关于牙根进入上颌窦所引起的后果中错误的是

A. 上颌窦积血

B. 上颌窦炎

C. 口腔上颌窦瘘

D. 邻牙根尖周炎

E. 上颌窦脓肿

132. 如 X 线片示移位牙根已进入上颌窦，但仍位于牙槽窝附近，此时最佳处理方法是

A. 观察

B. 刮匙搔刮取根

C. 从穿孔处冲洗吸出断根

D. 上颌窦根治术

E. 于穿孔处开窗取根

（133~135 题共用题干）

患者，女，63 岁。戴全口义齿 2 周，上唇牵动时感觉疼痛，左侧咬食物时义齿不脱位，右侧咬食物时义齿脱落，有时将颊部软组织咬出血肿，检查见正中咬合接触良好，上唇系带处见 2mm 大小的溃疡，右侧第二磨牙区的颊黏膜见直径 4mm 大小的血肿。

133. 上唇系带处疼痛的原因是

A. 上唇系带过长

B. 上唇系带过短

C. 基托在上唇系带处缓冲不足

D. 基托在上唇系带处不密合

E. 基托在上唇系带处太厚

134. 右侧咬食物时义齿脱落，应该选磨

A. 右侧上后牙颊尖或下后牙舌尖

B. 右侧上、下后牙中央窝

C. 右侧上后牙舌尖或下后牙颊尖

D. 右侧上后牙舌尖或下后牙舌尖

E. 右侧上后牙颊尖或下后牙颊尖

135. 引起右侧颊部咬出血肿的可能原因，下列哪项应除外

A. 基托过厚

B. 后牙覆盖较小

C. 颊部软组织内陷

D. 后牙覆盖较大

E. 殆面有尖锐边缘

【B 型题】

答 题 说 明

以下提供若干组考题，每组考题共用在考题前列出的 A、B、C、D、E 五个备选答案，请从中选择一个与问题关系最密切的答案。某个备选答案可能被选择一次、多次或不被选择。

（136~138 题共用备选答案）

A. 软骨样组织

B. 牙体组织

C. 筛孔样结构

D. 牙乳头样组织

E. 黏液样细胞、表皮样细胞和中间细胞

136. 黏液表皮样癌中含有

137. 腺样囊性癌中含有

138. 多形性腺瘤中含有

（139~141 题共用备选答案）

A. 儿童复发性腮腺炎

B. 舍格伦综合征

C. 阻塞性腮腺炎

D. 腺淋巴瘤

E. 结核

139. 主导管形态正常，分支导管数目较少，末梢导管点状扩张，8 年后复查末梢导管点状扩张完全消失。

140. 主导管扩张呈腊肠状，分支导管扩张

141. 主导管扩张，边缘不整齐呈羽毛状，末梢导管弥漫、散在的点状扩张

（142~144 题共用备选答案）

A. 胶黏剂

B. 润湿剂

C. 防腐剂

D. 摩擦剂

E. 洁净剂

142. 月桂硫酸钠在牙膏中是

143. 二氧化硅在牙膏中是

144. 甘油在牙膏中是

（145~148 题共用备选答案）

A. 藻酸盐类印模材料

B. 印模膏

C. 硅橡胶印模材料

D. 琼脂胶体印模材料

E. 印模石膏

145. 可反复使用的无弹性印模材料是

146. 目前临床最常用的印模材料是

147. 可逆性的弹性印模材料是

148. 不可逆性的无弹性印模材料是

（149~150 题共用备选答案）

A. 牙髓炎

B. 牙龈萎缩

C. 根尖周炎

D. 牙龈炎

E. 牙槽脓肿

149. 后牙修复体颊舌面凸度过大会引起

150. 后牙修复体颊舌面凸度过小会引起

参考答案与解析

第二单元

1. C【解析】本题考查颌面部外伤的急救原则。①积极治疗。当患者出现窒息症状时，需要及早查找起因，展开抢救处理。针对舌后坠的患者，需要将舌牵出在舌前部穿线，之后进行牵拉固定。如果咽喉部位产生异物或是呕吐物时，应当及时清除。处在紧急状态情况下，要将环甲膜切开，予以纠正后才可以改用正规的气管切开术。②止血处理。首先是指压止血，结合患者的出血部位，可以将颈总动脉压在第六颈椎横突部位，从而改善出血不适的症状。另外还有填塞以及包扎止血，针对深部的创口可使用填塞止血。一般情况下浅部的创口，可进行包扎止血，可起到止血的疗效，有助于患者的健康恢复。③清理创口。在冲洗颌面部创伤创口之后，应当注意皮肤的消毒处理，还要加重清创处理，注意尽量保留颌面部位的组织。当患者的唇、舌、鼻、耳等部位产生撕裂伤时，只要没有产生感染或是坏死的情况，均可以尽量保留，将其缝回原位，从而恢复身体健康。

2. C【解析】釉板是片状、贯穿整个牙釉质厚度的结构缺陷。釉板的发生可能来自一组釉柱的成熟不全，牙釉质蛋白的含量较高，或者是由于牙萌出后牙釉质因负重而产生的裂隙，其中含有来自唾液和口腔的有机物。釉板内含有较多的有机物，可成为龋致病菌侵入的途径。故选C。

3. B【解析】牙本质是构成牙主体的硬组织，其冠部和根部分别由牙釉质和牙骨质覆盖，其中央的牙髓腔内有牙髓组织。牙槽骨属于牙周组织。故选B。

4. A【解析】Ⅰ型观测线为基牙向缺隙相反方向倾斜时所画出的导线，基牙上主要倒凹区在远离缺隙侧。

5. D【解析】3=牙周袋深度在4~5mm，4=牙周袋深度在6mm或以上。

6. E【解析】下颌姿势位形成的主要机制是升颌肌的牵张反射

7. A【解析】同原解析。

8. E【解析】略。

9. E【解析】牙髓中的纤维主要是胶原纤维和嗜银纤维。

10. C【解析】第一恒磨牙是龋齿最好发的牙齿，因龋损破坏严重须拔牙的最佳时间是8~9岁。因为这个时期第二恒磨牙尚未萌出，牙冠虽已形成而牙根尚未形成，牙胚位于第一恒磨牙颈线以下，是拔除龋损破坏严重的第一恒磨牙，让第二恒磨牙移位替代第一恒磨牙的最佳时机。过早地拔除第一恒磨牙，对颌的第一恒磨牙可能在第二恒磨牙未移位之前出现下垂或过长而阻碍第二恒磨牙的移位，而且X线检查时尚不能见到第三恒磨牙的牙胚影像；过晚则因第二恒磨牙牙根已大部形成而不易移位替代第一恒磨牙。在临床上应拍摄X线检查第二恒磨牙具体的发育情况及是否有第三恒磨牙牙胚而做具体决定。

11. A【解析】内斜切口是翻瓣术中最关键的切口，也是目前采用最多的切口（A对）。第二切口：沟内切口（B错）。第三切口：牙间切口或牙间水平切口（C错）。纵向切口：在水平切口的近中端或近、远中两端做的纵向切口，也称垂直切口（E错）。是否做纵向切口，取决于手术目的和瓣的设计（D错）。

12. C【解析】A、B、D、E选项均可引起牙龈肥大。

13. C【解析】根管治疗术是治疗牙髓坏死、坏疽或尖周病的一种方法，通过清除根管内的坏死或坏疽物质，进行适当的消毒，并根管充填去除不良刺激，促进根尖周病变愈合。

14. B【解析】年轻恒牙外伤多发生在7~9岁。

15. D【解析】妊娠期龈炎的最根本的病因是牙菌斑。妊娠时性激素水平变化，导致牙龈对局部刺激的反应加强。牙石、不良修复体、不良卫生习惯和妊娠等属于局部促进因素。

16. E【解析】急性红斑型念珠菌性口炎又称抗生素口炎、抗生素舌炎。临床表现为黏膜上出现外形弥散的红斑，以舌黏膜多见，严重时舌背黏膜呈鲜红色并有舌乳头萎缩，双颊、上腭及口角也可有红色斑块。

17. D【解析】对龈瓣的缝合有多种方法，除牙间间断缝合外，较常用的是悬吊缝合法。其优点是利用牙齿来悬吊固定龈瓣，而不单纯靠颊舌侧的拉拢缝合，尤其适用于颊、舌两侧龈瓣高度不一致时，使每侧龈瓣分别在所复位的水平紧密地贴合于牙与骨面，不易发生松脱或造成过大张力。

18. A【解析】牙菌斑中的致龋菌有不同于其他非致龋菌的一些特性。致龋菌可产生糖基转移酶（E错），以蔗糖为底物（B错）合成胞外多糖，主要是葡聚糖，它能加速菌斑的形成（A对）。

19. E【解析】一般乳牙嵌入牙槽不应拉出复位，以避免造成二次创伤或通过牙龈沟和牙周间隙造成感染。乳牙严重挫入，牙冠向唇侧，牙根向腭侧移位，为避免损伤恒牙胚，应该拔除乳牙。

20. C【解析】牙菌斑生物膜是口腔中不能被水冲去或漱掉的细菌性斑块（E错）。牙菌斑生物膜的形成可分为3个基本阶段：①获得性薄膜形成。②细菌黏附和共聚。③菌斑成熟（C对）。一般12小时的菌斑便可被菌斑显示剂着色（D错），早期菌斑增长较快，成熟时则较慢，9天后便形成各种细菌的复杂生态群体，10~30天的菌斑成熟达高峰（A错）。邻近水性通道的细菌为需氧生存（B错）。

21. C【解析】舌隆突是指前牙舌面近颈1/3的半月形隆起。

22. A【解析】A选项是口腔医生经常发生的意外情况。

23. D【解析】口腔疾病三级预防：一级预防即病因性预防，包括进行口腔健康教育、控制及消除危险因素；二级预防是“三早”预防，包括X线辅助检查、发现早期龋及时充填等；三级预防是临床预防，包括防止龋病的并发症、恢复功能。

24. E【解析】基牙的这种承担额外𬌗力的能力是固定桥修复的生理基础，即牙周储备力。

25. E【解析】失活剂尤其是亚砷酸制剂放置于邻面龋洞内，如果封闭不严，封药外溢，可造成牙龈乳头及其深层组织的坏死。表现为牙龈呈充血状暗红色水肿，探诊无痛感，深部有探痛。患者常有局部胀痛及咬合痛。造成牙周组织烧伤的另一原因是在取出失活剂时误将失活剂推压入牙间隙的牙龈上而造成的牙龈坏死。处理方法：用锐利挖匙去除坏死组织，至有感觉为止；3%过氧化氢液冲洗后涂碘甘油或碘制剂。开始时2~3天换药1次，以后1~2周换药1次，到有新鲜的龈组织覆盖为止。

26. C【解析】Riga-Fede溃疡专指儿童舌腹的溃疡，因过短的舌系带和过锐的新萌中切牙长期摩擦引起。

27. E【解析】两者的增生牙龈均不易出血。

28. E【解析】创缘两侧厚薄不等，缝合时要薄侧缝合稍多而深些，厚侧缝合稍少并浅些。

29. E【解析】丁卡因毒性大，一般不做浸润麻醉；因其易溶于水、穿透力强，临床上主要用作表面麻醉。

30. E【解析】强直由于疾病、损伤或外科手术而导致的关节固定、运动丧失。内强直：关节内发生病变，造成关节内纤维性或骨性粘连。外强直：关节外上下颌间皮肤、黏膜或深层组织发生病变。

31. B【解析】双侧颞下颌关节急性前脱位表现为不能闭口，流涎，下颌前伸，两颊变平，耳屏前凹陷，全牙弓均无接触，前牙开𬌗甚至反𬌗。临床表现与髁突骨折相似，所以必要时做X线检查排除髁突骨折，治疗应在复位后限制下颌运动2~3周。

32. E【解析】首选药物应为卡马西平。

33. D【解析】进行双侧唇裂修复术最合适的年龄是6~12个月。

34. A【解析】血管瘤静脉畸形体位实验阳性。

35. A【解析】良性肿瘤多呈膨胀性生长，恶性肿瘤生长为溃疡型、外生型及浸润型。

36. C【解析】唾液性炎症的主要感染途径为逆行性感染。

37. A【解析】涎石病的症状及体征：①进食时，腺体肿大、疼痛；可伴同侧舌或舌尖痛，并放射至耳颞部或颈部。停止进食后不久，腺体自行复原，疼痛亦随之消失。故排除B、D、E。②导管口黏膜红肿，挤压腺体可见少许脓性分泌物自导管口溢出。③导管内的涎石，双手触诊常可触及硬块，并有压痛，压痛下的口腔黏膜下有炎性浸润，排除C。④涎石阻塞引起腺体继发感染，并反复发作。

38. C【解析】乳前牙牙根舌侧有恒牙胚，乳磨牙根分叉处有恒前磨牙胚，治疗乳牙时应避免误伤，其余选项正确。

39. C【解析】双侧颏孔区骨折，下颌易在咀嚼肌牵拉下向后，引起呼吸道阻塞。

40. D【解析】慢性边缘性颌骨骨髓炎如已明确骨质破坏的部位和范围，则病灶清除术的手术时机通常选在病程2~4周后。

41. B【解析】创缘内卷和过度外翻可导致感染及愈合后明显瘢痕。

42. D【解析】一侧舌神经麻醉的区域是同侧舌前2/3。

43. A【解析】无全身疾病的简单拔牙患者无须给予抗生素、镇痛药及止血药。

44. E【解析】慢性闭锁性牙髓炎洞内探诊患牙感觉较为迟钝，去净腐质后无肉眼可见的穿髓孔。

45. E【解析】乳牙根尖周炎常由于炎症累及根尖周组织，并扩散到黏骨膜下导致软组织肿胀。

46. A【解析】当穿孔直径在2mm以下时为小的穿孔，可以按拔牙后常规处理，使牙槽窝内形成高质量的血凝块，待其自然愈合；当穿孔直径在2~6mm时，为中等大小穿孔，可以待其自然愈合，也可以将两侧牙龈拉拢缝合，进一步保护血凝块；当上颌窦穿孔大于7mm时，需要应用邻位组织瓣关闭创口，可将颊侧牙槽骨适当降低后，利用颊侧梯形组织瓣关闭。

47. C【解析】乳牙活髓切断常用药物：甲醛、甲酚、戊二醛、氢氧化钙制剂等。金属砷能使牙髓失活，达到杀死牙髓的目的。但是它具有很强的渗透性，对很多组织都有毒性，而且可呈跳跃性失活，用于牙髓失活。

48. C【解析】当牙根形成达全长的2/3时，牙胚突破牙龈显露于口腔，根尖孔呈喇叭口状。一般经过2~3年，根尖部才完全形成。牙本质和牙骨质还在继续形成，年轻恒牙要经过3~5年才达到与成人相似。

49. E【解析】口腔念珠菌病局部治疗药物包括2%~4%碳酸氢钠、龙胆紫水溶液、西地碘、制霉菌素、咪康唑、氯己定。

50. B【解析】复发性疱疹性口炎一般复发感染的部位在口唇或接近口唇处，故又称为复发性唇疱疹。

51. B【解析】主诉的内容是患者就诊的主要原因和迫切要求解决的主要问题。主诉的内容包括患者感觉不适，如疼痛、过敏、肿胀等；功能障碍，如咀嚼或发音不便；影响社交活动和美观，如口臭、缺牙、牙折、牙形态异常、牙变色等。故选B。

52. E【解析】疣状白斑损害呈灰白色，表面粗糙呈刺状或绒毛状突起，明显高出黏膜，质稍硬，损害多发生于牙槽嵴、口底、唇、上腭等部位。

53. C【解析】面中高度与牙列缺失修复关系不直接相关。

54. C【解析】地图舌好发于舌背、舌尖、舌缘部。中央区病损表现为丝状舌乳头萎缩微凹、黏膜充血发红、表面光滑的剥脱样红斑。周边区病损表现为丝状舌乳头增厚，呈黄白色条带状或弧线状分布，与周围正常黏膜形成明晰的分界。患者一般无疼痛感，若合并感染可有烧灼感，有复发性。

55. E【解析】卡环起固位、稳定和支持作用。卡环臂为卡环的游离部分，弹性，环绕基牙；卡臂尖位于基牙的倒凹区内，是卡环产生固位作用的部分，可防止义齿殆向脱位；卡环臂起始部分较坚硬，起稳定作用及防止义齿侧向移位。

56. C【解析】上颌基托唇颊侧止于唇颊前庭沟黏膜反折皱襞处，腭小凹后2mm与两侧翼上颌切迹的连线，在唇颊系带部位应形成相应的切迹。下颌基托唇颊侧位于前庭沟黏膜皱襞反折皱襞处，舌侧在口底黏膜反折处，在唇颊、舌系带部位应形成相应的切迹，后缘应盖过磨牙后垫1/2或全部。

57. C【解析】扁平苔藓临床表现可为小丘疹连成线状白色、灰白色花纹，形成网状、树枝状、环状等多种形状，也可表现为白色斑块状。

58. C【解析】全口义齿后牙减径主要是为了减轻殆力及牙槽嵴负担。

59. B【解析】嵌体预备时，应去尽腐质，可做必要的预防性扩展。洞形应具有良好的固位形和抗力形，无倒凹，有洞缘斜面。为了减小咬合力，必要时可适当磨改异常的对殆牙。

60. D【解析】基牙不是可摘局部义齿或固定义齿的组成部分。可摘局部义齿一般由人工牙、基托、固位体和连接体4个部件组成。

61. B【解析】复发性阿弗他溃疡发作时，溃疡的一般表现特征是："黄、红、凹、痛"，即病损表面覆盖黄色假膜，周边有充血红晕带，中央凹陷，灼痛明显。

62. E【解析】四环素牙是属于着色牙，不是牙体缺损的病因。

63. A【解析】咬合不平衡，有早接触点会导致创伤殆，出现咬合痛。修复体边缘过长，边缘不密合，光洁度差和食物嵌塞均可能导致牙龈炎症的发生。

64. E【解析】无牙颌口腔专项检查包括：①上下颌弓，牙槽嵴的大小、形态和位置。②牙槽嵴的吸收情况。③口腔黏膜检查，包括口腔黏膜色泽是否正常，有无炎症、溃疡及瘢痕。④舌的检查，包括舌的大小、形状、静止状态时的位置，以及功能活动的情况。⑤唾液分泌量及黏稠度的检查。故选E。

65. D【解析】Kennedy第三类缺牙少、义齿不跨牙弓采用线支承型；缺牙多、义齿跨牙弓者采用面支承型。

66. D【解析】桩应与根管壁密合，保证固位。

67. E【解析】颞下颌关节区检查让患者作开闭口、侧方、前伸等运动，进行视诊、触诊和听诊，检查以下内容。①颞下颌关节活动度。②颞下颌关节弹响。③外耳道前壁。④开口度及开口型。⑤下颌侧方运动。故选E。

68. B【解析】ACDE选项均为局部用氟防龋的措施。

69. C【解析】角色行为缺如是指患者未能进入角色。角色行为减退是指已进入角色的患者，不顾病情而从事力所不及的活动，表现出对病、伤的考虑不充分或不够重视，而影响到疾病的治疗。角色行为强化是指患者对自己的能力表示怀疑，安心于已适应的患者角色现状，或自觉病情严重程度超过实际情况，小病大养。角色行为冲突是指同一个体常常承担着多种社会角色。角色行为异常是指患者受病痛折磨感到悲观、失望等不良心境的影响，导致行为异常，如对医务人员的攻击性言行、病态固执、抑郁、厌世，甚至自杀等。

70. E【解析】根分叉区菌斑依靠牙刷通常很难去除。

71. E【解析】医疗机构及其医务人员应当按照规定填写并妥善保管住院志、医嘱单、检验报告、手术及麻醉记录、病理资料、护理记录、医疗费用等病历资料。

72. D【解析】O'Leary 的菌斑控制记录卡是国际上广泛采用的、能帮助患者记录菌斑控制效果的评价方式。

73. B【解析】略。

74. B【解析】心理咨询和心理治疗两者无本质的区别，但在某些方面有一些不同之处。①服务对象和任务不同：心理咨询的服务对象是正常人，涉及日常生活问题，来访者主要表现为对某些事物的疑惑和不适，程度较轻。心理咨询的任务主要是促进成长和发展，为其正常发展消除心理障碍。而心理治疗的服务对象是心理异常的患者，其表现为心理障碍和疾病，程度较重，心理治疗的目的是弥补患者已经受到的损害。②解决问题的层次不同：心理咨询涉及有关就业、学习、工作、生活、交友等方面的问题，通过改变来访者的认知，使其能正确地面对现实。而心理治疗则涉及内在的人格问题，更多地与无意识打交道。故选 B。

75. D【解析】ABCE 项均是龋病的流行特征。龋病的流行特征包括年龄/人群分布，城乡居民/地区分布，时间分布。

76. A【解析】最先提出“不伤害原则”的西方医学家是希波克拉底。不伤害原则是指在诊治过程中不使患者的身心受到损伤。这是医务工作者应遵循的基本原则。故选 A。

77. C【解析】木糖醇是目前最广泛使用的糖代用品。

78. E【解析】医学伦理学基本规范的内容：①以人为本，践行宗旨。②遵纪守法，依法执业。③尊重患者，关爱生命。④优质服务，医患和谐。⑤廉洁自律，恪守医德。⑥严谨求实，精益求精。⑦爱岗敬业，团结协作。⑧乐于奉献，热心公益。

79. B【解析】窝沟封闭属于龋病一级预防的内容。

80. A【解析】贝尔面瘫在发病的初期可予以激素冲击疗法，并配以神经营养药。

81. D【解析】舌裂伤的急诊处理应及时缝合止血。

82. E【解析】青霉素是预防细菌性心内膜炎的首选药物。如有多个牙须拔除，较安全的方法是在青霉素正确使用控制下，一次全部拔除应拔的牙。部分患者可在术后继续使用药物 3 天。

83. B【解析】前伸𬌗平衡是指下颌由正中颌位依切导向前、向下运动至前牙切缘相对时，后牙保持接触关系。依后牙间接触数目的多少，分为三点接触、多点接触与完善接触𬌗平衡。而多点接触𬌗平衡是指下颌向前运动到上下前牙切缘相对接触的过程中，上下颌牙列两侧后牙区保持着多于一对牙齿的接触关系。

84. A【解析】成年患者，牙冠大面积缺损，已露髓。应拍摄 X 线片明确诊断后行根管治疗。

85. C【解析】年轻恒牙深龋如果估计去净腐质会露髓的情况下，可以保留少量软化牙本质，氢氧化钙护髓，促使修复性牙本质形成。10~12 周后再复诊进行二次去腐治疗。

86. C【解析】左下第一磨牙𬌗面龋损。备洞时意外露髓，约针尖大小。临床处理应选择直接盖髓术。直接盖髓术适应证：意外露髓时露髓孔<1mm；外伤露髓在 4~5 小时内，露髓孔<1mm，且露髓孔表面无污染。

87. B【解析】典型的形成龋洞的牙本质龋有 5 层结构，主要的病理变化出现在细菌侵入层。此层牙本质小管扩展，内含细菌，牙本质因脱矿即有机成分破坏形成裂隙及串珠样结构等。坏死崩解层在制片过程中大部分消失，脱矿层内无细菌存在，因此无串珠样变化和裂隙。透明层为牙本质小管矿化。脂肪变性层为牙本质小管内的成牙本质细胞突起内有脂肪存在。因此正确答案应选 B。

88. B【解析】乳牙滞留是指继承恒牙已经萌出，未能按时脱落的乳牙；或者恒牙未萌出，保留在恒牙列中的乳牙（C 错）。如果 1 周岁后仍不萌出第一颗乳牙，超过 3 周岁乳牙尚未全部萌出为乳牙迟萌（B 对）。由于邻牙、骨或软组织的阻碍而只能部分萌出或完全不萌出，且以后也不可能萌出的牙，称为阻生牙（E 错）。牙齿异位萌出是指恒牙在萌出过程中未在牙列的正常位置萌出（D 错）。牙齿固连是牙骨质与牙槽骨的直接结合，固连部位牙周膜丧失，患牙的𬌗面低于邻牙正常的𬌗平面（A 错）。

89. E【解析】该患牙自发性钝痛半年，深龋，探诊迟钝，叩痛（+），冷热诊迟缓性反应痛均提示为慢性闭锁性牙髓炎，故治疗方法应为根管治疗。

90. B【解析】该患儿 4 岁，上乳中切牙外伤嵌入性脱位，无其他伴随损伤，恒牙胚未受波及，正确的处理是当时不做处理，但要定期复诊观察。只要定期观察嵌入的乳牙自行萌出即可，如果观察发现嵌入的乳牙不能自行萌出，说明有可能牙根和牙槽骨发生固连，应该拔除患牙，以免影响恒牙的正常萌出。

91. D【解析】该病例表现符合牙周脓肿。

92. D【解析】3/4冠不覆盖前牙唇面，无法达到前牙关闭间隙的目的。

93. B【解析】患者全口牙从小就有散在的黄褐色及白垩状斑，而且同村居民也有类似表现，因此牙病的诊断是氟牙症。病损探硬，无实质性缺损，表明不是龋病。题中未提供四环素牙和釉质发育不全症的诊断依据。

94. B【解析】患牙殆面龋洞深，冷水入洞痛，冷测无异常，表明患牙所患龋较中龋深，但牙髓尚未受累，应诊断为深龋。题干内无牙本质敏感症表现的提示。

95. B【解析】氟牙症可表现为过度矿化和矿化不全相伴随。

96. C【解析】血细菌培养阳性可诊断败血症。

97. C【解析】年轻恒牙修复能力强，必要时可在最易露髓处留少许腐质，之后表面用生物相容性材料覆盖，进行过渡性充填。6~8周后，因相应的修复性牙本质形成，可将残余的腐质去净，进行永久充填。

98. A【解析】下唇及唇周皮肤出现成簇的针头大小的小水疱，破溃后结痂。可能患有唇疱疹。故本题答案是A。

99. A【解析】根据牙齿松动、牙周袋形成和附着丧失（牙龈退缩），诊断为成人牙周炎。

100. E【解析】距离换牙期尚早的乳牙，牙髓感染时可采取根管治疗的方法。腐质未去净露髓，说明牙髓慢性感染，不适合进行直接盖髓术和冠髓切断术。

101. A【解析】慢性龈炎临床表现如下。①牙龈色泽：正常牙龈呈粉红色，患龈缘炎时游离龈和龈乳头变为深红或暗红色，这是由于牙龈结缔组织内血管充血、增生所致。②牙龈外形：患牙龈炎时，由于组织水肿，使龈缘变厚，不再紧贴牙面，龈乳头变为圆钝肥大，附着龈水肿时，点彩也可消失，表面光滑发亮。③质地：患牙龈炎时，由于结缔组织水肿和胶原的破坏，牙龈可变得松软脆弱，缺乏弹性。④龈沟深度：牙周组织健康时，龈沟深度一般不超过2mm，当牙龈有炎性肿胀或增生时，龈沟可加深达2mm以上，形成假性牙周袋。⑤探诊出血：健康的牙龈在刷牙或探测龈沟时均不引起出血。患牙龈炎时轻触即出血，探诊也出血。探诊后出血是诊断牙龈有无炎症的重要依据。

102. D【解析】上下前牙变色，且伴有牙釉质缺损。因此渗透树脂修复是最佳治疗方案。渗透树脂的适应证：适合于邻面和光滑面非洞龋损（即位于釉质和牙本质浅层1/3的早期龋）。渗透树脂的优点：早期釉质龋中脱矿物质的机械稳定，保存健康的硬组织（保护患牙和邻牙），永久性地堵塞表层的微孔和龋洞，可以阻止龋病的进展，降低再次龋坏的风险，推迟修复性治疗的时间，没有术后敏感和牙髓炎的风险，降低牙龈炎和牙周炎的风险，对于唇面脱矿的病损（如正畸后的白垩斑块），可以提高美观效果。患者容易接受，不需要多次复诊、不用麻醉和机械磨除。值得注意的是渗透树脂没有X线阻射，治疗的效果可以通过将来的复查来追踪。

103. E【解析】殆力是导致挠曲的主要原因。过大的殆力，会损害基牙牙周组织健康，还会引起桥体挠曲变形，甚至损毁固定桥。在缺牙间隙长时，更应注意减轻殆力，即采取减小殆面颊舌径宽度、扩大殆面外展隙和加深殆面颊舌窝沟和增加殆面副沟等措施。

104. D【解析】牙周脓肿感染来源于牙周袋，一般无龋，牙髓有活力；脓肿部位局限于牙周袋壁，近龈缘，叩痛相对较轻；牙松动度较明显，消肿后仍松动；X线片示牙槽骨嵴有破坏，可有骨下袋；病程相对较短，一般3~4天可破溃。故选D。

105. C【解析】牙本质敏感症主要表现为刺激痛，当刷牙、吃硬物，遇酸、甜、冷、热等刺激时均引起酸痛，尤其对机械刺激最敏感。最可靠的诊断方法是用尖锐的探针在牙面上滑动，可找到1个或数个敏感区。

106. D【解析】可复性牙髓炎恢复后可以做充填。充填材料应尽量符合对牙髓的刺激小，耐用美观的要求，故选用的垫底材料应是玻璃离子水门汀。

107. C【解析】嵌体戴入1年后出现冷热刺激痛，最可能的原因是继发龋。

108. D【解析】后牙牙槽嵴吸收严重，可设计卫生桥，达到良好的自洁作用。

109. A【解析】丝圈式缺隙保持器的适应证为：单侧第一乳磨牙早失；第一恒磨牙萌出后，单侧第二乳磨牙早失。此题中患儿7岁，距后继恒牙萌出还有5年左右。保持器应及早安装避免间隙丧失及后继恒牙的早萌。

110. B【解析】本题考查观测线基本概念。⌊7位于缺隙远中，模型向后倾斜时⌊7向缺隙相反方向倾斜，形成Ⅰ型观测线。远中倒凹增大，适用于三臂卡环，卡环臂尖进入远中倒凹区。

111. D【解析】依据病变部位和临床检查可推测该病为盘状红斑狼疮（DLE）。DLE是一种慢性皮肤-黏膜结缔组织疾病，病损特点为持久性红斑，中央萎缩凹下呈盘状。主要累及头面部皮肤及口腔黏膜。

112. B【解析】进一步的确诊检查包括血常规检查、抗核抗体及其他免疫指标、组织病理学检查、直接免疫荧光检查。

113. C【解析】上唇皮肤感染最常见的致病菌是金黄色葡萄球菌。

114. B【解析】面静脉无静脉瓣，危险三角区的感染易引起海绵窦血栓性静脉炎。

115. D【解析】患者年纪较轻，上前牙呈扇形排列，4颗第一恒磨牙牙周袋深约6mm，松动Ⅱ度，上前牙和第一恒磨牙是发生侵袭性牙周炎的典型牙位。

116. A【解析】侵袭性牙周炎的主要致病菌伴放线放线杆菌。

117. E【解析】现代人体力劳动少，摄取脂肪与糖类的量较多，肥胖者增多，造成糖尿病发生的概率就相应增加。处理上述患有糖尿病的牙周炎患者时，就诊时间应尽量安排在早餐及服药后1.5小时，治疗过程中还应观察有无低血糖出现。治疗时还应减轻其疼痛和紧张心情，因为内源性肾上腺素的分泌可能增加对胰岛素的需求。

118. E【解析】左右翘动且受力时患者有疼痛感，疼痛位置在上腭正中，首先考虑未缓冲。

119. E【解析】找到病因之后根据病因进行相应位置缓冲。

120. C【解析】缓冲组织面后仍未解决翘动问题，考虑基托发生了大面积变形。

121. D【解析】分层分组是针对某一混杂因素进行分组。班级不是防龋效果的混杂因素。整群分组按社区或团体分配，即以一个家庭、一个学校、一个医院、一个村庄或居民区等为单位随机分组。所以答案选D。

122. C【解析】恒牙的龋失补指数是检查龋病时最常用的指数。DMFS比DMFT更精准。

123. B【解析】实验周期预计3年，要随访至毕业的时候。同时3年级学生恒牙陆续萌出。适合用DMFS指数。

124. B【解析】能被压缩、界限不清、表面呈蓝紫色、体位移动试验阳性者，应首先考虑海绵状血管瘤的可能。

125. A【解析】明确海绵状血管瘤的诊断，首选的方法是穿刺。

126. C【解析】首选治疗方法是5%鱼肝油酸钠硬化治疗。

127. B【解析】牙龈坏死性溃疡，被覆假膜，伴有自发性出血及腐败性口臭都是急性坏死溃疡性龈炎的特征性临床表现。

128. D【解析】急性坏死溃疡性龈炎主要致病微生物是梭状杆菌、螺旋体和中间普氏菌。

129. E【解析】急性坏死溃疡性龈炎的治疗应包括1%~3%过氧化氢局部冲洗、全身给予高维生素、高蛋白饮食，口服氨苄西林和甲硝唑。对于本患者，应积极治疗甲状腺功能减退，预防急性坏死溃疡性龈炎复发。

130. E【解析】拔除上颌前磨牙和磨牙时，若牙突然消失，应考虑牙已进入上颌窦或牙槽窝深部，首选X线牙片寻找牙或牙根。

131. D【解析】牙若进入上颌窦而不予处理，一般不会发生邻牙的根尖周炎，题目中给出的其他选项均可能出现。

132. E【解析】题目中提示，牙发生移位，但距离牙槽窝并不远，此时最佳入路是经牙槽窝扩大后取出。如果失败，再考虑其他方法。

133. C【解析】上唇牵动时疼痛，上唇系带处见2mm大小的溃疡，这些信息提示基托在上唇系带处缓冲不足。

134. A【解析】正中咬合接触良好，咀嚼时义齿脱落，提示没有达到平衡殆。应调磨上后牙颊尖的舌斜面或下后牙舌尖的颊斜面。

135. D【解析】后牙覆盖过小会引起咬颊。

136. E【解析】黏液表皮样癌由黏液性细胞、表皮样细胞和中间细胞构成。3种细胞的不同比例和不同分化决定了肿瘤的分化程度，如高、中、低3种分化。

137. C【解析】为腺样囊性癌病理变化基本知识题，同时涉及与其他肿瘤的鉴别诊断。腺样囊性癌的特征性病理改变是形成筛孔样结构，故答案应选C。软骨样组织是多形性腺瘤的表现之一；有牙乳头样组织、牙体组织的肿瘤应是牙源性肿瘤，故不能选择A、B、D。

138. A【解析】多形性腺瘤由3种成分构成，即上皮成分（包括腺上皮和肌上皮）、黏液样物质和软骨样组织。故答案应选A。

139. A【解析】儿童复发性腮腺炎有自愈性。

140. C【解析】阻塞性腮腺炎的典型影像学表现是主导管扩张呈腊肠状，分支导管扩张。

141. B【解析】主导管扩张，边缘不整齐呈羽毛状，末梢导管点、球状扩张，是舍格伦综合征的典型表现。

142. E【解析】月桂硫酸钠也称十二烷基硫酸钠，简称SLS，属阴离子表面活性剂，易溶于水，泡沫丰富，广泛用在牙膏中做泡沫剂和洁净剂。

143. D【解析】二氧化硅可以作为较好的制备透明、半透明牙膏的摩擦剂，目前中高档牙膏品牌通常采用透明和半透明牙膏体，加之二氧化硅成分化学性质稳定，因此二氧化硅是生产质量稳定的牙膏的常用摩擦剂。

144. B【解析】湿润剂可防止牙膏在软管中固化变硬，并使膏体具有光泽等效能。用于牙膏中的湿润剂有甘油、丙二醇、山梨醇等多种。

145. B【解析】印模膏和印模石膏是两种无弹性印模材料。其中，印模膏遇热软化，可反复使用。

146. A【解析】藻酸盐类印模材料是目前临床最常用的印模材料。

147. D【解析】在弹性印模材料当中，A、C 选项是不可逆的，唯一可逆的是琼脂胶体印模材料。

148. E【解析】印模膏和印模石膏是两种无弹性印模材料。其中印模石膏是不可逆的。

149. B【解析】修复体应恢复良好的轴面凸度。凸度过大，失去食物对牙龈的按摩作用，导致牙龈萎缩。

150. D【解析】凸度过小，食物失去排溢道，在牙龈处积聚，引起牙龈炎。

预测试卷六

第一单元

【A_1 型题】

答题说明

每一道考试题下面有 A、B、C、D、E 五个备选答案，请从中选择一个最佳答案。

1. 以下哪项是换药的适应证
A. 创口渗血或渗出物多，疑有血肿或感染
B. 需观察创口或皮瓣血运
C. 敷料松脱或过紧，伤口剧痛
D. 更换或去除引流物
E. 以上都是

2. 可摘局部义齿修复前口内检查的内容不包括
A. 口内软组织的情况
B. 缺牙区牙槽嵴的骨表面状态
C. 唾液的黏度和分泌量
D. 余留牙的情况
E. 缺牙区的部位和数目

3. 囊壁中含有皮肤附件结构的囊肿可能是
A. 皮脂腺囊肿
B. 始基囊肿
C. 表皮样囊肿
D. 皮样囊肿
E. 含牙囊肿

4. 补体系统在激活后可以
A. 诱导免疫耐受
B. 抑制变态反应
C. 结合细胞毒性 T 细胞
D. 启动抗体的类别转换
E. 裂解细菌

5. 氟中毒处理原则
A. 有确切的有机氟气体意外吸入史者，不论有无自觉症状，不必离开现场
B. 催吐，洗胃，口服或静注钙剂，补糖，补液，对症治疗
C. 早期给氧，用纯氧及高压氧
D. 并发成人呼吸窘迫综合征时可应用较高压力的呼气末正压呼吸
E. 尽早、足量、长期应用糖皮质激素

6. 描述性口腔流行病学最常用的研究方法是
A. 横断面调查
B. 纵向调查
C. 常规资料分析
D. 病例-对照研究
E. 群组研究

7. 临床上诊断创伤性溃疡的关键在于
A. 有创伤史，溃疡形态往往与机械性刺激因子相吻合
B. 溃疡表现为孤立的、圆形或椭圆形的浅表性溃疡
C. 溃疡深大，底部有菜花状细小颗粒突起，边缘隆起翻卷，扪诊有基底硬结
D. 溃疡深凹，边缘呈鼠啮状，基底不平，有粟粒样小结节，有红色肉芽组织
E. 溃疡深大呈“弹坑”状

8. 不属于斑纹类疾病的是
A. 口腔白斑
B. 口腔红斑
C. 多形性红斑
D. 扁平苔藓
E. 口腔黏膜下纤维化

9. 下列哪种细胞膜上不含 MHC Ⅰ类分子
A. 红细胞
B. 肾细胞
C. 心肌细胞
D. 上皮细胞

E. 树突状细胞

10. 疑有上颌骨骨折时，最常用的 X 线检查方法是

A. 上颌前部殆片

B. 许勒位片

C. 华特位片

D. 颅底位片

E. 曲面体层片

11. 关于早期牙釉质龋病变的描述，错误的是

A. 肉眼观察为灰白色不透明区

B. 透明层位于病损前沿

C. 脱矿主要发生在表层

D. 暗层孔隙增加，占釉质容积的 2%～4%

E. 病损体部生长线及横纹较清楚

12. 关于肿瘤免疫反应描述正确的是

A. 体液免疫在抗肿瘤免疫中起主要作用

B. 细胞免疫在抗肿瘤免疫中起主要作用

C. 静止的与活化的巨噬细胞均能杀伤肿瘤细胞

D. 诊断主要依赖于肿瘤的特异性抗原的检测

E. 临床使用细胞因子治疗肿瘤效果显著

13. 氟牙症的临床表现，错误的是

A. 一般发生在恒牙

B. 氟牙症的釉质硬度增加

C. 氟牙症常发生在同一时期萌出的同名牙上

D. 釉质上有白垩色到褐色的斑块

E. 机体对氟化物的感受性存在个体差异

14. 用温度测验牙髓活力时，应利用

A. 低于 10℃或高于 30℃的温度

B. 低于 10℃或高于 60℃的温度

C. 低于 20℃或高于 40℃的温度

D. 低于 10℃或高于 40℃的温度

E. 低于 30℃或高于 60℃的温度

15. 牙本质小管扩张呈串珠状是在牙本质龋的

A. 透明层

B. 脱矿层

C. 细菌侵入层

D. 坏死崩解层

E. 病损体部

16. 催化体内储存脂肪（甘油三酯）水解的脂肪酶是

A. 组织脂肪酶

B. 肝脂肪酶

C. 胰脂肪酶

D. 激素敏感性脂肪酶

E. 脂蛋白脂肪酶

17. 固定桥设计过程中，使桥体弯曲变形的主要因素是

A. 桥体金属殆面的厚度

B. 殆力的大小

C. 桥体金属殆面的长度

D. 材料的机械强度

E. 桥体的结构形态

18. 对病毒生物学性状的描述，不正确的是

A. 测量大小的单位为纳米（nm）

B. 含有 DNA 和 RNA 两种核酸

C. 以复制方式增殖

D. 必须寄生于活细胞内

E. 属于非细胞型微生物

19. 以下哪项不是在诊疗过程中，医务人员对患者的自主权主要体现

A. 为患者自主选择提供充分条件

B. 医生的诊疗措施与患者的自主选择发生矛盾时，应遵循医生选择的对策

C. 患者拒绝诊疗措施时，医生要对患者自主选择能力进行判断，确定患者拒绝是否有效

D. 耐心说服患者不合理的要求

E. 正确对待患者的拒绝

20. 牙骨质表面有许多小而浅的凹陷，内有大量细菌。牙骨质磷灰石晶体出现程度不同的溶解、破坏，胶原纤维断裂消失。病损相应髓腔处出现修复性牙本质。该疾病是

A. 慢性牙周炎

B. 牙骨质发育不全

C. 牙骨质过度增生

D. 牙骨质龋

E. 牙本质龋

21. 社区口腔卫生服务的任务不包括

A. 坚持政府领导部门协同

B. 坚持低成本广覆盖

C. 提高专业人员的素质

D. 提供基本口腔卫生服务

E. 坚持预防为主，防治结合

22. 静止龋是在以下何种情况下产生的

A. 机体抵抗力增加

B. 牙齿再矿化能力增加

C. 牙面产生龋的环境消失

D. 口内的致龋病菌减少

E. 牙齿的抗酸力增加

23. 胎儿 4 小时后方能娩出的分娩镇痛可用

A. 吗啡

B. 阿司匹林

C. 二氢埃托啡

D. 芬太尼
E. 哌替啶
24. 下列哪项不是口腔锥形束 CT 的特点
A. 空间分辨率高，数据采集时间短
B. 曝光剂量小
C. 空间分辨率低，数据采集时间短
D. 拍摄成本低
E. 图像质量好
25. 能与血浆游离胆红素结合进行运输的物质主要是
A. 白蛋白
B. 球蛋白
C. 载脂蛋白
D. 运铁蛋白
E. 葡糖醛酸
26. 曲面体层片和根尖片均能显示的解剖结构是
A. 下颌孔
B. 上颌窦
C. 软腭
D. 颈椎
E. 髁突
27. 不常用于控制菌斑的是
A. 香精油
B. 氟化亚锡
C. 氟化钠
D. 三氯羟苯醚
E. 氯己定
28. 颌骨骨髓炎 X 线检查有诊断价值一般于发病后
A. 3 天内
B. 3~7 天
C. 8~12 天
D. 14 天
E. 30 天
29. 下列哪项符合牙髓变性的病理改变
A. 钙盐沉积，形成钙化团块
B. 牙髓细胞退变，中性粒细胞聚集
C. 成牙本质细胞间液体聚集
D. 牙髓细胞减少，纤维成分增多
E. 牙髓细胞减少，出现空泡状间隙
30. 引起根尖周病的免疫因素不包括
A. 坏死牙髓及分解产物
B. 根管内的细菌及其毒素
C. 变性牙髓
D. 酚类根管治疗药物
E. 激素类药物
31. 不属于甲型肝炎病毒特点的是
A. 属于无包膜小 RNA 病毒
B. 主要经粪-口传播
C. 预后不良，可诱发肝癌
D. 病后可获持久免疫
E. 可用灭活或减毒活疫苗预防
32. 影响四环素牙着色程度的因素有
A. 患者的健康状态
B. 患者的发育情况
C. 骨骼的矿化程度
D. 牙本质的矿化程度
E. 药物的种类、剂量、给药次数
33. 最有可能具有 MB2 的牙是
A. 上颌第一前磨牙
B. 上颌第一磨牙
C. 上颌第二磨牙
D. 下颌第一磨牙
E. 下颌第二磨牙
34. 中性殆是指
A. 上颌第一磨牙远中颊尖对着下颌第一磨牙的颊面沟
B. 上颌第一磨牙近中颊尖对着下颌第一磨牙的颊面沟
C. 下颌第一磨牙近中舌尖对着上颌第一磨牙的舌沟
D. 上颌第二磨牙近中颊尖与下颌同名牙的颊沟对位
E. 上颌第一磨牙近中颊尖对着下颌第一磨牙的远颊沟
35. 左侧上颌第一前磨牙应记录为
A. |Ⅳ
B. |5
C. |3. 5
D. |4
E. |D
36. 殆面有近中沟越过近中边缘嵴至近中面最可能出现在
A. 下颌第一前磨牙
B. 下颌第二前磨牙
C. 上颌第二前磨牙
D. 上颌第一前磨牙
E. 下颌第一乳磨牙
37. 下列不是牙萌出特点的是
A. 最早萌出的乳牙是上颌乳中切牙
B. 下颌比上颌同名牙萌出早
C. 女性萌出早于男性

D. 最早萌出的恒牙是下颌第一磨牙

E. 左右对称同期萌出

38. 上颌第一磨牙牙冠上特有的嵴是

A. 三角嵴

B. 边缘嵴

C. 牙尖嵴

D. 颊轴嵴

E. 斜嵴

39. 下列关于可摘局部义齿按义齿对承受力的支持方式的描述，错误的是

A. 黏膜支持式义齿其受的力主要由黏膜负担

B. 混合支持式义齿的受力由天然牙和黏膜、牙槽嵴共同负担

C. 黏膜支持式义齿其受的力主要由黏膜及其下的牙槽骨负担

D. 牙支持式义齿的受力主要由天然牙承担

E. 牙支持式义齿修复效果较好

40. 有关竞争性抑制剂的论述，错误的是

A. 结构与底物相似

B. 与酶的活性中心相结合

C. 与酶的结合是可逆的

D. 抑制程度只与抑制剂的浓度有关

E. 该抑制不能解除

41. 三羧酸循环和有关的呼吸链反应中能产生ATP最多的步骤是

A. 柠檬酸→异柠檬酸

B. 异柠檬酸→α-酮戊二酸

C. α-酮戊二酸→琥珀酸

D. 琥珀酸→苹果酸

E. 苹果酸→草酰乙酸

42. 线粒体中丙酮酸彻底氧化发生

A. 3 次脱羧，5 次脱氢

B. 2 次脱羧，5 次脱氢

C. 4 次脱羧，6 次脱氢

D. 3 次脱羧，7 次脱氢

E. 4 次脱羧，6 次脱氢

43. 哺乳动物牙齿特点及附着于颌骨的方式是

A. 同形牙，有较完善的牙根，位于颌骨的牙槽窝内

B. 同形牙，无牙根，借纤维附着于颌骨的边缘

C. 异形牙，牙根发达，深埋于颌骨的牙槽窝

D. 同形牙，有较完善的牙根，借纤维膜附着于颌骨的边缘

E. 异形牙，牙根小，埋于颌骨的一侧

44. 牙龈增生的病理变化主要是

A. 牙龈上皮增生

B. 牙龈纤维结缔组织增生

C. 牙龈血管增生

D. 牙龈纤维水肿

E. 牙龈纤维瘢痕化

45. 医患双方都具有独立人格，这要求医生做到

A. 不伤害患者

B. 患者是上帝

C. 从各方面关心患者

D. 平等对待患者

E. 关心患者心理需求

46. 血浆半衰期最长的钙阻滞药是

A. 氨氯地平

B. 尼索地平

C. 尼群地平

D. 尼卡地平

E. 硝苯地平

47. 第一磨牙窝沟封闭的适宜年龄是

A. 6~7 岁

B. 6~9 岁

C. 7~8 岁

D. 7~9 岁

E. 8~9 岁

48. 社区卫生服务的特点中，说法不正确的是

A. 以基层卫生保健为主要内容

B. 提供综合性、连续性服务

C. 提供的是可及性服务

D. 进行协调性服务

E. 针对疑难杂症

49. 医疗机构对传染病患者或疑似传染病患者应提供的措施是

A. 医疗救护

B. 医学观察

C. 减免医疗费用

D. 强制医疗

E. 医疗补助

50. 生物氧化通常是指生物体内

A. 脱氢反应

B. 营养物氧化成 H_2O 和 CO_2 的过程

C. 加氧反应

D. 与氧分子结合的反应

E. 释出电子的反应

51. 对青霉素最敏感的病原体是

A. 立克次体

B. 钩端螺旋体

C. 衣原体

D. 支原体

E. 真菌
52. 情感对于情绪来说具有的特点是
A. 伴有明显的行为变化
B. 强烈而冲动
C. 伴有明显的生理变化
D. 稳定而深刻
E. 带有明显的情境性
53. 骨上袋的病理变化主要是
A. 假性牙周袋
B. 牙槽骨无吸收
C. 牙槽骨高度降低
D. 固有牙槽骨吸收
E. 牙周膜破坏明显
54. 上皮错角化的定义是
A. 上皮表层出现较多角化
B. 上皮细胞异形性明显
C. 上皮细胞角化层核残留
D. 上皮棘层内出现角化
E. 上皮角化层出现角化珠
55. 与情绪形成有关的3个要素是
A. 环境、心境、生理变化
B. 情景、心境、条件反射
C. 认知、反应、结果评价
D. 情景、刺激、生理过程
E. 情景、认知、生理状况
56. 思维的重要特征是
A. 分析性和综合性
B. 间接性和概括性
C. 深刻性和全面性
D. 抽象性和创造性
E. 上升性和决策性
57. 下列关于医疗机构开展放射诊疗工作应当具备的条件的说法不正确的是
A. 具有放射事件应急处理预案
B. 具有符合国家相关标准和规定的放射诊疗场所和配套设施
C. 具有质量控制与安全防护专（兼）职管理人员和管理制度，并配备必要的防护用品和监测仪器
D. 产生放射性废气、废液、固体废物的，具有污染物排放处理能力和应急监测方案
E. 具有经核准登记的医学影像科诊疗科目
58. 不属于牙髓细胞的是
A. 成牙本质细胞
B. 成纤维细胞
C. 树突状细胞
D. 成骨细胞
E. 未分化间充质细胞
59. 以下不属于成釉细胞瘤的典型X线片上的表现的是
A. 早期呈蜂窝状
B. 囊壁边缘常不整齐
C. 囊内牙根尖可有不规则吸收
D. 周缘有致密的骨白线
E. 多房性囊肿样阴影
60. 能杀伤细胞的细胞因子是
A. IL-2
B. TNF-α
C. IFN
D. IL-4
E. IL-1
61. 关于氯己定的副作用，错误的说法是
A. 使牙、修复体或舌背上发生染色
B. 不能用于口内手术后
C. 味苦
D. 需加入调味剂
E. 对口腔黏膜有刺激作用
62. 以下属于乙类传染病的一组是
A. 鼠疫、霍乱
B. 病毒性肝炎、人感染高致病性禽流感
C. 艾滋病、风疹
D. 人感染高致病性禽流感、黑热病
E. 麻风、艾滋病
63. 在医患关系中，比较适合共同参与模式的患者是
A. 昏迷患者
B. 智障患者
C. 精神病患者发作期
D. 长期慢性病患者
E. 婴幼儿患者
64. 下列各项中，属于道德意识现象的是
A. 道德教育
B. 道德情感
C. 道德准则
D. 道德修养
E. 道德评价
65. 维护医患之间相互信任的关系，应除外
A. 主动赢得患者信任
B. 对患者出现的疑虑尽量澄清
C. 对患者所提要求言听计从
D. 努力消除误解
E. 珍惜患者的信任

66. 如需要对聋哑儿童进行智力测验可以选用
A. 韦氏学龄前及小学生儿童智力量表
B. 韦氏成人智力量表
C. 韦氏儿童智力量表
D. 斯坦福-比奈量表
E. 专为残疾人设计的测验

67. 依照《中华人民共和国医师法》的规定，不予注册的情形是
A. 变更执业地点和范围的
B. 违反技术操作规范的
C. 被吊销医师执业证书不满两年的
D. 不如实向患者或其家属介绍病情的
E. 使用未经批准的药品或医疗器械的

68. 用于判断口腔卫生状况的指数是
A. 牙龈指教
B. 菌斑指数
C. 龈沟出血指数
D. 探诊出血
E. 牙周指数

69. 青霉素最适于治疗
A. 伤寒、副伤寒
B. 肺炎链球菌肺炎
C. 布鲁菌病
D. 溶血性链球菌感染
E. 细菌性痢疾

70. 影响龋病流行的最主要因素之一是
A. 钙磷摄入的比例与摄入量
B. 刷牙的时间与频率
C. 钙的摄入量与摄入频率
D. 糖的摄入量与摄入频率
E. 就诊的医疗级别与次数

71. 牙周病预防重点集中在
A. 牙石的控制
B. 消除菌斑
C. 控制数病菌
D. 控制唾液菌量
E. 控制菌斑

72. 脑脊液耳漏多见于
A. Le Fort Ⅰ型骨折
B. Le Fort Ⅱ型骨折
C. Le Fort Ⅲ型骨折
D. 颧骨骨折
E. 颧弓骨折

73. 结核分枝杆菌形态学诊断最常用的染色方法是
A. 革兰染色
B. 抗酸染色
C. 亚甲蓝染色
D. 镀银染色
E. 棉兰染色

74. 残髓炎的特点不包括
A. 有牙髓治疗史
B. 探查根管有疼痛感觉
C. 有牙周炎症状
D. 有牙髓炎症状
E. 强温度刺激患牙有迟缓性疼痛

75. 长期应用糖皮质激素后，突然停药所产生的反跳现象是由于患者
A. 对糖皮质激素产生耐药性
B. 对糖皮质激素产生了依赖或病情未能完全控制
C. 肾上腺皮质功能亢进
D. 肾上腺皮质功能减退
E. ACTH 分泌减少

76. 引起药物副作用的原因是
A. 药物的毒性反应大
B. 机体对药物过于敏感
C. 药物对机体的选择性高
D. 药物对机体的作用过强
E. 药物的作用广泛

77. 关于狂犬病病毒的特点，哪项错误
A. 患病动物是传染源
B. 病毒只有一个血清型
C. 狂犬咬伤后 100%发病
D. 可发生毒力变异
E. 可用病毒固定毒株制备疫苗进行预防

78. 上前牙的牙体长轴向近中倾斜的角度由小到大排列为
A. 中切牙、侧切牙、尖牙
B. 侧切牙、中切牙、尖牙
C. 中切牙、尖牙、侧切牙
D. 尖牙、侧切牙、中切牙
E. 尖牙、中切牙、侧切牙

79. 年轻恒牙的牙根形成一般在牙萌出后的
A. 4~6 个月
B. 8~10 个月
C. 1 年
D. 2~3 年
E. 6~7 年

80. 切牙和尖牙邻面已损及切角的龋损，需制备的窝洞是
A. Ⅰ类洞

B. Ⅱ类洞
C. Ⅲ类洞
D. Ⅳ类洞
E. Ⅴ类洞

【A_2 型题】

答题说明

每一道考题是以一个小案例出现的，其下面都有A、B、C、D、E五个备选答案，请从中选择一个最佳答案。

81. 患者，男，31岁。$\overline{4^{MOD}}|$ 树脂充填物完好，颊侧充填物边缘齐龈，叩痛（-），松动Ⅰ度。X线片示根充完善，牙槽骨吸收小于1/3，拟行金合金烤瓷冠修复。烤瓷冠颊侧应选择的边缘类型为
A. 龈上0.5mm宽无角肩台
B. 齐龈0.5mm宽无角肩台
C. 龈上1.0mm宽直角肩台
D. 齐龈1.0mm宽直角肩台
E. 龈下0.5mm宽直角肩台

82. 某地方病研究所普查地方性甲状腺肿病，半个月内查完全乡12 000人，查出各型患者420人，则该乡地方性甲状腺肿病
A. 患病率为3.5%
B. 生存率为3.5%
C. 发病率为3.5%
D. 罹患率为3.5%
E. 感染率为3.5%

83. 患儿，女，10岁。右下后牙进食痛，冷热敏感。检查：右下第一前磨牙远中龋，探腐质软，疼痛敏感，无叩痛，无松动。拟采取的治疗措施
A. 局麻下开髓做活髓切断术
B. 局部麻醉下开髓做牙髓治疗
C. 去净腐质，做间接盖髓术
D. 去大部分腐质，安抚治疗
E. 去净腐质，做直接盖髓术

84. 患者，男，24岁。上唇肿胀疼痛3天，伴发热。检查：体温37.5℃，上唇肿胀明显，可见多个脓头，此患者局部处理的正确方法是
A. 挤出脓头
B. 切开引流
C. 红外线理疗
D. 药物湿敷
E. 局部热敷

85. 某患者X线检查见颌骨囊肿包含一个恒牙牙冠，镜下内衬上皮为复层扁平上皮，上皮较薄，由2~3层扁平细胞构成，无角化，类似于缩余釉上皮。最可能的病理诊断是
A. 含牙囊肿
B. 牙旁囊肿
C. 牙源性角化囊肿
D. 根尖周囊肿
E. 腺牙源性囊肿

86. 下列有关颊间隙的描述错误的是
A. 感染来源多为牙源性
B. 通过颊脂垫与咬肌间隙、翼下颌间隙、颞间隙等相通
C. 脓肿口内切开引流的部位与眶下间隙感染相似
D. 因下颌骨的阻隔，感染不易扩散至下颌下间隙
E. 可导致张口受限

87. 患者，男，47岁。手术时曾输血800ml，1个月后出现恶心、呕吐、黄疸等症状，怀疑为输血后肝炎，进行实验室确诊首先应检查的是
A. 抗HAV
B. 抗HCV
C. 抗HDV
D. 抗HEV
E. 抗CMV

88. 患者，男，45岁。腮腺肿瘤，镜下见肿瘤由黏液细胞、鳞状细胞和体积较小、核深染的细胞组成，形成大小不等的囊性腔隙，有黏液聚积并有间质炎症反应。最可能的诊断是
A. 黏液表皮样癌
B. 多形性腺瘤
C. 腺样囊腺癌
D. 单形性腺瘤
E. 肌上皮瘤

89. 患者，男，52岁。右侧严重的三叉神经第Ⅱ、Ⅲ支痛伴痛性抽搐，该患者可能的表现有
A. 面部潮红
B. 眼结膜充血

C. 表情肌不自主痉挛
D. 咬唇、伸舌
E. 用力揉搓面部

90. 患者，女，63 岁。被诊断为黏液表皮样癌。下列关于该疾病的描述不正确的是
A. 低分化型常见颈淋巴结转移
B. 有的无包膜而向周围组织浸润
C. 约 2/3 的黏液表皮样癌发生在腮腺
D. 血行转移多见，且多转移至肝脏
E. 高分化型生长慢，转移率低，预后较佳

91. 患者，女，21 岁。刷牙出血 3 个月。检查见牙龈红肿，PD 为 2~4mm，无牙龈退缩，为明确诊断应选择下列哪项检查
A. 上颌前部𬌗片
B. 曲面体层片
C. CT
D. 𬌗翼片
E. 上颌后部𬌗片

92. 患者，男，38 岁。右下第一磨牙龋洞深，探不敏感，热测引起疼痛，刺激去除后持续时间长。其诊断可能是
A. 牙髓坏死
B. 急性牙髓炎
C. 慢性牙髓炎
D. 可复性牙髓炎
E. 慢性根尖炎

93. 某患者经检查镜下可见牙髓组织出现大小不等的空泡状间隙，其中充满液体。牙髓细胞减少，成牙本质细胞、血管和神经消失，牙髓整体呈现纤维网状结构。该病理诊断为
A. 成牙本质细胞空泡性变
B. 牙髓网状萎缩
C. 慢性牙髓炎
D. 急性牙髓炎
E. 牙髓钙化

94. 患者，男，25 岁。面部跌伤 1 小时来院急诊。检查见唇部及舌部撕裂伤，唇部有明显活动性出血。应采取的止血方法是
A. 钳夹、结扎止血
B. 阻断止血
C. 压迫止血
D. 药物止血
E. 低温止血

95. 患者，女，60 岁，戴用全口义齿 8 年，主诉最近义齿易松动、压痛，要求重新制作义齿。检查发现：下颌唇沟处黏膜增生、多褶，口底部溃疡，相应处基托边缘过长。接诊时正确的处理是
A. 旧义齿直接法加衬，继续戴用
B. 二次印模，制作新义齿
C. 口服抗生素加漱口水抗感染治疗，继续戴用义齿
D. 修改基托边缘，嘱停戴义齿
E. 告知患者不适宜全口义齿修复

96. 患者，女，21 岁。因外伤造成右上颌中切牙切 2/3 折裂露髓，已行完善根管治疗 1 周，无症状，X 线片无异常。目前应首选哪种修复方式
A. 烤瓷桩核冠
B. 金属全冠
C. 充填修复
D. 烤瓷全冠
E. 嵌体修复

97. 患者，女，20 岁。1|1 先天缺失，缺牙间隙正常，前牙浅覆𬌗。余牙牙周健康。如行固定义齿修复应采用
A. 双端固定桥
B. 半固定桥
C. 单端固定桥
D. 复合固定桥
E. 特殊固定桥

98. 患者，男，65 岁。876|34 缺失，拟行可摘局部义齿修复。5| 设计 RPI 卡环，导平面应预备在 5| 的
A. 近中边缘嵴
B. 远中边缘嵴
C. 远中颊轴角
D. 远中舌轴角
E. 远中邻面

99. 患者，女，60 岁。第一次全口义齿修复，义齿试戴时检查颌位记录正确，患者称外形恢复欠佳，上唇红比拔牙前明显变薄，上下唇比例改变。正确的纠正方法是
A. 上前牙往唇向移动
B. 下前牙往舌向移动
C. 加厚唇基托
D. 加大垂直距离
E. 减小垂直距离

100. 患者，女，72 岁。876| 因牙周病拔除 4 个月，已完成全口牙周治疗，5| Ⅰ度松动，缺牙区牙槽嵴丰满。拟行可摘局部义齿修复，5| 应放置
A. RPI 卡环
B. 三臂卡环
C. 对半卡环

D. 连续卡环

E. RPA 卡环

101. 患者，女，67 岁。无牙颌，已行全口义齿修复 7 年。现诉全口义齿易脱落，咀嚼无力。检查：正中殆位时面下 1/3 垂直距离过低，义齿严重磨损，义齿固位和稳定性差。戴用这样的不良修复体对患者咀嚼运动的影响是

A. 咀嚼效率低，硬韧性食物不易嚼碎

B. 剩余牙槽骨骨密质低

C. 对食物味道的品尝能力下降

D. 义齿不稳定

E. 以上影响都有

102. 患者，男，41 岁。$\underline{2|}$近中切角缺损，牙冠变色，已做根管治疗，无不适症状。X 线片未见异常，患者咬合关系正常。最佳修复设计方案为

A. 嵌体

B. 金属塑料联合全冠

C. 桩核烤瓷冠

D. 塑料全冠

E. 铸造全冠

103. 患者，女，53 岁。无牙颌，牙槽嵴丰满度中等，上颌散在骨尖，右侧上颌结节略大，颌间距离正常。修复前应做处理是

A. 牙周洁治

B. 去骨尖

C. 上颌结节修整术

D. 行唇颊沟加深术

E. 行牙槽骨重建术

104. 患者，男，56 岁，$\underline{7654|4567}$缺失，戴用可摘局部义齿后自觉咀嚼无力。可能的原因是

A. 基托面积过大

B. 基托面积过小

C. 牙尖斜度过大

D. 牙尖斜度过小

E. 垂直距离过高

105. 患者，男，31 岁。$\overline{7|}$远中邻殆面深龋，已充填。局麻下进行全冠牙体预备。戴冠时因摩擦产生酸痛。为避免牙髓受刺激，应采用的永久粘接剂是

A. 丁香油氧化锌粘接剂

B. 牙本质粘接剂

C. 玻璃离子粘接剂

D. 牙釉质粘接剂

E. 磷酸锌粘接剂

106. 患者，女，25 岁。两中切牙邻面发黑已 3 个月，吃糖和进冷食痛，1 周来偶有夜间痛。叩痛(-)。确定主诉患牙必做的检查是

A. 探诊

B. 扪诊

C. X 线检查

D. 温度测验

E. 咬合检查

107. 一开放性外伤患者，急需注射破伤风抗毒素血清，皮试发现过敏，需采用的主要防治措施是

A. 色甘酸钠阻止肥大细胞脱颗粒

B. 生物活性介质拮抗药——苯海拉明

C. 肾上腺素

D. 异种免疫血清脱敏疗法

E. 特异性变应原脱敏疗法

108. 某 HIV 感染者，近日出现继发感染、衰竭、免疫缺陷等 AIDS 症状，入院治疗。目前认为最有效的治疗方案是

A. 应用蛋白酶抑制剂

B. 应用核苷类反转录酶抑制剂

C. 鸡尾酒疗法（联合用药疗法）

D. 应用非核苷类反转录酶抑制剂

E. 脱氧鸟苷单一用药疗法

109. 患者，男，69 岁，知识分子。以肺部肿物待查被收入院，住院后确诊为肺癌。医生尚未将病情告诉患者和家属。而患者告诉医生自己无儿无女，仅与 66 岁的老伴相依为命，如果是肺癌，不要将病情告诉他的老伴，免得她冠心病发作；如果手术，可以自己签字。医生此时为保证在道德层面作出最佳选择，恰当的处理是

A. 对患者家属保密，而对患者不保密

B. 对患者家属不保密，对患者保密

C. 对患者和家属都保密

D. 对患者和家属都不保密

E. 对患者不保密，但如何告知家属由患者决定

110. 患儿，女，7 岁。左下颌乳侧切牙松动Ⅲ度，侧切牙已于舌侧萌出牙冠的 1/4。乳牙拔除时应选择的麻醉药及麻醉方式是

A. 2%普鲁卡因行唇、舌侧局部浸润麻醉

B. 2%利多卡因行唇、舌侧局部浸润麻醉

C. 2%含肾上腺素普鲁卡因行左侧下牙槽神经、舌神经、颊神经阻滞

D. 2%含肾上腺素利多卡因行左侧下牙槽神经、舌神经、颊神经阻滞

E. 2%丁卡因行局部表面麻醉

【A_3/A_4 型题】

答题说明

以下提供若干个病例，每个病例下设若干道考题。请根据答案所提供的信息，在每一道考题下面的A、B、C、D、E五个备选答案中选择一个最佳答案。

（111~112题共用题干）

患者，男，20岁。下前牙松动1年，父亲50多岁，全部牙缺损。否认全身疾病史。检查：牙石（+），全口牙龈轻度红肿，⌈12 松动Ⅱ度，X线片：⌈12 牙槽骨吸收达根长1/2，6⌉近中垂直形吸收达根长2/3，松动度Ⅰ度，余牙牙槽骨无明显吸收。

111. 该患者的诊断是

A. 慢性牙龈炎

B. 慢性牙周炎

C. 局限型侵袭性牙周炎

D. 牙周-牙髓联合病变

E. 广泛型侵袭性牙周炎

112. 对于6⌉首先需进行的处理是

A. 牙周基础治疗

B. 半切术

C. 截根术

D. 引导性组织再生

E. 松牙固定术

（113~115题共用题干）

患者，男性，40岁。右下颌第一磨牙行全冠修复1年余，近来出现对冷热刺激敏感，并有自发痛。检查：右下颌第一磨牙烤瓷金属全冠修复体，叩痛（±），邻接点及边缘良好。

113. 该病例出现自发性疼痛的原因可能是

A. 急性龈乳头炎

B. 牙髓炎

C. 金属微电流刺激

D. 粘固剂选用不当

E. 意外穿髓或管壁侧穿

114. 该病例进一步检查与处理方案是

A. 检查颞下颌关节

B. 拆除修复体

C. X线检查

D. 冠边缘贴合情况

E. 温度测试与牙髓治疗

115. 拆除全冠后进行根管治疗，根管预备过程中患者疼痛明显，最有效果的措施是

A. 髓腔内麻醉

B. 下颌麻醉

C. 牙周膜麻醉

D. 表面麻醉

E. 根管封药

（116~118题共用题干）

患者，女性，12岁。因右下后牙痛1夜就诊。专科检查：4⌉殆面可见畸形中央尖折断痕迹，冷刺激疼痛明显，轻微叩痛。片示4⌉根尖发育完成。

116. 其诊断为

A. 牙髓充血

B. 不可复性牙髓炎

C. 慢性增生性牙髓炎

D. 慢性溃疡性牙髓炎

E. 牙髓坏死

117. 其治疗方法为

A. 分次调磨畸形中央尖

B. 直接盖髓

C. 间接盖髓

D. 根管治疗

E. 根尖诱导成形术

118. 若该患者4⌉根尖未发育完成，其治疗为

A. 分次调磨畸形中央尖

B. 直接盖髓

C. 间接盖髓

D. 根管治疗

E. 根尖诱导成形术

（119~120题共用题干）

患者，男，47岁。右下颌后牙反复肿痛3个月。口腔检查；右下第三磨牙萌出不全，远中有盲袋，冠周无明显炎症。X线片示：右下第三磨牙横向生长，牙冠朝向右下第二磨牙远中根，牙根距离下颌管2mm，无明显龋坏。

119. 拟拔除右下第三磨牙，所需麻醉的神经是

A. 下牙槽神经+舌神经

B. 下牙槽神经+颊神经

C. 下牙槽神经+颊神经+舌下神经

D. 下牙槽神经+舌神经+颊神经

E. 下牙槽神经+舌神经+颊神经+咬肌神经

120. 右下第三磨牙经切开去骨后艰难拔除，拔除1周复诊，出现右下唇麻木，以下处理正确的是

A. 局部注射神经生长因子
B. 麻醉下播刮牙槽窝
C. 麻醉下探查牙槽窝
D. 口服抗生素 1 周
E. 服用甲钴胺片 1 月

（121~123 题共用题干）

患者，女，40 岁。右上后牙因深龋复合树脂充填治疗 1 天后出现自发痛，喝冷水可缓解。临床检查：右上第二磨牙远中邻面树脂充填物，热测（+++），冷测（-），叩诊（±），松动度（-）。

121. 该患牙拟诊为
A. 急性根尖周炎
B. 牙髓充血
C. 继发龋
D. 咬合创伤
E. 急性化脓性牙髓炎

122. 推测其可能的原因为
A. 复合树脂化学刺激
B. 垫底材料选择不当
C. 对牙髓状态判断失误
D. 充填体悬突
E. 异种金属电流作用

123. 该患牙合理的治疗方案为
A. 去除充填物，安抚治疗
B. 调殆，继续观察
C. 重新选择垫底材料后充填
D. 根管治疗
E. 口服抗生素

（124~126 题共用题干）

患者，女，60 岁。因牙周炎拔除全部余留松动牙，拔牙后半个月即做了全口义齿修复。戴牙后半年，因进食时食物塞入基托组织面无法忍受而就诊。

124. 引起进食时食物塞入基托与黏膜之间的原因是
A. 基托伸展过度
B. 人工牙颊舌径过小
C. 基托过薄
D. 基托过厚
E. 基托与黏膜不贴合

125. 如果患者要求继续使用旧义齿，最佳处理方法是
A. 基托边缘调改
B. 更换人工牙
C. 加厚基托
D. 自凝塑料基托重衬
E. 磨薄基托

126. 全口义齿修复最适宜的时机是在拔牙后
A. 1 个月
B. 2 个月
C. 3 个月
D. 5 个月
E. 7 个月

（127~129 题共用题干）

患者，男，17 岁。左下颌下区出现无痛性质软肿物 2 年余。检查：肿块表面皮肤正常，口内检查也无异常。行下颌下肿块手术时见肿块呈囊性，术中囊壁破裂，流出黏稠且略带黄色蛋清样液体，遂将囊壁及下颌下腺一并摘除，但术后不久囊肿复发。

127. 最可能的诊断是下列哪项
A. 下颌下腺囊肿
B. 潜突型舌下腺囊肿
C. 下颌下区软组织囊肿
D. 鳃裂囊肿
E. 囊性水瘤

128. 术前对诊断最有帮助的检查是下列哪项
A. 舌下腺造影
B. 下颌下腺造影
C. 下颌下腺侧位片
D. 囊肿穿刺检查
E. B 超检查

129. 最适治疗方法是下列哪项
A. 完整摘除囊壁，加压包扎
B. 切除下颌下腺，吸尽囊液，加压包扎
C. 切除下颌下腺及摘除囊壁
D. 切除舌下腺及摘除囊壁
E. 切除舌下腺，吸尽囊液，加压包扎

（130~132 题共用题干）

患者，男，28 岁。近 3 日晨起发现口角有血迹，牙龈疼痛，口气明显。检查：上前牙龈乳头尖端变平，个别牙龈乳头如火山口状，表面灰白色伪膜覆盖，未探及釉质牙骨质界。

130. 该患者最可能的诊断是
A. 白血病的龈病损
B. 药物性牙龈肥大
C. 慢性龈炎
D. 急性坏死性溃疡龈炎
E. 遗传性牙龈纤维瘤

131. 对该患者病变区坏死物涂片，可观察到大量的微生物是
A. 球菌和梭形杆菌

B. 球菌和螺旋体
C. 梭形杆菌和螺旋体
D. 牙龈卟淋单胞菌和螺旋体
E. 牙龈卟啉单胞菌和梭形杆菌
132. 初诊应采取的治疗措施是
A. 彻底地龈上洁治
B. 彻底地龈下刮治及局部用米诺环素
C. 去除大块牙石及坏死组织，3%过氧化氢溶液冲洗
D. 行牙龈切除术
E. 服用阿莫西林
（133~135 题共用题干）
患者，男，16 岁。左下后牙龋洞，无明显自发疼痛，食物嵌入时疼痛。检查：$\overline{6|}$ 䶓面龋坏，软化牙本质较多，叩痛（-），冷试敏感，电活力测验正常。去除无基釉后去腐敏感，不能全部去净。
133. 患牙可能的诊断是
A. 中龋
B. 深龋
C. 慢性龋
D. 慢性牙髓炎
E. 急性牙髓炎
134. 患牙的初诊治疗是
A. 垫底充填
B. 活髓切断术
C. 间接盖髓——垫底充填
D. 安抚治疗
E. 双层垫底后充填
135. 充填时选用的垫底材料是
A. 氧化锌丁香油水门汀和磷酸锌水门汀双层
B. 聚羧酸锌水门汀单层
C. 玻璃离子水门汀单层
D. 磷酸锌水门汀单层
E. 氢氧化钙制剂

【B 型题】

答 题 说 明

以下提供若干组考题，每组考题共用在考题前列出的 A、B、C、D、E 五个备选答案，请从中选择一个与问题关系最密切的答案。某个备选答案可能被选择一次、多次或不被选择。

（136~138 题共用备选答案）
A. 充填体过高
B. 意外露髓
C. 充填体脱落
D. 继发龋
E. 乳牙内吸收
136. 充填后咀嚼时疼痛的原因可能是
137. 直接盖髓术的适应证是
138. 制备洞形过浅，没有足够的固位形，易发生
（139~141 题共用备选答案）
A. 牙本质过敏
B. 氟牙症
C. 四环素牙
D. 牙震荡
E. 畸形中央尖
139. 牙齿磨损造成
140. 药物因素可造成
141. 外伤因素可造成
（142~144 题共用备选答案）
A. 指压止血
B. 包扎止血
C. 填塞止血
D. 结扎止血
E. 药物止血
142. 洞穿性创口内出血选用
143. 现场无抢救器械及药品等，紧急情况可用
144. 术后预防创面渗血选用
（145~147 题共用备选答案）
A. 暂时性面瘫
B. 翼静脉丛血肿
C. 恶心、干呕
D. 瞳孔缩小
E. 下颌后区血肿
145. 腭大孔麻醉易引起
146. 下牙槽神经阻滞易引起
147. 上颌结节麻醉易引起
（148~150 题共用备选答案）
A. 龈牙组牙龈纤维
B. 根间组牙周纤维
C. 牙骨膜组牙龈纤维
D. 环行组牙龈纤维

E. 越隔组牙龈纤维

148. 自牙颈部的牙骨质越过牙槽突外侧皮质骨骨膜，进入牙槽突

149. 自牙颈部牙骨质向冠方散开，广泛存在于龈固有层，牵引龈与牙齿紧密结合

150. 自根分叉处的牙根间骨隔顶，止于根分叉区牙骨质

参考答案与解析

第一单元

1. E【解析】以上都是换药的适应证。

2. C【解析】C选项是全口义齿修复前口内检查的内容。

3. D【解析】皮样囊肿囊腔内含有脱落的上皮细胞、皮脂腺、汗腺及毛发等结构。

4. E【解析】补体系统在激活后可以裂解细菌。

5. B【解析】只有B选项符合氟中毒的处理原则。

6. A【解析】描述性口腔流行病学最常用的研究方法是横断面调查。

7. A【解析】创伤性溃疡能发现明显的理化刺激因素或自伤、灼伤等病史。创伤性溃疡的部位和形态往往与机械刺激因子相吻合。

8. C【解析】口腔黏膜斑纹类疾病有口腔扁平苔藓、口腔白斑病、口腔红斑病、盘状红斑狼疮、口腔黏膜下纤维性变、口腔白色角化病及白色海绵状斑痣。

9. A【解析】MHC是所有生物相容复合体抗原的统称，位于细胞表面。MHC Ⅰ的主要功能是在细胞表面显示病原体，以利于T细胞识别，并发挥免疫功能，但不存在于红细胞的细胞膜上。

10. C【解析】华特位片主要用来观察鼻窦、眼眶、颧骨和颧弓，亦可观察上颌骨，故上颌骨骨折时了解骨折部位、上颌窦情况，以及颧骨和颧弓有无伴发骨折，华特位是最佳选择。上颌前部𬌗片、许勒位、经咽侧位片、曲面体层片等均不能对上颌骨骨折作出最好诊断。

11. C【解析】牙釉质龋早期表现为牙表面白垩色不透明区，这种不透光是由于牙釉质的脱钙使其光折射率改变而形成；透明层位于病损的最前沿，和正常牙釉质相连，是龋损最早发生的组织学改变；病损脱矿主要发生在表层下；暗层较透明层孔隙增加，孔隙容积2%～4%；病损体部纹理明显，脱矿较为严重。故选C。

12. B【解析】机体抗肿瘤的主要免疫效应是免疫效应细胞（包括T细胞介导的特异性抗肿瘤免疫和固有免疫细胞）抗肿瘤免疫。由于肿瘤抗原的免疫原性弱，抗体不是肿瘤免疫的重要效应因素。只有活化的巨噬细胞才能杀伤肿瘤细胞；诊断肿瘤主要依赖肿瘤相关抗原，如AFP，CEA等；临床使用细胞因子治疗属于被动免疫治疗。故选B。

13. B【解析】氟牙症是在同一时期萌出的釉质上有白垩色到褐色的斑块，严重者还并发有釉质的实质缺损。

14. B【解析】正常牙髓对20～50℃的水一般无明显反应；对10～20℃的冷水或50～60℃的热水很少引起疼痛。低于10℃为冷刺激，高于60℃为热刺激。

15. C【解析】病损体部：是牙釉质龋病变的主要部分（E错）。透明层牙本质小管管腔变窄，管腔中有矿物盐沉积（A错）。脱矿层位于透明层的表面，是在细菌进入前，酸的扩散所导致的脱矿改变，此层牙本质小管形态仍然比较完整（B错）。细菌侵入层位于脱矿层表面，细菌侵入小管并繁殖，有的小管被细菌所充满，小管扩张呈串珠状（C对）。坏死崩解层为牙本质龋损的最表层，随着液化坏死灶扩大、数量增多，牙本质完全破坏崩解，此区几乎无正常牙本质结构保留（D错）。

16. D【解析】激素敏感性脂肪酶是甘油三酯水解的脂肪酶。

17. B【解析】影响桥体弯曲变形的有关因素：桥体的厚度与长度，桥体的弯曲形变量与桥体厚度的立方成反比，与桥体长度的立方成正比。固定桥支架材料的机械强度，桥体的结构形态，𬌗力的大小是导致桥体弯曲变形的主要原因。

18. B【解析】病毒是一种体积微小，可以通过滤菌器，结构简单，只含有一种类型的核酸（DNA或RNA），必须寄生在活的和敏感的细胞内，以复制的方式进行增殖的非细胞型微生物。

19. B【解析】自主准则是在治疗过程中，患者有询问病情、接受、拒绝或选择治疗方案的自主权。自主准则，就是要求医务人员尊重患者的自主权。这包含三个方面：①为患者的自主选择提供充分条件。②正确对待患者的拒绝。③拒绝患者的不合理要求。故选B。

20. D【解析】牙骨质表面形成凹陷且对应髓腔内有修复性牙本质形成，应为牙骨质龋。

21. D【解析】其余选项均为社区口腔卫生服务的任务。

22. C【解析】静止龋是指龋病发展到某一阶段时，由于病变环境发生变化，隐藏部位变得开放，原有的致病条件发生了改变，龋病不再继续进行，损害仍保持原状，这种特殊龋损即静止龋。

23. E【解析】主要分娩镇痛药物如下。①吗啡：是一种中枢神经抑制剂，有很强的镇静镇痛作用，可提高痛阈50%以上。在分娩的早期，初产妇经常有持续的焦虑。吗啡比哌替啶脂溶性低，理论上通过胎盘屏障慢，但其有更强大穿透婴儿大脑的能力而引起呼吸抑制等不良反应。肌内注射8~10mg吗啡之后15分钟即出现镇痛作用，10分钟后母儿血液浓度达到平衡，20分钟后开始抑制胎儿呼吸功能，1小时达到高峰，抑制作用持续30分钟后逐渐减退，注射4小时左右作用消退。因此，吗啡只适合在产程开始的分娩早期应用。吗啡静脉PCA的使用方法：负荷剂量为3~5mg，单次追加量为1mg，锁定时间为5~6分钟，限量为每4小时20mg。②哌替啶：是一种化学合成的中枢性止痛药。镇痛作用较吗啡弱(1/10)，持续时间也比较短（3~4小时）。母体静脉注射后，仅数秒即可在胎儿血中出现，6分钟后母血与胎儿血内的药物浓度达到平衡。母体肌内注射哌替啶，在胎儿血中出现较静脉用药稍延迟，浓度也较低。哌替啶对胎儿呼吸中枢的影响程度取决于用药时间，应在娩出前1小时内或4小时以上使用较为安全。哌替啶对宫缩有促进作用，可使第一产程缩短，用量50~100mg，肌内注射，10~20分钟后出现镇痛作用，1.0~1.5小时达高峰，2小时后消退。有的产妇出现头晕、恶心、呕吐、烦躁不安等不良反应，用药不宜超过2次。最后一次应在估计分娩前4小时用药，以免发生新生儿呼吸抑制或窒息。约50%的产妇可获得良好的镇痛效果。③芬太尼：该药的镇痛效力为吗啡的100~180倍，是哌替啶的550~1000倍。静脉注射后迅速产生镇痛作用，是临床常用的强效镇痛药之一，具有作用快、维持时间短的特点，常用于分娩镇痛。

24. C【解析】与全身CT相比，口腔锥形束CT(CBCT)的优点：空间分辨率高，图像质量好，数据采集时间短，辐射剂量较小，拍摄成本相对较低。故选C。

25. A【解析】胆红素主要源于衰老红细胞内血红素的降解。胆红素在血液中主要与白蛋白结合而运输，此称游离胆红素，具有脂溶性、不能透过肾小球、有毒性、与重氮试剂呈间接反应等特点。游离胆红素可自由通透血窦面的肝细胞膜而被摄取。在肝细胞胞质，胆红素与Y蛋白或Z蛋白（Y蛋白为主）结合并转运至内质网，在此被结合转化成葡糖醛酸胆红素，此称结合胆红素，具有水溶性、能透过肾小球、无毒性、与重氮试剂呈直接反应等特点。在血浆中存在的球蛋白、载脂蛋白和运铁蛋白都不能与胆红素结合。故选A。

26. B【解析】曲面体层片可显示双侧上颌骨、下颌骨、上颌窦、颞下颌关节及全口牙齿，重要解剖标志有下颌孔、下颌小舌、下颌管、髁突、喙突、硬腭、上颌窦、颧弓、颧骨。根尖片能显示牙及牙周组织的图像，还可见颌骨正常解剖结构。①上颌中切牙位根尖片可见切牙孔、腭中缝、鼻腔及鼻中隔。②上颌磨牙位根尖片可见上颌窦底部、颧骨、喙突、上颌结节及翼钩。③下颌中切牙位根尖片可见颏棘、颏嵴、营养管。④下颌前磨牙位根尖片可见颏孔。⑤下颌磨牙位根尖片可见下颌骨外斜线、下颌管、下颌骨下缘。故选B。

27. C【解析】氟化钠可用于防龋。

28. D【解析】颌骨骨髓炎发生2周后，病变区域才有死骨形成，此时拍片才有诊断价值。

29. B【解析】牙髓变性是中性粒细胞聚集属于牙髓的急性炎症。故选B。

30. E【解析】导致根尖周病变的免疫因素为根管内的抗原物质，包括细菌及其毒素，感染变性的牙髓及其分解产物，进入根尖周组织，引起局部或机体的免疫反应；根管内封入的酚醛类药物可以成为半抗原，使得疼痛不但不能缓解，反而加重，故选E。

31. C【解析】甲肝病毒属无胞膜小RNA病毒，粪-口传播，预后良好，不会导致肝癌。故选C。

32. E【解析】影响四环素牙着色程度的因素包括：药物的种类（四环素和去甲金霉素着色深，土霉素和金霉素着色浅）、用药剂量和次数（一般的用药量两次足以致牙着色，一次剂量大的四环素足以造成四环素牙，服药疗程与着色程度成正比）、四环素在牙本质内的结合位置（越靠近釉牙本质界越易着色）、釉质本身的结构（釉质发育不全的四环素牙着色重）。

33. B【解析】上颌第一磨牙的根管系统的特点是有可能具有MB2。据报道，约有50%以上的病例上颌第一磨牙具有MB2。

34. B【解析】中性𬌗是指上颌第一磨牙近中颊尖对着下颌第一磨牙的颊面沟。

35. D【解析】临床牙位记录分乳牙牙位记录和恒牙牙位记录。乳牙用罗马数字Ⅰ、Ⅱ、Ⅲ、Ⅳ、Ⅴ表示乳中切牙、乳侧切牙、乳尖牙、第一乳磨牙、第二乳磨牙；也有用英文字母A、B、C、D、E表示的。恒牙用阿拉伯数字1、2、3、4、5、6、7、8表示中切牙、侧切牙、尖牙、第一前磨牙、第二前磨牙、第一磨牙、第二磨牙、第三磨牙。

36. D【解析】上颌第一前磨牙的𬌗面：外形为轮廓显著的六边形。颊侧宽于舌侧，远中边缘嵴长于近中边缘嵴。有颊舌二尖，颊尖长大锐利、舌尖短小圆钝。从颊尖顶斜向殆面中央的嵴，称颊尖三角嵴。由舌尖顶斜向殆面中央的嵴，称舌尖三角嵴。中央凹下成窝，称中央窝。窝的四周有近、远中边缘嵴和颊舌尖的牙尖嵴围绕。在中央窝内有近远中向的沟，称中央沟。由近中点隙向近中方向越过近中边缘嵴至近中面的沟，称近中沟；由远中点隙向远中方向至远中边缘嵴的沟，称远中沟。

37. A【解析】牙萌出特点：①牙萌出有一定次序，萌出先后与牙胚发育的先后基本一致。②牙的萌出有一定的时间，但其生理范围较宽。③左右同名牙大致同时出龈。④下颌牙萌出略早于上颌的同名牙。⑤女性萌出早于男性。

38. E【解析】三角嵴、边缘嵴、牙尖嵴、颊轴嵴是后牙共有的解剖标志，只有斜嵴是上颌第一磨牙殆面特有的标志。

39. A【解析】可摘局部义齿的支持方式有 3 种：牙支持式义齿——义齿所受的殆力主要由天然牙承担，修复效果好；黏膜支持式义齿——义齿承担的殆力主要由黏膜及其下的牙槽骨负担；混合支持式义齿——义齿承担的殆力主要由天然牙、黏膜及牙槽骨共同承担。

40. E【解析】竞争性抑制剂的作用可以解除。

41. C【解析】α-酮戊二酸→琥珀酸是三羧酸循环中唯一直接生成高能磷酸键的反应。琥珀酰 CoA 的高能硫酯键水解时与 GDP 的磷酸化偶联，生成高能磷酸键。故选 C。

42. A【解析】丙酮酸在线粒体经过 5 步反应氧化脱羧生成乙酰 CoA，其中包含 1 次脱羧 1 次脱氢，而乙酰 CoA 进入三羧酸循环完全氧化则需要 2 次脱羧和 4 次脱氢。故选 A。

43. C【解析】哺乳动物牙齿为异形牙，分化为切牙、尖牙、前磨牙和磨牙，牙根发达，深埋于颌骨的牙槽窝。

44. B【解析】牙龈增生是指由多种原因引发的以纤维结缔组织增生为主要病理改变的疾病。故选 B。

45. D【解析】随着医学的发展和社会生活领域的诸多变迁，现代社会中的患者自主意识日益增强，尤其受教育水平的大幅度提升，网络医学信息的迅速公开和普及，知识型患者逐渐增加。患者不仅维护自己的知情同意权益，还主动和医生参与诊疗决策，医方也越来越注意遵循知情同意准则，面对患者，尽量以平等的方式进行沟通、交流。医患双方地位越来越平等。故选 D。

46. A【解析】氨氯地平吸收、起效慢，作用时间长，其半衰期是钙阻滞药中最长的。

47. A【解析】第一磨牙完全萌出的时间为 6~7 岁。

48. E【解析】针对疑难杂症不是社区卫生服务的特点。

49. A【解析】医疗机构应当对传染病患者或者疑似传染病患者提供医疗救护、现场救援和接诊治疗，书写病历记录以及其他相关资料，并妥善保管。

50. B【解析】生物氧化的定义是指生物体内有机物被氧化成 CO_2 和 H_2O，并释放能量，其余选项都包含在过程内。故选 B。

51. B【解析】青霉素为窄谱青霉素类。仅对 G^+ 球菌和杆菌有效，部分 G^- 杆菌和球菌有效。对青霉素最敏感的细菌是螺旋体，对立克次体、支原体、衣原体和真菌无作用。故选 B。

52. D【解析】情绪是和有机体的生理需要能否得到满足相联系的体验，而情感是指人在社会历史发展过程中产生的，与社会需要相联系的体验，是比较复杂的体验。情绪带有情境性，而感情是对事物的稳定态度，受情境影响小。情绪往往由事物的表面现象引起，因此带有冲动性；情感的产生则与对事物的深刻认识相联系，因而冲动性较少。故选 D。

53. C【解析】牙周炎的主要病理变化是牙周袋形成和牙槽骨吸收。骨上袋是牙周炎的一种表现，即牙周袋的底部位于牙槽嵴顶的上方，同时伴有牙槽骨的水平吸收，牙槽骨的高度降低，因此选项 C 正确。选项 A、B、E 未涉及牙槽骨吸收，为非正确答案。选项 D 代表牙周炎时牙槽骨水平吸收导致的骨下袋，因此选项 D 也错误。故选 C。

54. D【解析】角化不良即错角化，是上皮棘层或基底层内个别或一群细胞发生角化。故选 D。

55. E【解析】情绪认识理论是心理学中主张情绪产生于对刺激情境或对事物的评价的理论。认为情绪的产生受到环境事件（即情景）、生理状况和认知过程三种因素的影响，其中认知过程是决定情绪性质的关键因素。故选 E。

56. B【解析】思维是人脑间接地概括地对客观事物的反应。间接性和概括性是思维过程的主要特征。思维的概括性是指在大量感性材料的基础上，把一类事物共同的特征和规律抽取出加以概括。思维的间接性是指人们借助于一定的媒介和知识经验对客观事物进行间接的认识。故选 B。

57. D【解析】具有经核准登记的医学影像科诊疗科目；具有符合国家相关标准和规定的放射诊疗场所和配套设施；具有质量控制与安全防护专（兼）职管理人员和管理制度，并配备必要的防护用品和监测仪器；产生放射性废气、废液、固体废物的，具有确保放射性废气、废物、固体废物达标排放的处理能力或者可行的处理方案；具有放射事件应急处理预案。故选D。

58. D【解析】牙髓中最靠近牙本质的是一层成牙本质细胞，其次为牙髓中最多的成纤维细胞。在牙髓的血管周围还有组织细胞和未分化间充质细胞。这些细胞与牙髓的功能密切相关。牙髓中无成骨细胞。

59. D【解析】典型成釉细胞瘤早期表现呈蜂窝状，因为多房性及有一定程度的局部浸润性，周围囊壁边缘常不整齐，不会在周缘形成致密的骨白线。

60. B【解析】TNF-α又称肿瘤坏死因子。

61. B【解析】氯己定的副作用表现在：①使牙、修复体或舌背上发生染色，特别是树脂类修复体的周围和牙面龈1/3处，易染成棕黄色；染色沉积在牙表面，不透入牙内，可通过打磨、刷牙或其他机械方法去除。②氯己定味苦，必须在其中加入调味剂。③对口腔黏膜有轻度的刺激作用。除了抗菌斑与牙龈炎外，还可用于口内手术之后，预防根面龋及龈下冲洗。

62. B【解析】乙类传染病包括严重急性呼吸综合征、艾滋病、病毒性肝炎、脊髓灰质炎、人感染高致病性禽流感、麻疹、流行性出血热、狂犬病、流行性乙型脑炎、登革热、炭疽、细菌性和阿米巴性痢疾、肺结核、伤寒和副伤寒、流行性脑脊髓膜炎、百日咳、白喉、新生儿破伤风、猩红热、布鲁菌病、淋病、梅毒、钩端螺旋体病、血吸虫病、疟疾等。故选B。

63. D【解析】在医患关系中，长期慢性病患者比较适合共同参与模式，因为这类患者长期患病，在与疾病的斗争中积累了一些医学知识和培养了一些能力，具备共同参与的条件。

64. B【解析】道德意识现象包括道德观念、道德心理、道德情感、道德信念、道德意志、道德理想及道德规范、道德理论等。故选B。

65. C【解析】患者主动与医生合作，主动参与医生的诊治，提供情况，帮助医生作出正确的诊断。医生在诊疗过程中听取患者的意见，采取其中合理的部分。消除医患隔阂，建立真诚和相互信任的医患关系。但对患者所提要求言听计从则不可取，故选C。

66. E【解析】对聋哑儿童进行智力测验应选用非语言的智力测验，韦氏智力量表、斯坦福-比奈量表等（A、B、C、D）都不适用于聋哑儿童。

67. C【解析】《中华人民共和国医师法》第十六条有下列情形之一的，不予注册：无民事行为能力或者限制民事行为能力；受刑事处罚，刑罚执行完毕不满二年或者被依法禁止从事医师职业的期限未满；被吊销医师执业证书不满二年；因医师定期考核不合格被注销注册不满一年；法律、行政法规规定不得从事医疗卫生服务的其他情形。受理申请的卫生健康主管部门对不予注册的，应当自受理申请之日起二十个工作日内书面通知申请人和其所在医疗卫生机构，并说明理由。

68. B【解析】菌斑指数（plaque index，PLI）是根据牙面菌斑的厚度记分而不根据菌斑覆盖面积记分。用于评价口腔卫生状况和衡量牙周病防治效果。

69. D【解析】青霉素最适宜治疗溶血性链球菌感染。伤寒、副伤寒、肺炎链球菌、布氏杆菌细菌性痢疾等对青霉素不敏感。故选D。

70. D【解析】糖的摄入和糖分解过程产酸，是龋病的四联因素之一。

71. E【解析】患者能做到的就是口腔卫生的保持，控制菌斑，而不是清除菌斑

72. D【解析】脑脊液耳漏多见于上颌骨的高位骨折，Le Fort Ⅲ型骨折最常见。

73. B【解析】抗酸染色是结核分枝杆菌形态学诊断最常用的染色方法。

74. C【解析】残髓炎的特点：有牙髓治疗史，有牙髓炎症状，强温度刺激患牙有迟缓性疼痛及叩诊疼痛，探查根管有疼痛感觉，患牙牙冠有作为牙髓治疗的充填体，温度测验反应可为迟缓性痛或稍有感觉，叩诊轻度疼痛或不适（±～+）。去除患牙充填物，探查根管深部时有感觉或疼痛。

75. B【解析】耐药性是指病原微生物或肿瘤细胞对化疗药物敏感性降低，使正常剂量的药物不再发挥作用，A不正确。糖皮质激素长期使用后，突然停药后出现的反跳现象是患者对激素产生依赖或病情尚未完全控制，B正确。长期使用糖皮质激素后，会产生类肾上腺皮质功能亢进综合征，这是由于过量激素引起脂肪代谢和水盐代谢紊乱的结果。并非为真正的肾上腺皮质功能亢进，C不正确。长期使用糖皮质激素后，由于反馈性地抑制垂体-肾上腺皮质轴导致肾上腺皮质萎缩，会造成肾上腺皮质功能不全，D不正确。长期使用糖皮质激素后，由于其对垂体的抑制，垂体分泌的ACTH减少，这种减少是由于负反馈的作用，而不是垂体自身的作用，E不正确。故选B。

76. E【解析】药物副作用产生的原因与药物的选择性低有关，即药物在治疗剂量下可产生多个效应，其某个效应用作治疗目的时，其他的效应就成为副作用。

77. C【解析】狂犬病病毒为嗜神经病毒，外形似子弹状，有包膜，在感染的神经细胞胞质内可见嗜酸性小体（内氏小体），患者神经兴奋性增高——恐

水症。人被病犬咬伤后的平均发病率为15%~20%。防治原则：立即清洗伤口、注射高效价抗狂犬病病毒血清、接种疫苗。

78. C【解析】正常情况下，上颌中切牙较正或稍向近中倾斜，上颌尖牙略向近中倾斜，上颌侧切牙是上前牙中向近中倾斜程度最大者，故近中倾斜角度由小到大排列为中切牙、尖牙、侧切牙。

79. D【解析】年轻恒牙的牙根要在萌出后2~3年才达到应有长度，3~5年后根尖孔才缩窄，在此期间，若因外伤、龋病或发育畸形等因素引起牙髓坏死或根尖周炎，可导致该牙根发育停止。

80. D【解析】Black把窝洞分为5类，该分类方法被广泛应用。Ⅰ类洞：为发生于所有牙的发育窝、沟点隙内的龋损所制备的窝洞，包括磨牙殆面洞，磨牙颊（舌）面的颊（舌）洞，前磨牙的殆面洞，上前牙的腭面洞。Ⅱ类洞：为发生于后牙邻面的龋损所制备的窝洞，包括磨牙和前磨牙的邻面洞、邻殆面洞和邻颊（舌）面洞。Ⅲ类洞：为发生于前牙邻面未累及切角的龋损所制备的窝洞，包括切牙、尖牙的邻面洞、邻腭（舌）面洞、邻唇面洞。Ⅳ类洞：为发生于前牙邻面并累及切角的龋损所制备的窝洞，包括切牙和尖牙的邻唇、邻腭（舌）面洞。Ⅴ类洞：为发生于所有牙的颊（唇）、舌（腭）面近龈1/3处的龋损所制备的窝洞。

81. D【解析】旧充填物边缘齐龈，前磨牙一般设计齐龈或龈上边缘，因此边缘位置置于齐龈。金属烤瓷材料要求的边缘类型是1.0mm宽的直角肩台。

82. A【解析】患病率=某观察期间一定人群中现患某病的新旧病例数/同期的平均人口数（被观察人数）。

83. D【解析】根据临床表现可诊断为深龋或可复性牙髓炎。右下第一前磨牙在10~12岁萌出，牙根发育完成需要萌出后3~5年。从年龄判断患牙为年轻恒牙，治疗原则为尽力保存活髓组织，以保证牙根的继续发育和生理性牙本质形成。年轻恒牙修复能力强，深龋治疗时可考虑二次去腐。

84. D【解析】痈的局部治疗适宜用高渗盐水或者含有抗生素的盐水纱布持续湿敷，可促进局部软化和穿破。

85. A【解析】镜下内衬上皮较薄，由2~3层扁平细胞构成，无角化，类似于缩余釉上皮。提示为含牙囊肿，其X线片见包含一个恒牙牙冠也符合含牙囊肿的影像学特征。

86. C【解析】颊间隙脓肿口内切开引流口内切口应在脓肿低位，即口腔前庭、下颌龈颊沟处切开。颊部皮下脓肿可在脓肿浅表皮肤切开。广泛颊间隙感染则应该从下颌骨下缘1~2cm处作平行于下颌骨下缘的切口，从切开的皮下向上潜行钝分离至颊部脓腔内。

87. B【解析】选项中只有丙肝病毒是经血液传播的完整病毒。

88. A【解析】黏液表皮样癌是由黏液细胞、中间细胞和表皮样细胞构成的恶性唾液腺上皮性肿瘤。

89. C【解析】痛性抽搐是指伴疼痛而发生的表情肌不自主痉挛。

90. D【解析】唾液腺黏液表皮样癌在大唾液腺多见于腮腺，小唾液腺多见于腭腺。高分化黏液表皮样癌临床上与多形性腺瘤相似，生长缓慢，淋巴结转移率低，预后佳。低分化黏液表皮样癌生长迅速，与正常组织界限不清，活动度差，不少病例见颈淋巴转移。无论高分化或低分化黏液表皮样癌很少有血行转移。

91. D【解析】殆翼片可较清晰地显示牙槽嵴顶，用于观察牙槽嵴顶有无骨质破坏（C对）。上颌前部殆片用于观察上颌前部炎症、外伤、肿瘤等病变引起的骨质改变及乳、恒牙情况（A错）。曲面体层摄影片常用于观察上、下颌骨肿瘤，外伤，炎症，畸形等病变及其与周围组织的关系（B错）。CT主要用于口腔颌面部肿瘤、炎症、外伤、唾液腺及颞下颌关节疾病的检查和诊断（C错）。上颌后部殆片显示被检查侧上颌骨后部的影像。常用于观察一侧上颌后部骨质变化的情况（E错）。

92. C【解析】慢性闭锁型牙髓炎：可及深龋洞、冠部充填体或其他近髓的牙体硬组织疾患。探诊不敏感，去净腐质后无肉眼可见的露髓孔。患牙对温度测验和电测验的反应多为迟缓性反应，或表现为迟钝。多有轻度叩痛（+）。

93. B【解析】空泡状间隙，牙髓细胞减少，纤维网状结构。符合牙髓网状萎缩的表现。

94. A【解析】本题考查舌部外伤的急诊处理。

95. D【解析】针对旧义齿基托长期、慢性刺激形成的口腔黏膜炎症性增生，正确的修复前处理是：嘱患者停戴义齿，待组织恢复正常后重新修复。如增生组织不能消退，须手术切除，待伤口愈合后，重新修复。

96. D【解析】由于患牙牙体仅切1/3缺损，剩余牙体组织可满足全冠修复所需要的固位，再结合美观考虑，故首选烤瓷全冠修复。

97. A【解析】余牙健康，双端固定桥是最理想的修复方式。

98. E【解析】RPI卡环组基牙的导平面位于基牙远中邻面。

99. A【解析】颌位记录正确意味着垂直距离及正中关系不必调整，唇红的外形应主要由人工牙来衬托。

100. A【解析】后牙游离缺失，牙槽嵴丰满，基牙松动Ⅰ度，设计RPI卡环组减小基牙所受扭力。

101. A【解析】提示患者义齿严重磨损，义齿固位和稳定性差。戴用这样的不良修复体会使咀嚼效率低，硬韧性食物不易嚼碎。

102. C【解析】患者为前牙，因此排除嵌体，铸造全冠。塑料冠具有耐磨性差、硬度低、易老化及变色等缺点，因此排除选项B、D。桩核烤瓷冠不仅固位良好，而且美观性较好。故选C。

103. B【解析】全口义齿修复前修整骨尖，避免压痛。选项C是混淆项。单侧上颌结节略大，可设计义齿旋转就位。

104. D【解析】可摘局部义齿后戴入后咀嚼功能差，可能的原因：咬合关系不正确，人工牙𬌗面过低过小，平坦，牙尖斜度小；垂直距离过低。可摘局部义齿设计时注意根据患者条件选择合适的人工牙解剖形态，如果一味强调降低支持组织受力，可能会出现戴入后咀嚼效率低的情况。

105. C【解析】活髓牙应该选对牙髓刺激小的粘接剂，玻璃离子粘固剂相对刺激性小。氧化锌丁香油对牙髓刺激小但是不能作为永久粘接剂。

106. D【解析】两个龋患牙邻近，“1周来偶有夜间痛”提示已出现牙髓症状，必须用温度测验确定患牙，其他检查结果只可供诊断参考。

107. D【解析】对异种血清过敏时，可采用异种血清脱敏疗法，即采用小剂量、短间隔、多次注射抗毒素血清的方法进行脱敏治疗。

108. C【解析】鸡尾酒疗法，用于HIV感染者晚期治疗，$CD4^+$ T细胞<200个/微升。故选C。

109. E【解析】对于该患者，病情不对其保密，选项B、C排除，但如何告知家属由患者决定是正确的选择。故选E。

110. E【解析】题干提示，牙齿Ⅲ度松动，只有少量牙龈连接，可在表面麻醉下拔出。

111. C【解析】患者上前牙松动Ⅱ度，牙槽骨吸收达根长1/2，6|近中垂直形吸收达根长2/3，松动度Ⅰ度，余牙无明显病变，是局限性侵袭性牙周炎的典型病变牙位和临床症状。

112. A【解析】对于发生牙周炎的病变首选牙周基础治疗。

113. B【解析】患牙有自发痛，可考虑是牙髓炎。

114. E【解析】对于牙髓炎的患牙应明确诊断予以根管治疗。

115. A【解析】根管治疗预备过程中出现的疼痛，下颌麻醉起效相对慢，牙周膜注射压力较大，患者进针初期比较疼痛，髓腔内麻醉直接作用在根管内的残髓，起效快且确切。

116. B【解析】|4𬌗面见畸形中央尖折断痕，出现自发痛、夜间痛，轻叩痛，不可复性牙髓炎诊断成立。

117. D【解析】略。

118. E【解析】对于根尖已发育完成的牙髓炎患牙，其治疗方法当然是根管治疗；若该患牙为年轻恒牙，应首先考虑根尖诱导成形术，待牙根发育完成，再行完整的根管治疗。

119. D【解析】拔除下颌智齿需麻醉下牙槽神经、舌神经、颊神经3个神经。

120. E【解析】拔除智齿后出现右下唇麻木，怀疑神经损伤，应选择神经营养药物。

121. E【解析】患牙表现出自发痛，热测(+++)，有充填物，是典型的牙髓炎表现。急性化脓性牙髓炎可表现为热痛冷缓解。

122. C【解析】充填治疗一天后出现牙髓炎症状，推测深龋诊断错误。

123. D【解析】对于急性化脓性牙髓炎，首选治疗方案为根管治疗。

124. E【解析】患者拔牙后义齿修复时间过早，由于拔牙创愈合过程中骨组织改建，牙槽嵴高度及形态变化，基托与黏膜不贴合，会导致义齿固位差和基托下食物残渣积存。

125. D【解析】处理方法通常是采用基托重衬的方法，使基托与黏膜重新贴合，改善义齿固位。

126. C【解析】全口义齿修复一般应在拔牙后3个月左右，拔牙创愈合、牙槽嵴形态稳定后。修复过早，会导致基托不密合。但修复过晚，功能得不到及时恢复，会影响患者的生活质量。

127. B【解析】结合患者年龄，无痛肿物，囊壁，黏稠且略带黄色蛋清样液体，摘除下颌下腺后囊肿复发等信息不难诊断是舌下腺囊肿。

128. D【解析】囊肿穿刺检查见黏稠且略带黄色蛋清样液体是术前确诊最有帮助的检查。

129. E【解析】对于舌下腺囊肿，首选治疗方法为摘除包括囊肿的整个舌下腺腺体，并加压包扎。

130. D【解析】患者上前牙龈乳头尖端变平，个别牙龈乳头如火山口状，表面灰白色伪膜覆盖，是急性坏死性溃疡龈炎的典型临床表现。

131. C【解析】急性坏死性溃疡龈炎病变去坏死物涂片，镜下可观察到大量梭形杆菌和螺旋体。

132. C【解析】急性坏死性溃疡龈炎初诊应采取的治疗措施是去除大块牙石及坏死组织，3%过氧化氢溶液冲洗。

133. B【解析】患牙未出现急慢性牙髓炎症状，冷试敏感，电活力测验正常，去腐敏感，诊断是深龋/可复性牙髓炎。

134. D【解析】去腐敏感且不能去净，进行牙髓安抚治疗，观察牙髓状态，如敏感状态缓解，再行充填治疗。

135. A【解析】深龋需要双层垫底。

136. A【解析】充填体过高导致牙周膜受力出现超载，咬合疼痛。

137. B【解析】外伤或去除龋坏组织后，出现意外露髓，可以直接盖髓。

138. C【解析】没有足够的固位形，会导致充填体脱落。

139. A【解析】牙齿磨损造成牙本质暴露，导致牙本质过敏。

140. C【解析】在牙齿发育矿化期间服用了四环素族药物，牙齿颜色结构发生改变，造成四环素牙。

141. D【解析】外伤可导致牙震荡、冠折、根折、脱位等。

142. C【解析】填塞止血适用于开放性和洞穿性创口。

143. A【解析】指压止血是用于出血较多的紧急情况，作为暂时性止血。

144. B【解析】包扎止血用于毛细血管、小静脉及小动脉出血。结扎止血是用于有明确血管断端的出血，是临床上最为可靠的止血方法。药物止血适用于组织渗血、小静脉和小动脉出血，常需外加加压包扎。

145. C【解析】麻醉腭大孔易引起恶心、干呕

146. A【解析】下牙槽神经阻滞麻醉易引起暂时性面瘫

147. B【解析】麻醉上牙槽神经是在上颌结节进行注射，易累及翼丛。

148. C【解析】自牙颈部的牙骨质越过牙槽突外侧皮质骨骨膜是牙骨膜组牙龈纤维。

149. A【解析】自牙颈部牙骨质向冠方散开，广泛存在于龈固有层，牵引龈与牙齿紧密结合的是龈牙组牙龈纤维。

150. B【解析】自根分叉处的牙根间骨隔顶，止于根分叉区牙骨质的是根间组牙周纤维。

第二单元

【A_1 型题】

答题说明

每一道考试题下面有 A、B、C、D、E 五个备选答案，请从中选择一个最佳答案。

1. 下列一般不做活组织检查的肿瘤是
A. 肉瘤
B. 恶性肉芽肿
C. 恶性淋巴瘤
D. 恶性黑色素瘤
E. 皮肤癌

2. 反应性牙本质也称
A. 硬化牙本质
B. 原发性牙本质
C. 继发性牙本质
D. 管间牙本质
E. 修复性牙本质

3. 慢性盘状红斑狼疮的病理变化是
A. 上皮表面角化，可见角质栓塞
B. 上皮基底细胞液化
C. 上皮下血管扩张，可见玻璃样血栓
D. 上皮下血管周围有类纤维蛋白沉积
E. 以上都是

4. 牙槽嵴修整术进行的最佳时间是
A. 拔牙后 1 周
B. 拔牙后 2 周
C. 拔牙后 1 个月
D. 拔牙后 3 个月
E. 拔牙后 6 个月

5. 社区牙周指数仅能说明
A. 部分牙周健康状况
B. 牙龈萎缩状况
C. 牙龈炎症状况
D. 牙槽骨吸收状况
E. 牙周附着丧失状况

6. 根据牙位的通用编号系统，#23 代表的牙位是
A. 左上颌尖牙
B. 右上颌尖牙
C. 左下颌侧切牙
D. 右下颌侧切牙
E. 以上都不对

7. 下列不属于口腔颌面部感染特征的是
A. 口腔、颜面及上呼吸道感染，可沿相应淋巴引流途径扩散
B. 儿童较成人更易发生腺源性感染
C. 口腔颌面部感染可借血液循环扩散至邻近间隙
D. 危险三角区的感染处理不当可造成上呼吸道梗阻
E. 口腔颌面部组织抗感染能力较其他组织为强

8. 造成恒牙萌出顺序紊乱的因素可除外
A. 多生牙
B. 牙瘤
C. 乳牙滞留
D. 釉质发育不良
E. 遗传

9. 新生儿颌骨骨髓炎的感染来源多为
A. 腺源性
B. 血源性
C. 损伤性
D. 牙源性
E. 医源性

10. 乳牙外伤的最大影响是
A. 影响美观
B. 影响咀嚼
C. 影响继承恒牙
D. 影响发音
E. 影响颌骨发育

11. 下述内分泌因素与牙周病的关系中，正确的是
A. 性激素可引起牙周病
B. 妊娠性龈炎在分娩以后可自行消退
C. 内分泌的变化改变了牙周组织对病原刺激因素的反应
D. 青春期龈炎与菌斑无关
E. 牙龈不是性激素的靶器官

12. 慢性牙周炎的防治原则不包括

A. 清除局部致病因素
B. 建立平衡的殆关系
C. 牙周手术
D. 全身治疗
E. 彻底的牙髓治疗

13. 以下哪种情况，在X线片上看不到根尖周骨质改变
A. 慢性根尖周脓肿
B. 根尖周囊肿
C. 急性浆液性根尖周炎
D. 根尖周肉芽肿
E. 致密性骨炎

14. 乳牙萌出顺序是
A. A、B、C、D、E
B. A、B、D、C、E
C. A、C、B、D、E
D. A、B、D、E、C
E. A、C、B、E、D

15. 关于牙周膜功能的叙述，错误的是
A. 支持牙行使咀嚼功能
B. 控制牙周膜在体内的平衡和牙周膜的结构
C. 牙周膜中丰富的血供只营养牙周膜本身
D. 牙骨质和牙槽骨的形成可保证牙和牙周膜的正常附着联系
E. 对疼痛、压力轻叩和震动都有很敏锐的感觉

16. 复发性单纯疱疹性口炎与复发有关的诱因不包括
A. 局部机械损伤
B. 过度疲劳
C. 微量元素缺乏
D. 妇女月经期
E. 感冒

17. 与牙周病有关的全身疾病是
A. 糖尿病
B. 艾滋病
C. 慢性胃炎
D. 肾盂肾炎
E. 高血压病

18. 下列不是牙周脓肿的临床特征的是
A. 脓肿区有波动感
B. 牙髓常无活力
C. 牙龈局限性肿胀
D. 牙周袋有溢脓
E. 有深牙周袋

19. 年轻恒牙龋充填修复主要强调
A. 恢复解剖外形
B. 恢复咬合高度
C. 恢复牙体的色泽
D. 恢复牙体的强度
E. 恢复邻面接触点

20. 用镰形器行龈上洁治时，三角形底面与牙面所成的最佳角度应为
A. 30°
B. 40°
C. 60°
D. 80°
E. 90°

21. 牙体硬组织的形成始于
A. 帽状晚期
B. 帽状早期
C. 钟状晚期
D. 钟状早期
E. 牙板形成期

22. 下面不属于控制菌斑的药物特点的是
A. 能杀灭特异性致病菌
B. 不受口腔和菌斑中其他成分的影响
C. 不易引起细菌的耐药性
D. 对口腔和全身无毒、副作用
E. 能长时间停留在口腔中发挥作用

23. 当氯己定和氟化亚锡联合用于控制菌斑时，正确的使用方法是
A. 应用氯己定后5分钟再用氟化亚锡
B. 应用氯己定后90分钟再用氟化亚锡
C. 应用氯己定后15~20分钟再用氟化亚锡
D. 应用氯己定后6~10分钟再用氟化亚锡
E. 应用氯己定后30~60分钟再用氟化亚锡

24. 下列关于乳牙修复治疗的描述错误的是
A. 广泛龋也可以树脂修复
B. 必须采用双层垫底
C. 必须去尽腐质
D. 玻璃离子是较为理想的充填材料
E. 前牙、后牙均可以采用复合树脂充填

25. 氟牙症是牙发育矿化过程中摄入过量氟引起的
A. 釉质着色
B. 釉质发育不全
C. 牙外形异常
D. 牙本质缺陷
E. 牙骨质异常

26. 轻型复发性阿弗他溃疡好发部位是
A. 舌背
B. 口角

C. 牙龈
D. 硬腭
E. 唇颊黏膜
27. X线片上测定牙槽嵴顶高度的标志为
A. 牙颈下0.5mm
B. 牙颈下1mm
C. 牙颈下1.5mm
D. 牙颈下2mm
E. 牙颈下2.5mm
28. 涎石摘除术的适应证包括下列哪项
A. 涎石在导管与腺体交界处
B. 涎石在腺体内，腺体未纤维化者
C. 涎石在导管内，腺体有纤维化者
D. 涎石在腺体内，进食有明显肿胀者
E. 涎石在前部导管腺体未纤维化者
29. 不能采用戊二醛消毒的物品是
A. 口镜、镊子、探针
B. 金刚石钻针
C. 碳钢钻针
D. 银汞合金充填器械
E. 可见光固化器光纤头
30. 化脓性口底蜂窝织炎的常见临床表现不包括
A. 下唇麻木，感觉异常
B. 出现“三凹征”
C. 全身发热，白细胞总数升高
D. 双侧上颈部皮肤肿胀，下颌下缘消失
E. 口底肿胀，舌体抬高
31. 最易导致呼吸困难的是
A. 眶下间隙感染
B. 咬肌间隙感染
C. 下颌下间隙感染
D. 颞下间隙感染
E. 口底蜂窝织炎
32. 口底多间隙感染是指
A. 双侧下颌下、舌下和颏下间隙感染
B. 双侧下颌下、舌下间隙感染
C. 双侧下颌下、舌下和颊间隙感染
D. 双侧下颌下、舌下和咽旁间隙感染
E. 双侧下颌下、舌下和翼下颌间隙感染
33. 冠周炎最好发的牙齿是
A. 上颌尖牙
B. 上颌第一磨牙
C. 下颌第三磨牙
D. 下颌第一磨牙
E. 下颌第二乳磨牙
34. 下列通常不会发生恶变的是
A. 囊性水瘤
B. 鳃裂囊肿
C. 牙源性角化囊性瘤
D. 皮脂腺囊肿
E. 甲状舌管瘘
35. 关于活组织检查目的与方法的叙述不正确的是
A. 明确肿瘤的性质与类型
B. 与治疗时间间隔越长越好
C. 切取组织块以0.5~1.0cm为宜
D. 消毒时禁用碘酊
E. 在病变边缘与正常组织交界处取材
36. 腮腺手术中寻找面神经颊支的标志是下列哪项
A. 耳屏前
B. 腮腺导管
C. 腮腺上缘
D. 腮腺前缘
E. 腮腺上前缘
37. 使用鹰嘴钳拔下前牙时，术者应站在患者
A. 右侧后方
B. 右侧前方
C. 左侧后方
D. 左侧前方
E. 正后方
38. 乳牙根尖周炎常出现瘘管的原因是
A. 儿童患龋率高，症状不明显
B. 患儿不易合作，治疗不彻底
C. 乳牙根分歧大，髓腔大
D. 病变进展快，牙槽骨疏松
E. 患儿身体抵抗力差
39. 拔牙的绝对禁忌证是
A. 风湿性二尖瓣狭窄
B. 先天性室间隔缺损
C. 急性心肌梗死
D. 高血压
E. 肺源性心脏病
40. 以下关于手术切口的叙述中，哪项是错误的
A. 切口方向尽量与皮纹方向一致
B. 切口应选择在较隐蔽部位和天然皱褶处
C. 切口应尽量与术区内重要解剖结构的行径相平行
D. 活检手术的切口力求与再次手术的切口一致
E. 肿瘤手术宜使用电刀，而整复手术宜使用光刀
41. 行上牙槽后神经阻滞时，患者应头向后仰，

上颌殆平面与地面成
A. 75°
B. 65°
C. 45°
D. 35°
E. 25°
42. 普鲁卡因临床药理特点中错误的是
A. 通透性和弥散性差
B. 毒副作用小
C. 作用时间短
D. 可协同磺胺类药物的抗菌作用
E. 偶可产生过敏反应
43. 临床上，经过治疗也不能保存的年轻第一恒磨牙最佳拔除时间范围宜在
A. 6~8 岁
B. 8~10 岁
C. 10~12 岁
D. 12~14 岁
E. 15 岁以上
44. 下列关于乳恒牙区别的描述，正确的是
A. 乳牙体积小，牙冠呈淡黄色
B. 乳牙颈嵴不突出，冠根不分明
C. 乳磨牙的形态与相应的恒磨牙形态相似
D. 下颌乳切牙舌面边缘嵴比下颌恒切牙明显
E. 乳磨牙根干短，根分叉小
45. 最早脱落的乳牙是
A. 下颌乳中切牙
B. 上颌乳中切牙
C. 上颌乳侧切牙
D. 下颌乳侧切牙
E. 上颌乳尖牙
46. 面瘫伴舌前 2/3 味觉改变+唾液分泌功能障碍，提示面神经损伤的部位在
A. 核性损害
B. 茎乳孔外
C. 膝状神经节
D. 鼓索与镫骨肌神经之间
E. 镫骨肌与膝状神经节之间
47. 乳牙外伤最不可能造成的结果为
A. 恒牙发育不全
B. 继承恒牙畸形
C. 恒牙萌出异常
D. 受伤乳牙牙髓坏死
E. 继承恒牙牙髓坏死
48. 下列关于乳牙滞留病因的描述错误的是
A. 继承恒牙萌出方向异常，使乳牙牙根未吸收或吸收不完全
B. 先天缺失恒牙可使乳牙根吸收缓慢造成滞留
C. 承恒牙萌出无力，乳牙根不被吸收
D. 牙胚距口腔黏膜过近
E. 恒牙牙胚位置远离乳牙牙根
49. 引发口腔单纯疱疹的病原体是
A. HIV
B. HPV
C. HSV-2
D. VZV
E. HSV-1
50. 复发性阿弗他溃疡治疗措施中，近期疗效较好的是
A. 口腔局部消炎，镇痛，促愈合
B. 手术切除
C. 针对与发病有关的全身和局部因素治疗
D. 注射转移因子或口服左旋咪唑
E. 补充营养
51. 哪些是颌面部检查的内容
A. 面部皮肤颜色、营养状态
B. 侧面轮廓的面型
C. 颌面各部分之间的比例关系
D. 颌面部外形的对称性
E. 以上都对
52. 对于重型阿弗他溃疡患者，可用下列哪种药物做局部治疗
A. 曲安奈德混悬液，加入等量 2%利多卡因
B. 青霉素
C. 庆大霉素注射液
D. 2%四环素
E. 0.25%金霉素液
53. 下列关于铸造卡环的表述正确的是
A. 铸造卡环适用于Ⅲ型观测线
B. 铸造卡环固位臂需要 0.75mm 的水平倒凹
C. 铸造卡环臂一般设计为Ⅰ类杆
D. 铸造卡环与基牙的接触面积较锻丝卡环大
E. 铸造卡环较锻丝卡环弹性、韧性好，不易折断
54. 下述慢性盘状红斑狼疮的临床和病理表现错误的是
A. 固有层密集淋巴细胞浸润带
B. 角质栓形成
C. 放射状条纹
D. 蝴蝶斑
E. 血管周围有淋巴细胞浸润
55. 高嵌体固位主要靠

A. 环抱固位
B. 钉洞固位
C. 沟固位
D. 倒凹固位
E. 鸠尾固位

56. 有关全口义齿磨光面的正确认识是
A. 与牙槽嵴黏膜相接触的部分
B. 与义齿的稳定和固位无关
C. 与义齿自洁无关
D. 要求呈凹面型
E. 要求呈凸面型

57. 可促使扁平苔藓病损加剧的药物是
A. 青霉素
B. 雷公藤
C. 异烟肼
D. 维生素
E. 泼尼松

58. 为减少侧向或水平向外力，可摘局部义齿人工牙殆面的牙尖斜度不宜超过
A. 0°
B. 10°
C. 15°
D. 20°
E. 30°

59. 关于可摘局部义齿的基托，以下说法错误的是
A. 塑料基托一般厚 2mm
B. 铸造基托厚约 0.5mm
C. 基托不应进入基牙的倒凹区
D. 基托应与上颌硬区紧密贴合
E. 基托有分散殆力的作用

60. 全冠粘接较长时间后出现过敏性疼痛，其主要原因不可能是
A. 继发龋
B. 粘接剂溶解
C. 粘接剂刺激
D. 牙龈退缩
E. 以上都不是

61. 下列哪项不是扁平苔藓的组织病理表现
A. 上皮过角化
B. 上皮错角化或不典型增生
C. 上皮不全角化
D. 基底细胞液化变性
E. 固有层结缔组织中有密集的淋巴细胞浸润带

62. 金属全冠戴用 2 天后，咀嚼时修复牙出现咬合痛，检查有明显叩痛，其原因是
A. 牙髓炎
B. 牙龈炎
C. 咬合时有早接触点
D. 牙周炎
E. 接触点过松

63. 下列不属于戴全口义齿后患者出现恶心的原因的是
A. 咬合不平衡
B. 义齿基托与组织面不密合
C. 义齿基托后缘伸展过长
D. 垂直距离过高
E. 咬合力过大

64. 下列属于单侧殆平衡的是
A. 正中殆平衡
B. 侧方殆平衡
C. 前伸殆平衡
D. 尖牙保护殆平衡
E. 三点接触殆平衡

65. 铸造金属全冠殆面应均匀磨除的厚度是
A. 0.3~0.5mm
B. 1.2~1.5mm
C. 1.0~1.2mm
D. 0.5~1.0mm
E. 1.5~2.0mm

66. 圈形卡环常用于
A. 松动基牙
B. 游离缺失的末端基牙
C. 近中舌倾的远中孤立磨牙
D. 牙冠短小的锥形基牙
E. 前后均有缺隙的前磨牙

67. 残根的拔除或保留应根据
A. 治疗效果
B. 根尖周组织的健康情况
C. 牙根缺损破坏的范围
D. 与修复的关系
E. 以上都对

68. 关于在学校为期 2 年的含氟牙膏防龋临床试验中用哪种龋病指数，课题组的正确意见是
A. dmft
B. dmfs
C. DMFT
D. DMFS
E. DEFT

69. 下列各种提法中，正确的是
A. 同情感是医务人员起码的医德情感
B. 事业感不属于医德情感的范畴

C. 医德情感是医德良心的升华
D. 责任感是事业感的升华
E. 责任感是最高层次的医德情感

70. 口腔健康促进不包括
A. 调整自来水含氟浓度
B. 采用糖的代用品
C. 保证措施实施的条例、制度与法律的完善性
D. 专业人员协助领导合理分配资源
E. 宣传口腔健康知识

71. 人格的核心部分，受意识倾向性制约，能反映一个人的生活经历和本质属性的人格特征是
A. 气质
B. 性格
C. 能力
D. 行为
E. 信念

72. 下面不是窝沟封闭适应证的是
A. 萌出5年后无龋的牙
B. 窝沟深，可以插入探针的牙
C. 对侧同名牙有患龋倾向的牙
D. 窝沟深，可以卡住探针的牙
E. 对侧同名牙有龋的牙

73. 去除龈下菌斑与牙结石属于社区牙周保健的
A. 基本急诊保健
B. 一级水平
C. 二级水平
D. 三级水平
E. 四级水平

74. 胆汁质气质的人，其高级神经活动类型属于
A. 强、均衡而不灵活的安静型
B. 强、均衡而灵活的活泼型
C. 强、不均衡而灵活的兴奋型
D. 弱、不均衡、不灵活的抑制型
E. 弱、均衡、灵活的灵活型

75. 口腔健康促进不包括
A. 调整自来水含氟浓度
B. 采用糖的代用品
C. 保证措施实施的条例、制度与法律
D. 专业人员协助领导合理分配资源
E. 宣传口腔健康知识

76. 情绪是与何种需要相联系的
A. 生理需要
B. 认知需要
C. 交际需要
D. 安全需要
E. 自我实现需要

77. 牙周疾病流行的因素不包括
A. 口腔卫生状况
B. 吸烟
C. 长期服用避孕药
D. 饮酒
E. 牙菌斑

78. 人类心理过程的认识过程不包括
A. 感觉
B. 信念
C. 记忆
D. 想象
E. 思维

79. 人体吸收最快的含氟物质是
A. 氟化牛奶
B. 氟化饮水
C. 蔬菜
D. 水果
E. 海产鱼

80. 唇裂手术时机选择应考虑的问题中不包括
A. 裂隙大小
B. 营养发育
C. 健康状况
D. 手术损伤
E. 失血量

【A_2 型题】

答 题 说 明

每一道考题是以一个小案例出现的，其下面都有A、B、C、D、E五个备选答案，请从中选择一个最佳答案。

81. 患者，男，22岁。右上颌骨长肿物1年。手术切除标本为囊性，剖开见囊壁附着于牙颈部的牙冠，发育不完整的牙根位于囊壁外。囊壁上皮薄，含2~3层细胞。病理诊断是
A. 成人龈囊肿
B. 含牙囊肿

C. 腺牙源性囊肿
D. 牙源性角化囊肿
E. 根尖周囊肿

82. 患者，男，20岁。上前牙咀嚼时出现不适感1个月余，曾有过外伤史，半年前牙体变色。口腔检查：左上1牙体变色，无明显龋损及其他牙体硬组织病变。牙髓活力测试无反应。叩诊（+），X线片示：根尖部有圆形的透射影像，边界清晰，直径<0.5cm，可能的诊断是

A. 根尖周囊肿
B. 根尖周肉芽肿
C. 慢性根尖周脓肿
D. 根尖周致密性骨炎
E. 牙髓坏死

83. 患者，男，25岁。⌊5 MO龋洞中等深度，探不敏感，不松动，叩痛（-），牙髓活力测试同对照牙。该患者宜采用的修复方式为

A. 嵌体
B. 全冠
C. 贴面
D. 部分冠
E. 桩核冠

84. 患者，女，20岁。因左下后牙冷热痛而就诊，无自发痛。检查发现深龋，探痛，但未穿髓，无叩痛。在治疗该深龋时，不合理的操作是

A. 由于窝洞较深，洞壁不必修直
B. 为避免穿髓，可保留少量软化牙本质
C. 用大球钻以先中央后四周的方式逐步去除腐质
D. 可疑有牙髓暴露而又不能肯定时应做安抚治疗观察
E. 接近髓角时，如患者特别敏感，应注意检查有无牙髓暴露

85. 患儿，女，8岁。骑自行车摔倒，致上中切牙脱出口腔，掉在地上，嘴唇磕破、出血。患儿及家长采取何种措施有利于医生治疗

A. 出血伤口涂云南白药，若能止血，回家观察
B. 马上到就近医院清理伤口
C. 捡起牙齿，用干净的软纸包裹立即上医院治疗
D. 把牙泡在牛奶或含在口中立即就诊
E. 用水和软刷把捡回的牙齿擦干净，立即就诊

86. 患儿，女，10岁。上颌前牙碰伤2小时。检查：1⌋近中切角折断，牙本质暴露，未见穿髓点，有探痛，叩痛（±），不松，无移位，牙龈和牙槽骨未见异常。临床治疗应采用

A. 间接盖髓术
B. 直接盖髓术
C. 光固化修复
D. 根管治疗
E. 活髓切断术

87. 患者，女，54岁。双侧腮腺肿大10余年。镜下见涎腺内大量淋巴组织增生，破坏腺泡，腺导管增生形成上皮岛，病变中无纤维修复现象。最可能的病理诊断是

A. 慢性涎腺炎
B. 坏死性涎腺化生
C. 涎腺症
D. 舍格伦综合征
E. 涎腺结核

88. 患儿，男，5岁。上前牙外伤全脱位40分钟。检查：神志清楚，51缺失，牙槽窝内有血凝块，局部龈渗血，下唇局部挫伤，离体牙在牛奶中浸泡，牙体完整。X线片示51牙槽窝空虚，11硬骨板连续。应选择何种治疗

A. 立即再植后固定
B. 局部清创后，压迫止血
C. 离体牙摘除牙髓，充填根管后再植
D. 立即再植，完全复位后牙周塞治剂
E. 局部清创搔刮牙槽窝后压迫止血

89. 患者，女，33岁。近3天来左上后牙持续性痛。检查见⌊4远中有深龋洞，牙髓无活力，叩痛（+++），龈红肿、扪痛，左面颊相应处肿胀。医生诊断应考虑的疾病是

A. 急性牙髓炎
B. 慢性牙髓炎
C. 急性化脓性根尖周炎
D. 急性上颌窦炎
E. 急性蜂窝织炎

90. 患儿，男，12岁。⌈6殆面龋洞，备洞时意外露髓，针尖大小。临床处理应选择

A. 间接盖髓术
B. 直接盖髓术
C. 活髓切断术
D. 干髓术
E. 根管治疗

91. 一位糖尿病患者患慢性牙槽脓肿，在外院久治不愈。对于该患者，无须考虑的因素是

A. 根管内彻底清创
B. 根尖周病变范围
C. 根管内是否有细菌
D. 全身是否用抗生素

E. 糖尿病是否控制

92. 患者，男，44岁。下颌右侧第二磨牙䄂面纵向隐裂且累及牙髓，临床牙冠较短，咬合紧，根管治疗已完成。该病例的最适修复体设计是

A. 邻䄂瓷嵌体
B. 邻䄂合金嵌体
C. 金属烤瓷全冠
D. 铸造金属全冠
E. 全瓷冠

93. 患者，男，50岁。左腮腺区无痛性肿块数年。镜下见肿瘤由上皮和淋巴样组织组成，上皮成分形成不规则囊腔，细胞排列成假复层，间质中淋巴细胞密集，并形成淋巴滤泡。病理诊断为

A. 多形性腺瘤
B. 肌上皮瘤
C. 基底细胞腺瘤
D. 嗜酸性腺瘤
E. 腺淋巴瘤

94. 患者，男，27岁。上前牙变黑要求治疗。查左上侧切牙近中邻面龋，切角不完整，探不敏感，叩痛（-），温度测试同对照牙。患牙应制备成的洞型是

A. Ⅰ类洞
B. Ⅱ类洞
C. Ⅲ类洞
D. Ⅳ类洞
E. Ⅴ类洞

95. 患者，女，36岁。左下后牙咬硬物时酸痛，查左下第一磨牙䄂面中度磨耗，牙冠完整，探䄂面数个敏感点，刺激去除症状即消失。临床应诊断为

A. 牙隐裂
B. 楔状缺损
C. 牙本质敏感症
D. 牙震荡
E. 釉质发育不全

96. 患者，男，33岁。下颌骨正中膨隆4年，无症状。镜下见肿瘤细胞排列成上皮样，病变中有牙体硬组织形成，部分肿瘤细胞胞核消失，胞质仍存在，表现为胞核空虚的细胞。最可能的病理诊断是下列哪项

A. 成釉细胞瘤
B. 牙源性腺样瘤
C. 牙源性钙化上皮瘤
D. 牙源性鳞状细胞瘤
E. 牙源性钙化囊性瘤

97. 患儿，男，10岁。右下后牙冷热痛。检查见右下第一磨牙䄂面深龋，探略敏感，未见穿髓点，温度测试敏感，刺激去除后症状即消失。临床治疗应选择

A. 开髓镇痛
B. 间接盖髓术
C. 直接盖髓术
D. 活髓切断术
E. 干髓术

98. 患者，男，36岁。口腔多处溃疡1周，疼痛不能进食。检查：双颊、舌和口底可见小米粒大小的溃疡十余个，散在分布，周围黏膜充血发红。患者以往曾有多次类似发作病史。该患者最可能的诊断为

A. 疱疹性龈口炎
B. 疱疹性咽峡炎
C. 贝赫切特综合征
D. 疱疹样口疮
E. 带状疱疹

99. 患者，女，35岁。因牙齿松动就诊。检查：多数牙齿松动、移位，牙周袋探诊深度5~8mm。怀疑为侵袭性牙周炎。诊断前最为重要的辅助检查是

A. 拍摄X线片
B. 咬合检查
C. 家族史
D. 细菌学检查
E. 白细胞趋化功能检查

100. 患者，女，28岁。左下后牙进食痛已半年，平时食物进洞后痛。查左下第一磨牙䄂面龋深，洞内粉红色息肉状物，探略敏感，叩痛（+），冷测迟钝，可探及牙周袋。该患牙诊断最可能是

A. 深龋
B. 牙周息肉
C. 慢性根尖周炎
D. 慢性增生性牙髓炎
E. 慢性溃疡性牙髓炎

101. 患者，女，41岁。3周前因6远中面龋在外院做了银汞合金充填。术后食物嵌塞，近3日觉牙齿持续胀痛，⌊67 间牙龈探痛出血，叩痛（+）。考虑的诊断是

A. 急性龈乳头炎
B. 可复性牙髓炎
C. 急性牙髓炎
D. 慢性牙髓炎
E. 牙髓坏死

102. 某患者因肺部感染入院。经多种抗菌药物治疗效果不明显。主治医师刘某值夜班时发现患者病情危重，需要使用特殊使用级抗菌药物治疗。依照

《抗菌药物临床应用管理办法》规定，刘某越级使用了抗菌药物，同时详细记录用药指征，并在规定时限内补办了越级使用抗菌药物的必要手续。该时限是

A. 12 小时
B. 3 小时
C. 24 小时
D. 6 小时
E. 48 小时

103. 患者戴上颌可摘局部义齿 1 天后诉义齿摘戴困难。查：876521 | 125678 缺失，前牙区牙槽骨较突。唇、颊侧基托边缘伸展至黏膜转折。引起摘戴困难的原因是

A. 基托进入倒凹区
B. 𬌗力大，义齿下沉
C. 基托伸展过长，刺激黏膜转折处
D. 义齿支持不足，压迫黏膜
E. 基托不密合，翘动引起

104. 某中年男患者因心脏病发作被送至急诊。症状及检查结果均明确提示心肌梗死。患者很清醒，但拒绝住院，坚持要回家。此时医生应该

A. 尊重患者自主权，自己无任何责任，同意其回家
B. 尊重患者自主权，但应尽力劝导患者，无效时办好相关手续
C. 尊重患者自主权，但应尽力劝导患者，无效时行使干涉权
D. 行使家长权，为治病救人，强行把患者留在医院
E. 行使医生自主权，为治救患者，强行把患者留在医院

105. 患者，男，45 岁。右侧牙剧痛来急诊。查见右上第一磨牙𬌗面龋深，叩痛（+）。要做温度测验时，最好的对照牙应选

A. 右下第一磨牙
B. 左上第一磨牙
C. 左下第一磨牙
D. 右上第二磨牙
E. 左上第二磨牙

106. 患者，女，24 岁，因右上后牙龋坏，充填术后 5 年出现冷热痛，偶有自发钝痛就诊。检查：16 近中面充填体，颊侧龈壁发黑，可探入，叩痛（±），冷测热疼痛，其原因是

A. 充填物早接触
B. 充填时没有垫底
C. 继发龋
D. 备洞时操作不当
E. 充填体的化学刺激

107. 患者，女，38 岁。左下后牙进食痛已半年，平时有食物进洞后痛。查左下第一磨牙𬌗面龋深，洞内粉红色息肉状物，探略敏感，叩痛（+），冷测迟钝，可探及牙周袋。该患牙诊断最可能是

A. 深龋
B. 牙周息肉
C. 慢性根尖周炎
D. 慢性增生性牙髓炎
E. 慢性溃疡性牙髓炎

108. 患者，男，60 岁。8765 | 缺失，| 4567 舌侧倒凹大，采用调凹法确定可摘局部义齿共同就位道时，模型的倾斜方向是

A. 向前
B. 向后
C. 向左
D. 向右
E. 不倾斜

109. 患儿，男，4 岁。检查发现右下第二乳磨牙近中𬌗面深龋洞，腐质未去净露髓，疼痛。应考虑的处理方法

A. 根管治疗术
B. 直接盖髓术
C. 冠髓切断术
D. 干髓术
E. 姑息性治疗

110. 患者，男，65 岁。无牙颌 17 年，重新进行全口义齿修复。蜡型试戴时，发现前伸颌位时前牙接触，后牙翘动，应采取的措施是

A. 增大横𬌗曲线
B. 缩小横𬌗曲线
C. 增大补偿曲线
D. 缩小补偿曲线
E. 缩小纵𬌗曲线

【A_3/A_4 型题】

答题说明

以下提供若干个病例，每个病例下设若干道考题。请根据答案所提供的信息，在每一道考题下面的 A、B、C、D、E 五个备选答案中选择一个最佳答案。

（111~112 题共用题干）

患儿，男，3 个月。口内黏膜有白膜，伴低热 5 天。体温 37.5℃。患儿 5 天前开始出现烦躁不安、啼哭、拒食，3 天前发现口内黏膜上有小白点，后逐渐变大，曾服用抗生素未见好转。口内检查：口内黏膜广泛充血，颊、舌及唇有散在的乳凝状白色斑片，斑片可用力揭去，露出红色糜烂黏膜。

111. 为确诊应进行的实验室检查是

A. 组织病理

B. 血常规

C. 尿常规

D. 免疫荧光

E. 涂片检查

112. 可能的诊断是

A. 口炎型口疮

B. 疱疹性龈口炎

C. 带状疱疹

D. 鹅口疮

E. 手足口病

（113~114 题共用题干）

患者，男，33 岁。左下颌无痛性肿胀逐渐加重 7 个月，无疼痛及麻木感。检查：面部不对称，表面皮肤色、温正常。开口度、开口型未见明显异常，左下颌 33~37 颊侧膨隆，龈颊沟丰满，触诊有乒乓球样感，穿刺可抽出褐色液体，显微镜下未见胆固醇晶体。

113. 下一步要做的最有意义的检查是

A. 活检

B. 曲面断层

C. CT 检查

D. B 超检查

E. 核素扫描

114. 以下最不符合成釉细胞瘤的 X 线特征的是

A. 肿瘤内可见钙化影

B. 骨质膨胀，以向唇颊侧为甚

C. 多房且分房大小相差悬殊

D. 牙根可锯齿状或截断吸收

E. 肿瘤可含牙或不含牙，邻牙可被肿瘤推压而移位

（115~118 题共用题干）

患者，女，40 岁。2 年前右上后牙疼痛，经治疗痊愈。但充填物反复脱落。要求做相对永久的治疗。检查：叩（-），稳固。远中邻殆面大面积龋，银汞充填，充填体完整。

115. 除上述检查外，最需要做的检查是

A. 血常规

B. 取研究模型

C. X 线检查

D. 温度测试

E. 电活力测验

116. 若经检查证实根尖有感染，首先应进行的最佳治疗是

A. 口服抗生素

B. 塑化治疗

C. 根管治疗

D. 干髓治疗

E. 显微根尖外科手术

117. 为长期保存该患牙，最佳修复方法是

A. 全冠

B. 嵌体

C. 瓷贴面

D. 成品桩+树脂充填

E. 铸造桩+树脂充填

118. 若患者要求做全冠修复，应推荐生物学性能最佳的修复材料是

A. 树脂

B. 镍铬合金

C. 钴铬合金

D. 金合金

E. 镍钛合金

（119~120 题共用题干）

患者，男，50 岁。8765|567 缺失，余留牙健康，牙槽嵴丰满，下颌前部舌侧龈缘与舌系带、黏膜皱襞间距离约 8mm，要求修复。

119. 如果选择 4|4 作为基牙，卡环的类型为

A. 圆环形卡环

B. 对半卡环

C. 联合卡环

D. RPI 卡环
E. 倒钩卡环

120. 如果设计舌杆连接体，舌杆应距下颌舌侧龈缘
A. 2~3mm
B. 3~4mm
C. 4~5mm
D. 5~6mm
E. 6~7mm

（121~123 题共用题干）

某肝癌晚期患者，到其住所地的某医疗机构门诊就诊，要求长期使用麻醉药品。

121. 此时应当由谁亲自诊查患者并建立相应的病历
A. 主治医师
B. 主任医师
C. 经治医师
D. 住院医师
E. 首诊医师

122. 假设该医生为其建立了病历资料，该病历资料中关于该患者诊断证明的复印件应当是由哪一级医院开具的
A. 一级以上医院
B. 二级以上医院
C. 三级以上医院
D. 县级医院
E. 以上都不是

123. 该医疗机构应当要求该患者多长时间复诊或者随诊 1 次
A. 1 个月
B. 2 个月
C. 3 个月
D. 6 个月
E. 12 个月

（124~126 题共用题干）

患者，男，18 岁。右下颌角隆起，48 未萌出，47 及 48 舌侧膨隆明显肿物。X 线片显示 45~47 牙根尖下方 5.0cm×3.0cm 椭圆形低密度影，边界清楚，沿颌骨长轴发展，48 被推压向后上方移位。

124. 最可能的诊断是
A. 根尖周囊肿
B. 含牙囊肿
C. 牙源性角化囊性瘤
D. 孤立性骨囊肿
E. 牙源性钙化囊性瘤

125. 术前对诊断最有帮助的检查是
A. 全口曲面断层片
B. 根尖片
C. 活检
D. 穿刺
E. CT 检查

126. 肿物穿刺可抽出的液体是
A. 淡黄色清亮囊液
B. 黄白色皮脂样囊液
C. 血性囊液
D. 褐色囊液
E. 翠绿色囊液

（127~129 题共用题干）

患者，女，27 岁。牙龈刷牙出血 2 年。检查：全口牙石（+），牙龈缘轻度红，探诊出血，探诊深度 2mm，未见牙龈退缩。

127. 最可能的诊断是
A. 慢性龈炎
B. 坏死性龈炎
C. 妊娠期龈炎
D. 慢性牙周炎
E. 侵袭性牙周炎

128. 此时对该患者的治疗方法应为
A. 洁治术
B. 刮治术
C. 根面平整
D. 袋壁搔刮
E. 口服替硝唑

129. 如果 5 个月后，该患者再来就诊时，牙龈出血明显，牙龈呈鲜红色，松软光亮，轻探易出血。此时最可能的诊断是
A. 慢性龈炎
B. 妊娠期龈炎
C. 慢性牙周炎
D. 坏死性龈炎
E. 侵袭性牙周炎

（130~132 题共用题干）

患者，男，26 岁。因车祸造成面部外伤，耳、鼻出血。检查见面部两侧不对称，右侧下睑肿胀、淤血，右侧后牙早接触，并有脑脊液耳漏。

130. X 线片显示右上颌骨骨折，骨折线横过鼻背、眶部，经颧骨上方达翼板。正确的诊断是
A. Le Fort Ⅰ型骨折
B. Le Fort Ⅱ型骨折
C. Le Fort Ⅲ型骨折
D. 鼻骨骨折
E. 颧骨骨折

131. 脑脊液耳漏对以下哪类脑损伤有诊断意义
A. 脑震荡
B. 脑挫裂伤
C. 硬膜外血肿
D. 颅前窝骨折
E. 颅中窝骨折
132. 对于该患者应采取的初步救治措施是
A. 气管切开，输血输液
B. 立即行切开复位内固定术
C. 立即行颌间结扎，颅颌绷带固定，消毒棉填塞外耳道
D. 消毒棉填塞外耳道，上颌骨暂时悬挂固定
E. 暂时作颅上颌固定，输血、补液并观察
(133~135 题共用题干)
患者，男，55 岁。因牙列缺失就诊，要求修复。
133. 制取无牙颌上颌印模时，下列做法不恰当的是
A. 医生站在患者的右后方
B. 托盘柄对准面部中线
C. 将合适的个别托盘放人口内，在唇、颊、舌活动时保持不动
D. 肌功能修整时，牵拉颊部肌肉向下前内方向
E. 利用个别托盘取模时可以不做边缘整塑
134. 帮助患者的下颌自然回到正中关系位时，下列做法不合适的是
A. 后牙咬合法
B. 面部外形观察法
C. 肌监控仪法
D. 哥特式弓描记法
E. 卷舌后舔法
135. 若患者在义齿戴入后反映下颌弥漫性疼痛、肌肉酸痛，其原因是
A. 牙槽嵴窄而低平
B. 垂直距离过高
C. 黏膜过薄
D. 咬合有个别牙早接触
E. 基托组织面未对骨突、骨嵴进行有效缓冲

【B 型题】

答 题 说 明

以下提供若干组考题，每组考题共用在考题前列出的 A、B、C、D、E 五个备选答案，请从中选择一个与问题关系最密切的答案。某个备选答案可能被选择一次、多次或不被选择。

(136~139 题共用备选答案)
A. 开口初、闭口末清脆、单声弹响
B. 开口末、闭口初清脆、单声弹响
C. 最大开口位关节弹响
D. 连续摩擦音或多声破碎音
E. 一般无弹响
136. 颞下颌关节骨关节病
137. 关节盘穿孔、破裂
138. 翼外肌功能亢进
139. 翼外肌痉挛
(140~141 题共用备选答案)
A. 1~2 个月
B. 3~6 个月
C. 6~12 个月
D. 1 岁以后
E. 2 岁以后
140. 单侧唇裂整复术的最佳时间
141. 双侧唇裂整复术的最佳时间
(142~144 题共用备选答案)
A. 釉质上的白色程度浅，有时呈云雾状
B. 釉质上的白色程度较明显，呈纸白色
C. 釉质上的白色不选明区范围更加扩大，但覆盖面积不超过牙面的 50%
D. 釉质表面大部分受累而变色，常有细小的凹坑状缺损，多现于唇颊面
E. 釉质表面全部受损，凹坑状缺损明显，牙冠失去正常外形且脆性增加，对美观和功能都有严重影响
142. Dean 氟牙症分类重度的临床表现是
143. Dean 氟牙症分类轻度的临床表现是
144. Dean 氟牙症分类可疑的临床表现是
(145~148 题共用备选答案)
A. 自凝塑料
B. 热凝塑料
C. 磷酸锌粘固粉
D. 玻璃离子粘固粉
E. 环氧树脂粘固粉

145. 活髓牙全冠修复应采用的粘固剂是
146. 调和初期酸性较强的是
147. 义齿基托折断修理时最常采用的是
148. 义齿基托通常采用的是
（149~150题共用备选答案）
A. 后堤区
B. 上颌牙槽嵴顶
C. 下颌牙槽嵴顶
D. 远中颊角区
E. 下颌舌骨嵴
149. 全口义齿基托需缓冲的区域是
150. 全口义齿基托需压紧黏膜的区域是

参考答案与解析

第二单元

1. D【解析】恶性黑色素瘤不宜行活组织检查，因活检可加速其生长，并使肿瘤播散发生远处转移。

2. E【解析】当釉质表面遭受破坏，其深部牙本质暴露，成牙本质细胞突起及胞体受到不同程度的损伤。受损的成牙本质细胞部分发生变性，部分细胞可继续形成牙本质。发生变性的细胞可由牙髓中的未分化间充质细胞取代，形成新的成牙本质细胞，在受损处相对的髓腔壁处形成牙本质以保护牙髓，此种牙本质称为修复性牙本质，又称反应性牙本质。

3. E【解析】慢性盘状红斑狼疮的病理变化：①上皮表面角化，可见角质栓塞。②基底细胞液化变性。③血管扩张，可见玻璃样血栓。④血管周围有类纤维蛋白沉积。⑤胶原纤维肿胀、变性、断裂。故选 E。

4. C【解析】牙槽嵴修整术是修复前口腔准备的内容。最佳时机是拔牙后 1 个月。

5. A【解析】社区牙周指数只检查牙龈出血、牙石、浅牙周袋和深牙周袋 4 项。因此，牙龈萎缩、牙槽骨吸收和牙周附着丧失的状况无法用 CPI 指数说明。故选 A。

6. C【解析】通用编号系统（universal system）是用阿拉伯数字 1~32 将每一颗恒牙都用一个固定的编号表示，由右上第三磨牙起定为#1，上颌牙依次由右向左编号，下颌牙由左向右编号，#23 代表左下颌侧切牙。

7. D【解析】危险三角区的感染处理不当可造成海绵窦血栓性静脉炎。

8. D【解析】恒牙萌出顺序紊乱可因遗传、环境因素引起，如多生牙、牙瘤、乳牙滞留等因素都可引起恒牙萌出障碍，继而造成恒牙萌出顺序紊乱，釉质发育不良主要是牙体发育障碍，并没有研究结果显示它会影响牙齿替换顺序。

9. B【解析】新生儿的骨髓炎血源性感染最多见，一般由脐带感染引起，其次为接触或直接损伤感染。儿童的间隙感染以腺源性多见，损伤性感染需有创伤史，新生儿牙尚未萌出。故选 B。

10. C【解析】乳牙外伤时一定要评估其对恒牙胚的影响，尽量降低对继承恒牙的损伤，减少二次创伤，乳牙挫入对恒牙胚的影响最大，根尖倾向恒牙胚应立即拔除乳牙。故选 C。

11. C【解析】牙周病的始动因素是牙菌斑，牙周组织是一些性激素的靶器官，内分泌的变化改变了牙周组织对病原刺激因素的反应，可使原有的慢性炎症加重。故选 C。

12. E【解析】慢性牙周炎的治疗原则包括：①清除菌斑，控制感染。②手术治疗。③建立平衡的关系。④全身治疗。⑤拔除患牙。⑥疗效维护和防止复发。故选 E。

13. C【解析】根尖周炎早期 X 线检查不能显示根尖周骨质改变。

14. B【解析】乳牙萌出顺序通常为 A、B、D、C、E。

15. C【解析】牙周膜的功能包括支持功能、稳定功能、营养功能和感觉功能。其中牙周膜中丰富的血供不仅营养牙周膜本身，而且营养牙骨质和牙槽骨。故选 C。

16. C【解析】诱发复发性单纯疱疹性口炎的刺激因素较多，包括阳光，局部机械损伤，特别是轻度发热，如感冒等，情绪因素也能促使复发。总之，机械损伤及可以导致免疫力下降的因素均可能引起复发，复发因素与微量元素的缺乏关系不大。故选 C。

17. A【解析】牙周病的全身促进因素有：内分泌因素（包括性激素和糖尿病）、遗传因素、血液病、营养因素等。

18. B【解析】急性牙周脓肿发病突然，在患牙的唇颊侧或舌腭侧牙龈形成椭圆形或半球状的肿胀突起。牙龈发红、水肿，表面光亮。脓肿的早期，炎症浸润广泛，使组织张力较大，疼痛较剧烈，可有搏动性疼痛。患牙有“浮起感”，叩痛，松动明显。脓肿的后期，脓液局限，脓肿表面较软，扪诊可有波动感，疼痛稍减轻，此时轻压牙龈可有脓液从袋内流出，或脓肿自行从表面破溃，脓肿消退。急性牙周脓肿患者一般无明显的全身症状，可有局部淋巴结肿大，或白细胞轻度增多。脓肿可发生在单颗牙齿，磨牙的根分叉处较为多见，也可同时发生于多颗牙齿，或此起彼伏。

19. A【解析】混合牙列时期的年轻恒牙在牙列中有活跃的垂直向和水平向的移动度，所以在修复牙体时以恢复牙冠的解剖形态为目的，不强调恢复牙齿间的接触点。故选 A。

20. D【解析】一般以洁治牙附近的牙为支点，工作头刃口置于牙石的根方，刀刃与牙面成80°角左右，放稳支点，使用腕部发力，才能有足够的力量将牙石整块刮除，又不伤及邻近软组织。

21. C【解析】牙体硬组织的形成开始时间为钟状期的晚期，形成过程为牙乳头外胚层间充质细胞在成釉细胞的诱导下分化为成牙本质细胞，形成牙本质。

22. E【解析】这是一道考查控制牙菌斑药物特点的选题，前四项均为其特点，药物作用时间未提及。

23. E【解析】氯己定与氟化亚锡一起用于预防项目时，应在用氯己定液含漱后30~60分钟再用氟化亚锡，以防止作用相互抵消（E对）。

24. B【解析】乳牙牙体硬组织较薄，龋洞制备洞形也相对较浅，出于固位考虑一般深髓龋洞亦可单层垫底，近髓龋洞也可采用双层垫底。

25. B【解析】氟牙症是牙在发育期间，长期接受过量的氟，使成釉细胞受到损害，造成牙釉质的发育不全，又称斑釉牙。

26. E【解析】轻型复发性阿弗他溃疡好发于唇、舌、颊、软腭等无角化或角化较差的黏膜，附着龈及硬腭等角化黏膜很少发病。

27. B【解析】测定牙槽嵴顶高度一般是以被测牙邻面的釉牙骨质界为参考标准，X线片上以牙颈下1mm为标记。

28. E【解析】涎石摘除术适用于能扪及、相当于下颌第二磨牙以前部位的涎石，无下颌下腺反复感染史，腺体尚未纤维化，^{99m}Tc功能测定腺体功能存在者。

29. E【解析】可见光固化器光纤头不能通过化学方法消毒。

30. A【解析】化脓性口底蜂窝织炎的患者，全身可出现高热、寒战等症状，白细胞总数升高。局部最初从一侧舌下或下颌下间隙开始红肿，进而波及到整个口底间隙，肿胀范围广泛，因口底升高而致舌体抬高，影响语言、吞咽及咀嚼。

31. E【解析】口底蜂窝织炎由于位置毗邻呼吸道，累及间隙多，范围广，最易导致呼吸困难。遇到口底蜂窝织炎的患者应警惕呼吸困难的发生。

32. A【解析】本题考查口底多间隙感染的基本概念。

33. C【解析】下颌第三磨牙常见阻生，牙冠周围常覆盖牙龈，尤其是牙冠远中。最好发冠周炎。

34. A【解析】囊性水瘤为脉管畸形，不会发生恶变。牙源性角化囊性瘤、鳃裂囊肿、皮脂腺囊肿及甲状舌管瘘均可发生恶变。

35. B【解析】短期内不能行肿瘤治疗，则应延迟取活检，避免因活检刺激造成肿瘤生长加快。

36. B【解析】腮腺导管常用来作为面神经颊支的解剖标志。

37. B【解析】使用鹰嘴钳拔除下前牙时，术者正确的位置应该是站立于患者的右前方而不是右后方。

38. D【解析】由于乳牙牙髓组织疏松，血运丰富，根管系统复杂，侧支根管及副根管多，相互交叉，牙髓的感染可很快地扩散到根尖周组织，儿童牙周组织具有牙槽骨疏松、骨皮质薄、血运丰富等特点。根尖周感染易扩散到骨膜下导致牙龈局部肿胀或瘘管形成。

39. C【解析】急性心肌梗死是拔牙的绝对禁忌证。拔牙的绝对禁忌证：6个月内有过心肌梗死或频繁心绞痛、心功能Ⅲ~Ⅳ级、严重心律失常。

40. E【解析】面部整复手术一般使用钢刀而不使用电刀或光刀切割组织。

41. C【解析】上牙槽后神经阻滞麻醉的体位：注射时，患者取坐位，头稍后仰，半张口，上颌𬌗平面与地平面成45°角。

42. D【解析】普鲁卡因能对抗磺胺类药物的抗菌作用，应避免与磺胺类药物同时使用。

43. B【解析】临床上，经过治疗也不能保留的年轻第一恒磨牙最佳拔除时间范围宜在8~10岁。

44. D【解析】乳牙外形的特点：①体积小，牙冠短小，乳白色（A错）。②颈嵴突出，冠根分明（B错）。③下颌乳前牙舌面边缘嵴与颈嵴都比恒前牙明显（D对）。④下颌第一乳磨牙牙冠形态不同于任何恒牙（C错）。⑤乳磨牙根干短，根分叉大（E错）。

45. A【解析】最早萌出的乳牙是下颌乳中切牙，最早脱落的乳牙也是下颌乳中切牙。

46. D【解析】本题考查面神经不同部位的功能。面神经受损时不同部位的表现为：①颅外段损伤者主要表现为同侧表情肌麻痹和角膜反射消失。②在茎乳孔以上累及鼓室支神经者可有舌前2/3味觉障碍和患侧唾液分泌减少。③面神经管垂直段更高部位受损和出现听觉过敏。④膝状神经节以前受损可有同侧泪液分泌减少或停止、眼结膜干燥。⑤内耳道或桥小脑角段损伤可引起耳聋、眩晕等症状。⑥脑干内段损伤常伴随外展神经麻痹和对侧肢体偏瘫，称Millard Gubler综合征。核性损害：面瘫+轻度感觉与分泌障碍；茎乳孔外：面瘫；膝状神经节：面瘫+味觉丧失+涎腺、泪腺分泌障碍+听觉改变；鼓索与镫骨肌神经之间：面瘫+味觉丧失+涎腺分泌障碍；镫骨肌与膝状神经节之间：面瘫+味觉丧失+涎腺分泌障碍+听觉改变。

47. E【解析】乳牙外伤可能会导致受伤乳牙牙髓坏死。对继承恒牙的影响主要表现为：恒牙胚的萌出异常；牙冠部的形成异常；牙根部的形成异常和牙胚停止发育。一般不会造成继承恒牙的牙髓坏死。

48. D【解析】乳牙滞留的病因：继承恒牙萌出方向异常，使乳牙牙根未吸收或吸收不完全。先天缺失恒牙可使乳牙根吸收缓慢造成滞留。乳牙根尖周病变破坏牙槽骨使恒牙早萌，而乳牙也可滞留不脱落。继承恒牙萌出无力，乳牙根不被吸收。恒牙牙胚位置远离乳牙牙根也可能使乳牙滞留。某些遗传因素致多个乳牙滞留。部分乳牙滞留原因不清。D 项为乳牙早萌的病因。

49. E【解析】引发口腔单纯疱疹的病毒是单纯疱疹病毒 1 型，即 HSV-1。其他选项中，HIV 是人类免疫缺陷病毒，可以引起 AIDS，HPV 是人乳头瘤病毒，VZV 是水痘-带状疱疹病毒，HSV-2 与生殖器疱疹有关。

50. D【解析】复发性阿弗他溃疡的治疗可分为局部和全身治疗，但首先要保持口内清洁，病情严重时给以全身性药物，特别是免疫功能异常者。对于复发频繁且病情较重者或长期不愈的溃疡，可考虑全身治疗以减少复发并促进愈合，尤其是针对病因的治疗，如对于细胞免疫功能低下者，以免疫增加剂治疗，往往能提高疗效。临床上常选用转移因子、左旋咪唑、胸腺肽等，以提高患者的免疫功能。

51. E【解析】颌面部检查通过视诊仔细观察患者颌面部的外形及其他特征。包括：①面部皮肤颜色、营养状态。②颌面部外形的对称性。③颌面各部分之间比例关系是否协调对称，有无颌面部畸形，面下 1/3 的高度是否协调。④口唇的外形、笑线的高低、上下前牙位置与口唇的关系。⑤侧面轮廓是直面型、凸面型还是凹面型，颅、面、颌、牙各部分的前后位置和大小比例是否正常，有无颌骨前突或后缩等异常情况。故选 E。

52. A【解析】对于经久不愈的重型阿弗他溃疡，可做溃疡黏膜下封闭注射，常用曲安奈德悬液加入等量的 2%利多卡因液，每 1~2 周局部封闭 1 次。

53. E【解析】铸造卡环较锻丝卡环弹性差。

54. A【解析】口腔扁平苔藓黏膜固有层见密集的淋巴细胞浸润带（A 错）。慢性盘状红斑狼疮临床表现为皮肤在红斑的基础上覆盖白色鳞屑，当揭去鳞屑时，可见扩大的毛囊，在鳞屑的内面有棘刺状突起的角质栓（B 对）。陈旧性病变有萎缩、角化，病损周围见放射状条纹（C 对）。血管周围有类纤维蛋白沉积，PAS 阳性，管周有淋巴细胞浸润（E 对）。盘状红斑狼疮皮肤损害其典型病损常发生在鼻梁、鼻侧，以及双侧颧部皮肤所构成的状似蝴蝶形的区域，故称为“蝴蝶斑”（D 对）。

55. B【解析】高嵌体的牙体预备较复杂，固位力较差，边缘线较长，其主要靠钉洞固位。

56. D【解析】全口义齿磨光面是指义齿与唇颊和舌粘膜接触的部分，其外形对义齿的固位、稳定和自洁很重要，一般应呈凹面型，有利于唇颊舌肌运动作用在基托时产生对义齿的挟持力，有利于义齿稳定。

57. C【解析】应用链霉素、异烟肼、氯磺苯脲等可发生扁平苔藓样皮疹，或促使本病加剧。

58. E【解析】解剖式牙（有尖牙）牙尖斜度为 30°~33°，与初萌出的天然𬌗面相似。非解剖式牙（无尖牙或平尖牙）𬌗面无牙尖及斜面，有溢出沟，颊舌轴面形态与解剖式牙类似。半解剖式牙𬌗面有牙尖斜坡，但牙尖斜度较小，20°左右，上下颌牙尖有一定扣锁关系，咀嚼效能好，比解剖式牙的侧向𬌗力小，临床应用较广。

59. D【解析】上颌硬区是缓冲区。基托应在此处适当缓冲。

60. C【解析】修复体使用一段时间后出现过敏性疼痛的主要原因有继发龋、牙龈退缩、粘固剂脱落或溶解。粘固时，粘固剂选择不当致使其中的游离酸刺激会引起患牙短时疼痛，在全冠粘固后即出现过敏性疼痛。

61. B【解析】扁平苔藓的典型病理表现：上皮过度或不全角化、基底细胞液化变性及固有层结缔组织中有密集的淋巴细胞呈带状浸润。

62. C【解析】全冠戴牙 2 天后出现明显的咬合痛和叩痛，可能是咬合早接触导致的牙周膜创伤。

63. E【解析】戴全口义齿后患者出现恶心的原因不包括咬合力过大。上颌义齿基托后缘过度伸展刺激软腭是导致恶心最常见的原因；义齿基托与组织不贴合，有唾液刺激黏膜；咬合不平衡，前伸𬌗干扰，义齿后端翘动刺激黏膜可以引起恶心，垂直距离过高也会有恶心。

64. D【解析】尖牙保护𬌗是指侧方运动时只有工作侧的尖牙有接触，非工作侧无接触，属于单侧𬌗平衡。

65. D【解析】铸造金属全冠牙体预备时磨除的牙体组织较少，为 0.5~1mm。

66. C【解析】本题考查圈形卡环的适应证。圈形卡环常用于倾斜的远中孤立磨牙。应熟悉各型卡环的特点，熟记典型适应证。

67. E【解析】确定残根的拔除或保留应根据牙根的缺损破坏范围、根尖周组织的健康状况，并结合治疗效果与修复的关系综合考虑。如果残根破坏较大，缺损达龈下，根尖周组织病变范围较广泛，治疗效果不佳者，可考虑拔除；如果残根较稳固，根尖周组织无明显病变或病变范围较小，同时对义齿的支持和固定有作用者，则应进行根管治疗后保留。故选 E。

68. D【解析】该题为简单应用题，要求熟悉各种龋病指数和氟化物的局部应用。dmft 为乳牙的龋面均，DMFS 为恒牙的龋面均。临床研究表明含氟牙膏具有明显的防龋效果，2~3 年的临床报告显示可降低龋病约 25%。在临床应用中，由于 6 岁以下儿童存在对含氟牙膏的吞咽，因此含氟牙膏较少用于 6 岁以下儿童。6 岁以后，恒牙逐渐萌出，此时用含氟牙膏对预防龋病的效果较好，因此用 DMFS 能较敏感地反映出含氟牙膏的效果。

69. A【解析】在医德情感的内容中，同情感是医务人员起码的医德情感，故 A 正确。责任感是同情感的升华，并且事业感是最高层次的医德情感，故 C、E 错误。另外，医德良心是医德情感的升华，故 D 错误。医德情感包括同情感、责任感和事业感，故 B 错误。

70. E【解析】口腔健康促进是整体健康的一部分，指的是为改善环境使之适合于保护健康或使行为有利于健康所采取的各种行政干预、经济支持和保证等措施。选项 E 则是口腔健康教育的内容。

71. B【解析】一个人区别于他人的主要人格成分是人格特征，它由能力、气质和性格组成，其中性格是人格特征的核心，受意识倾向性的制约，能反映一个人的生活经历和本质属性。

72. A【解析】窝沟封闭的非适应证有：①牙面无深的沟裂点隙，自洁作用好。②患者不能配合进行正常操作。③牙未完全萌出。④已龋坏。

73. D【解析】该题要求考生掌握社区牙周保健的内容。社区牙周保健分为基本急诊保健及 CL1~CL4 四级保健。其中三级水平是中度牙周问题的保健，包括一、二级水平，以及监督、筛选与治疗。治疗为去除龈下菌斑牙结石。

74. C【解析】四种气质类型的特点：①多血质（活泼型），强而平衡，灵活性高。②胆汁质（兴奋型），强而不平衡，灵活的兴奋型。③黏液质（安静型），强而平衡，灵活性低。④抑郁质（抑制型），弱性，易抑制。故选 C。

75. E【解析】该题考查考生对口腔健康促进的掌握。口腔健康促进是整体健康的一部分，指的是为改善环境使之适合于保护健康，或使行为有利于健康所采取的各种行政干预、经济支持和保证等措施。选项 E 则是口腔健康教育的内容。

76. A【解析】情绪是人们对客观事物是否符合自身需要的态度体验，是脑的神经机制活动过程。情绪是和有机体的生理需要能否得到满足相联系的体验，如饮食需要是否得到满足所引起的愉快或不愉快的体验。故选 A。

77. D【解析】影响牙周病流行的因素包括口腔卫生、吸烟、营养、系统性疾病、时间、年龄等，但是缺乏证据表明饮酒是其影响因素之一。

78. B【解析】认识过程，即认知过程，指人们获取知识和运用知识的过程，包括感觉、知觉、记忆、思维想象和言语等。不包括信念。故选 B。

79. B【解析】人体氟的主要来源是饮水，约占人体氟来源的 65%，且水中氟很容易被吸收。

80. A【解析】唇裂手术时机选择应考虑的问题不包括裂隙大小。

81. B【解析】含牙囊肿的病理特点是囊肿内含牙，囊壁附着于牙颈部。镜下的特点是上皮较薄，有 2~3 层细胞，类似于缩余釉上皮。其他的备选答案中个别囊肿内也可含牙，但不附着于牙颈部。

82. B【解析】牙体变色、牙髓活力测试无反应提示死髓牙，根尖部有圆形的透射影像，边界清晰，提示慢性根尖周炎，选项 C 急性期患者主诉症状较明显，故不选。选项 D、A 叩痛相对不明显，且如果是选项 A，题干会提示阴影周围有致密骨白线。

83. A【解析】题干信息诊断患者中龋。如采用间接修复方式可选择嵌体恢复患牙外形。

84. C【解析】本题考查去腐的注意事项，如果患牙诊断为深龋，首先操作的目的是进行保髓，防止对牙髓进行刺激，应该遵循先四周后中央的原则。对于四周和中央近髓部分，去龋的标准不一样，四周尽量去净，中央近核心处使用轻柔的方式，可保留少量软化牙本质。

85. D【解析】首先一定要找回牙齿，其次要在湿润环境中储存，如生理盐水、牛奶、唾液等，切忌干燥保存，另外不要损伤牙齿。

86. C【解析】患牙冠折，牙本质暴露，未露髓，牙根不松动，可先行光固化修复，以后再定时复查，以判明牙髓的活力，永久修复应在受伤后的 6~8 周进行。

87. D【解析】舍格伦综合征早期淋巴细胞浸润于腺泡之间，进而使腺泡破坏。密集的淋巴细胞形成滤泡。病变严重时，小叶内腺泡全部消失，而为淋巴细胞、组织细胞所取代，腺小叶内缺乏纤维结缔组织修复。小叶内导管上皮增生，形成实质性上皮团片即上皮肌上皮岛。故选 D。

88. B【解析】为避免造成恒牙牙胚损伤，外伤全脱位的乳牙一般不考虑再植。受到严重打击造成乳牙全脱出时可有牙槽窝骨折，严重者也可能影响恒牙胚的发育。故应警惕恒牙萌出和发育障碍。牙槽窝内血凝块形成，X 线片示牙槽窝空虚，无须搔刮牙槽窝，以免影响后继恒牙牙胚。

89. C【解析】病例中“近 3 天来左上后牙持续性痛。检查见⌊4 D 有深龋洞，牙髓无活力，叩痛(+++)，龈红肿、扪痛，右面颊相应处肿胀”表明患者已由牙髓炎发展为急性化脓性根尖周炎，但并无急性上颌窦炎和急性蜂窝织炎的症状和体征。

90. B【解析】⌈6 𬌗面龋洞，备洞时意外露髓，针尖大小，临床处理应选择直接盖髓术。直接盖髓术适应证：意外露髓时露髓孔小于 1mm；外伤露髓在 4~5 小时内，露髓孔小于 1mm，且露髓孔表面无污染。

91. C【解析】根管治疗的过程中，根管内不可能绝对无菌。

92. D【解析】该病例患牙为有隐裂的无髓牙，牙体组织抗力较差，因此不适合嵌体修复，首先可排除选项 A、B。全瓷冠和金属烤瓷冠需要的𬌗面修复间隙大，而患牙临床冠短，咬合紧，无法获得较大的修复间隙，且患牙位置靠后，对美观要求不高。因此最适合的修复方式是铸造金属全冠，选项 D 正确。

93. E【解析】腺淋巴瘤的临床表现：①男女之比约为 5：1，多数年龄为 41~70 岁，平均年龄 56 岁。②肿瘤生长缓慢、无痛，多位于腮腺包膜下，触诊质硬或有波动感。肿块时大时小，有消长史是该肿瘤突出的临床特点之一。病理表现：肿瘤由上皮和淋巴样组织组成；上皮形成不规则的大腺管或囊腔并呈乳头状突入管腔内，其上皮细胞排列成假复层；间质中除有一些纤维结缔组织外，尚有许多细胞密集成大小不等的团块，其细胞成分包括淋巴细胞、浆细胞、肥大细胞及巨噬细胞，亦可见淋巴滤泡形成。故选 E。

94. D【解析】左上侧切牙近中邻面龋累及切角，患牙应制备成的洞型是Ⅳ类洞。

95. C【解析】探𬌗面数个敏感点，刺激去除症状即消失。临床诊断为牙本质敏感症。

96. E【解析】影细胞实际上是细胞核消失至细胞核的位置空虚，而细胞质仍存在的细胞是牙源性钙化囊性瘤的特点。备选答案中其他肿瘤不具备影细胞，故选 E。

97. B【解析】间接盖髓术适应证：深龋、外伤等造成近髓的患牙；深龋引起的可复性牙髓炎；无自发痛、去腐净后未穿髓，但龋损接近髓难排除慢性牙髓炎时，做诊断性治疗。

98. D【解析】根据本例中的多数散在小溃疡的临床表现，发病部位多为非角化黏膜，未见有皮肤及其他部位损害，以及多次的复发史，最可能的诊断为疱疹样口疮。

99. A【解析】侵袭性牙周炎的诊断主要依靠临床表现和 X 线片上牙槽骨吸收情况，家族史和咬合情况对诊断有帮助，但不如 X 线片表现重要，细菌学检查和白细胞趋化功能检查对诊断有一定的参考意义，但不是临床常规使用的辅助检查手段。故选 A。

100. D【解析】深龋露髓，可以断定诊断为牙髓炎或根尖周炎，探略敏感说明活髓，排除慢性根尖周炎。洞内粉红色息肉状物，可见有增生突出于露髓处，应该诊断为慢性增生性牙髓炎。

101. A【解析】牙间龈乳头充血、肿胀，探触和吸吮时易出血，可有自发胀痛或探触痛，考虑为急性龈乳头炎。

102. C【解析】《抗菌药物临床应用管理办法》第二十八条规定，因抢救生命垂危的患者等紧急情况，医生可以越级使用抗菌药物。越级使用抗菌药物应当详细记录用药指证，并应当于 24 小时内补办越级使用抗菌药物的必要手续。

103. A【解析】牙槽骨较突，唇、颊侧基托边缘仍伸展至黏膜转折，是基托进入倒凹区引起的摘戴困难。

104. C【解析】为对患者的利益负责，可行使干涉权。干涉权：医生在特定情况下，限制患者自主权利，实现自己意志以达到对患者应尽责任的目的。干涉权的使用情况：①患者拒绝治疗。②讲真话可能对患者造成不良后果。③患者要求保密，但可能对他人社会产生危害。④对患者实行行为控制。

105. B【解析】温度测试时，首选对侧同名牙对照。

106. C【解析】患牙曾行充填治疗，充填体颊侧龈壁发黑，可探入，故应考虑为继发龋。

107. D【解析】平时有食物进洞后痛。左下第一磨牙𬌗面龋深，洞内粉红色息肉状物，探略敏感，叩痛（+），冷测迟钝，可探及牙周袋。该患牙诊断最可能是慢性增生性牙髓炎。龋洞内粉红色息肉状物及疼痛症状支持慢性增生性牙髓炎的诊断。

108. C【解析】双侧后牙缺损，单侧倒凹大，倾斜模型向舌侧倒凹大的一侧使两侧倒凹均分。

109. A【解析】距离换牙期尚早的乳牙，牙髓感染时可采取根管治疗的方法。腐质未去净露髓，说明牙髓慢性感染，不适合进行直接盖髓术和冠髓切断术。

110. C【解析】根据前伸平衡𬌗理论，通过减小前伸切导斜度、增大补偿曲线可取得前伸𬌗平衡，否则在前伸运动时，会出现前牙𬌗干扰、义齿后缘翘动的现象

111. E【解析】实验室检查涂片若见菌丝、孢子，可以确诊。

112. D【解析】患者为婴儿，首先应考虑为鹅口疮。

113. B【解析】成釉细胞瘤需行X线检查用以辅助检查。

114. A【解析】成釉细胞瘤的X线片中肿瘤内不常见钙化影，其余正确。

115. C【解析】患者之前进行过充填治疗，所以最需要做X线检查，判断龋坏的深度和根尖周的状况，其他检查对患牙的诊断没有意义。

116. C【解析】根尖周疾病首选根管治疗，牙髓干尸治疗、塑化治疗的效果不如根管治疗，而且容易引起牙髓钙化，影响下一步的桩冠修复。口服抗生素对治疗根尖周炎无效。

117. A【解析】患者大面积龋坏，因此选择全冠修复以保护剩余牙体组织。嵌体的固位力不足。因此全冠修复是最佳方法。

118. D【解析】树脂材料强度不足，金合金作为贵金属较其他金属的强度稍差，但是生物性能好，不会引起边缘渗漏和牙龈着色。

119. D【解析】后牙游离缺失，牙槽嵴丰满，末端基牙可选择RPI卡环组，减少基牙所受扭力。

120. B【解析】舌杆应距下颌舌侧龈缘3～4mm。注意区分下颌龈缘与口底。

121. E【解析】医师首诊负责制是指第一位接诊医师（首诊医师）对其所接诊患者，特别是对危、急、重患者的检查、诊断、治疗、会诊、转诊、转科、转院、病情告知等医疗工作负责到底的制度。首诊医师须按照要求进行病史采集、体格检查，做好必要的辅助检查及病历记录等，对诊断已明确的患者应及时治疗。

122. B【解析】麻醉药品非注射剂型和第一类精神药品需要带出医疗机构外使用时，具有处方权的医师在患者或者其代办人出示下列材料后方可开具麻醉药品、第一类精神药品处方：①二级以上医院开具的诊断证明。②患者户籍簿、身份证或者其他相关身份证明。③代办人员身份证明。医疗机构应当在患者门诊病历中留存代办人员身份证明复印件。

123. C【解析】医疗机构应当要求使用麻醉药品非注射剂型和第一类精神药品的患者每3～4个月复诊或者随诊1次。

124. C【解析】位置在下颌骨体，边界清楚，沿颌骨长轴发展，48牙被推移位，是牙源性角化囊性瘤的特点。

125. D【解析】穿刺是术前对诊断最有帮助的检查。

126. B【解析】牙源性角化囊性瘤穿刺可抽出的液体是黄白色皮脂样囊液。

127. A【解析】临床表现符合慢性龈炎，而不符合妊娠期龈炎和坏死性龈炎，因没有附着丧失，可以排除选项D、E。

128. A【解析】慢性龈炎的治疗原则为去除病因和防止复发，在去除病因治疗中，是通过洁治术以彻底清除菌斑和牙石，故选A。

129. B【解析】慢性龈炎治疗后可恢复正常，5个月后就诊时的表现与原来不同，是另一种疾病，符合妊娠期龈炎的表现。故选B。

130. C【解析】以上描述符合Le Fort Ⅲ型骨折。

131. E【解析】颌面外伤常伴有外耳道脑脊液漏出，这表明颅中窝有骨折。

132. E【解析】对于合并颅脑外伤的患者，颌面部外伤可做简单的包扎处理，严禁做外耳道的填塞与冲洗。

133. E【解析】制取无牙颌印模应做边缘整塑，以获得良好的边缘伸展和边缘形态。使用个别托盘不是省略边缘整塑步骤的条件。

134. B【解析】面部外形观察法是相对主观，最不准确的一种方法。

135. B【解析】下颌弥漫性疼痛、肌肉酸痛，而无个别位点压痛，是因为垂直距离恢复不当。

136. D【解析】颞下颌关节紊乱综合征经过功能紊乱期及结构紊乱期，长期反复发作或病变发展可出现关节器质性病变，即骨关节病。临床上常有反复发作的关节区疼痛，关节运动时可闻及连续摩擦音或多声破碎音。故选D。

137. D【解析】关节紊乱病发展至关节器质性病变期，可出现关节盘穿孔、破裂，在关节运动时由于髁突撞击破碎的关节盘，可产生多声破碎音或摩擦音。故选D。

138. B【解析】翼外肌功能亢进的主要症状是弹响和开口过大呈半脱位，因下颌运动过度，在开口末

期，髁突过度运动，连同关节盘过度牵拉过关节结节，发生弹响，闭口初髁突复位时出现弹响。

139. E【解析】翼外肌痉挛时髁状突运动受限，髁突的滑动减少或消失，故不出现弹响。

140. B【解析】单侧唇裂整复术的最佳时间是3~6个月。

141. C【解析】双侧唇裂整复术的最佳时间是6~12个月。

142~144 E、C、A【解析】氟牙症的评价采用Dean分类法，根据牙釉质颜色、光泽和缺损的面积来确定损害的程度。从每个人的牙列中找到受损害最重的两颗牙记分，如两牙受损程度不同，则根据较轻的一颗牙记分。

分类（加权）	标准
正常（0）	釉质表面光滑，有光泽，通常呈浅乳白色
可疑（0.5）	釉质半透明度有轻度改变，可从少数白纹斑到偶见白色斑点；临床不能诊断为很轻型，而又不完全正常的情况
很轻度（1）	小的似纸一样白色的不透明区不规则地分布在牙齿上，但不超过唇面的25%
轻度（2）	牙釉质的白色不透明区更广泛，但不超过牙面的50%
中度（3）	牙齿的釉质表面有明显磨损，棕染，常很难看
重度（4）	釉质表面严重受累，发育不全明显，以致可能影响牙齿的整体外形。有几颗缺损或磨损区，棕染广泛。牙齿常有侵蚀现象

145. D【解析】活髓牙粘接选择刺激性较小的粘接剂。

146. C【解析】符合磷酸锌粘固粉的特点。

147. A【解析】自凝塑料是最常用的义齿基托折断修理材料。

148. B【解析】略。

149. E【解析】下颌舌骨嵴为下颌后部牙槽嵴舌侧的骨性隆起，此处黏膜薄，易产生压痛，因此基托在此处应进行缓冲，避免黏膜压迫。上颌后堤区和下颌远中颊角区属于边缘封闭区，牙槽嵴顶属于主承托区，这些部位的义齿基托均不需要缓冲。

150. A【解析】上颌总义齿腭侧基托后缘在后堤区（前后颤动线之间）组织面突起成后堤。义齿就位后，后堤压紧黏膜，达到后缘封闭的作用。下颌远中颊角区虽也属于边缘封闭区，但此处的封闭作用需靠黏膜反折的包裹作用，基托不能压迫黏膜。基托在主承托区牙槽嵴顶应与黏膜密合，但不能压紧。下颌舌骨嵴属于缓冲区，基托组织面需缓冲而不是压紧。